当代短肠综合征治疗学

名誉主编　黎介寿

主　　编　李幼生

人民卫生出版社
·北京·

图书在版编目（CIP）数据

当代短肠综合征治疗学 / 李幼生主编 . -- 北京：
人民卫生出版社，2022.8
ISBN 978-7-117-32932-3

Ⅰ. ①当… Ⅱ. ①李… Ⅲ. ①肠疾病－诊疗 Ⅳ.
①R574

中国版本图书馆CIP数据核字（2022）第043155号

人卫智网	www.ipmph.com	医学教育、学术、考试、健康， 购书智慧智能综合服务平台
人卫官网	www.pmph.com	人卫官方资讯发布平台

当代短肠综合征治疗学

Dangdai Duanchang Zonghezheng Zhiliaoxue

主　　编：李幼生
出版发行：人民卫生出版社（中继线 010-59780011）
地　　址：北京市朝阳区潘家园南里 19 号
邮　　编：100021
E － mail：pmph @ pmph.com
购书热线：010-59787592　010-59787584　010-65264830
印　　刷：三河市宏达印刷有限公司（胜利）
经　　销：新华书店
开　　本：787×1092　1/16　　印张：24
字　　数：538 千字
版　　次：2022 年 8 月第 1 版
印　　次：2022 年 8 月第 1 次印刷
标准书号：ISBN 978-7-117-32932-3
定　　价：168.00 元

打击盗版举报电话：010-59787491　E-mail：WQ @ pmph.com
质量问题联系电话：010-59787234　E-mail：zhiliang @ pmph.com
数字融合服务电话：4001118166　E-mail：zengzhi @ pmph.com

名誉主编　黎介寿

主　　编　李幼生

副 主 编　李元新　吴国生

编　　者（以姓氏笔画为序）

王　兵　上海交通大学医学院附属第九人民医院

毛　琦　中国人民解放军东部战区总医院

尹健一　约翰·霍普金斯医院

孔文成　杭州市第一人民医院

叶向红　中国人民解放军东部战区总医院

朱亚文　南京大学医学院

汤庆娅　上海交通大学医学院附属新华医院

李元新　北京清华长庚医院

李幼生　上海交通大学医学院附属第九人民医院

杨硕菲　上海交通大学医学院附属仁济医院

吴国生　浙江大学医学院附属第一医院

张少一　法国国家健康与医学研究院/南京大学医学院

陈　勇　中国人民解放军海军军医大学第一附属医院（上海长海医院）

郑锦峰　中国人民解放军东部战区总医院

姚丹华　上海交通大学医学院附属第九人民医院

郭明晓　临沂市人民医院

黄雨桦　上海交通大学医学院附属第九人民医院

程康文　铜陵市人民医院

蔡　威　上海交通大学医学院附属新华医院

魏　威　南京医科大学第二附属医院

学术秘书　姚丹华　上海交通大学医学院附属第九人民医院

黄雨桦　上海交通大学医学院附属第九人民医院

3

序　言

得知《当代短肠综合征治疗学》一书将要出版发行，甚为高兴。

我刚从医学院毕业时，将从事哪一专业？向哪一方向发展？均未认真思考。经我哥黎鳌教授（烧伤专家）提醒"你学外科合适"，由此，我走上了学习外科学的途径。

1956 年，我担任低年资主治医师，一天下午在病房工作时被急呼至手术室，当时科主任正在为一例 12 岁的儿童施行急性肠扭转复位手术。该儿童发生急性全小肠扭转已 6 小时，复位后，肠壁血运未能恢复。经采用当时能采用的方法后，肠系膜动脉始终处于痉挛状态，若持续时间过长，将造成全小肠坏死。主任为解决这一难题，专门召集了全科医师举行手术台边的紧急会诊，设法挽救这例患儿，大家提出了一些处理方法，但都不见效。这时，我提出在肠系膜动脉周围注射酚妥拉明（regitine），这是一种血管解痉剂，用于降低肾性高血压，当时引起了很大的争论。有谓患儿已处于休克状态，再加用血管解痉剂，将加重休克置患儿于死地，但在这种危急情况下，只得冒险而为之。在局部应用 1/10 支后，血管痉挛解除，再在肠系膜根部的血管周围注射了剩余部分，血管痉挛和血运循环即刻恢复，难题得以解决。之后，主任认为"这一方法是黎介寿提出来的，术后也就由他负责这个患儿的治疗"。在随后的治疗过程中，患儿出现肠大出血和局段性坏死等并发症、水与电解质紊乱、营养的供给等问题。经过 3 个月的专职治疗终于救治了患儿，经随访成活至今，我也由此学习了不少肠道外科知识，成为一名有关肠道外科问题的咨询者。

1965 年，我科收治了一例车祸的患者，初为脾破裂，因诊断不明延误了手术治疗时间长达 56 小时，术后发生粘连性肠梗阻，又因治疗不当导致了肠损伤，其后发展为多发性肠瘘（15 处）。由于我有治疗前一例患者的经验，上级又令我组建治疗组，负责这例患者的治疗。在全国各有关医院外科专家的会诊协作下，这例患者经过 2 年 15 次手术的治疗终于恢复了健康，也使我学习了不少有关肠道外科的知识与技术，在国内首先研究应用全肠外营养。

1997 年，我们施行了亚洲第一例小肠移植。近半个世纪以来，我科治疗了近万例肠外瘘患者，成立了专治短肠综合征的治疗组。本书的主编李幼生教授即为该组的组长，采用肠内营养及手术治疗减缓肠蠕动或增加吸收面积，改善患者的营养状况。

近年来的研究发现，肠道的功能极其复杂，除消化食物吸收营养外，更有免疫、屏障与细菌共存的功能。20 世纪以前，人们均认为肠道细菌不利于人体的健康。而现在则认为肠道细菌不仅有利于健康，而且与人体呈共存的状态，是人类生存必需的部分，是维护人类生命的必需部分，是组成人肠道屏障功能的一部分。因此，至今肠屏障功能的存在与组成是一个有待进一步研究的课题。同样，人工肠外营养不能作为唯一的营养途径。移植肠的后期排斥仍是主要的失败因素。而短肠经代偿处理后仍能维持人类的生命。这就是要研究如何维持存活的短肠的生存与功能的主要因素。

但愿这本书能为短肠综合征患者的生存健康作出贡献。

中国工程院院士　黎介寿

2022 年 3 月

前　言

我于1990年师从著名普通外科专家、医学教育家黎介寿院士，开始接触短肠综合征的研究与治疗，有幸作为黎院士的第一助手实施了亚洲及国内第一例小肠移植、肝肠联合移植手术，从此也注定了我从事肠衰竭的研究与治疗。随后，我在黎院士的指导下在南京军区南京总医院（现为中国人民解放军东部战区总医院）成立并负责国内唯一一家短肠综合征治疗中心，带领团队对短肠综合征进行了深入的基础研究及临床治疗，收治了大量短肠综合征患者，积累了丰富的临床治疗经验。2016年我离开服务了36年之久的军营来到上海交通大学医学院附属第九人民医院，继续从事肠衰竭的研究与治疗。

成人短肠综合征多数是由手术切除肠襻所致，每位胃肠外科医师在行医的过程中均可能遇到。但每位外科医师处置的病例不多、经验有限，而短肠综合征的处置又特别困难。因此，我们组织了国内富有临床经验的专家集体编写了此书，相信能够对临床医师提高有益的借鉴。小儿短肠综合征多数是先天性疾病所致，因此，我们特别邀请了上海交通大学医学院附属新华医院蔡威教授的团队参与编写。蔡威教授在小儿外科及临床营养，特别是小儿短肠综合征的基础研究与临床治疗方面卓有建树，弥补了我的团队在此方面的不足。

衷心感谢所有参与编写的各位专家，大家为这本书的编写付出了辛勤的劳动、贡献了智慧和经验。参与编写的专家多数是黎介寿院士的学生或曾在中国人民解放军东部战区总医院学习，在短肠综合征治疗方面均积累了丰富的临床经验。

特别感谢我的恩师黎介寿院士提议编写本书并题写序言。

本书起稿于南京军区南京总医院，完稿于上海交通大学医学院附属第九人民医院，虽然广泛收集了国内外有关文献，尽最大努力完成了书稿，然而由于学术水平所限，书中难免有粗疏不足之处，望广大读者给予批评指正，由此将鞭策我们不断再版加以充实、完善。

李幼生

2022年3月

目　录

第一章　短肠综合征概述

短肠综合征（short bowel syndrome，SBS）是导致肠衰竭（intestinal failure，IF）的主要原因，约占成人 IF 的 3/4，儿童 IF 的 1/4。

一、短肠综合征与肠功能障碍

（一）短肠综合征的概念

SBS 的概念早于 IF，文献报道的第一例 SBS 是 Koeberle 等于 1880 年为一例患者切除 200 cm 的小肠，术后出现腹泻的临床症状。1935 年，Haymond 总结了 257 例肠切除的患者，发现正常人切除 1/3 小肠术后能够恢复正常吸收功能，但小肠切除超过 50% 的患者预后较差。

1992 年，Vanderhoof 将 SBS 定义为小肠广泛缺失（先天性或获得性）导致肠道营养素吸收不足。由于此概念欠缺内容太多，很快被抛弃。2006 年，O'Keefe 等也曾定义过 SBS 的概念：由手术切除、先天缺损或疾病相关性原因导致吸收功能肠衰竭，其特点是常规正常饮食不能维持机体对蛋白质 – 能量、液体、电解质或微量营养素的平衡。但此概念同样也没有被广泛接受。小肠除了营养吸收功能外，还包括免疫、屏障及运动功能等。对成人而言，营养素是为了维持机体代谢，而对儿童而言，肠道吸收则需要满足机体生长、发育之需要。为此，我们将 SBS 定义为：由于手术、先天缺损或疾病相关性原因导致暂时或终身小肠吸收面积减少，在常规正常饮食时其吸收功能不足以维持机体对蛋白质 – 能量、液体、电解质或微量营养素的平衡或生长需求。

SBS 定义之所以难以被接受，主要是导致 SBS 的原因极其复杂，SBS 的临床表现更是受多种因素的影响。首先，剩余小肠多长可以诊断为 SBS。胎儿 20 周左右小肠已经完全形成，其主要生长时间为 30 ~ 40 周，35 周后小肠长度增至 250 cm，直径达到 1.5 cm。成人小肠长度 300 ~ 850 cm，直径可达 4 cm。肠黏膜的面积也随之增加，儿童小肠黏膜面积为 950 cm^2，成人可达到 7 500 cm^2。正是由于小肠长度的不确定性，临床很难明确剩余多长小肠可以诊断为 SBS。早在 1880 年，Koeberle 就将切除小肠 200 cm 称之为广泛小肠切除，但对剩余小肠长度没有描述。尽管有证据表明小肠长度短于 200 cm 会出现 SBS 的临床表现，但实际上临床中甚少采用此长度诊断 SBS，因为影响 SBS 预后的因素除了长度外，还包括是否存在其他基础病变，如克罗恩病（Crohn's disease）、放射性肠损伤的患者即使保留同样长度的小肠，其临床症状远较保留同样长度的创伤患者明显。是否存在结肠也直接影响到 SBS 患者预后。

20 世纪 70 年代早期，Wilmore 建议儿童如果具备完整的回盲瓣（ileocecal valve，ICV）需要小肠至少 15 cm，而没有完整的 ICV 需要小肠至少 40 cm，但如此短的剩余小肠极少能够长期生存。Carbonnel 等分析了 103 例剩余小肠长度为 17～150 cm 的 SBS 患者，小肠长度与患者营养状况密切相关，下列因素是 SBS 患者营养不良的相关因素：①空回肠吻合，空肠长度<35 cm；②空结肠吻合，空肠长度<60 cm；③空肠造口，空肠长度<115 cm。

尽管剩余小肠长度不是诊断 SBS 的唯一标准，但为了便于指导临床 SBS 的诊断与治疗，我们通过对 500 例患者的长期随访，将其分为 SBS 与超短肠综合征：成人 SBS 有回盲瓣，小肠长度≤100 cm，无回盲瓣，小肠长度≤150 cm；超短肠综合征有回盲瓣，小肠长度≤35 cm，无回盲瓣，小肠长度≤75 cm。

20 世纪 60 年代，我国开始关注广泛小肠切除。1963 年，龙国粹等报道 3 例广泛小肠切除患者，介绍治疗体会并对其长期并发症提出了处理初步意见，但当时还没有提出 SBS 的概念。1965 年，易培泰首次在国内报道 4 例小肠倒置术治疗广泛小肠切除的患者。1979 年，盛伯俭、黎介寿等在国内首次采用 SBS 的概念，并在国内首次报道了应用倒置肠襻治疗 SBS 术后 12 年随访的结果。至 20 世纪 80 年代国内已有大量的 SBS 的病例报道及少量的实验研究，当时研究的主要内容包括 SBS 剩余小肠长度、剩余小肠的变化与代偿及治疗。1993 年，吴肇汉等报道 1 例全小肠及右半结肠全切除的患者依赖家庭肠外营养长期生存，在接受肠外营养 5 年后（1998 年）妊娠，产下 1 例健康女婴，这是国际上首例依赖全肠外营养长期生存并妊娠的 SBS 患者。1998 年，南京军区南京总医院（现为中国人民解放军东部战区总医院）解放军普通外科研究所在黎介寿指导下借鉴 Byrne 肠康复治疗的经验，成功地对 3 例 SBS 患者进行了肠康复治疗，将肠康复的概念引入中国。

我国小肠移植的动物实验研究工作开展于 20 世纪 80 年代中期。1994 年 3 月 12 日，南京军区南京总医院（现为中国人民解放军东部战区总医院）施行了亚洲首例临床异体小肠移植并获得成功，受者存活了 310 天。第四军医大学西京医院（现为中国人民解放军空军军医大学西京医院）于 1999 年 5 月完成国内首例亲体小肠移植。南京军区南京总医院（现为中国人民解放军东部战区总医院）于 2003 年 4 月 4 日又成功施行了国内首例肝肠联合移植。至今国内已实施了 40 余例小肠移植（包括单独小肠移植、肝肠联合移植与腹腔器官移植），最长存活时间已达 10 年余。

（二）从肠衰竭到肠功能障碍

虽然自 20 世纪中叶出现了诸多测定营养不良与微量营养素的方法，但肠衰竭一词最早出现在文献中是 20 世纪 50 年代，并沿用至今，不过尚无完整的定义，也不似其他器官衰竭有较明确的监测参数。1956 年，Irving 等对 IF 的定义是"功能性肠道减少，不能满足食物的消化吸收"。1981 年，Fleming 和 Remington 将 IF 定义为"肠道功能下降至难以维持消化、吸收营养的最低需要量"。Fleming 和 Remington 的定义强调肠道功能而非解剖与病理特征，提醒我们 IF 也可能出现在长度正常而功能不足的患者。2001 年，Nightingale 定义为"由于肠吸收减少，需要补充营养与水、电解质以维持健康和 / 或生长"。2002 年，国际糖尿病和消化、肾脏疾病联合会（The National Institute of Diabetes and Digestive and Kidney Diseases）将肠衰竭定义"胃肠道吸收功能减退需要肠外营养以维持其生存"。此定义缺乏精确性，如厌食症患者同样吸收不足，但并非肠功能不足而是患者不愿意进食。2006 年，O' Keefe 等将 IF 重新定义为"由于肠梗阻、运动功能障碍、手术切除肠襻、先天性缺损或疾病相关性原因导致吸收功能肠衰竭，其特点是常规正常饮食不能维持机体蛋白质 – 能量、液体、电解质或微量营养素的平衡"。此定义将肠衰竭的病因包含在内，不足之处是没有关注儿童生长发育对营养素的需要。同样在 2006 年，Goulet 将 IF 定义为"功能性肠道容积减少，消化与吸收营养素和液体不足以维持成人及儿童生长需求"。将上述定义综合，我们可以将 IF 定义为："由于肠梗阻、运动功能障碍、手术切除肠襻、先天性缺损或疾病相关性原因导致吸收功能肠衰竭，其特点是常规正常饮食不能维持成人蛋白质 – 能量、液体、电解质或微量营养素的平衡及儿童对上述营养物质的生长需求"。

2002 年，Shaffer 等将 IF 分为三型：

Ⅰ型为腹部手术后自限性肠功能障碍。多数患者可通过补液、维持水和电解质平衡、肠内营养和肠外营养一段时间后可获得完全康复，不留有后遗症。

Ⅱ型为危重症患者的肠功能障碍。这些患者除行小肠广泛切除外，还并发有感染、代谢和营养并发症，需要多学科综合治疗，并给予代谢和营养支持。

Ⅲ型为需要长期甚至终身营养支持的慢性肠衰竭，主要是指 SBS。

Shaffer 的分类为欧洲临床营养与代谢学会（European Society for Clinical Nutrition and Metabolism，ESPEN）所采纳。ESPEN 将 IF 分为功能分类（functional classification）、病理生理分类（pathophysiological classification）及慢性肠衰竭的临床分类（clinical classification of chronic intestinal failure），ESPEN 的 IF 功能分类与 Shaffer 的分类一样。

ESPEN 肠衰竭病理生理分类：根据原发胃肠道与系统疾病，将 IF 分为 5 大类：短肠、肠瘘、肠蠕动功能障碍、机械系肠梗阻、广泛肠黏膜病。

ESPEN 慢性肠衰竭的临床分类见表 1–1。

表 1–1　ESPEN 慢性肠衰竭的临床分类

静脉补充能量 / （kcal/kg）	静脉补充量 /ml			
	≤1 000	1 001 ~ 2 000	2 001 ~ 3 000	>3 000
0（A）	A1	A2	A3	A4
1 ~ 10（B）	B1	B2	B3	B4
11 ~ 20（C）	C1	C2	C3	C4
>20（D）	D1	D2	D3	D4

1980 年，Fry 认为在严重应激时，除实质器官有损害现象外，神经、血液、代谢等系统也均有损害，称为多系统器官衰竭（multiple system organ failure，MSOF）。当时，对"器官衰竭"的理解是指器官功能损害到不可逆转的程度。以致被诊断为"多器官衰竭"患者的病死率极高，当有 3 ~ 4 个器官达到"衰竭"的诊断标准时，少有能存活者。经临床应用，此类诊断标准有失临床"早期发现，及时治疗"的要求。1991 年，美国胸科医师协会与危重医学学会（ACCP/SCCM）共同讨论、研究后，认为将"功能障碍（dysfunction）"一词替代"衰竭"为宜，将监测诊断指标参数改为从异常值的下限开始，以达到能及早诊断、治疗之效果。

20 世纪 80 年代以前，认为肠道的主要功能是消化吸收。因此，肠功能监测指标主要是消化、吸收的程度；80 年代以后，在临床工作中已认识到肠黏膜屏障功能的重要性，肠道细菌易位（enteral bacterial translocation）在导致危重患者病理生理改变中有着显著的作用。肠黏膜屏障功能已被认为是肠道的另一个重要功能，特别是许多危重症患者后期并发的感染，虽然可源于其他途径，而肠黏膜屏障功能因缺氧、缺血等因素受到损害，出现肠细菌易位是主要的根源。因此，1998 年，黎介寿院士提出肠屏障功能是肠功能的重要组成部分，并认为"肠功能障碍应是肠实质和 / 或功能的损害，导致消化、吸收和 / 或黏膜屏障功能产生障碍"。这一观点获得了医学领域一致认可，并为科学研究开辟了广阔空间。国外直到 2015 年 ESPEN 才提出肠功能不足（intestinal insufficiency）或缺乏（intestinal deficiency）的概念。

从概念上来说，以"肠功能障碍"一词替代"肠衰竭"更适合临床的情况与需要，肠功能障碍应包含消化、吸收障碍与肠黏膜屏障障碍。这一观点获得了医学领域一致认可，并为科学研究开辟了广阔空间。但近年来的研究发现肠道除了吸收、肠屏障功能外还有另一重要的功能——内分泌功能。临床与动物实验研究均证实危重症患者多有胃肠功能和代谢功能紊乱，而且一旦肠道功能紊乱往往预示着患者预后不良，目前已清楚危重症患者的诸多胃肠道激素分泌出现异常，从而导致其他器官与系统功能紊乱。而 SBS 患者大量肠襻切除，导致肠道内分泌功能严重受损，由于肠道内分泌细胞各个细胞亚型沿肠道分布迥异，不同节段的肠道所产生的主要激素也不同，故切除不同节段的肠道、不同类型的 SBS 将产生不同临床表现的肠内分泌功能障碍，即对不同"肠 – 组织器官"功能轴产生影响。正是鉴于肠道内分泌功能的重要性我们提出"肠道内分泌功能障碍"这一新概念，进一步扩大肠功能障碍的内涵与外延。肠道内分泌功能障碍是指"肠道内分泌功能不足或紊乱，导致机体肠 – 组织器官功能轴改变，对组织器官或系统造成损害"。笔者希望借此概念的提出能引起国内外学者对肠道内分泌功能的关注，并开展相关研究，不仅提高此类患者的生存率，同时恢复包括肠道内分泌功能在内的肠功能。

SBS 是肠衰竭（功能障碍）最重要的原因，临床医师认识 SBS 只有数十年的历史，对 SBS 的认识还比较肤浅，尽管小肠移植已经成为临床常规开展的器官移植，但 SBS 治疗效果尚不能令人满意。

二、短肠综合征分型

影响 SBS 预后的因素除了小肠长度外，还与存留部位与是否有结肠和回盲瓣有关，因此将 SBS 分为 3 型，即 I 型：空肠造口型（图 1-1）；II 型：小肠结肠吻合型（图 1-2）；III 型：小肠小肠吻合型（图 1-3）。其中 II 型、III 型根据是空肠为主还是回肠为主分为 a、b 两个亚型，II a/ III a 是空肠为主型，II b/ III b 是回肠为主型。

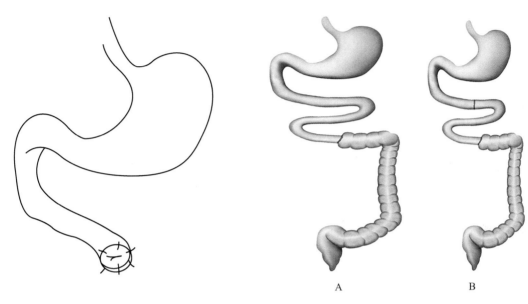

图 1-1 空肠造口型（I 型）

图 1-2 小肠结肠吻合型（II 型）
A. 空肠为主型；B. 回肠为主型。

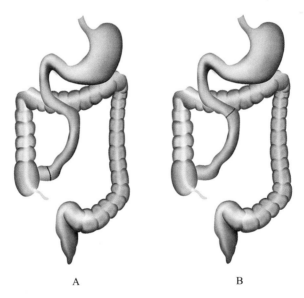

A   B

图 1-3 小肠小肠吻合型（III 型）
A. 空肠为主型；B. 回肠为主型。

三、短肠综合征流行病学

无论是成人 SBS 还是儿童 SBS，均缺乏确切的发生率报告。

成人 SBS 确切的发生率难以估计，由于 SBS 是家庭肠外营养（HPN）最主要的组成（35%），SBS 发生率主要依据需要长期 HPN 的病例计算出 SBS 发病率。Lennard-Jones 报道在英国大约每年新增 SBS 患者 2/100 万人口，近年来由于重症医学的进步，SBS 发病率有增加趋势，可能达到（2~3）/100 万人口。Byrne 估计美国 10 000~20 000 例 SBS 患者需要长期 HPN。Moreno 等在 2002 年基于 HPN 的登记，发现西班牙的 SBS 发病率为 1.8/100 万人口。Oley 基金会家庭肠外营养注册（Oley Foundation Home TPN Registry）显示每年需要肠外营养（parenteral nutrition，PN）的病例数为 40 000 例，其中 26% 为 SBS 患者。50%~70% 的 SBS 患者开始需要 PN，随后可以撤离 PN，因此，实际 SBS 患者远比通过统计 HPN 来推测的数据高。新生儿 SBS 发生率为每年 3~5/10 万新生儿。出生时 SBS 发生率为 0.02%~0.1% 成活儿，新生儿为 0.5%~2%，而极低体重儿 SBS 发生率可高达 0.7%，80% 发生于新生儿期。

四、短肠综合征的治疗

SBS 治疗目标为：①达到适当的生长与发育；②充分利用肠内营养；③减少 PN 并发症（特别是肝并发症）；④尽可能减少对 PN 的依赖。SBS 治疗的历史可追溯到百年前。

（一）肠外营养

临床成功使用 PN 得益于 1628 年英国医师哈维（Harvey）发现血液循环系统，哈维的发现奠定了静脉输液及 PN 途径建立的基础。1656 年，英国医师克里斯多夫和罗伯特使用羽毛管做针头给犬（狗）经静脉输注葡萄酒、麦芽酒，并发现与经口消化有同样的作用。1832 年，欧洲发生一场瘟疫，苏格兰医师托马斯成功应用静脉输注电解质液治疗霍乱。

18 世纪医师开始尝试经皮下给予脂肪。18 世纪后期首次在人类输注葡萄糖与氨基酸，当时输注葡萄糖后会出现发热、寒战等输液反应，但并不知道是由致热原和内毒素所致。1924 年开始出现静脉持续输注葡萄糖，丹麦科学家通过给山羊静脉输注水解蛋白达到正氮平衡。1936 年，Studley 首次报道营养状况与外科患者预后的关系。

现代肠外营养发展史上的重要里程碑是 1937 年 Robert Elmen 成功完成经静脉输注水解蛋白为人体补充氨基酸，证实人体输注氨基酸是安全、有效的。但水解蛋白只含有 50% 游离氨基酸，只能提供 2 kcal/g（8.37 kJ/g）的能量。1964 年，Bansi 首次将晶体氨基酸引入临床，晶体氨基酸的出现弥补了水解蛋白质的不足。早期肠外营养液自周围静脉输注，由于液体量大（>3 L）、渗透浓度高的患者难以耐受，而高渗葡萄糖（>10%）自周围静脉输注会导致血栓性静脉炎进一步限制了其在肠外营养中的应用。历史上，临床医师为了解决上述糖类能量不足的问题寻找高能量密度物质，如乙醇替代葡萄糖，脂肪乳剂的出现彻底解决了单一糖类不足的问题。

Murlin 和 Riche 最先提出把脂肪做成乳剂作为非蛋白质热源，Robert Geyer 和 Fred Stare 对数百种配方的脂肪乳剂代谢进行了基础研究。1949 年，Ray Meng 曾报道使用一种橄榄油乳剂的结果，尽管动物实验结果良好，但遗憾的是，人体输注后因反应大、难以耐受而放弃。1960 年，瑞典 Arvid Wretlind 用大豆油替代早先的棉籽油作为脂肪的来源，同时用卵磷脂作为乳化剂，制作的脂肪乳微粒在结构和大小上近似于天然乳糜微粒，动物实验证实了其良好的效果和安全性，应用于人体试验，同样取得了惊人的效果。1962 年，世界上第一个成功的脂肪乳剂商业化产品问世，随后在全世界得到快速广泛应用。

上述静脉通道的建立及 PN 营养物质的发展为 1968 年 Dudrick 等证实肠外营养能够维持比格犬生长与发育奠定了基础。Dudrick 等在比格犬上经中心静脉输注等能量的肠外营养与经肠道喂养获得同样的体重增加及骨骼肌生长与活力。在 Jonathan Rhoads 带领下规范化肠外营养，如用中心静脉通路替代周围静脉通路以提供更多的液体与高浓度葡萄糖，同年 Dudrick 成功地为 1 例 2 kg 的女婴实施全肠外营养 22 个月，使该女婴维持正常生长发育，标志着现代肠外营养的开始。由于肠外营养当时给予的能量与营养物质远超过机体需要，因此，当时 PN 又被称为静脉高营养，实际上这个概念并不准确，以后被抛弃而以肠外营养替代。

（二）肠内营养

自古以来，人类对吃及消化的过程产生好奇。早在古希腊时代，人们通过灌肠的方法提供营养，希望改善机体健康及治疗其他器官的疾病。1598 年用连接球囊的空管连接食管提供食物，随后不断研制出软的、有弹性的皮革管替代硬管到达食管及胃。John Hunter 最早提出肠道喂养（enteral feeding）的概念，采用果胶、奶、水、酒和蛋类等组成的液体行肠道喂养。

外科肠内营养始自 20 世纪 30 年代，开始用水解蛋白溶液管饲给外科患者。20 世纪 40 年代创建了空肠造口管技术及肠内营养泵在临床中得到广泛应用，促进肠内营养快速发展，但当时肠内营养制剂无论是营养成分还是口感均还不能满足临床要求，因此，肠内营养在临床应用尚不广泛。20 世纪 60 年代，航天工业的发展对肠内营养提出了更高的要求，航天员要求营养学家为他们生产一种预消化的低渣肠内营养——要素膳（elemental diets），但其口感太差受到航天员的诟病。20 世纪 80 年代肠内营养得到迅猛发展，肠内营养制剂不仅口感达到患者的要求，而且出现了适合不同疾病如肾病、肝病、肺病等特殊配方的肠内营养制剂。由于肠内营养便宜、安全、有效、符合生理，使其临床应用超过了肠外营养。

（三）康复治疗

由于 PN、EN 的广泛使用，大量 SBS 患者长期存活，但仍有很大一部分 SBS 患者不能脱离 PN 和 / 或 EN，随着 PN 和 / 或 EN 使用时间的延长其并发症不断增加，后者成为导致 SBS 患者死亡的主要原因。剩余小肠有适应的特点，肠黏膜细胞会增生、肥大，吸收功能增强，因此，外科医师及营养师不断探索新的方法加快肠适应并将其称之为肠康复（intestinal rehabilitation）。1995 年，Byrne 报道以谷氨酰胺、膳食纤维与生长激素为主的肠康复治疗方案，最终目的是使患者尽可能恢复常规的生活方式，减少对 PN 的依赖。肠康复治疗是通过改善饮食、肠内营养、口服补液、运动和抗分泌药物、抗生素及肠内营养性药物等促进肠道的吸收功能。

（四）非移植外科治疗

非移植外科治疗 SBS 主要内容包括两部分：并发症外科治疗，包括恢复肠道连续性、解除肠梗阻、修复肠瘘、切除病变小肠，其目的是使 SBS 剩余小肠功能达到最大化；提高SBS 吸收功能的非移植手术方式。

1968 年，Cywes 设计延长小肠运输时间的手术治疗 SBS，包括迷走神经切断术、幽门成形术、抗蠕动胃 T 管、逆转肠襻及贮袋的形成等。

SBS 患者肠道蠕动减缓，更为重要的是寻找导致肠蠕动减缓的原因，如肠道狭窄、部分梗阻、盲襻综合征和肠内瘘等，因此，需要手术纠正上述导致肠道蠕动功能紊乱的原因。1973 年，de Lorimier 和 Harrison 等首次观察到扩张的肠内容物淤积、细菌过量生长及肠襻肠蠕动加速；1983 年，他们首次创建了球囊折叠术，使扩张小肠呈流线型及产生较好的推动力，同时肠襻不丧失吸收面积。目前，临床应用较多的变细形肠道延长成形术（tapering enteroplasty）的原理均是基于 de Lorimier 的临床观察。

1980 年，Bianchi 首次描述了纵向肠延长与劈离术，故又称 Bianchi 术，其原理是将两段肠襻顺蠕动端端吻合，小肠长度变成原来的 2 倍，增加肠内容物在肠腔的运行时间，继而增加肠内容物吸收时间。

2003 年，Kim 等首先创建连续横向肠成形术（serial transverse enteroplasty，STEP）。该手术利用缝合器沿着肠系膜侧及其对侧将肠壁横向切开一系列平行的小口并纵向缝合，延长了肠道的长度，操作简单易行。

无扩张的 SBS 肠道运动功能快，减少了食糜与肠道接触与吸收时间，通过延长食物在肠道内的停留时间以改善患者的吸收状况，此类手术方式多种多样。包括小肠倒置术、人工瓣膜术、结肠间置术、小肠环形吻合术及小肠起搏术。

小肠倒置术已有 100 多年的历史。1896 年，Mall 首次报道此术式，是早期非移植手术中应用最为广泛的手术方式之一。倒置 10~12 cm 小肠通过逆蠕动来达到减缓小肠运输、延长肠内容物通过时间，并加强了剩余肠道的代偿能力，但倒置的小肠也改变了肠道的肌电活动并打乱了肠道内分泌规律，尽管动物实验结果较为满意，但临床效果并不理想。1967 年，Budding 等按顺蠕动方向作一环形肠道，以延长肠内容物在肠道内的存留时间。

1973 年，Hidalgo 将狗小肠大部分切除，同时将 4 cm 小肠切除其浆肌层，并将这段小肠两端套入缝合，作成环状黏膜瓣，达到打乱正常肠蠕动、阻止肠内容物过快通过及结肠内容物反流的目的。理论上，人工瓣膜及人工括约肌可延长肠内容物通过时间，提高吸收能力，改善预后，但对肠道代偿不起作用。但实际上人工乳头瓣效果并不佳，可导致完全梗阻、肠套叠及瓣膜坏死等并发症。1971 年，Hutcher 首次描述应用间置结肠外科治疗 SBS。

近十年来又有组织工程技术产生新的肠黏膜或增加肠黏膜面积以增强 SBS 患者吸收功能，但均停留在动物实验阶段。

（五）肠移植

1959 年，Lillehei 首次报道肠移植（intestine transplantation，ITx）的动物实验研究，1964 年美国 Detterling 首次尝试将小肠移植用于临床，分别于术后 12 小时和 2 天坏死，予以切除。20 世纪 80 年代以前共行小肠移植 7 例，存活超过 1 个月的仅 Fortner 于 1970 年施行的 1 例同胞姐妹间的移植，存活 76 天后死于败血症。至此临床小肠移植处于停滞状态，直到 20 世纪 80 年代中期，随着环孢素的问世才开始有了根本性突破。1987 年，匹兹堡 Starzl 应用环孢素作为免疫抑制剂实施了包括胃、十二指肠、胰腺、小肠、结肠与肝在内的腹腔多器官联合移植，移植的器官在功能上存活 6 个月。1988 年，德国 Deltz 等施行亲姐妹间节段小肠移植，受者存活达 61 个月。同样是在 1988 年，加拿大 Grant 成功施行了首例小肠与肝联合移植。自 1964 年人类实施首例小肠移植，有资料显示（1985 年 1 月至 2015 年 5 月），全球 84 个移植中心共完成小肠移植 3 067 例次（2 384 例），其中单独 ITx 1 531 例（44.9%）、肝小肠联合移植 943 例（30.7%）、腹腔多器官联合移植 744 例（24.4%）。ITx 的短期生存率能够达到其他实质性器官移植的水平，但长期生存率除个别移植中心外还没有达到肝、肾移植的水平。2000 年后，ITx 1、5、10 年受者 / 移植物生存率分别为 76%/71%、58%/50% 和 44%/40%，再移植率为 7.9%，第 2、3 次移植后移植物 1、5 年生存率分别为 64%、46%。

（李幼生）

参考文献

[1]　黎介寿. 肠衰竭——概念、营养支持与肠黏膜屏障维护 [J]. 肠外与肠内营养，2004，11（2）：65-67.

[2]　李幼生. 肠道屏障功能障碍——肠功能障碍重要组成 [J]. 肠外与肠内营养，2014，21（1）：1-3.

[3]　李幼生，李宁，李元新，等. 短肠综合征肠道再手术分析 [J]. 中国实用外科杂志，2011，31（9）：820-822.

[4]　LI Y, MAO Q, YAO D, et al. MON-P063: Serial transverse enteroplasty for patients with short bowel syndrome secondary to radiation therapy[J]. Clin Nutr, 2016, 100(7S): S388.

[5]　KONG W, WANG J, YANG R, et al. A potential anatomic subtype of short bowel syndrome: a matched case-control study[J]. BMC Gastroenterol, 2016, 16(1): 12.

[6]   VANDERHOOF J A, LANGNAS A N, Pinch L W, et al. Short bowel syndrome[J]. J Pedi Gastro Nutr, 1992, 14: 359-370.

[7]   O'KEEFE S J, BUCHMAN A L, FISHBEIN T M, et al. Short bowel syndrome and intestinal failure: consensus de fi nitions and overview[J]. Clin Gastroenterol Hepatol, 2006, 4(1): 6-10.

[8]   WILMORE D. Factors correlating with a successful outcome following exten-siveintestinal resection in newborn infants[J]. J Pediatr, 1972, 80: 88-95.

[9]   FLEMING C R, REMINGTON M. Intestinal failure[M]. London: Churchill Livingstone, 1981.

[10]   NIGHTINGAL J M, SMALL M, JEEJEEBHOY K. Intestinalfailure definition and classification comments: Good in parts but could be better[J]. Clin Nutr, 2016, 35(2): 536.

[11]   Goulet O, Ruemmele F. Causes and management of intestinal failure in children[J]. Gastroenterology, 2006, 130(2 Suppl 1): S16-28.

[12]   SHAFFER J. Intestinal failure: definition and service development[J]. Clin Nutr, 2002, 21(Supp1 1): 1442-1445.

[13]   PIRONI L, ARENDS J, BAXTER J, et al. ESPEN endorsed recommendations. Definition and classification of intestinal failure in adults[J]. Clin Nutr, 2015, 34(2): 171-180.

第二章 肠道解剖与生理功能

消化系统由消化管和消化腺组成（图2-1）。消化管是指从口腔到肛门的肌性管道，包括口腔、咽、食管、胃、小肠（十二指肠、空肠、回肠）和大肠（盲肠、阑尾、结肠、直肠和肛管）。临床上通常以十二指肠空肠曲为界限，将消化道分为上消化道（口腔至十二指肠）和下消化道（空肠至肛门）两部分。消化腺可分为大消化腺和小消化腺两种，大消化腺是独立器官，包含大唾液腺、肝和胰；小消化腺分布在消化管黏膜层和黏膜下层，包含口腔小腺

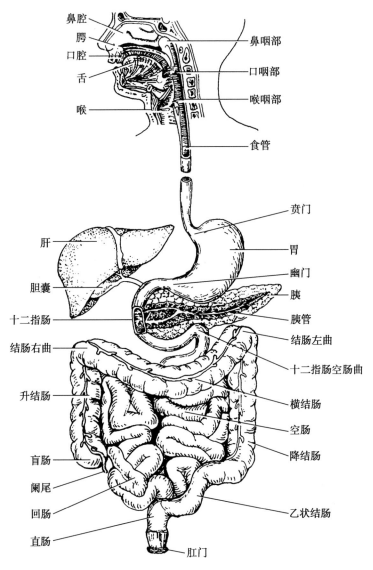

图 2-1　消化系统模式图

体、食管腺、胃腺和肠腺。消化系统的生理功能是摄入食物、消化食物、吸收营养和食物残渣的排出。此外，消化系统还有内分泌功能和免疫功能。

食物中所含营养物质通常以大分子形式存在，如糖类、蛋白质和脂肪，无法吸收。食物通过消化道时，被分解成为可吸收的小分子物质，称为消化。包含机械性消化和化学性消化两种方式。机械性消化是指通过消化道平滑肌的舒缩活动，将食物机械粉碎，充分与消化液混合，并将食物向消化道远端输送的过程；化学性消化是指在消化腺分泌的消化酶的作用下，食物中大分子物质（糖类、蛋白质、脂肪）被分解为小分子物质（单糖、氨基酸、甘油和脂肪酸）的过程。消化后的小分子物质和维生素、无机盐、水通过消化道黏膜上皮（跨细胞、细胞旁）进入血液和淋巴的过程称为吸收。未被吸收的食物残渣、消化道脱落上皮细胞等进入大肠后形成粪便，经肛门排出体外。食物储存在胃，消化与吸收主要场所在小肠，粪便的形成在结肠。消化与吸收是两个相辅相成、紧密联系的过程。

第一节　肠道的结构与功能

一、小肠的结构与功能

成人小肠长 5～7 m，起自幽门，止于回盲部，分为十二指肠、空肠和回肠三部分，是食物消化和营养物质吸收的主要场所。

（一）十二指肠

十二指肠介于胃与空肠之间（图 2-2），长约 25 cm，整体呈 C 形，包绕胰头，可分为上部、降部、水平部和升部 4 部。上部长约 5 cm，其近侧端与胃幽门相连的肠道，长约 2.5 cm，黏膜光滑平坦，没有黏膜环襞，通常称为十二指肠球部。降部长 7～8 cm，垂直于第 1～3 腰椎体的右侧，黏膜皱襞呈环形，后内侧壁上有十二指肠纵襞，末端有十二指肠大乳头，距中切牙约为 75 cm，是肝胰壶腹的开口处。大乳头上方 1～2 cm 处，有时可见十二指肠小乳头，是副胰管的开口处。水平部又称下部，长约 10 cm，横过下腔静脉、第 3 腰椎体和腹主动脉的前方，移行于升部，肠系膜上动脉、静脉在此部前方下行。升部长 2～3 cm，斜向左上方，至第 2 腰椎体左侧转向下，移行为空肠。上部与降部的折转称十二指肠上曲，降部与水平部的折转称十二指肠下曲，升部与空肠的折转称十二指肠空肠曲。十二指肠空肠曲是借助十二指肠悬肌固定在右膈脚上而形成的。壁腹膜覆盖于十二指肠悬肌形成腹膜皱襞称十二指肠悬韧带，又称 Treitz 韧带，是上、下消化道的分界线，也是空肠的起点。

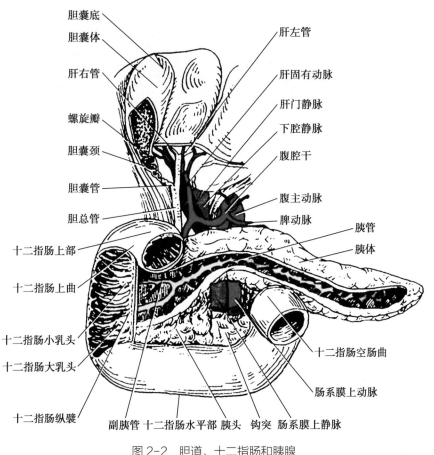

图 2-2　胆道、十二指肠和胰腺

图中标注：胆囊底、胆囊体、肝右管、螺旋瓣、胆囊颈、胆囊管、胆总管、十二指肠上部、十二指肠上曲、十二指肠小乳头、十二指肠大乳头、十二指肠纵襞、肝左管、肝固有动脉、肝门静脉、下腔静脉、腹腔干、腹主动脉、脾动脉、胰管、胰体、十二指肠空肠曲、肠系膜上动脉、副胰管、十二指肠水平部、胰头、钩突、肠系膜上静脉

（二）空肠与回肠

空肠与回肠位于十二指肠空肠曲与回盲瓣之间（图 2-3），长 5 ~ 7 m，空肠与回肠之间没有明确的分界线，一般认为位于左腰区和脐区的近端 2/5 称空肠，位于脐区、右腹股沟区和盆腔内远端 3/5 称回肠。空肠管径较粗、管壁较厚、血管较丰富、颜色较红、呈粉红色；回肠管径较细、管壁较薄、血管较少、颜色较浅、呈粉灰色；空肠与回肠管壁外包被了腹膜脏层，并借助小肠系膜固定于腹后壁上，有小肠系膜附着的边缘称系膜缘，其相对缘称游离缘或对系膜缘，属于腹膜内位器官，所以空肠与回肠在腹腔内有一定活动度。小肠系膜从上至下逐渐增厚，脂肪含量、系膜内动脉弓级数也逐渐增加，空肠的动脉弓一般 1 ~ 2 级，直动脉较长；回肠的动脉弓 4 ~ 5 级，直动脉较短。从组织结构上观察，空肠与回肠都有黏膜层、黏膜下层、肌层和外膜四层结构，黏膜皱襞上有大量的绒毛和微绒毛，这样结构可使小肠黏膜表面积扩大 600 倍，达到 200 ~ 250 m^2，有利于营养物质的消化与吸收。黏膜下层内含有淋巴滤泡，可分孤立淋巴滤泡和集合淋巴滤泡两种，孤立淋巴滤泡分散在空肠和回肠的黏膜内，集合淋巴滤泡有 20 ~ 30 个，呈椭圆形，长轴与肠道的长轴一致，分布在回肠下部系膜缘的黏膜下层。肠伤寒的病变发生在集合淋巴滤泡，可并发肠穿孔或肠出血。约 2% 的

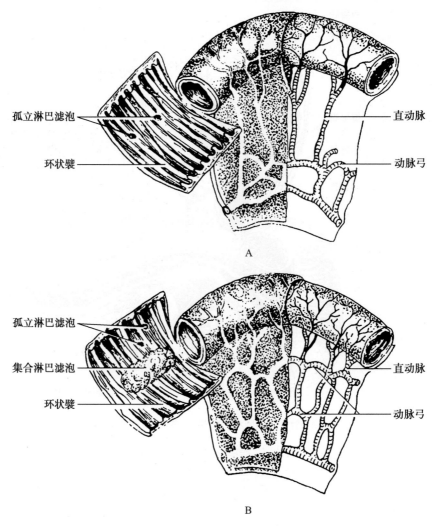

孤立淋巴滤泡

环状襞

直动脉

动脉弓

A

孤立淋巴滤泡

集合淋巴滤泡

环状襞

直动脉

动脉弓

B

图 2-3 空肠和回肠
A. 空肠；B. 回肠。

人在距离回盲瓣 0.3 ~ 1 m 的范围内的回肠对系膜缘上，有长 2 ~ 5 cm、突向肠道壁外的囊状突出物，称 Meckel 憩室，其发炎症状类似阑尾炎。

二、回盲部的结构与功能

回盲部的结构包括回盲口、回盲瓣、盲肠和阑尾。

（一）盲肠

盲肠长 6 ~ 8 cm（图 2-4），其末端是盲端，有阑尾开口，上端与升结肠相通，左侧经回盲口与回肠相交通。盲肠一般位于右髂窝内，多数人属于腹膜间位器官，位置较固定，少数人可与回肠有共同系膜，可以有较大活动范围，称移动性盲肠，上至肝下，下至盆腔。盲肠有三条结肠带，结肠带的汇聚点是盲肠的盲端，也是阑尾的根部，故沿结肠带向下追踪至集

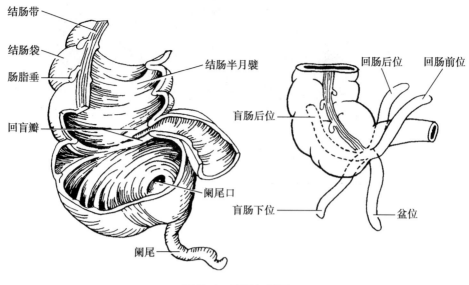

图 2-4　盲肠与阑尾

中点，便是阑尾根部。

回肠末端开口于盲肠，称回盲口。该处肠壁内环行肌增厚，并覆盖黏膜，形成上、下两片半月形的皱襞，称回盲瓣，瓣膜关闭可以防止小肠内容物过快流入大肠内，便于充分地消化和吸收，同时也可以防止盲肠内容物反流至回肠内。

（二）阑尾

阑尾形似蚯蚓，又称蚓突，长 6～8 cm，短者仅为一痕迹，长者可达 30 cm。其开口盲肠后内侧壁上，外层包被有腹膜脏层，阑尾系膜呈三角形，内含有阑尾动脉、静脉、神经和淋巴管。阑尾系膜较阑尾短，故致使阑尾弯曲成襻状或半弧形，此为容易患阑尾炎的形态学基础。

阑尾属于腹膜内位器官，活动度较大，可以随盲肠位置改变，上达肝下，下至盆腔内，左侧甚至越过中线；其本身也有多种位置变化，可分为盲肠后、盲肠下、回肠前、回肠后和盆位，故阑尾炎时可能出现不同的症状和体征。

阑尾根部的体表投影点通常位于右侧髂前上棘与脐连线的中、外 1/3 的交点处，称 McBurney 点；也可以位于左、右髂前上棘连线的中、右 1/3 交点处，称 Lanz 点。

三、结肠的结构与功能

结肠位于盲肠与直肠之间（图 2-5），长约 1.3 m，整体呈 M 形，分为升结肠、横结肠、降结肠和乙状结肠四部分，包绕在空肠与回肠周围。升结肠和降结肠属于腹膜间位器官，位置较为固定，横结肠和乙状结肠属于腹膜内位器官，有较大活动度。结肠具有结肠带、结肠袋和肠脂垂三种结构特征（图 2-6）。结肠带沿结肠的纵轴排列，共有三条，分别称系膜带、

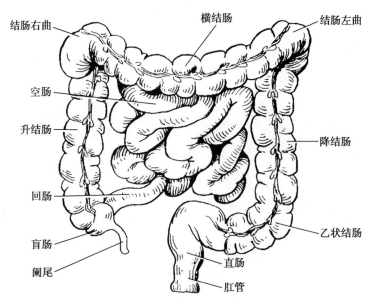

图 2-5　结肠和小肠

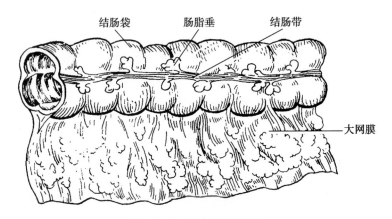

图 2-6　结肠的结构特征

网膜带和独立带，是肠壁内纵行肌肉增厚形成，三条结肠带汇聚于阑尾根部。结肠袋是由于结肠带短于肠管使肠管皱缩形成向外膨出的囊状突起。肠脂垂是沿结肠带两侧分布的，由浆膜包裹脂肪组织形成的小突起。结肠的功能主要是吸收水分、维生素和无机盐，并将食物残渣形成粪便，排出体外。

升结肠长约 15 cm，在右髂窝处续于盲肠，沿右侧腰方肌和右肾前方上升至肝右叶下方，转折至横结肠，此弯曲称结肠右曲，也称肝曲。

横结肠长约 50 cm，从结肠右曲至结肠左曲，由于属于腹膜内位器官，活动度较大，整体呈弓形弯曲，其中间部分下缘可达脐或脐平面以下，横行至脾脏面下方转折向下，续于降结肠，此处弯曲称结肠左曲，或称脾曲。

降结肠长约 20 cm，从结肠左曲起点，沿左肾外缘和左侧腰方肌前方下行，至左侧髂嵴处续于乙状结肠。

乙状结肠长约 45 cm，从左髂嵴处起自降结肠，于第 3 骶椎平面续于直肠，其整体呈"乙"字形弯曲，故称乙状结肠。

第二节　肠道的生理特性

一、消化道平滑肌的一般生理特性

消化道除口腔、咽、食管上端、肛门外括约肌是骨骼肌组成外，其余部分均由平滑肌构成，消化道平滑肌具有肌肉组织的共同特征，如兴奋性、传导性和收缩性，同时又具有自身的特征。

1. 舒缩缓慢　消化道平滑肌一次舒缩过程需要 20 秒以上。

2. 富有伸展性　食物在消化道内而不发生明显压力改变。

3. 具有紧张性　消化道平滑肌一直保持一种微弱的收缩状态，可以维持消化道的形态。其他运动都是在此基础上进行的。

4. 节律性收缩　节律缓慢而不规则，目前认为节律起源于胃体、胃窦和胃幽门部的环行肌和纵行肌之间间质中的 Cajal 细胞（interstitial Cajal cell，ICC）。

5. 对电刺激不敏感　消化道平滑肌对电刺激不敏感，但对温度变化、化学刺激和牵张刺激敏感性较高。

二、消化道平滑肌的电生理特性

消化道平滑肌的生物电活动包括静息电位、慢波和动作电位（图 2-7）。

1. 静息电位　消化道平滑肌静息电位较低，电位不稳定，波动较大，正常是 $-60 \sim -50$ mV。

2. 慢波　在静息电位基础上消化道平滑肌可有周期性、缓慢的节律性电位波动，称慢波（slow wave），慢波幅度为

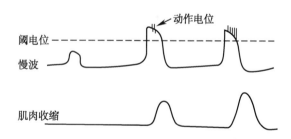

图 2-7　慢波电位、动作电位和消化道平滑肌收缩的关系

$5 \sim 15$ mV。慢波决定平滑肌收缩节律，故又称基本电节律。人类慢波节律 $3 \sim 12$ 次 /min，胃平滑肌 3 次 /min，十二指肠 $11 \sim 12$ 次 /min，回肠末端 $8 \sim 9$ 次 /min。

慢波节律起于 Cajal 细胞，是一种兼有成纤维细胞和平滑肌细胞特性的间质细胞，是胃肠道的起搏细胞。慢波活动受自主神经的调控，交感神经兴奋时，慢波幅度减小，副交感神经兴奋时，慢波幅度则增加。神经阻断时，慢波依然存在，说明慢波产生不依赖神经，而自主神经可以影响慢波活动。慢波的产生可能与细胞膜上生电性钠泵活动周期性有关。用乌本

（箭毒）苷抑制钠泵活动后，消化道平滑肌慢波消失。

3. 动作电位 动作电位的时程很短（10~20毫秒），故又称快波。在慢波的基础上，消化道平滑肌受到刺激后，慢波可进一步去极化，当达到阈电位（约 –40 mV）时，即可产生动作电位。可以单个出现，也可以成簇出现（1~10次/s）。

消化道平滑肌的慢波、动作电位和肌肉收缩三者之间是紧密相连的。慢波去极化基础上产生动作电位，动作电位再引起平滑肌收缩。慢波虽不能直接引起平滑肌收缩，但是它决定平滑肌收缩的频率、传播速度和运动方向。

三、消化腺的分泌功能

消化腺中大腺体是独立器官，有分布在口腔周围的唾液腺，包括腮腺、舌下腺和下颌下腺；腹腔内的肝和胰。小腺体分布在消化道管壁上，包括唇腺、颊腺、舌腺、胃腺、小肠腺和结肠腺，分泌唾液、胰液、胆汁、胃液、小肠液和结肠液等。成人各种消化液总量达6~8 L，其中含有大量消化酶，可以分解糖类、蛋白质和脂肪等营养物质为单糖、氨基酸、甘油和脂肪酸小分子物质，以促进吸收。其主要功能包括消化食物、调节 pH，为不同部位消化管道提供适宜的 pH 环境、稀释食物和保护消化道黏膜。

四、消化道的神经支配

消化道的神经支配包括内在神经系统和外来神经系统两部分，二者相互协调，共同调节消化道的功能。

1. 内在神经系统又称肠神经系统，包含内脏感觉神经元、内脏运动神经元和中间神经元，神经元总量约为 10^8 个，各神经元之间相互联系，构成相对独立又完整的神经网络体系，故又有"肠－脑"之称。

内在神经系统包括分布在黏膜下层的黏膜下神经丛（麦氏神经丛）和分布在环行肌与纵行肌之间的肌间神经丛（欧氏神经丛）。感觉神经元可感受消化道内的机械、温度、渗透浓度和化学刺激，运动神经元支配消化道平滑肌、血管和腺体，中间神经元起联络作用。

2. 外来神经系统包括内脏运动神经和内脏感觉神经两大部分。内脏运动神经又称自主神经系统，由交感神经和副交感神经共同组成。内脏感觉神经中位于腹腔内消化道的痛觉神经是伴行交感神经行走，位于盆腔、胸腔内消化道的痛觉和所有消化道的一般感觉神经是伴行迷走神经和盆内脏神经行走的，故消化道交感神经中 50% 纤维是内脏感觉神经，迷走神经中 80% 纤维是内脏感觉神经。

交感神经从脊髓第 5 胸段至第 2 腰段侧角中间带外侧核发出，发出内脏大、小神经和腰内脏神经至腹腔神经节、肠系膜上神经节和肠系膜下神经节内更换神经元，节后纤维主要终止内在神经系统中的胆碱能神经元，抑制其兴奋性；少数直接支配消化道平滑肌、血管和腺细胞。故交感神经兴奋时消化道运动减弱、血流量减少、腺体分泌抑制、消化道括约肌收缩。

副交感神经包括迷走神经和脊髓第 2 骶段至第 4 骶段侧角中间带外侧核发出的盆内脏神

经，迷走神经管理横结肠左曲以上的脏器、盆内脏神经管理横结肠左曲以下的器官。节前纤维主要与内在神经系统的神经纤维构成突触，节后纤维支配消化道平滑肌、血管、腺细胞和上皮细胞，释放乙酰胆碱，通过激活 M 受体，使消化道运动增加、血流量增加、腺细胞分泌增减，但消化道括约肌是松弛的。

此外，有少量肽能神经元，其末梢释放神经递质有 P 物质、血管活性肠肽、脑啡肽和生长抑素等。

五、消化道的内分泌功能

消化道黏膜层有多种内分泌细胞，细胞数量超过身体内分泌腺体细胞数量的总和，所以，消化道不仅是消化器官，也是身体最大的内分泌器官（表 2-1）。由消化道内分泌细胞合成和分泌的激素统称胃肠激素，其化学结构均属于肽类物质，故又称胃肠肽。迄今已被鉴定的胃肠肽有 30 多种，最主要的有胃泌素、缩胆囊素、促胰液素、抑胃肽和胃动素等。

表 2-1　主要胃肠激素的分泌细胞及其分泌部位

胃肠激素	细胞名称	分布部位
胰高血糖素	A 细胞	胰岛
胰岛素	B 细胞	胰岛
生长抑素	D 细胞	胰、胃、小肠、结肠
胃泌素	G 细胞	胃窦、十二指肠
缩胆囊素	I 细胞	小肠上部
抑胃肽	K 细胞	小肠上部
胃动素	Mo 细胞	小肠
神经降压肽	N 细胞	回肠
胰多肽	PP 细胞	胰岛、胰腺外分泌部分、胃、小肠、结肠
促胰液素	S 细胞	小肠上部

（一）消化道的内分泌细胞

消化道内分泌细胞包括开放型细胞和闭合型细胞两类，前者占多数，位于黏膜表层，其细胞微绒毛伸入消化管腔内，可直接接触食糜，能够感受食糜的化学刺激，如分泌胃泌素的胃窦部 G 细胞。后者占少数，位于黏膜深层，能够感受机械刺激、温度、渗透浓度等局部环境改变，如分泌生长抑素的胃泌酸区的 D 细胞。

（二）APUD 细胞的概念

APUD 细胞（amine precursor uptake and decarboxylation cell）是指具有摄取胺前体、脱羧、合成肽类或活性胺能力的细胞，分布在消化道内分泌细胞、胰腺内、外分泌细胞、甲状腺、肾上腺髓质、腺垂体和神经系统之中，分泌的多数胃肠肽不仅存在于胃肠液中，同时也存在于中枢神经系统中，如胃泌素、缩胆囊素、胃动素、生长抑素、血管活性肽、脑啡肽和P物质等，这种双重分布的肽类激素总称脑肠肽。

（三）胃肠激素的分泌方式

胃肠激素分泌后可通过血分泌、旁分泌、神经分泌、自分泌、腔分泌等方式，将激素运输至靶细胞。

（四）胃肠激素的生理作用

1. 调节消化腺的分泌和消化道的蠕动 胃肠激素的靶器官包括食管和胃的括约肌、消化道的平滑肌、消化腺、胆囊和肝细胞等，不同的胃肠激素对不同的器官、组织产生不同的作用；一种激素可作用于多种器官；一种器官往往在多种激素共同调节下完成功能（表2-2）。

表2-2　三种胃肠激素对消化腺分泌和消化道运动的作用

胃肠激素	胃酸	胰HCO_3^-	胰酶	胆汁	小肠液	食管-胃括约肌	胃平滑肌	小肠平滑肌	胆囊平滑肌
胃泌素	2+	+	2+	+	+	+	+	+	+
促胰液素	−	2+	+	+	+	−	−	−	+
缩胆囊素	+	+	2+	+	+	−	+−	+	2+

注：+：兴奋；2+：强兴奋；−：抑制。

2. 营养作用 有些胃肠激素对消化道组织代谢和生长有促进作用，称营养性作用。例如，胃泌素可以刺激胃泌酸区黏膜和十二指肠黏膜DNA、RNA和蛋白的合成，从而促进其生长。临床上胃窦切除患者，胃泌素水平下降，发生胃黏膜萎缩；胃泌素瘤患者，血清胃泌素水平很高，多伴有胃黏膜增生、肥厚。

3. 调节其他激素的释放。

六、消化道血液循环的特点

（一）消化道血供特点

消化道是机体最大的储血器官。在安静状态下，消化系统的血流量约占心排出量的1/3。消化道血流量变化很大，与局部组织活动水平密切相关，在进餐后，小肠绒毛及其附近黏膜下层的血流量可增加至平时的8倍以上，胃肠壁上肌层血流量也随之增加，直至2~4小时后至餐前水平。

（二）影响消化道血流量的因素

影响消化道血流量的因素很多，消化道局部代谢产物可扩张血管，增加血流量；多种胃肠激素，如缩胆囊素、血管活性肠肽、胃泌素和促胰液素均有舒血管作用；内脏运动神经也可以调节消化道血流量，交感神经可促使血管收缩，减少血流量，但很快即恢复血流供应，可能是局部代谢产物增加，扩张血管所致。副交感神经则使血管扩张，增加血液供应。

第三节　肠道的消化与吸收功能

一、小肠消化、吸收功能与机制

小肠是食物消化与吸收的最重要场所，食物经过胃的排空进入小肠后，即开始小肠内的消化与吸收（图2-8）。胰液、胆汁经过开口在十二指肠大乳头肝胰壶腹排入十二指肠内，食物在小肠内接受胰液、胆汁和小肠液的化学性消化和小肠运动的机械性消化，基本完成消化过程，并且许多营养物质也在小肠内被吸收，剩余的食物残渣进入结肠。食物在小肠内所经历时间，与其性质不同而有所差异，一般混合性食物在小肠停留时间为3~8小时。

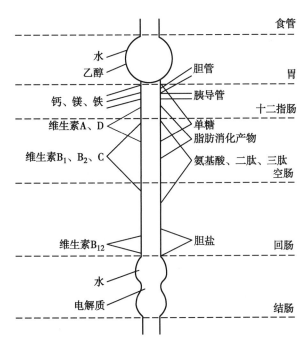

图2-8　各种营养物质的吸收部位

（一）小肠的机械性消化

小肠管壁上肌层由内侧环行肌、外侧纵行肌构成。小肠的运动是两层平滑肌舒缩活动完成的。运动形式包括紧张性收缩、分节运动和蠕动，可以将进入小肠内的食糜充分与胰液、胆汁和小肠液混合、增加食糜与小肠黏膜的接触，并将消化产物推向小肠远端。

1. 小肠的蠕动 紧张性收缩是小肠其他运动形式的基础，空腹时存在，进食后显著增强。紧张性收缩可以使小肠保持一定形态、维持其腔内一定的压力，有助于肠内容物的混合，使食糜与肠黏膜充分接触，利于营养物质的吸收。

分节蠕动是小肠环行肌为主的节律性收缩与舒张活动（图2-9），环行肌在小肠许多部位同时收缩，将食糜分割成许多节段，随后，收缩部位舒张，舒张部位收缩，将食糜进一步分割，如此反复交替多次，可以将食糜与消化液充分混合，有利于化学性消化的进行；也可以增强食糜与小肠黏膜的接触，有利于营养物质的吸收；还可以通过对小肠管壁的挤压，有利于血液和淋巴的回流，促进吸收。小肠分节运动空腹时几乎不存在，进食后逐渐增强，运动频率随部位不同而异，十二指肠运动频率高一些，约11次/min，回肠末端低一些，约8次/min，这种梯度活动有利于食糜从上向下的推进。

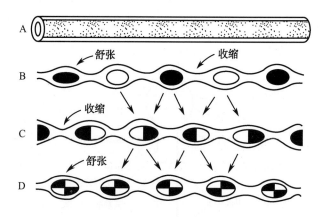

图2-9 小肠分节蠕动示意图

A. 肠管表面观；B、C、D. 肠管纵切面观，表示不同阶段的食糜节段的分割和合拢组合情况。

蠕动是一种顺向运动，由肠壁环行肌收缩、舒张，并将该运动向下端传播，速度为0.5～2.0 cm/s，近端大于远端。每次蠕动可将经过分节运动的食糜向远端推进数厘米，然后再开始新的分节蠕动。在进食时的吞咽动作和食糜进入十二指肠的刺激下，小肠常发生运动速度很快（2～25 cm/s）、传播较远（至回肠末端或结肠）的蠕动，称蠕动冲。在回肠末端也时常出现反方向的蠕动，称逆蠕动，可以防止食糜过快通过回盲瓣进入结肠，有利于食糜的充分消化与吸收。

回肠末端与盲肠交界处的环行肌增厚，并覆以结肠黏膜，形成回盲瓣。它可防止结肠内容物倒流至小肠内。在静息状态下，回肠内压力比空肠内高15～20 mmHg。进食后，食物进入胃，通过胃–回肠反射回肠蠕动增强，当蠕动波抵达回肠末端时，回盲瓣舒张，每次有 3～4 ml 食糜排入结肠，正常情况下，每天有 450～500 ml 食糜进入结肠。如果盲肠内过分充盈，压力增高，可通过局部反射导致回肠蠕动减弱，回盲瓣关闭，防止食糜过多、过快进入结肠。

2. 小肠蠕动调节 小肠蠕动通过内在神经系统、外来神经系统和体液三种方式进行调节的。食糜对小肠进行机械性刺激和化学性刺激，通过小肠黏膜下神经丛和肌间神经丛的反射，引起小肠蠕动增加。其次，外来神经系统也影响小肠的蠕动，交感神经兴奋时，小肠蠕动减弱，副交感神经兴奋时，小肠蠕动加强。情绪的波动可通过自主神经系统兴奋性的改变影响小肠的蠕动。胃肠激素也能调节小肠蠕动，胃泌素、胃动素和胆囊收缩素都能促进小肠的蠕动；促胰液素、生长抑素和血管活性肠肽则可抑制小肠蠕动。

（二）小肠的化学性消化

食糜进入小肠内，在胰液、胆汁和小肠液的作用下，进行化学性消化。

1. 胰液

（1）胰液的成分与功能：胰液是无色的碱性液体，pH 7.8～8.4，成人每天分泌量 1～2 L，主要由水分、无机物和有机物构成。水分占总量的 97.6%，无机物由胰腺小导管上皮细胞分泌，主要是 HCO_3^- 和 Cl^-，HCO_3^- 可以中和胃酸，保护小肠黏膜；同时为小肠内多种消化酶提供适宜的 pH 环境。有机物由胰腺腺细胞分泌，主要包括消化淀粉、蛋白质和脂肪的水解酶。

胰淀粉酶可将淀粉、糖原和其他糖类水解成糊精、麦芽糖和麦芽寡糖，但不能水解纤维素，胰淀粉酶水解效率高、速度快。

蛋白质水解酶包括胰蛋白酶、糜蛋白酶和羧基肽酶。胰蛋白酶含量最多，以无活性的酶原形式存在胰液之中，在小肠液中的肠激酶的作用下，胰蛋白酶原转化成有活性的胰蛋白酶，而胰蛋白酶可以激活糜蛋白酶原和羧基肽酶原。胰蛋白酶和糜蛋白酶可将蛋白质水解成为胨和陈，两种酶协同作用可将蛋白质进一步分解成小分子的多肽和氨基酸。多肽则被羧基肽酶分解成氨基酸。胰液中还有 RNA 酶、DNA 酶等核酸水解酶，它们以酶原形式存在，可被胰蛋白酶激活。

脂类水解酶包括胰脂肪酶和辅脂酶，胰脂肪酶可分解中性脂肪为甘油、甘油一酯和脂肪酸，辅脂酶则可结合胆盐微胶颗粒，将胰脂肪酶锚定在脂滴表面，发挥其分解作用。此外，胰液中还有胆固醇酯水解酶和磷脂酶 A_2，分别水解胆固醇和磷脂。

在正常情况下，胰蛋白酶在胰腺腺泡中以酶原形式存在，没有活性；同时胰液中还有少量的胰蛋白酶抑制物，能与胰蛋白酶和糜蛋白酶结合，使它们失去活性，防止分解胰腺本身。当胰腺导管梗阻后或不当饮食导致胰腺分泌急剧增加时，可致使胰腺胰小管和腺泡破裂，胰蛋白酶原渗入胰腺间质，被组织液激活，消化胰腺自身组织，从而发生急性胰腺炎。

胰液是消化力量最强、功能最全的消化液，当胰液分泌缺乏时，常可引起脂肪泻和脂溶性维生素 A、D、E、K 等吸收障碍，但对糖的消化和吸收影响不大。

（2）胰液分泌的调节：胰液在非消化期几乎不分泌或分泌很少，进食后，开始分泌，胰液分泌分为头期、胃期和肠期，头期主要是神经调节，胃期和肠期主要是体液调节。

头期胰液分泌占总量的 20%，食物的色、香、味刺激，通过迷走神经传导致胰腺，神经递质是乙酰胆碱，主要作用于腺泡细胞，而对导管细胞的作用较弱，故头期胰液酶的含量很丰富，水分相对较少。此外，迷走神经可促进胃窦和小肠黏膜释放胃泌素，通过血液循环作用于胰腺，间接引起胰腺分泌。

胃期胰液占总量的 5%～15%，食物进入胃，使胃扩张，通过迷走–迷走反射引起胰腺分泌，该期胰液也是酶含量丰富、水分较少。同时，胃的扩张也刺激胃窦释放胃泌素，间接引起胰腺分泌。

肠期胰液占总量的 70%，食糜进入小肠后，胃酸、蛋白质和脂肪水解物可刺激小肠上端黏膜内 S 细胞释放促胰液素、I 细胞释放缩胆囊素作用于胰腺小导管上皮细胞，间接促进胰腺分泌含水分多、无机物多、酶含量较少的胰液。此外，食糜也可刺激小肠黏膜，通过迷走–迷走反射，促使胰腺分泌。

胰液中胰蛋白酶可以抑制缩胆囊素和胰酶的分泌，这种反馈性调节可以防止胰蛋白酶的过度分泌。

2. 胆汁　肝细胞产生胆汁，通过肝管流出，进入胆囊储存、浓缩，或经过胆总管排入十二指肠（图 2-10）。

（1）胆汁的性质和成分：由肝细胞产生后，直接进入十二指肠的胆汁称肝胆汁，呈金黄色或橘棕色，pH 约 7.4；经过胆囊储存和浓缩后的胆汁称胆囊胆汁，颜色较深，pH 约 6.8，呈弱酸性。成人产生胆汁 800～1 000 ml/d，胆囊能储存 40～70 ml 胆汁。

胆汁由水分、无机物和有机物组成。无机物包含 Na^+、K^+、Cl^-、Ca^{2+}、HCO_3^-、Cu^{2+}、Zn^{2+}、Mn^{2+}、Al^{3+} 等。有机物包含胆盐、胆色素、胆固醇、脂肪酸、卵磷脂和黏蛋白等。

胆盐是胆汁酸与甘氨酸或牛磺酸结合而成的钠盐或钾盐，是参与脂肪消化和吸收的主要成分。胆盐随胆汁排入十二指肠后，约 95% 在回肠末端被重吸收，经肝门静脉进入肝，再合成胆汁，此过程被称为胆盐的肠–肝循环。每次循环胆盐约损失 5%，可从食物中补充。

胆固醇是体内脂肪的代谢产物，占胆汁固体成分的 4%。正常情况下，胆盐、胆固醇和

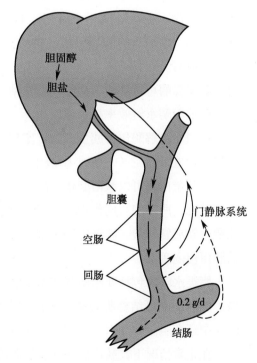

图 2-10　胆盐的肠–肝循环示意图

卵磷脂之间有适合比例，如果胆固醇过多，比例失衡，胆固醇易析出结晶，是形成胆结石的原因之一。

胆色素是血红蛋白的分解产物，占胆汁固体成分的 2%。

（2）胆汁的作用：胆汁中胆盐、胆固醇和卵磷脂可以乳化脂肪，降低脂肪的表面张力，将脂肪乳化成直径 3 ~ 10 μm 的微小脂滴，增加与胰脂肪酶的接触面积，从而加速胰脂肪酶对脂肪的消化分解。脂肪的分解产物脂肪酸、甘油一酯和胆固醇可以渗入胆盐的微胶粒中，形成混合微胶粒，胆盐可作为运载工具，将脂肪分解产物运送到小肠黏膜表面，促进脂肪分解产物的吸收。胆汁还能促进脂溶性维生素 A、D、E、K 的吸收。此外，胆汁可以中和胃酸，保护肠黏膜；重吸收后的胆盐可以刺激肝细胞合成、分泌胆汁；微胶粒中的卵磷脂可溶解胆固醇，防止胆结石的形成。

（3）胆汁的分泌、排放：胆囊主要是储存和浓缩胆汁的器官，可以调节胆道内压力。胆囊和 Oddi 括约肌在神经和体液的作用下，相互协调，完成功能。在非消化期，Oddi 括约肌收缩，肝脏分泌胆汁经过胆囊管进入胆囊储存，并且胆囊可以吸收胆汁中的水分和无机物，将胆汁浓缩 4 ~ 10 倍。进食后，胆囊收缩、Oddi 括约肌舒张，肝胆汁和胆囊胆汁可以经过胆总管排入十二指肠。

（4）胆汁分泌与排放的调节：胆汁的分泌与排放受神经和体液的调节。

食物对胃和小肠的刺激，可以通过兴奋迷走神经，促使肝分泌胆汁增加、胆囊收缩、Oddi 括约肌舒张，排放增加。同时，迷走神经还可以促进胃泌素释放，间接引起肝分泌胆汁，胆囊收缩，促进排放。不同食物刺激引起的胆汁排放量有所不同，高蛋白食物（蛋黄、肉类）引起的胆汁排放量最大，高脂肪或混合性食物次之，糖类食物作用最小。

体液调节为主要调节方式，缩胆囊素可引起胆囊强烈收缩和 Oddi 括约肌舒张；促胰液素除促胰液分泌外，主要作用胆管系统，引起胆汁分泌量和 HCO_3^- 增加，而对胆盐无影响；胃泌素可以直接作用于肝细胞和胆囊，促使肝分泌胆汁增加、胆囊收缩，排放增加；胆盐通过肠 – 肝循环重新回流到肝，可以促进肝的合成、分泌胆汁。因此，胆盐有利胆作用，临床将胆盐作为常用利胆剂。

3. 小肠腺 小肠中有两种消化腺，一种位于十二指肠黏膜下层的十二指肠腺，又称勃氏腺；另一种是分布于整个小肠黏膜层的小肠腺，又称李氏腺，小肠液是两种腺体分泌的混合物，pH 约为 7.6，成人分泌总量 1 ~ 3 L/d，除大量水分外，无机成分有 Na^+、K^+、Ca^{2+}、Cl^-、HCO_3^- 等，有机成分含有黏蛋白、IgA、肠激酶和小肠黏膜上皮细胞释放的寡肽酶、二肽酶和二糖酶。

大量小肠液可以稀释小肠内食糜，降低其渗透浓度，促进食糜的进一步消化和吸收。黏蛋白可以起润滑作用，并可以在黏膜表面形成黏膜屏障，保护小肠黏膜，防止受到机械性损伤。HCO_3^- 能够中和胃酸，特别在十二指肠，可以保护十二指肠黏膜免受胃酸侵蚀。肠激酶可以激活胰蛋白酶原。小肠黏膜上皮细胞内的寡肽酶、二肽酶可将进入细胞内寡肽、二肽进一步分解成为氨基酸，二糖酶将蔗糖、麦芽糖和乳糖进一步分解成为单糖，促进吸收，同时防止没有完全分解的消化产物吸收进入血液。

小肠腺的分泌主要通过神经、体液来进行调节的，神经调节主要通过小肠内在神经系统局部反射来完成，食糜和消化产物对小肠黏膜产生局部机械刺激和化学性刺激，促使小肠腺分泌增加。其次，副交感神经兴奋时小肠腺分泌也增加，交感神经兴奋时小肠腺分泌减少。此外，其他消化液分泌的激素，如胃泌素、促胰液素、缩胆囊素、血管活性肠肽和胰高血糖素等，都能促进小肠腺分泌增加。

（三）小肠的吸收功能

吸收是指食物的成分或其消化后的产物，通过消化道上皮细胞进入血液和淋巴液循环的过程。

1. 吸收的部位　消化道不同部位对各种物质的吸收能力和速度是不同的。口腔和咽部几乎不能吸收任何食物，但有的脂溶性药物（硝酸甘油）可经舌下静脉丛吸收；胃内吸收少量水分、乙醇和某些药物（阿司匹林）；结肠吸收水分和无机盐；小肠是主要的吸收部位，绝大多数营养物质、水分和无机物是在小肠吸收。

小肠的特殊结构为吸收提供保障（图 2-11），成人小肠长 4～5 m，如果仅为简单圆柱状结构，其吸收面积 0.33～0.42 m²，但其黏膜有密集的环形皱襞，使其吸收面积扩大 3 倍；皱襞上又有大量绒毛，长 0.5～1.5 mm，使其吸收面积扩大 10 倍；而绒毛的柱状上皮细胞

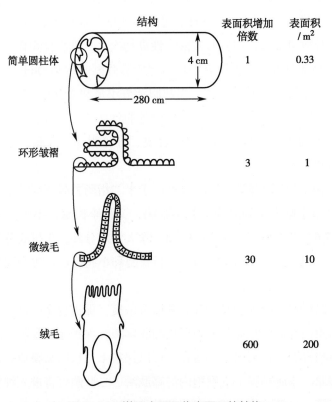

图 2-11　增强小肠吸收表面积的结构

顶端存在大量微绒毛，每个柱状细胞约有 1 700 个微绒毛，进一步使其吸收面积扩大 20 倍，故上述结构特点使小肠黏膜吸收面积在原来基础之上增加了 600 倍，可达 200 ~ 250 m²。并且，小肠绒毛内含有丰富的毛细血管、淋巴管、平滑肌纤维和神经纤维网，其内平滑肌收缩，可促使绒毛伸缩运动和摆动。当绒毛伸长时，绒毛内压力降低，促使营养物质从肠腔内进入毛细血管和淋巴管。当绒毛缩短时，将血液和淋巴液及其吸收的物质挤压走。如此往复运动，有利于吸收。此外，食物在小肠停留 3 ~ 8 小时，已经得到充分的消化。

2. 吸收的途径和机制　营养物质吸收进入小肠内毛细血管和淋巴管内的途径包括跨细胞途径和细胞旁途径两种方式（图 2-12），跨细胞途径是指营养物质经上皮细胞顶端的细胞膜进入上皮细胞内，再经过上皮细胞的基底膜进入组织间隙，最后进入血液和淋巴液循环；细胞旁途径是指营养物质经过上皮细胞间的细胞间隙进入组织间隙，再进入血液和淋巴液循环。

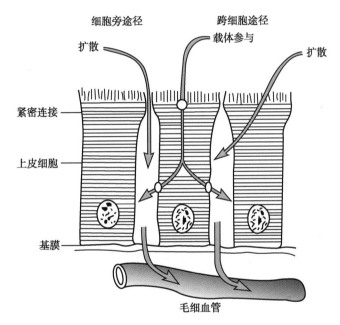

图 2-12　水和水的溶质在小肠黏膜吸收的途径示意图

营养物质的吸收方式主要有被动转运，包括单纯扩散、易化扩散和渗透，主动转运，包括原发性主动转运和继发性主动转运，胞吞和胞吐等方式。

3. 主要物质在小肠内的吸收

（1）糖的吸收：正常情况下，成人在小肠每天吸收数百克糖，食物中的多糖和寡糖进入消化道后，在唾液淀粉酶和胰淀粉酶的作用下，分解成 α- 糊精、麦芽丙糖和麦芽糖，它们又在小肠黏膜上皮细胞顶端膜上的寡糖酶作用下，进一步分解成为单糖，α- 糊精、麦芽丙糖和麦芽糖被水解成为葡萄糖，乳糖被水解成为半乳糖和葡萄糖，蔗糖被水解成为果糖和葡萄糖。其中以葡萄糖吸收最快、半乳糖次之、果糖最慢。

糖被吸收是通过跨细胞途径进行的（图 2-13）。葡萄糖通过小肠上皮细胞顶端膜上的 Na^+–葡萄糖同向转运体进入细胞内，后经载体介导的易化扩散方式通过基膜进入血液。因此，Na^+ 泵对葡萄糖的吸收是必需的，钠泵抑制剂（乌本碱）能够抑制葡萄糖的吸收。半乳糖的吸收过程与葡萄糖相同，果糖的吸收是通过单纯扩散的方式进行。

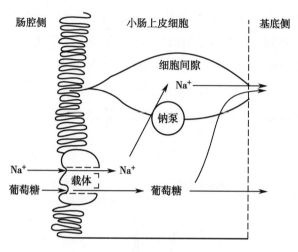

图 2-13　葡萄糖的吸收过程

（2）蛋白质的吸收：食物中蛋白质进入消化道后在胰蛋白酶的作用下（图 2-14），分解成为氨基酸、二肽和三肽，在小肠黏膜上皮细胞顶端膜上存在氨基酸、二肽和三肽转运体，氨基酸通过 Na^+–氨基酸同向转运体与 Na^+ 转运进入细胞内，二肽和三肽通过 H^+–肽同向转运体与 H^+ 转运进入细胞内，然后在寡肽酶的作用下，进一步分解成为氨基酸，氨基酸通过细胞基膜载体运出细胞，进入血液循环。其中氨基酸转运体可以进一步分为中性、酸性、碱性、亚氨基酸和甘氨酸转运体。其中，中性氨基酸吸收最快。

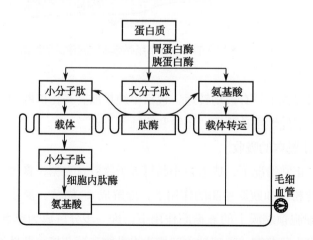

图 2-14　蛋白质在小肠消化和吸收过程示意图

此外，还有少量完整蛋白质通过胞吞和胞吐的方式被吸收，但完整的蛋白质没有营养价值，相反可以作为抗原引起机体免疫反应和过敏反应。

（3）脂肪的吸收：食物中脂肪主要是甘油三酯（图2-15），进入消化道后，在胰脂肪酶的作用下，分解成为甘油、甘油一酯和游离脂肪酸，它们是脂溶性的，需要与胆盐结合成水溶性的混合微胶粒，通过小肠黏膜表面的静水层到达小肠黏膜表面，脂溶性的脂肪酸、甘油和甘油一酯通过小肠黏膜上皮细胞顶端膜进入细胞内，而胆盐一部分留在肠腔内被重复利用，另一部分进入肝肠循环。含12个碳原子以上的长链脂肪酸在内质网中被重新合成甘油三酯，并与载脂蛋白、磷脂蛋白结合成乳糜微粒，乳糜微粒通过胞吐方式进入组织间隙，最后进入淋巴液循环；含12碳原子以下的中、短链脂肪酸及甘油一酯是水溶性的，可以直接扩散进入血液，食物中脂肪大多为长链脂肪酸。因此，脂肪吸收以淋巴途径为主（图2-16）。

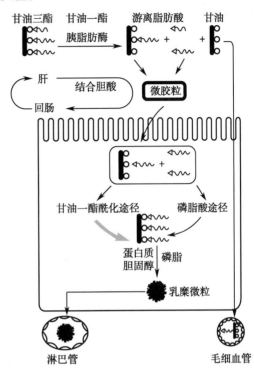

图 2-15　脂类物质在小肠消化和吸收过程示意图

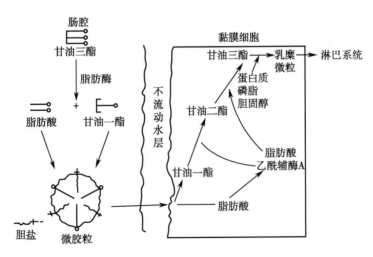

图 2-16　脂肪的消化吸收过程

（4）胆固醇的吸收：小肠内胆固醇有两类，即胆汁中的游离胆固醇和食物中的酯化胆固醇。酯化胆固醇在胆固醇酯酶的作用下，分解成游离胆固醇被小肠吸收，游离胆固醇在小肠黏膜上皮细胞内重新被酯化，与载脂蛋白组成乳糜微粒进入淋巴液循环。

（5）维生素的吸收：维生素可分为水溶性和脂溶性两种。水溶性维生素（维生素 C、B 等）是通过与 Na^+ 的同向转运体结合被吸收；脂溶性维生素（维生素 A、D、E、K 等）是通过与胆盐结合，与脂肪一同被吸收。大多数维生素在小肠上端被吸收，但维生素 B_{12} 在回肠末端被吸收。

（6）水的吸收：每天通过食物、饮水和分泌进入小肠的水多达 5~10 L，而进入结肠的水只有 0.5 L，通过粪便排出体外的仅 0.1~0.2 L，说明绝大多数水在小肠被吸收，结肠内也可以吸收部分水。由于各种营养物质、无机质的吸收，造成小肠肠腔内的低渗环境，水便在渗透浓度差的作用下，通过跨细胞途径和细胞旁途径进入血液循环；相反，如果肠腔内是高渗环境，在渗透浓度差作用下，水可以从血液中逆向转运至肠腔内。

（7）Na 的吸收：成人每天摄入 5~8 g Na^+，同时有 20~30 g Na^+ 被分泌入小肠，故每天吸收 25~35 g Na^+，占身体总量的 0.5%。Na^+ 与单糖或氨基酸结合在小肠上皮细胞顶端膜同向转运体上，转入细胞内，再通过基膜上钠泵转运至血液循环。因此，Na^+ 的吸收为单糖和氨基酸的吸收提供能量，反之，单糖和氨基酸的存在能促进 Na^+ 的吸收。

（8）Fe 的吸收：每天食物中铁含量 10~15 mg，但仅有 10%~15% 被吸收，主要吸收部位在十二指肠和空肠，以 Fe^{2+} 的形式吸收，而食物中铁多以 Fe^{3+} 形式存在，故 Fe^{3+} 需被还原成 Fe^{2+} 才能被吸收。在肠腔内 Fe^{2+} 与转铁蛋白结合，转入细胞内，Fe^{2+} 游离出来，一部分 Fe^{2+} 通过上皮细胞基膜主动转运至血液循环；另一部分，Fe^{2+} 在细胞内与铁蛋白结合，保留在细胞内，以防止过多铁被吸收，导致超量。

维生素 C 能促使 Fe^{3+} 还原成 Fe^{2+}，因此，富有维生素 C 的蔬菜和水果能够促进铁的吸收，防止贫血。在较低的 pH 环境中，铁易于溶解，所以，胃酸也能够促进铁的吸收，慢性萎缩性胃炎或胃大部切除的患者，因为胃酸少而常常并发缺铁性贫血。

（9）Ca 的吸收：食物中的 Ca^{2+}，30%~80% 在小肠内吸收，Ca^{2+} 还有部分来自胃肠道腺体分泌。Ca^{2+} 吸收部位在十二指肠，吸收方式为主动转运，细胞内 Ca^{2+} 通过 Ca 泵转运进入血液循环。维生素 D、胆汁酸能够促进 Ca^{2+} 的吸收，脂肪酸、磷酸盐能够与 Ca^{2+} 结合形成不溶性的钙盐，从而抑制吸收。

（10）阴离子吸收：Cl^-、HCO_3^- 是肠腔内的主要阴离子，吸收方式为被动转运，其动力来自肠腔内阳离子主动吸收的电位差。

二、结肠的生理功能与机制

结肠的生理功能主要包括：①吸收食糜残液中的水和电解质，参与机体对水、电解质平衡的调节；②吸收由结肠内微生物产生的维生素 B 和钾；③完成对食物残渣的加工，形成和暂时储存粪便，并控制排便。

（一）结肠腺的分泌与调节

结肠腺是指结肠黏膜表面的柱状上皮细胞和杯状细胞，分泌结肠液，pH 为 8.3~8.4，除水分外，还含有丰富的黏液蛋白和碳酸氢盐，黏液蛋白可以保护肠黏膜，并且润滑粪便。碳酸氢盐可以维持结肠内适合的酸碱度，稳定的环境对结肠内菌群的生长和繁殖有益。

结肠腺的分泌受神经和体液的双重调节。食物残渣对肠管壁的扩张刺激，通过内在神经系统的局部反射促进结肠腺的分泌；外来神经系统中的交感神经兴奋时抑制结肠腺的分泌；副交感神经兴奋时则促进结肠腺的分泌；中枢神经也可以影响结肠腺的分泌，人类情绪极度紊乱时，结肠腺分泌增加，导致排便次数增加。

（二）结肠的蠕动和排便

1. 结肠的蠕动形式 结肠的蠕动比较缓慢，与结肠吸收水、电解质、形成和储存粪便功能相适应。蠕动形式包括袋状往返运动、分节推进运动、多袋推进运动、蠕动和集团蠕动。袋状往返运动是一种非推进式运动形式，空腹时多见，是由几个结肠环行肌交替发生阶段性收缩引起的，使结肠袋内容物在肠腔内往返运动，而不是单朝结肠末端方向运动；分节推进运动是指通过环行肌收缩，将一个结肠袋的内容物推进到下一个结肠袋；如果多个结肠袋同时发生环行肌收缩，使其内容物向下推进，称多袋推进运动；蠕动是缓慢朝结肠末端方向的节律性蠕动；集团蠕动每天发生 3 ~ 4 次，是一种快而行程远的蠕动，可将结肠内容物推进到达乙状结肠或直肠内。餐后或胃内有大量食物充盈时，集团蠕动增强称胃 – 结肠反射，胃 – 结肠反射敏感者往往在餐后或餐间产生便意，多见于儿童。

2. 排便反射 粪便由食物残渣、脱落的肠上皮细胞、大量细菌、肝排出的胆色素衍生物和肠壁排出的重金属盐类（钙、镁、汞等）组成。通常情况下粪便留在乙状结肠内，直肠内没有粪便。当结肠发生强烈推进运动时，粪便被推入直肠中。直肠内粪便总量达 150 ~ 200 ml，压力达到 7.33 kPa 时，直肠壁感受器受到张力刺激，通过盆神经传入第 2 ~ 4 骶段脊髓侧角中低级排便中枢，同时上传至大脑皮质产生便意，经过中枢整合后，传出冲动经过盆神经中传出神经，引起乙状结肠和直肠收缩，同时阴部神经的传出冲动减少，肛门括约肌舒张，引起排便。

大脑皮质的高级中枢对脊髓低级的排便中枢具有调节作用，能够加强或抑制排便。如果经常有意识地抑制排便，会使直肠逐渐失去粪便压力刺激的敏感性，使粪便在大结肠内停留过长时间，水分被过多吸收，造成粪便干燥，产生排便困难，这是引起便秘的原因之一。如果因外伤等原因造成脊髓的低级排便中枢失去大脑皮质高级中枢的控制，则出现排便失禁。

（三）结肠内细菌作用

结肠细菌体内含有分解食物残渣的酶，细菌对糖和脂肪的分解称为发酵，产生乳酸、乙酸、CO_2、甲烷等，细菌对蛋白质的分解称为腐败，可产生氨、硫化氢、组胺、吲哚，正常胺类等有毒物质吸收进入血液后到肝进行转化、解毒，大部分随粪便排出体外。所以，肝功能严重受损会导致中毒。结肠内的细菌还能够合成维生素 B 复合物和维生素 K，吸收后被人体所用。长期服用抗生素，肠内细菌被抑制，可导致维生素 K、B 的缺乏。据估计，粪便中死的和活的细菌约占粪便固体总量的 20%～30%。

（四）食物中纤维素对肠道功能的影响

食物中纤维素对肠道功能的影响主要包括：①某些多糖纤维与水结合形成凝胶，限制水的吸收使肠内容物容积膨胀；②纤维素能软化粪便，增加粪便体积，刺激肠运动，缩短粪便在肠内停留的时间，促进排便，因此，富有纤维素的饮食可以预防或缓解便秘和痔疮；③纤维素能够降低食物中热量的比率，减慢供能物质的消化和吸收，有利于控制体重。

（朱亚文）

参考文献

[1]　顾晓松. 人体解剖学 [M]. 3 版. 北京：科学出版社，2010：120-125.

[2]　柏树令. 系统解剖学 [M]. 6 版. 北京：人民卫生出版社，2006：126-134.

[3]　WILLIAMS P L. 格氏解剖学 [M]. 杨琳，高英茂，主译. 沈阳：辽宁教育出版社，1996：1763-1790.

[4]　周衍椒. 生理学 [M]. 2 版. 北京：人民卫生出版社，1985：210-249.

[5]　姚泰. 生理学 [M]. 3 版. 北京：人民卫生出版社，2015：257-291.

[6]　朱大年. 生理学 [M]. 7 版. 北京：人民卫生出版社，2008：164-193.

第三章　短肠综合征的分型与分期

第一节　短肠综合征的类型

短肠综合征（SBS）患者的术后恢复，剩余肠道解剖和功能，以及肠外营养（parenteral nutrition，PN）需求等存在个体差异。为实现 SBS 的个体化评估与治疗，必须对 SBS 患者进行准确的分类。根据患者的术后恢复情况，剩余肠道解剖，以及是否需要肠外营养等，可对 SBS 进行不同的分类。

一、根据患者的术后恢复情况分类

根据 SBS 患者的恢复时间，术后处理需要（即脓毒症治疗、营养、解剖学影像、治疗计划）及是否可逆等，可以分为三种类型。

1 型是指将经历短期的、自限性的、仅限于围手术期通常与肠运动功能障碍相关的急性肠功能紊乱（如麻痹性肠梗阻）SBS 患者。这些患者在完全康复之前需要一段有限时间的 PS，但不会出现并发症。

2 型是指将经历更严重、更长时间、病情更为复杂、需要多学科干预和住院进行 PS 的术后恢复期的 SBS 患者。2 型 SBS 常见于腹部灾难性事件如肠系膜缺血、扭转或外伤等。由于出现全身性败血症及代谢和 / 或营养并发症，2 型 SBS 患者有相当高的并发症发生率（如伤口、肠梗阻、吻合口瘘、肠瘘等并发症）和死亡率。一旦围手术期并发症得到治愈，在肠康复相关的多学科共同努力下，这些 2 型 SBS 患者最终将得以摆脱 PS。术后自发性适应（代偿）可能会很快完成，通过调整饮食，口服补液，常规药物（如抗动力药物和抑酸制剂）治疗及激素类营养因子治疗等甚至可实现肠道的超适应（代偿）。

3 型则被定义为一种慢性的病情相对稳定的状态。在该状态下，尽管进行了最佳的肠康复治疗，患者仍然需要数月、数年甚至终身的家庭肠外营养（home parenteral nutrition，HPN）。当然，即使术后数年仍未摆脱 HPN 也不应放弃，而是应当不懈地努力，因为每天的 PN 量及 PN 天数的减少均可改善患者的生活质量。对于继续 PN 被认为是危险的或不可能实施 PN 的 3 型 SBS 患者，可考虑非移植类手术治疗或者小肠移植等。

二、根据患者的剩余肠道解剖分类

根据美国胃肠病协会的标准，成人残存的功能性肠道长度小于 200 cm 时，可被定义为

SBS。因此，SBS 患者可根据其剩余肠道解剖进行分类。1 型为末端空肠造口（近段空肠造口，有的又称近端空肠造口）患者，2 型为空肠 – 结肠吻合患者，3 型则为空肠 – 回肠 – 结肠吻合患者。一般来说，3 型患者预后最好；2 型在临床上最多见，预后较差；1 型则会出现高流量的肠液丢失，处理上最难且最具挑战性，预后也最差。

采用传统的饮食和药物治疗时，成人 SBS 患者中存在永久性的 PS/PN 依赖，风险最大的是那些末端空肠造口且剩余小肠小于 115 cm，空肠 – 结肠吻合且剩余小肠小于 60 cm，空肠 – 回肠 – 结肠吻合且剩余小肠小于 35 cm 的患者。报告婴幼儿残肠长度时考虑胎龄是非常必要的。为了将胎龄考虑进去，有学者建议，剩余的肠道应以原来的总肠道长度或特定年龄的预期总肠道长度的百分比来表示。保留回肠段及结肠保持连续性的患者，通过常规饮食和药物治疗逐步恢复肠道自主营养，从而获得最佳肠道自适应效果的可能性似乎是最大的，然而在末端空肠造口患者，随着时间的推移，肠道吸收的改善却是不太可能的。这可能与黏膜神经末梢和胃肠道内的内分泌细胞通过肠神经系统传递"有肠腔内容物通过"的信息，从而调节营养物质同化（即消化和吸收）的高度协调一致的过程有关。通常被称为"胃、回肠和结肠制动"的神经内分泌系统的反馈机制可能因远端肠切除或黏膜病变而被中断。在末端空肠造口的 SBS 患者，食物刺激激素分泌的减少可导致一些 SBS 的病理生理特点：胃肠运动加速，胃肠的高分泌，肠道血流量减少，免疫和屏障功能受损，受损黏膜的补充、修复与适应等。因此，一旦患者出院回家，HPN 治疗 2 年之后恢复肠道自主营养的可能性低于 10%（成人）。然而，最近的数据表明，肠切除 1 年后脱离 HPN 的可能性高达 26%，肠切除术后 5 年时仍未能摆脱 HPN 者则鲜有能在这之后脱离 HPN 者。与剩余小肠长度更少的患者相比（11%），保留 > 10% 的预期小肠（即原来的总肠道长度或同龄儿童的预期总肠道长度）的患儿摆脱 HPN 的能力最强（83%）。一般来说，具有更长的剩余小肠、保留结肠及需要更少的 PS/PN 的 SBS 患者最有可能通过肠康复治疗实现其肠道自主营养功能的恢复。

三、根据患者的 PS/PN 需求分类

欧洲临床营养与代谢学会慢性肠衰竭工作组提出了一个更加简单的基于 PS 的能量和体积需求大小的分类方法。在这个分类中，根据患者对 PS 的能量需求和体积需求，将其归入一张非常简单的 4×4 表格中的 16 种亚型中的一种，从而实现分类，如表 3-1 所示。

表 3-1　短肠综合征患者 PS/PN 需求分类法

每天需静脉补充的能量 [a] / （kcal/kg）	每天所需的静脉补液量 [b]/ml			
	≤1 000	1 001 ~ 2 000	2 001 ~ 3 000	>3 000
0（A）	A1	A2	A3	A4
1 ~ 10（B）	B1	B2	B3	B4

每天需静脉补充的能量 [a] / （kcal/kg）	每天所需的静脉补液量 [b]/ml			
	≤1 000	1 001～2 000	2 001～3 000	>3 000
11～20（C）	C1	C2	C3	C4
>20（D）	D1	D2	D3	D4

注：[a] 按每周的总的能量输注量取日平均计算 =（每天的能量输注量 × 每周输注天数）/7；

　　[b] 按每周的总静脉补液量取日平均计算 =（每天的静脉补液量 × 每周静脉补液天数）/7。

清晰地认识和准确地运用上述各种不同的分类标准和方法，对于实现对这些病情高度复杂的患者的最佳个体化、差异化治疗非常重要。

第二节　短肠综合征的分期

SBS 按小肠广泛切除的时间可分为三个阶段，即急性反应期、肠道适应期和稳定期，不同分期的临床表现各有不同。

一、急性反应期

急性反应期（简称急性期）是指小肠广泛切除术后的最初 1～2 个月，以严重腹泻为主要特征。在 SBS 的急性期，肠道还不能适应肠黏膜吸收面积的骤然减少，由于肠道过短，食糜转运速度变快，患者可出现严重腹泻，排便次数可达 20～30 次 /d，粪便量可达 5～10 L/d。在术后的最初几天，大量消化液的丢失不但造成体液损失，而且使营养状况迅速恶化，极易造成水和电解质的大量丢失与紊乱。由于免疫功能降低，极易发生感染。约半数患者可因术后应激状态和负反馈机制丧失所致的肠抑胃肽、胰泌素、缩胆囊素分泌减少，进而引起胃酸分泌在短期内显著增加，并进一步加重吸收不良及并发消化性溃疡等。故临床上可表现为程度不同的吸收不良性腹泻和脂肪泻。

1. 液体紊乱　脱水患者可表现为精神状态改变，从中度脱水的嗜睡到严重病例的反应迟钝不等。体格检查可发现异常，包括黏膜干燥、无泪、皮肤弹性降低等。患者的眼睛可能凹陷，凹陷程度与脱水的严重程度成正比。从心血管系统的角度来看，患者可能表现为四肢冰凉、低血压和心动过速等。其他临床表现可能包括体重突然下降（通常在几天的时间内）和排尿减少等。同时，最常见的高血容量的体征和症状包括外周组织水肿和体重突然增加等。在严重的情况下，可发展成以呼吸困难、端坐呼吸为特征的肺水肿。

2. 电解质紊乱

（1）钠：钠平衡紊乱（包括高钠血症和低钠血症）虽然常无症状，但可能包括从萎靡、兴奋到冷漠及方向障碍、癫痫或昏迷等程度不等的神经认知变化。症状的严重程度与钠耗竭或钠过量的程度相关。SBS 患者因为低摄入量及经胃肠道丢失增加，典型的表现就是低血容量性低钠血症。末端空肠造口患者尤其容易患低钠血症。大多数低钠血症患者没有症状或症状非常轻微，而且没有特异性的症状，直到血清钠浓度接近 120 mmol/L 时才会表现出来。SBS 患者一般较少发生高钠血症。因此，当出现高钠血症时，应评估造成高钠血症的其他原因。

（2）钾：大多数钾的平衡紊乱患者表现为轻度的无特异性症状，如肌肉痉挛、头晕或疲劳等。一些患者可能出现间歇性的心悸。与钾紊乱有关的最严重的临床问题是可导致死亡的心脏传导异常（可经心电图检测发现）。因此，会诊存在发生钾紊乱风险的卧床患者时，对其最近的营养摄入和腹泻持续时间的综合评价将是一个重要的过程。持续腹泻、造口输出控制不住、呕吐患者或经口 / 肠内摄入很少达 3 天或以上的患者，特别是有脱水临床体征的患者，应做低钾血症的评估。

（3）镁：与低钙血症的临床表现相似，低镁血症患者可出现肌肉无力症状，如虚弱、震颤、抽搐或反射亢进等。某些病例镁耗竭可表现为定向障碍、精神错乱、目光呆滞或麻木等。由于甲状旁腺激素的释放部分受血清镁的调节和影响，低镁血症也可能突然发生。每天有多达 2/3 的镁是经胃肠道丢失的，SBS 患者发生低镁血症的风险增加。特别是胃肠液体丢失严重的患者，镁大量丢失于空肠和回肠肠液之中。没有保留结肠的 SBS 患者发生慢性低镁血症的风险最高。

3. 酸碱平衡紊乱　严格调节血浆氢离子浓度是实现人体最佳的生理功能所必需的。血清 pH 需要保持在 7.35 ~ 7.45 范围内，以使酶、转运蛋白和离子通道发挥最大的作用。超出这个范围的 pH 变化通常会导致严重的代谢紊乱，如破坏关键代谢通路、损害细胞代谢过程等。

代谢性酸中毒通常会导致非特异性的症状，然而，它也可以对全身多个器官产生不同的影响，如内分泌、心血管、骨骼及神经功能紊乱等。代谢性酸中毒与高分解代谢和蛋白质的合成被抑制有关，从而导致蛋白质 – 能量营养不良。内分泌紊乱包括胰岛素抵抗、葡萄糖耐受受损，甲状腺和甲状旁腺激素的分泌改变等。代谢性酸中毒对心血管的影响包括增加儿茶酚胺的释放和抵抗，这可能与心脏收缩力异常、心律失常、动脉血管扩张和低血压有关。可出现呼吸急促。最后，慢性代谢性酸中毒导致以骨量减少或骨质疏松症为表现的进行性骨质下降和代谢性骨疾病。

SBS 患者术后会立即出现胃酸分泌增加，并可持续长达 6 个月。儿科 SBS 患者中也有基础胃酸高分泌的报道。

肠切除术后胃酸分泌增加的主要原因是负反馈机制的丧失，胃窦内的促胃液素生成细胞失去了缩胆囊素和胆囊分泌素的信号传递，胃酸分泌不能停止，从而导致胃酸分泌增加。这种胃酸高分泌状态主要通过增加传送到近端肠道的绝对量，从而导致腹泻和脂肪泻，并且这还会刺激肠道蠕动，低 pH 又使胰酶失活，及使胆盐沉淀，从而破坏微胶束的形成。

肠蠕动障碍和快速的胃肠道转运在加重 SBS 患者腹泻中发挥着核心作用。肠道蠕动受到多种肠道激素（如 GLP-1、GLP-2 和 PYY 等）的影响，大范围的肠段切除后，这些肠道激素的分泌也会受到影响。作为对肠腔内包括脂肪在内的营养物质的一种反应，GLP-1、GLP-2 和 PYY 由位于末端回肠和近端结肠的 L 细胞分泌并释放。这些激素负责空回肠转运的"刹车"控制，其作用就是延长胃肠道的转运时间。对于 SBS 患者，这两个位置的肠段大多被切除，其后果便是严重的腹泻。

二、肠道适应期

肠道适应期又称功能代偿期，是指术后的 1 个月至 2 年。本期腹泻仍然常见，但肠道已逐渐适应肠黏膜吸收面积明显减少所带来的变化，腹泻次数显著降低（≤10 次），腹泻量也明显减少。本期的腹泻主要是由胆盐性、高渗性和吸收不良等多种因素造成。水和电解质的吸收可因剩余小肠及结肠功能的代偿性适应而有所好转，但营养物质吸收不良的表现却更加明显，故除腹泻外，尚有体重减轻、乏力、倦怠和全身衰弱等，其表现与吸收不良综合征相似。维生素 D 和蛋白质的吸收不良可引起代谢性骨病（骨软化和骨质疏松），从而导致骨痛和自发性骨折。维生素 K 缺乏可引起凝血机制障碍，产生紫癜、瘀点或全身性出血倾向。周围神经炎和水肿可分别继发于维生素 B 族的缺乏和低白蛋白血症。如十二指肠被切除，则常有贫血，这可能由叶酸及铁缺乏所致。

回肠是唯一能主动重吸收结合胆盐的部位，如回肠切除则胆盐吸收困难，导致脂肪吸收障碍，加之胰酶分泌减少，故可出现脂肪泻；另外，结合胆盐的缺乏，使胆汁的正常构成改变，胆汁中胆固醇的饱和度增加而溶解力下降，因此胆石病的发生率高于正常人群的 3 倍；过多胆盐进入结肠被厌氧菌分解，其分解产物可损害结肠上皮细胞，抑制其对水和电解质的吸收，出现水泻；未被吸收的营养物质在结肠内发酵生成的有机酸更加重了腹泻，剩余小肠的正常菌群被大肠菌属代替时，可加重脂肪酸夺取应与草酸盐结合的钙，使钙从粪便中丢失更多，而多余的草酸盐易被结肠吸收，在泌尿系形成草酸盐结石。因此，SBS 患者合并尿路结石者很多。

肠道适应是一个发生于大量小肠切除术后的试图恢复肠道对营养物质、电解质和水的总体吸收能力至肠切除前状态的自然的病理生理过程。肠道适应可通过多种机制发生，包括：患者摄入比正常时更多的饮食（过度摄食），剩余肠道的吸收面积增加（结构性适应），胃肠道转运时间减缓（功能性适应）等。没有证据显示空肠造口患者发生了任何的适应；然而在保留结肠的患者中发生了功能性适应，如胃排空及小肠转运减缓，这种转运减缓可能是由参与循环的高浓度的 YY 肽、GLP-1 和 GLP-2 所引起的。随着时间的推移，空肠对宏量营养素（如糖类）、水、钠和钙的吸收增加，患者能够脱离 PN 的机会增加。因此，在建立肠道连续性后的 1~3 年内，结肠保持连续性的患者可表现出逐渐减少对肠外营养的需求。

肠切除术后，人体内的剩余小肠能够通过扩大黏膜表面积和提高每一个细胞的吸收效率来增加吸收能力。研究表明，大量肠切除后结构性适应的机制包括：①上皮隐窝增殖速度更快；②扩展隐窝深度和绒毛高度；③剩余肠道黏膜的质量、直径和长度增加；④肠道 DNA、

RNA 和蛋白质浓度增加；⑤血管生成及随之出现的血流量增加。结构性适应仅允许因吸收表面积的增加而增加小肠上皮细胞营养物质处理能力（即更多的肠上皮细胞），功能性适应则允许通过增加单位表面积的营养物质处理能力（即通过每一个细胞）而产生乘数效应。功能性适应主要表现为剩余小肠吸收能力增强，结肠对营养物质的二次处理与利用增加，以及胃肠道运动的改变等。动物研究表明，肠切除术后剩余小肠吸收细胞的蛋白质表达和活性均有增加，其结果就是，增加了剩余肠道的消化和吸收能力。结肠被部分切除后，残存结肠也会经历适应性的扩张、变长和黏膜增生。残存结肠增强的营养物质处理能力是大面积小肠切除术后功能性适应的另一种机制。当 SBS 患者摄入高复杂糖类饮食时，结肠可"收获"未被吸收的碳水化合物通过发酵生成的短链脂肪酸（SCFA）。这些 SCFA 可为机体提供 5%～10% 的能量，在适应良好的情况下，通过完整的结肠甚至可以摄入机体所需能量的 30%。一些动物研究表明，结肠也可以通过黏膜转运体表达的增加来增强对葡萄糖和二肽的吸收。小肠转运时间减慢是另一种功能性适应机制，它使肠腔内营养物质和吸收黏膜之间的接触时间增加。肠切除术后，随着时间的推移，患者通常会经历腹泻逐渐减少；除了前述的其他的结构性和功能性变化以外，胃肠道转运减缓可能有助于这种腹泻的减少。

三、稳定期

稳定期是指肠切除术 1～2 年后，剩余小肠有效面积代偿性增加，与患者机体代谢相适应，从而达到相对平衡，但有些患者这种平衡易被内在的或外源性的因素所打破，如感染，特别是肠道感染所致腹泻等。小肠切除过多者可能无法获得长久的适应期，结果病情日益加重或反复，出现严重的营养不良，甚至死亡。

尽管显著的肠道适应发生于术后早期阶段的肠道适应期，但是，在稳定期，肠道吸收能力的持续改善仍然是可能的，可于肠切除多年后由于营养因子的刺激而发生肠道适应。Gouttebel 和他的同事们报道，通过对 30 例肠切除患者术后 1.5～120 个月时间段内的反复测量与评估，发现钙吸收呈进行性增加。同样，在一组共 268 例 SBS 患者中，26% 在 2 年以后才得以摆脱 PN（从恢复消化道连续性算起）。在另一份报告中，72 例获得了肠内自主营养的 SBS 患者，47% 在 PN 依赖 2～5 年后才摆脱 PN，另有 18% 则超过了 5 年。最后，营养因子的使用可能会增强这种潜在的适应性反应。在一项替度鲁肽用于 SBS 患者治疗长达 30 个月的开放标签研究中，20% 得以完全摆脱 PN。因此，稳定期的 SBS 患者仍应树立信心，坚持治疗，同时加强疾病的自我管理，争取最佳的预后。

在稳定期，SBS 患者常发生肾结石。在一项对空结肠吻合的 SBS 患者的研究中，有症状的草酸钙肾结石的患病率高达 24%。在结肠保持连续性的 SBS 患者中，草酸钙结石是最常见的，而末端空肠造口患者或回肠造口患者容易产生草酸钙结石和尿酸结石。为防止形成肾结石，一般建议患者做出液体和饮食调整，以降低尿液过饱和度。对于结肠保持连续性的 SBS 患者，降低草酸吸收的主要策略包括避免脱水和富含草酸的食物。因此，预防的策略包括增加液体摄入量（尿量随之增加），饮食中的草酸限制（减少经尿的草酸排泄），饮食限钠（减少尿钙排泄），限制动物蛋白质（减少尿钙排泄），并增加柠檬酸盐排泄（一种钙化抑制剂），低脂饮食，以及口服钙补充剂等。

在稳定期，SBS 患者还极易出现骨质疏松症，可预防补充维生素 D。常见的做法是，每周 50 000 IU 的维生素 D_2 或维生素 D_3，每 8～12 周测定 25-（OH）D_3 水平，以决定剂量是否足够并根据需要进行剂量调整。口服维生素 D_2 和 D_3 补充剂的替代方案：口服骨化三醇（或骨化二醇）的使用，紫外线照射，或注射维生素 D_2 或 D_3（如每月 1 次，每次 7.5 mg）等。

末端回肠切除的 SBS 患者需要终身通过药物以补充维生素 B_{12}。据报道，维生素 B_{12} 的高剂量口服或皮下注射比肌内注射痛苦小，而且对维持正常的血清水平有效。目前未见维生素 B_{12} 过量注射之后出现毒性的报告，因此，定期皮下（或肌内）注射（如每月 1 次，每次 0.5 mg）也许是最为有效的维生素 B_{12} 补充方式。

（毛琦）

参考文献

[1]　SHAFFER J. Definition and service development[J]. Clin Nutr, 2002, 21(Suppl l): 144-145.

[2]　LAI S. Review article: Intestinal failure[J]. Aliment Pharmacol Ther, 2006, 24(1): 19-31.

[3]　GARDINER K R. Management of acute intestinal failure[J]. Proc Nutr Soc, 2011, 70(3): 321-328.

[4]　JEPPESEN P B. Growth factors in short-bowel syndrome patients[J]. Gastroenterol Clin North Am, 2007, 36(1): 109-121.

[5]　JEPPESN P B. Quality of life in patients with short bowel syndrome treated with the new glucagonlike peptide-2 analogue teduglutide-Analyses from a randomised, placebo-controlled study[J]. Clin Nutr, 2013, 32(5): 713-721.

[6]　REGE A S. Autologous gastrointestinal reconstruction: Review of the optimal nontransplant surgical options for adults and children with short bowel syndrome[J]. Nutr Clin Pract, 2013, 28(l): 65-74.

[7]　KAUFMAN S S. Indications for pediatric intestinal transplantation: A position paper of the American Society of Transplantation[J]. Pediatr Transplant, 2001, 5(2): 80-87.

[8]　SUDANudan D. The current state of intestine transplantation: Indications, techniques, outcomes and challenges[J]. Am J Transplant, 2014, 14(9): 1976-1984.

[9]　BUCHMAN A L. AGA technical review on short bowel syndrome and intestinal transplantation[J]. Gastroenterology, 2003, 124(4): 1111-1134.

[10]　CARBONNEL F. The role of anatomic factors in nutritional autonomy after extensive small bowel resection[J]. JPEN, 1996, 20(4): 275-280.

[11] MESSING B. Long-term survival and parenteral nutrition dependence in adult patients with the short bowel syndrome[J]. Gastroenterology, 1999, 117(5): 1043-1050.

[12] WALES P W. Short bowel syndrome: Epidemiology and etiology[J]. Semin Pediatr Surg, 2010, 19(1): 3-9.

[13] NIGHTINGALE J M. The short bowel syndrome: What's new and old[J]. Dig Dis, 1993, 11(1): 12-31.

[14] HILL G L. Impairment of 'ileostomy adaptation' in patients after ileal resection[J]. Gut, 1974, 15(12): 982-987.

[15] SPILLER R C. The ileal brake-Inhibition of jejunal motility after ileal fat perfusion in man[J]. Gut, 1984, 25(4): 365-374.

[16] NIGHTINGALE J M. Disturbed gastric emptying in the short bowel syndrome. Evidence for a 'colonic brake'[J]. Gut, 1993, 34(9): 1171-1176.

[17] JEPPESEN P B. Impaired meal stimulated glucagon-like peptide 2 response in ileal resected short bowel patients with intestinal failure[J]. Gut, 1999, 45(4): 559-563.

[18] AMIOTMIOT A. Determinants of home parenteral nutrition dependence and survival of 268 patients with non-malignant short bowel syndrome[J]. Clin Nutr, 2013, 32(3): 368-374.

[19] SPENCER A U. Pediatric short bowel syndrome: Redefining predictors of success[J]. Ann Surg, 2005, 242(3): 403-409.

[20] PIRONI L. ESPEN endorsed recommendations. Definition and classification of intestinal failure in adults[J]. Clin Nutr, 2015, 34(2): 171-180.

[21] HYMAN P E. Gastric acid hypersecretion in short bowel syndrome in infants: Association with extent of resection and enteral feeding[J]. J Pedi Gastro Nutr, 1986, 5(2): 191-197.

[22] NORDGAARD I. Colon as a digestive organ in patients with short bowel[J]. Lancet, 1994, 343: 373-376.

[23] COSNES J. Functional adaptation after extensive small bowel resection in humans[J]. Eur J Gastro Hepa, 1994, 6: 197-202.

[24] GOUTTEBEL M C. Intestinal adaptation in patients with short bowel syndrome. Measurement by calcium absorption[J]. Dig Dis Sci, 1989, 34: 709-715.

[25] AMIOT A. Determinants of home parenteral nutrition dependence and survival of 268 patients with non-malignant short bowel syndrome[J]. Clin Nutr, 2013, 32: 368-374.

[26] PIRONI L. Survival of patients identified as candidates for intestinal transplantation: A 3-year prospective follow-up[J]. Gastroenterology, 2008, 135: 61-71.

[27] NIGHTINGALE J M. Colonic preservation reduces need for parenteral therapy, increases incidence of renal stones, but does not change high prevalence of gallstones in patients with a short bowel[J]. Gut, 1992, 33: 1493-1497.

第四章 短肠综合征的病理生理改变

第一节 内稳态失衡

一、肠道内稳态的概念

肠道内稳态包括两个方面：肠道内液体与电解质的内稳态和肠道内酸碱平衡稳态。

肠道在调节液体、电解质和酸碱平衡稳态方面起着重要作用。肠黏膜含有极性上皮细胞，其中的离子转运蛋白用于调节液体和电解质，使其净吸收最大化，同时保持肠道上皮屏障的电化学梯度。由胃肠道长度决定的可变渗透性高度调节着上皮细胞之间的连接程度，并以此优化营养和液体的吸收。

正是由于胃肠道这种强大的吸收生理特征，才使得每天通过人体胃肠道 10 L 体积的食糜，通过消化吸收减少到 100～200 ml，并以粪便的形式排泄出体外。

由于肠切除术或造口术等胃肠道手术造成的 SBS 患者的肠道充分吸收液体和电解质的能力出现典型性降低，致使肠道吸收的液体和电解质减少，随着液体和电解质的大量丢失，会导致严重的脱水、电解质紊乱和酸碱失衡病理特征。而大体量丧失肠内液体和电解质的肠内环境，会损伤肾脏调节血清 pH 的能力，从而导致代谢性酸中毒和碱中毒。

二、水和电解质稳态

在正常生理条件下，8～10 L 的等渗液每天进入近端小肠，液体的来源包括食物、饮料及胃肠道分泌物。

这种经口摄入的液体，大约 90% 沿着肠道的长度被吸收，并通过肠系膜液体循环再次进入细胞外液，以防止脱水。如果这种体液循环被中断或破坏，比如肠瘘、造口术或过快的肠道转运，都可能会影响肠内液体和电解质平衡。

失去结肠且残留空肠 <100 cm 的 SBS 患者，如果经口液体摄入量有限，会存在很高的脱水风险，因为钠与液体的分泌（例如净分泌物）大于吸收。一般而言，回肠和 / 或结肠大部分切除的患者都有很大风险发展成脱水和电解质紊乱。

在胃肠道中，水吸收主要是一个被动过程，伴随着电解质和营养物质在肠上皮组织中的主动转运。水的吸收有两种机制：通过肠细胞层间通道介导，这种介导通过细胞间的紧密连接发生；通过跨细胞通道介导，这种介导由水通道蛋白和载体介导转运体系实现（例如钠 –

依赖葡萄糖转运蛋白)。

水吸收的效率取决于胃肠道上皮细胞的紧密连接程度和腔间溶质转运蛋白的调节,特别是钠转运蛋白和胃肠道转运时间。

十二指肠和近端空肠对水和溶质具有很高的双向渗透性,从而导致吸水效率非常低。远端空肠和回肠具有更紧密的上皮细胞连接和高度调节的钠输送系统,从而比近端小肠有更高效的吸入过程。与小肠相比,结肠具有最慢的转运和最紧密的上皮细胞连接,因此,水和钠的再吸收效率也是最高的。在健康人群中,每天有 1~2 L 液体在结肠中被再吸收。但在 SBS 患者中,结肠可以每天吸收 6 L 的液体。

电解质和微量元素在胃肠道中的运输受载体转运蛋白的调节。虽然对于某些微量营养素的吸收效率似乎在某些特定区域显现特异性(例如,十二指肠和近端空肠对于锌;十二指肠对于非血红素铁),但是,最丰富的电解质如钠、氯化物和钾,可以沿着肠的整个长度被吸收。

在正常生理条件下,钠损失的总量是通过调节肾素-血管紧张素-醛固酮系统和钠尿肽,对肠钠分泌和肾钠转运的联合作用决定的。此外,也通过由垂体后叶分泌的抗利尿激素调节肾水转运来影响血浆钠浓度。

每日的钾损失主要由肾功能决定,尽管肠液也可能导致其损失。至于镁,尿损失大约占总量的 1/3,通过肠道分泌排的镁占总量的 60%。大约 90% 被排出的磷酸盐都是经肾排泄的,只有约 10% 分泌到肠内。因此,在具有严重胃肠道损失的 SBS 患者中,钠和镁的损失风险高于钾和磷。

三、酸碱平衡稳态

胃肠道液体的 pH 根据其在消化道的不同位置而发生变化。大量的氢(H^+)和碳酸氢盐(HCO_3^-)离子连续双向穿过肠上皮,产生净碱性粪便。胃壁细胞通过顶端 H^+/K^+–ATPase 产生酸。食物摄入会刺激胃泌素释放,每天会分泌高达 1.5 L 的胃酸,并将胃 pH 降至 1.0。

有别于酸性胃环境,小肠和结肠中的液体不是中性就是碱性的。十二指肠含有 Brunner 腺体,将 HCO_3^- 分泌到内腔中以使胃液碱化。

此外,胰腺每天将 1~2 L 的高碱性消化液($70~120$ mmol/L HCO_3^-)分泌至十二指肠内,使细胞腔内 pH 达到 7 以上,这就是胰胆管分泌物最重要的功能。

空肠和回肠含有 Na^+/H^+ 和 Cl^-/HCO_3^- 的交换物质,并分泌出 H^+ 和 HCO_3^- 进入内腔。然而,分泌性 Cl^- 通道(例如囊性纤维化跨膜调节剂)和浓缩的 Cl^-/HCO_3^- 的反向转运交换物质相结合,促进了肠道液体的净碱度。

除了存在着 K^+/H^+–ATPase 和 HCO_3^-/有机酸的反向通道外,结肠 H^+ 和 HCO_3^- 的转运也类似于小肠。结肠细菌厌氧代谢产生短链脂肪酸,被转运到结肠上皮以换取 HCO_3^-。该交换进一步使结肠腔碱化为大约 30 mmol/L HCO_3^- 每天在正常粪便中排泄出。

尽管胃肠道的生理能力能维持整个小肠和结肠段的碱性液体环境,但胃肠道的总体酸碱稳态主要由肾控制。肾脏调整液体和电解质的小管转运，以响应血清中 pH 的变化，同时代谢性酸碱不平衡仅能最低限度地瞬时影响 HCO_3^- 的肠分泌。

然而，丧失大量肠内液体和电解质的肠内环境会损伤肾脏调节血清 pH 的能力，从而导致代谢性酸中毒或碱中毒。细胞外液的损失也导致肾小球滤过率的下降，并损害肾维持酸碱平衡的能力。

例如，持续性呕吐或鼻胃管引流导致因胃肠 Cl^- 的损失引发的代谢性碱中毒。这一过程还伴随着尿液中阳离子（H^+、Na^+ 和 K^+）的损失，从而进一步加剧代谢性碱中毒。

严重腹泻也可能导致代谢性碱中毒或酸中毒，这取决于液体和电解质损失的体量和机制。粪便量 <3 L/d 可能不会导致酸碱紊乱，因为肾脏能充分补偿粪便排出的 HCO_3^-。炎性结肠炎很少引起 3 L/d 以上的腹泻，通常不会引起血清 pH 的显著变化。在先天性失氯性腹泻中，常发生粪便 Cl^- 的高量丢失和 HCO_3^- 最小量丢失，从而导致代谢性碱中毒。

泻药的使用也与代谢性碱中毒有关，因排便导致 K^+ 损失，以及低钾血症和细胞内 H^+ 的变化。更常见的是，造口术引发的大量排泄或腹泻导致不成比例的 HCO_3^- 损失，从而引发代谢性酸中毒。

在正常粪便中，粪便 HCO_3^- 水平通常是不可计量的。但在新近实施了回肠造口术的患者中可升高至 30 mmol/L，并且在分泌性腹泻中上升至 75 mmol/L。例如，在霍乱中，CFTR 通道的组合型激活导致腔内 Cl^- 的增加及 Cl^- 和 HCO_3^- 的交换，随后 HCO_3^- 分泌物增加到粪便中。

SBS 患者的酸碱紊乱在很大程度上取决于粪便排泄量。在显著吸收障碍和大量腹泻情况下，代谢性酸中毒可以通过类似于 HCO_3^- 损失的机制发生，其致病机制描述与其他严重腹泻疾病的机制描述相似。此外，糖类相对吸收不良的 SBS 患者通过结肠细菌发酵产生乳酸的 L- 型和 D- 型的同分异构体。然而，人类可以快速代谢 L- 型乳酸，但是 D- 型乳酸的代谢发生得较慢，因而被允许积聚在体内循环血流中，从而进一步加剧代谢性酸中毒。严重血容量耗损的血管灌注同样可能引起乳酸性酸中毒。另外 SBS 中潜在的酸碱不平衡的最后一种机制，是在肠外营养中提供了过量的氯化物或乙酸盐，导致医源性代谢性酸中毒或碱中毒。

行回肠造口术时间不长的个体平均每天分泌 95～125 mmol/L Cl^- 和 30 mmol/L HCO_3^-。当存在净 HCO_3^- 损失时，会出现代谢性酸中毒。相比之下，术后恢复时间长的回肠造口术患者平均减少 20 mmol/L Cl^- 阴离子损失和 15～30 mmol/L HCO_3^- 的损失。肠切除术后，肠道的适应过程会随时间推移而增强，同时也会降低酸碱紊乱的风险。

四、内稳态失衡的实验室检查

（一）液体紊乱的实验室检查

在脱水患者中，最常见的实验室鉴定指标之一是血尿素氮（BUN）与血肌酐（SCr）的比例＞20∶1（正常指标：10∶1至15∶1）。

然而，某些SBS患者可能存在慢性肝病、营养不良或肌肉质量较差的病史，其SCr浓度可能因这些病史而降低。老年人的SCr也较低。因此，不应仅仅基于BUN与SCr比值来评估患者的液体状态。

其他非特异性的实验室鉴定指标的变化表明，脱水的存在可能还包括血细胞比容无任何原因的突然增加、高钠血症（血清钠＞150 mmol/L，尽管在SBS中很少见）及尿液比重升高。

与此相反，除非怀疑有充血性心力衰竭，否则实验室鉴定指标很少被用作液体过剩的有效替代指标。总体而言，液体过剩在SBS患者中是罕见的。当尿量＞1 L/d、尿钠浓度＞20 mmol/L时，SBS患者的水合作用是充分的。

（二）电解质紊乱的实验室检查

通常可以根据血清浓度来确定涉及钾、氯化物、镁和磷的电解质紊乱。低血清浓度强烈提示临床缺陷。血清钾浓度也可能受酸碱状态的影响。酸中毒引起暂时性高钾血症是由细胞内钾转移到细胞外所引发。一旦酸血症被纠正，血清钾浓度通常会降低。未经治疗的酸血症可导致细胞内钾的慢性流失，可能增加肾钾消耗，从而导致细胞内钾耗尽。

反之，碱血症可引起低钾血症。在慢性腹泻的SBS患者中，严重低钾血症可能不仅来自于胃肠道钾损失的增加，还可能来自于细胞内位移，这种位移的原因在于代谢性碱中毒，而代谢性碱中毒与胃肠道碳酸氢盐损失相关联。

血清钠浓度应谨慎解读。虽然严重的脱水或液体过剩都能分别引起轻度高钠血症或低钠血症，但更严重的钠失调症状可能是水稳态自身调节紊乱的结果，比如，在不适当的抗利尿激素或者是尿崩症的并发症情况下。对于血清钠浓度异常的患者，应该全面评估其液体状态，包括进行是否有水肿存在的生理学检查，凡涉及异常水分处理的疾病都应该被排除。在SBS患者中，低钠血症可能是一个重要的却尚未被完全认知的问题。

（三）酸碱平衡紊乱实验室检查

尽管酸碱状态可通过动脉血气分析进行全面的评估，但在基础代谢功能组合检查中，血清HCO_3^-浓度通常与电解质、血尿素氮（BUN）和血肌酐（SCr）共同提供了酸碱平衡的估计。

血清HCO_3^-浓度＜24 mmol/L，或动脉内pH＜7.35标示着酸血症，表明代谢性酸中毒。此外，血清胆固醇浓度和Cl^-与HCO_3^-之间的比率也可指导临床评估。血清Cl^-浓度的升高通常与血清HCO_3^-的降低相关，反之亦然。这是防止过量阴离子积累的生理补偿机制。因此，高氯血症可能表明存在着代谢性酸中毒，而阴离子间隙并没有增加。例如，在肠外营养时，过量使用静脉内盐水溶液或氯盐可能导致高氯血代谢性酸中毒。

绝大多数情况下，血清阴离子间隙最常用$[Na^+]-[Cl^-]-[HCO_3^-]$计算，用于评估代谢性酸中毒的病因，并以此指导治疗方法。有时也使用包括 K^+（$[Na^+]+[K^+]-[Cl^-]-[HCO_3^-]$）的替代配方，此替代法多由肾科医师使用。

当等式中不包括 K^+ 时，正常阴离子平均间隙为 12 mmol/L，范围为 8～16 mmol/L，具体取决于几个变量，包括所用的实验室技术。增大的阴离子间隙表明存在着不可测量的阴离子，例如乳酸盐或强有机酸。对于 SBS 患者特别重要的一点是，在临床环境中使用的标准血清乳酸盐测试无法检测出 D- 型乳酸性酸中毒，而 D- 型乳酸性酸中毒可能会导致阴离子间隙升高，但 L- 型乳酸水平正常。来自腹泻的代谢性酸中毒通常具有正常的阴离子间隙。

五、内稳态失衡的临床表现

（一）水失衡

脱水患者的精神状态可能会发生改变，从中度脱水的嗜睡到重度患者的反应钝化。异常的体征包括干燥的黏膜、没有眼泪、皮肤无张力。患者的眼睛会凹陷，其程度与脱水的严重程度一致。患者可能会出现四肢冰凉，低血压和心动过速。其他的体征可能包括突然的体重减轻（通常在几天内）和排尿减少。相比之下，高血容量的最常见体征和症状包括外周性水肿和突然体重增加。在更严重的情况下，可能发展成肺水肿，表现为呼吸困难和端坐呼吸。

（二）电解质失衡

1. 钠稳态障碍 钠稳态障碍（高钠血症和低钠血症）的临床表现常常无显性症状，但可能包括神经认知变化，类型包括从萎靡不适、躁动不安、冷漠无感、到定向障碍、癫痫发作或昏迷。症状的严重程度与钠或柠檬酸钠的量级相关。在 SBS 患者中，由于摄入量低、胃肠道损失的增加，典型呈现为低容量性低钠血症。特别是末端空肠造口术患者面临发生低钠血症的风险。大多数低钠血症患者没有症状，或是非常轻微的症状和非特异性症状。直到血清钠浓度接近 120 mmol/L 才出现明显症状。高钠血症在 SBS 患者中较少发生。正因如此，如果存在，应进行其他高钠血症原因的评估。

2. 钾稳态障碍 大多数具有钾稳态障碍的患者存在轻度、非特异性症状，如肌肉痉挛、头晕或疲劳。有些患者可能出现间歇性心悸症状。与钾疾病相关的最严重的临床问题是心脏传导问题（可通过心电图检测），严重时可导致死亡。因此，研判门诊患者是否患有钾障碍的风险，需要综合评估其近期营养摄入量和腹泻持续时间，这是个重要的评估过程。患者在 3 天或以上时间内，出现不受控制的造口术排泄、呕吐或口服 / 肠内摄入不足情况时，特别是具有临床脱水症状的患者，应进行低钾血症评估。

3. 镁稳态障碍 类似于低钙血症的临床表现，低镁血症患者可能会出现神经肌肉症状，如虚弱、震颤、痉挛或反射亢进。在某些情况下，镁耗竭可能导致定向障碍、精神错乱、呆滞或昏迷。血清镁在一定程度上影响甲状旁腺激素的释放和调节，因此低镁血症也可能引起低钙血症。由于胃肠道占日常镁损失的三分之二，SBS 患者发生低镁血症的风险增大。具体来说，严重胃肠损伤患者的空肠和回肠中有明显的镁损失。没有结肠的 SBS 患者有发展成慢性低镁血症的高风险。高镁血症在 SBS 患者中不常见，除非过量的镁不经意地在静脉液体或肠胃外营养液中施用。

（三）酸碱性疾病

调节血浆氢离子浓度是优化人体生理功能的必要。血清 pH 需要保持在 7.35～7.40 范围内，以便允许酶、转运蛋白质和离子通道以最大的容量起作用。在上述范围外的 pH 变化通常会对关键的代谢通路造成严重损坏。代谢性酸中毒一般会引起非特异性症状。然而，它也可能对多种不同器官造成影响，如内分泌、心血管、骨骼肌系统和神经功能等方面的紊乱。代谢性酸中毒与分解代谢过度和蛋白质合成抑制相关，以此导致蛋白质 - 能量营养失调。内分泌障碍包括胰岛素抗性，葡萄糖耐量受损，以及甲状腺和甲状旁腺激素分泌的改变。代谢性酸中毒对心血管的作用包括儿茶酚胺的释放和抵抗，这可能导致心脏收缩紊乱、心律失常、动脉血管扩张和低血压。当人体努力呼出二氧化碳时，呼吸会变得异常急促。最后，慢性代谢性酸中毒导致进行性骨质退化和代谢性骨病，表现为骨量减少或骨质疏松症。代谢性酸中毒的后果有以下三个方面：

1. 改变营养动力学

（1）分解代谢影响，特别是蛋白合成的影响。

（2）胰岛素抵抗。

（3）细胞内摄取某些营养素受损。

（4）降低三磷酸腺苷（ATP）合成和氧化磷酸化。

2. 代谢性骨病（慢性）

（1）生理化学溶解骨。

（2）成骨细胞功能下降。

（3）增加破骨细胞功能。

（4）增加甲状旁腺激素的水平和作用。

（5）可能降低 1-α- 羟化酶的活性和活性维生素 D 的产生。

3. 改变神经内分泌功能的体内平衡

（1）减少生长激素分泌和降低胰岛素生长因子 -1（IGF-1）反应。

（2）抑制胰岛素对葡萄糖代谢的作用。

（3）增加糖皮质激素的产生和释放。

（4）抑制血浆 T_3 和 T_4 浓度。

第二节　胃肠道功能

一、胃肠道运动功能的改变

肠道是由迷走神经（副交感神经）支配，其中含有90%的感觉导入神经元和10%的运动（传出）神经元。肠道的额外神经支配来自脊髓（交感神经）神经。绒毛细胞中的微绒毛延展至肠腔内，使其能响应一系列的刺激，包括细菌毒素、pH、渗透浓度和营养素。在黏膜下层丛的和肠肌层丛之间有信息交换，包括肠道神经系统和大脑的信息交换。消化道运动模式，即移行性复合肌电活动（MMC）受到肠道神经丛和自主神经系统之间相互作用的影响，并且取决于个体是否处于禁食或进食状态。

1. 胃和小肠动力学　胃分为两个功能不同的部分，胃底和胃窦。在胃底，固体食物在此停留，并被胃液分泌物分解。而胃窦作为研磨单元，仅允许<2 mm的食物颗粒通过幽门。在禁食期间，消化间期的移行性复合肌电活动每90~120分钟（范围为50~140分钟）发生一次，并且在任何一个区域内都持续5~10分钟，而且需要大约90分钟从胃进入回肠。MMC具有强力推进的作用，负责把胃和小肠中残留的进餐物质和难消化的最后部分统统清除掉。一些肠道蠕动障碍可能发生MMC的丧失，并与小肠细菌过度生长有关。在经历过广泛的远端回肠切除术后，MMC的周期会缩短，但空肠收缩频率和幅度没有变化。

在进餐后，液体食物与固体食物形成混合物，其中的液体部分立即开始排空。如果单独服用液体，胃排空的速度要快得多。固体食物的排空通常以线性方式进行，通常在20~30分钟的初始滞后期之后发生，在此期间，食物仍在胃底继续通过胃肠分泌物进行研磨和稀释。

调节胃肠蠕动的电慢波频率在各部分是不同的，在胃中是3次/min，在空肠中是12次/min，在回肠中是8次/min。小肠收缩可以是分段性的或蠕动性的（速率为2~25 cm/s）。蠕动收缩主要在十二指肠，分段收缩主要在远端。如果没有营养素的抑制反应，蠕动收缩可以导致非常快速的转运，因而水可以在15分钟内到达盲肠。即使有营养素，液态餐的第一部分也可以非常快速地在肠内运行，液体可以在短短14分钟内到达盲肠，而固体复合物在24分钟可以进入盲肠。食物与远端小肠的营养物质发生第一次接触后，就启动了一个由体液调节的反馈响应[胰高血糖素样肽类（GLP-1和GLP-2）和肽YY]，这个反馈响应减缓了胃排空的速度，从而获得更多时间进行消化和吸收。在大部分食物已从胃部排空后，"禁食"活动重新恢复，直至下一次摄入食物。

2. 结肠运动　大多数时候，发生在结肠内的节段性收缩是一种非推进性的活动，它的主要作用是混合结肠内的物质，并获取吸收的时间。每天数次，一个高压推进下的蠕动波驱使结肠内的所含物到达直肠（"大规模运动"），在此等候排泄。相关研究表明，大部分的食物将在进食后3天内离开结肠，且女性结肠运动比男性慢。

3. SBS患者肠动力的解决方案　空肠造口术患者的液体从胃转移到造口的速度很快。

常常要利用某些药物来减慢小肠的转运，以获取更多时间让营养吸收。具有此功能的药物有洛哌丁胺、可待因磷酸盐和可乐定。恢复肠道的连续性可以减缓胃排空和小肠转运。这种效果可能是来自于远端肠产生的激素、GLP-1、GLP-2和肽YY。

二、胃肠道分泌功能的改变

（一）胆汁酸分泌

胆汁酸是种天然皂，它将脂质置于水溶液中以使其被吸收。肝脏合成两种主要胆汁酸：胆酸和鹅脱氧胆酸。它们与甘氨酸或者牛磺酸发生共轭，比例为3：1。与牛磺酸的共轭物更易溶解。每天有四分之一至三分之一的主要胆汁酸，在末端回肠和结肠内经历厌氧细菌的脱水氧化作用，从而导致次级胆汁酸、脱氧胆碱和少量不溶性石胆酸的形成。正常人胆汁由胆酸、鹅脱氧胆酸、脱氧胆酸和石胆酸组成。人体中有3～5g胆汁酸，其中95%通过肠肝进行每天5～14次的循环。

肠肝循环对于进入该循环的一些药物有着重要作用（如洛哌丁胺）。如果该循环由于回肠切除、旁路或疾病破坏，则需要高于正常剂量的洛哌丁胺才能达到相同的效果。结肠内未吸收的胆汁酸（例如在回肠切除后）会刺激盐及水的分泌、肠道的运动，从而使腹泻恶化。胆汁酸螯合剂偶尔会有益，但在短肠的情况下，常常胆汁酸不足，而胆汁酸螯合剂的使用只会加重脂肪吸收不良和脂肪痢。胆汁酸螯合剂的替代疗法（如胆固醇）已经被用来改善SBS患者的脂肪吸收，但临床上还未被广泛使用。

（二）胃肠激素

许多激素都是由胃肠道内的细胞产生。这些激素参与许多生理作用，包括控制刺激分泌的活动，并与神经系统紧密相连。根据其分子结构，大多数肠激素分为两个家族之一：胃泌素系列（如胃泌素、缩胆囊素）和促胰泌素家族[如抑胃肽（GIP）、GLP、促胰液素和血管活性肠肽]。激素的产生以响应腔内刺激（主要是营养接触），激素具有五个主要功能，包括控制胃排空/分泌（胃泌激素、生长抑素）；调节消化速率（肠促胰酶肽、促胰液素、GIP和胃动素）；降低胃肠道转运速率（GLP-1、神经降压肽和多肽YY）；促进肠内生长（GLP-2和神经降压肽）和控制血糖（胰岛素、GLP-1和GIP）。

胃动素促进胃肠道活动，并诱导MMC。胃动素的类似物如大环内酯类抗生素（如红霉素）能引起胃窦和小肠早期Ⅲ期样的强烈收缩，已被用于治疗胃轻瘫和便秘。

生长抑素被称为"内分泌氰化物"，因为它能降低所有已知胃肠道肽类激素、大多数的垂体前叶激素和许多其他激素（如降钙素和肾素）的循环水平。通过内分泌、旁分泌和神经递质的作用，它抑制大多数胃肠功能，包括减少胃、胰腺和胆汁分泌物，以及五肽胃泌素刺激的唾液流。生长抑素还能减缓小肠转运，可能会延缓胃部的运动，并减少胃肠道血液流失，以及减少碳水化合物、脂质和氨基酸的吸收。生长抑素及其类似物能抑制与营养（如生长）相关的激素，因此在小肠切除后，可以假定生长抑素能减少肠适应。然而，在人类试验中还没有发现此类证据，实验室大鼠研究也没有发现这样的效果。

多肽YY与胰多肽具有结构上的相似性，由36个氨基酸及每端附带的一个酪氨酸组成，因此命名为多肽YY。它分布在整个小肠和大肠上（十二指肠直肠），并且其浓度从回肠到直肠会增加；与GLP-2共存于L细胞中。当未被吸收的营养物质到达结肠时，高水平的多肽YY在以下情况被观察到：热带口炎性腹泻或慢性胰腺炎、胃倾倒综合征及回肠切除后剩余在原位的结肠。低水平的多肽YY在空肠造口术和回肠造口术患者中被观察到，原因可能是这些患者缺失了结肠。多肽YY可能是负责回肠和结肠制动的主要激素，当未吸收的营养物质达到回肠或结肠时，可以减缓胃和小肠的转运。

导致小肠、结肠绒毛和隐窝生长的GLP-2激素，是一种肠上皮细胞特异性生长激素，它增加小肠和肠的长度和重量，并减少胃窦动力。GLP-2的激素水平在空肠造口患者显示较低，在结肠连续性患者中显示较高。

生长抑素类似物奥曲肽已经用于减少空肠造口术患者的胃肠道分泌物和减缓肠的运动性。然而，其效果似乎不优于质子泵抑制剂，而且更昂贵。

在空肠造口患者中，无论是多肽YY还是GLP-2两者的水平都非常低；但在空肠吻合术患者中，这两个水平都高。GLP-2的长效类似物（teduglutide）正用于选定患者的临床实践中，以此来促进肠外营养的戒断。在目前已发表的研究文献中，还没有研究数据表明多肽YY或某种类似物能减少空肠造口的排便量，或促进肠外营养的戒断。

三、胃肠道消化和吸收功能的改变

（一）水、钠和镁的生物学作用机制

大多数膳食中钠含量较低（10~40 mmol/L），在内腔和血浆之间产生陡峭的浓度梯度。含钠丰富的唾液和胰胆管分泌物可以提高肠腔内的分泌水平，使得动物实验中十二指肠的钠浓度达到约90 mmol/L，并在回肠末端进一步增加至140 mmol/L。虽然一些水和钠可能在食糜到达空肠之前被吸收，但在大多数具有正常肠解剖学的个体中，食物继续被分泌物稀释，直到距离十二指肠空肠曲不到100 cm的肠段。这种距离在临床上非常重要，如果SBS患者空肠上部100 cm处有个造口，则造口排出的体量可能会大于口服体量。这种患者有时被称为"净分泌器"，因为他们在进食任何食物或饮料之后，其液体和钠平衡都呈负平衡。

空肠黏膜比回肠黏膜更能渗透水、钠和氯。因此，空肠中的钠吸收只能以较小的浓度梯度发生，并取决于水的移动，而且同时吸收葡萄糖和一些氨基酸。当小肠被插管并灌注含有不同量的钠溶液时，在钠浓度为90 mmol/L或更高时才能实现钠吸收；而当浓度较低时，钠可能会进入内腔。几项研究表明，灌注溶液中钠的最大空肠吸收能力发生在钠浓度约为120 mmol/L时。这些研究成为研发口服补液（ORS）的基础。相比之下，回肠能够针对浓度梯度吸收钠，钠的运动也不与葡萄糖或其他营养物相结合。回肠对于保存钠和

水非常重要，当身体耗尽时，回肠黏膜可以增加钠的吸收，以响应醛固酮。这点与空肠不同。

镁是细胞内的阳离子，它是许多酶反应的辅因子，50% 位于骨。人体每天消耗 10 ~ 20 mmol 的镁，其中约三分之一是在梯度驱动的饱和过程中被吸收，这个过程主要发生在远端小肠和结肠中。镁吸收的比例根据饮食中镁的含量而变化。当健康人中的总膳食镁增加到 24 mmol 时，只有 24% 被吸收。如果饮食摄入量减少到 1 mmol，则吸收 76%。镁的空肠吸收与钙的吸收一样，是由 1, 25- 二羟基胆钙化醇来增加的。在镁剥夺的条件下，肾脏可将镁排泄量减少至 <0.5 mmol/d。只有很少量的镁在肠分泌物中发现。在循环中存在的镁有 30% 与白蛋白结合。因此，镁的血清水平可能无法可靠地表明身体的镁状态，在这种情况下，测量红细胞镁也许有帮助。

建议终端空肠造口术的患者应限制口服低渗液（0.5 ~ 1.0 L/24 h），以防止钠进入肠腔的净流失。相反，ORS 建议全天候啜饮（常为适口性调配了口味并冷服），以此增强钠和水的吸收。溶液中钠的浓度为 90 ~ 120 mmol/L，以优化净吸收。高渗液还必须受到限制，因为它们具有将水吸入肠腔以稀释张力的作用，从而增加粪便的总量，以及造口术的总输出量。

镁离子缺乏通常在终末肠造口术患者中发生。但令人惊讶的是，即使是血清水平非常低的患者也无症状。低镁由多种因素造成，包括醛固酮增多症（低钠血症与钠缺乏）、镁吸收肠损失、膳食脂肪过多、维生素 D 低和质子泵抑制剂治疗等。镁离子缺乏的治疗除了肠胃外输注之外，还包括口服镁剂、补充 α- 胆钙化醇、减少钠消耗、减少脂肪摄入，如果可能的话，应停止质子泵抑制剂的治疗。

（二）化合物、蛋白质和脂肪的生理学机制

唾液、胃和胰胆管分泌物将糖类和蛋白质分解为肠腔内的寡糖和寡肽。它们这样反应并非是为了产生小分子（例如氨基酸和单糖），因为它们具有高渗性的特点，会导致水分泌和渗透性腹泻。相反，最终分解成小分子的反应是发生在吸收之前的黏膜刷边缘（例如通过糖类的二糖酶）。在空肠中，葡萄糖和半乳糖的吸收部分是与钠吸收耦联发生的，而果糖的吸收是独立的机制。蛋白消化吸收通过肽链内切酶和外肽酶来介导，肽链内切酶通过某个特定点来分解某种蛋白质（例如胃蛋白酶、胰蛋白酶、胰凝乳蛋白酶和弹性蛋白酶），而外肽酶在末端系统地发挥着作用。

研究表明，大多数多糖和蛋白质在小肠近端 100 cm 处消化和吸收。然而，脂肪不太可能被完全吸收，并且根据摄取的多少来决定需要的肠道长度。长链脂肪酸（C14 ~ C20）与胆汁盐形成胶束，微胶粒被吸收，并在肠上皮细胞内形成乳糜微粒，然后经由胸导管通过全身循环。中链脂肪酸（C6 ~ C12）被小肠和结肠吸收，并直接进入门静脉系统。它们经由肉碱不依赖通道，在肝中随时氧化。

结肠细菌能够发酵未吸收的复合糖类，产生短链脂肪酸，这种短链脂肪酸可以被宿主吸收利用。

在临床上，鼓励保留空肠和结肠的患者消耗高复合糖类的饮食（如前所述这产生发酵并用于能量），但脂肪不能过高，因为脂肪酸会导致结肠中的盐和水分泌；建议低草酸盐饮食，以减少发展成草酸钙肾结石的机会。空肠造口患者不需要这些饮食限制，但应遵循低渗透浓度饮食（大分子），以防止盐和水的损失。

（三）维生素、钙和铁的吸收机制

除了食物结合的维生素 B_{12} 之外，绝大部分水溶性维生素都是从肠道上端主动吸收的。维生素 B_{12} 是由内因子（胃中的壁细胞产生的黏蛋白）来决定的，而且其显著特点是由回肠在末端 60 cm 处有选择性地吸收。脂溶性维生素 A、D、E 和 K，必需脂肪酸，胆固醇均没有特异性的积极吸收机制，但溶解在微胶粒的亲油中心。这使得疏水性分子通过水性食糜扩散，到达刷毛缘的脂质外膜，在此处这些亲脂性物质容易扩散。

摄入的钙 30%～80% 主要通过上部小肠的积极运输吸收。运输由 1, 25 二羟基胆钙化醇、乳糖和蛋白质促进。磷酸盐、植酸盐和草酸盐与钙形成不溶性络合物，从而抑制钙的吸收。

通常只有 3%～6% 的铁摄入被吸收，这与男性每天 0.6 mg 的损失保持一致。胃酸溶解不溶性铁盐，有助于将大多数食物中存在的铁（Fe^{3+}）还原成二价铁（Fe^{2+}），可以在近端小肠中积极吸收。进入循环的铁量受到严格控制，很多结合脱铁蛋白在黏膜细胞内形成铁蛋白。当黏膜细胞脱落并从体内丢失时，这种吸收不良的复合物被排入肠腔。

大多数 SBS 患者都终将不得不切除末端回肠。如果不接受肠外营养，则需要定期补充维生素 B_{12}，尽管每日高剂量的口服补充也能达到目的，但通常采取每月 3 次的维生素 B_{12} 注射（在英国是每月 1 次）。钙缺乏的问题在 SBS 患者中很罕见，但如果还存有残留的结肠段，则需要通过良好的饮食摄入足够的钙量，以确保钙与草酸盐结合，保障骨骼的健康。铁缺乏在 SBS 患者中是常见的，即使在需要 PN 的患者中，由于常规 PN 并不提供铁，因此有可能需要进行定期的铁输注。

第三节　营养不良

一、营养不良的原因及分类

广义的营养不良意味着营养利用率与营养需求量之间的持续不平衡。这种不平衡导致中间代谢和器官功能的病理生理状态，而且身体各组成部分都遭到各种不同的改变。"持续性"是这一定义中的关键词，因为体内稳态机制和营养储量通常足以补偿任何短期的不平衡。

通常医学术语所指的营养不良，是用来描述蛋白质、能量或两者不足的状态，更准确地称为蛋白质－能量营养不良（PEM）。有时它也用于描述营养过度利用的状态，例如能量或维生素的持续过量，造成如肥胖、维生素毒性的状态。

因此，医学上的营养不良可指持续的"营养缺乏"，有时也指持续的"营养过剩"。

（一）蛋白质－能量营养不良

通过不同的途径，PEM可能会发展。基础意义上的PEM由蛋白质和/或能量摄入不足引起。也有另一种不常见的原因，当蛋白质摄入质量差时，一种或多种必需氨基酸成为维持正常代谢的限制因素。次级意义上的PEM是由疾病或外伤引起的。

急性疾病和外伤会增加身体对蛋白质和能量基质的需求，而急性疾病和外伤又削弱了消化和吸收的能力，营养的摄取从而以各种方式进行。因而次级PEM的病因通常来自多个因素。疾病和外伤也常常引起厌食。所以，因疾病或外伤导致PEM的原因是主要因素和次要因素共同作用形成的。

疾病或外伤可能直接干扰营养同化，例如，广泛的回肠疾病或切除术可能直接导致脂肪吸收不良和能量摄入不足。然而，由系统性炎症反应造成的次级PEM的最常见原因是蛋白质分解代谢和能量消耗的显著增加。静息能量消耗（rest energy expenditure，REE）可能高达基准水平的80%，其增加程度大体上与炎症反应的量级成正比，相反炎症反应的量级又与疾病的严重程度大致相当。因此，广泛的Ⅱ度和Ⅲ度烧伤患者（最大生理应激的模型）的REE可能接近正常的2倍；脓毒症患者的REE约为正常的1.5倍。对于局部感染或长骨骨折的患者，其REE比正常高出25%，这种应激因素可用来构建一个公式以预测患者个体的能量需求。

在疾病或外伤期间，患者蛋白质分解代谢的增加程度与身体损害的严重程度成正比，因而与能量消耗的增加相一致。然而，蛋白质分解代谢的增加幅度从比例上大于观察到的能量消耗，比如尿素氮的损失是基准水平最大应激值的2.5倍，这反映了急性疾病中蛋白分解代谢的程度。由于蛋白质合成速率通常不会与分解代谢的上升保持一致，这种分解代谢的增加导致蛋白质的净损失。体内无功能活性物质存在，所以任何蛋白质的净损失都代表着功能性活性组织损失。一位健康的成人通常在尿中每天损失约12 g氮，但在严重疾病期间由排泄物中损失的氮可能会高达30 g/d，因为1 g尿氮代表约30 g湿瘦肌肉组织的分解代谢，而严重疾病患者则可能导致高达约每天0.5 kg湿瘦肌肉组织的分解代谢，如此造成过量的蛋白质分解代谢。这种损失大多来自骨骼肌，其中氨基酸的流出在危重症患者中增加2~6倍。

骨骼肌中氨基酸的调动似乎是一种适应性反应。一旦被释放，这些氨基酸的一部分会脱去氨基，用于糖异生作用。它们也被肝和其他内脏器官摄取。因此，在应激情况下，肌肉的蛋白质水解使得身体能够将氨基酸从骨骼肌（体细胞蛋白质隔室）转移到内脏器官（内脏蛋白质隔室），这种功能对于疾病期间的直接存活更为关键。然而，随着持续的应激压力，这种适应性反应的局限性变得明显，甚至内脏蛋白质隔室也会收缩。

（二）主要与次级蛋白质－能量营养不良

这个部分要从人体各隔室（腔隙）的角度来分析。在营养不良发生过程中，损失的组织类型对确定体重减轻的病理性原因十分关键。超过95%的能量消耗都发生于非脂肪组织中，因此非脂肪组织中含有维持体内平衡的大量新陈代谢。正是这个人体隔室的维护对人体健康起着关键作用。非脂肪组织还可以进一步细分为体壁蛋白质隔室和内脏蛋白质隔室、血细胞和骨细胞及细胞外湿瘦肌肉组织（如等离子体和骨基质）。在健康个体处于完全饥饿或半饥饿状态时，脂肪组织作为主要能量来源起着支配主导地位。因此，脂肪组织会挛缩到更高级量，与非脂肪组织损失成正比。然而，损伤或疾病会改变新陈代谢，导致更大比例的非脂肪组织的损失，从而使非脂肪组织的损失与脂肪组织的损失相等或更多。虽然身体中去脂组织在疾病中的减少优先来自体壁蛋白质隔室，但持续的应激压力也会引起内脏蛋白质隔室的显著收缩。与急性疾病和损伤相关的代谢压力是非常强烈的，而且肌肉质量不可能因营养支持恢复，除非炎症得到修复。目前，越来越多的研究关注于利用外源合成代谢剂与营养的联合使用来减弱或逆转净分解代谢。尽管目前尚不清楚在急性疾病中使用外源生长激素和其他合成代谢剂的临床作用是否超过它们的潜在副作用，但与急性疾病相关的分解代谢状态的另一个潜在附带结果是，大部分的体重增加都是营养支持疗法所提供的，而且其结果主要是脂肪量和身体水分增加。只有在炎症问题得到解决时，才观察到非脂肪组织的轻微增加。

在疾病和损伤情况下，细胞因子是能量和蛋白质代谢变化的最重要递质。在广泛的系统性疾病中，观察到白细胞介素（IL）-1β、肿瘤坏死因子（TNF）-α、IL-6和干扰素（IFN）-γ的分泌增加与能量消耗增加和蛋白质分解代谢增加有关联，同时也把氨基酸转移到内脏隔间。这些观察结果与人类体外细胞实验和动物模型研究一致，就此点而言，这些细胞因子显示出显著的潜在作用。在与癌症相关的消耗综合征中，蛋白水解诱导因子和脂质运动因子是体液性递质，似乎是癌症恶病质独一无二的特性，这种特性分别导致蛋白质分解代谢和脂肪组织损失。在癌症恶病质动物模型中，某些数据表明，癌细胞介导的蛋白质分解代谢抑制剂若得以研发，就可以大大降低由该疾病引发的相关恶病质的发病率和死亡率。

（三）儿童蛋白质－能量营养不良

儿童营养不良与成人不同，因为它影响儿童的成长与发育。我们对儿童营养不良的理解大多来自对贫困、食物供应不足和不卫生条件导致PEM高发的国家的观察。Waterlow营养不良分类法考虑到儿童体重与身高（消耗性）和身高与年龄（迟滞性）的相关性。与儿童相关的三种主要临床PEM综合征是：恶性营养不良症、消瘦症和营养性侏儒症。这三种综合征常常会发生重叠，在同一患者中共存。

1. 恶性营养不良症 这个词来自西非，意思是"无家可归的儿童的疾病"，因为这种病常在断奶后发现。外周性水肿的存在是区别恶性营养不良症与消瘦症及营养性侏儒症的重要指征。恶性营养不良症儿童常出现皮肤和头发变化的特征。恶性营养不良症儿童因腹部肌肉削弱，出现腹部凸突、肠道膨胀和肝大的症状，但腹水很少见。如果出现腹水，提示临床医师考虑肝脏疾病或腹膜炎，并做进一步检查。恶性营养不良症儿童通常表现出昏睡和冷漠，但当被抱住时会易怒。恶性营养不良症不是由蛋白质摄入的相对缺乏引起的，而是常常发生在有生理应激压力（如感染）的已经患有营养不良疾病的儿童身上。由于恶性营养不良症通常存在于感染或其他急性应激压力中，同时次级 PEM 相关的代谢异常发挥作用，内脏蛋白质隔室的收缩明显。恶性营养不良症的患儿常发生血清清蛋白缺乏，这使得它与纯粹的消瘦症区分开。恶性营养不良症以渗漏的细胞膜为特征，使钾和其他细胞内离子移动到细胞外，导致水肿。

2. 消瘦症 体重减轻、皮下脂肪和肌肉质量明显减少是消瘦症儿童的特征。表现为肋骨、关节和面部骨骼突出，皮肤变薄、松散、呈褶皱状。内脏蛋白质隔室通常表现为正常的血清清蛋白。血清清蛋白水平反馈维持血管腔隙内正常的胶体渗透浓度或维持肿胀压力，从而使水肿最小化，并有助于把消瘦症与恶性营养不良症区分开。

3. 营养性侏儒症 患儿身材矮小，相对于身高而言体重可能是正常的，性发育迟缓。通过提供适当的喂养可以刺激追赶性生长和性成熟。

由上述可见，成人的 PEM 诊断与儿童不同，因为成人身高不会再增高。此外，虽然成人中可能发生纯粹形式的恶性营养不良症和消瘦症，但目前对成人 PEM 的现实研究通常集中在有次级 PEM 的住院患者、有并发疾病或损伤的 PEM 患者及有恶性营养不良症和消瘦症重叠特征的患者身上。

（四）蛋白质 – 能量营养不良引起的生理损伤

PEM 几乎对每个器官系统都有不利影响，大多数可以通过营养补偿而恢复正常。以下讨论并非详尽无遗，只是强调容易转化为明显病症的各类损伤及这些损伤在 PEM 诊断中的重要性。急性疾病与次级 PEM 的叠加往往更复杂。

1. 胃肠道 如果没有有益于健康的、营养充分的营养物质持续通过肠道，肠外营养的个体就会因此引发肠黏膜的功能性萎缩。这已经由刷状缘酶的丧失及上皮屏障完整性的降低而得以证明。由于缺乏肠道刺激，也可观察到绒毛萎缩的情况。但在没有 PEM 的情况下，绒毛的结构性萎缩程度较小。

PEM 可引起儿童肠道、胰腺和肝脏的结构性和功能性退化。肠绒毛明显钝化，这种钝化通常与水解酶的部分或全部损失有关。胃和胰腺分泌物减少，胃和胰腺分泌物所含酸和消化酶的浓度降低。胆汁总量和胆汁中的结合胆汁酸的浓度都降低。在上部小肠中发现兼性厌氧细菌数量增加，这或许能解释肠腔内游离性胆汁酸的比例增加。可能会发生糖类、脂肪和脂肪 – 水溶性维生素的吸收不良，并且发生脂肪痢的程度与 PEM 的严重程度成正比，加剧营养不良的恶性循环。有时在晚期营养不良中看到腹部突出，部分原因是肠蠕动减弱和气体膨胀。

2. 心血管系统 中度到重度的 PEM 使心肌产生的数量和质量衰减。在心肌中可见肌纤维萎缩、水肿（较少见）、片状坏死和炎症。这些结构性的变化与心肌功能受损有关。可以观察到心搏量、心排出量的降低，并且在心脏工作量增加的情况下非常明显。这种功能障碍有时伴有心动过缓，并且与其他因素一起作用时，可导致低血压。

3. 免疫系统 免疫系统最容易受到 PEM 的损害，这就是为什么几种免疫功能被用作营养不良的诊断性指标的原因（例如，总淋巴细胞计数和延迟的皮肤超敏反应）。T 淋巴细胞、多形核白细胞和补体的功能完整性被均匀性钝化，而受损的 B 淋巴细胞的抗体生成则是以不同变量的形式受到影响。中度至重度的营养不良患者属免疫受损的个体。营养不良导致对感染的易患性增高，反过来又促进了 PEM 的发展，从而造成恶性循环。

4. 呼吸系统 膈膜和其他呼吸肌结构性和功能性萎缩，吸气压和呼气压及肺活量日益衰降。伴随着通气驱动的钝化，这些功能的改变会降低严重营养不良患者的通气能力。在气管切开术患者中，细菌在气管上皮细胞上的黏附与 PEM 的严重程度相关，使得免疫系统的其他病变恶化。

5. 内分泌系统 虽然激素的改变在 PEM 中是常见的，但许多变化可以被认为是服务适应性功能的。食物摄入的不足导致葡萄糖和氨基酸循环的有效性降低，引起胰岛素循环水平降低和生长激素水平升高。这些改变结合生殖细胞因子水平的降低和 PEM 中皮质醇水平的升高，促进了骨骼肌的分解代谢，并同时增强了自由氨基酸合并入内脏器官的能力。尿素合成被抑制时，氮损失减少而氨基酸再利用的能力增强。脂类分解和糖异生的增强为能量需求提供了基质。

三碘甲状腺原氨酸（T_3）和甲状腺素（T_4）的血清水平降低，常常协同反向 T_3 浓度的增加，类似于甲状腺功能正常的病态综合征中所观察到的模式。T_3 浓度的降低可能在降低 REE 和蛋白分解代谢率方面起作用，这在基础 PEM 中可观察到。

主要的性腺功能障碍在中度至重度的 PEM 成人中常见，并且导致生殖潜能受损。男性睾酮和女性雌激素的循环水平降低明显，常见闭经。当瘦体重下降到临界阈值以下时，青春期的延缓或月经周期的丧失是最常发生的。这些变化也可以被认为是生理适应，毕竟与未成年人的性成熟和成年人的生殖相比，确保即时生存更为重要。

（五）对机体的其他损伤

1. 伤口愈合 与轻度营养不良的患者相比，营养良好的患者手术伤口区域会有更多的胶原蛋白。在手术前进行营养补充的患者伤口愈合情况比术后进行营养补充的患者要好。

2. 皮肤营养不良 通常会导致皮肤干燥、薄而多皱纹，表皮基底层萎缩和角化过度。严重的营养不良可能导致皮肤蛋白和胶原蛋白的损耗。恶性营养不良患者会经历皮肤不同部位的依次变化。色素沉着最先发生；随后是表皮层的开裂和剥离；最后形成一个色素沉着、薄且萎缩的表皮，这种表层极易破损和浸渍。

3. 毛发 头发变细、稀疏、容易拔出。相比之下，睫毛变得长而繁茂，儿童可能会有过多的胎毛（毫毛）。有恶性营养不良症的儿童头发色素减退，发色变成红棕色、灰色或金色。成年人可能会失去腋毛和阴毛。

4. 肾脏 在一般性营养不足时，肾脏的质量和功能通常都能保持良好。然而当严重营养不良时，肾脏重量、肾小球滤过率、排泄酸和钠的能力及集合尿液的能力都有下降，有可能发生轻度蛋白尿。

5. 骨髓 严重的营养不良会抑制骨髓红细胞和白细胞的生成，导致贫血、白细胞减少症和淋巴细胞减少症。

二、机体对营养不良的代谢反应

（一）能量传递和高血糖症

在过去20年中，人们对急性疾病患者通常采用更加保守的能量输送方法，这成为了一种趋势，原因之一就是，急性疾病及其治疗方法常常加重患者已有的糖尿病，或者产生葡萄糖不耐受。因此，高血糖是肠内和肠外营养的常见后果，尤其是肠外营养。在ICU患者中，即便是轻度的高血糖症也会发生更差的临床预后，通常会导致更高的感染率。在针对外科ICU（SICU）和内科ICU（MICU）患者的高质量临床试验中发现，随机分配进行增强胰岛素治疗的患者，其发病率显著降低，血糖水平维持在6.1 mmol/L以下；而没有进行增强胰岛素治疗的患者，其血糖水平维持在11.1 mmol/L以下；接受严格血糖控制的SICU患者，死亡率也明显降低。上述临床观察证实了多年的动物研究，显示即使轻度的高血糖，也会损害各种组织的免疫功能。然而，ICU中严格控制血糖的临床实践并不总是能有疗效，而是以频繁发作的低血糖为代价。所以，如何进行严格血糖控制仍然具有争议。最近，相关专家共同协商制订了一个治疗方案，以保持ICU患者血糖在8.3 mmol/L或更低。此方案建议最好进行胰岛素的连续输注，每1~2小时监测一次，以便进行适当的调整，防止血糖值低于3.8 mmol/L，并对29例危重症患者进行了试验。总体而言，在随机分配进行严格血糖控制的患者中，患败血症的相对风险降低约25%，这个数据的主要贡献者是SICU患者，其患败血症的风险减几乎少了50%，在MICU患者中没有观察到降低；在任何类型的危重症患者中，总体死亡率的差异也不明显。

在ICU患者中，超重和肥胖者能量传递的适量性是一个有争议的问题。针对此类患者的通行营养方法，就是所谓的低能量喂养。在这种营养方法中，按患者实际体重所预估的能量需求的60%~70%喂养，再加上按标准体重计算的每千克体重2~2.5 g蛋白质进行协同营养递送。按标准体重计算的每千克体重2~2.5 g蛋白质进行蛋白输送降低净蛋白分解代谢的风险及肌肉（去脂组织）的损失。低能量喂养的优点是改善血糖，并可能预防代谢性并发症，比如高碳酸血症和高甘油三酯血症。脂肪量和体重的损失是低能量喂养的另一个后果，但这不应该是肥胖患者喂养的主要障碍。虽然一些观察结果表明，低能量喂养会改善肥胖患者的最终状态，在通常情况下这是安全的，但在高蛋白禁止摄入的情况下，这一策略仍然需要在未来临床试验中进行更严格的测试。

（二）蛋白质代谢

通常在人类蛋白质中存在着 20 种不同的氨基酸。某些氨基酸不能被身体合成，称为必需氨基酸（如组氨酸，异亮氨酸，亮氨酸，赖氨酸，甲硫氨酸，苯丙氨酸，苏氨酸，色氨酸和缬氨酸）。可以由内源前体细胞或必需氨基酸合成的是非必需氨基酸（如甘氨酸，丙氨酸，丝氨酸，半胱氨酸，酪氨酸，谷氨酰胺，谷氨酸，天冬酰胺和天冬氨酸）。在疾病状态下，某些非必需氨基酸的细胞内浓度下降到非常低的水平，因此就变得必需了，也就是所谓的条件性必需氨基酸。多年来，在全肠外营养中一直含有谷氨酰胺的补充，以补偿在严重疾病期间该氨基酸的细胞损耗。最近有 2 个严格进行的临床试验显示，补充谷氨酰胺的治疗方法对病情控制既没有益处也没有显著的伤害。然而，条件性必需氨基酸的概念并没有完全消失，有一些观察结果表明，由于肝脏合成受损，一些肝硬化患者中的半胱氨酸和酪氨酸成为条件性必需氨基酸。

与脂肪和碳水化合物相比，蛋白质没有储存库，因此过量摄入的蛋白质会被分解代谢，蛋白质摄入量不足导致净氮损失。美国膳食营养素推荐标准中蛋白质为 0.8 g/（kg·d）[人体蛋白质需求的平均数 0.6 g/（kg·d）+ 健康人群中观察到的生物变化的要求量]。在维持氮平衡方面，静脉输注氨基酸与口服氨基酸成分的蛋白质一样有效。

不同个体的蛋白质需求是有区别的，受到几个因素的影响，如非蛋白能量的提供量、总体能量需求、蛋白质量及患者的营养状况。能量摄入不能满足能量需求时，蛋白质需求量增加。这种增加的量级与能量的供应成正比。因此，氮平衡可以反映蛋白质摄入和能量平衡。

随着代谢应激压力及代谢率的增加，氮排泄量成比例增加。在某种程度上，这种增加可以解释为：在代谢应激压力中，中较大比例的能量基质来自蛋白质。这对于管理患者的营养需求有两个重要的意义。第一，疾病通过增加分解代谢和代谢率，增加对蛋白质的绝对要求，并以与压力程度成正比的方式进行。第二，如果总能量的较大比例来自蛋白质，则氮平衡很容易实现。对于健康成年人，只要 10% 的总能量来自蛋白质，就能保持健康。对于患者，如果 15%～25% 的总能量来自由蛋白质，就可实现氮平衡。

蛋白质需求也取决于蛋白质来源中必需氨基酸的充足程度。不足量的必需氨基酸导致无效摄取，因此，低生物质量的蛋白质能增加蛋白质需求。在正常成年人中，总蛋白量的 15%～20% 应以必需氨基酸的形式存在。

对于某些特定患者群体（如烧伤、开放性创伤、蛋白质缺乏的肠病或肾病患者），需要有额外的蛋白质来补偿蛋白的过度损失。提供少于所需蛋白质的做法，通常是处理急性肾衰竭的一种必要妥协，因为患者不能得到充分透析。在这种情况下，氮质血症的上升与蛋白质递送成正比。一旦透析充分，蛋白质的输送应该增加到实际的预期需求，包括补充额外的蛋白质来弥补透析造成的损失。大多数肝性脑病患者对简单的药理措施有反应，因此不需要蛋白质限制。没有反应的人在受到适度的蛋白质限制 [约 0.6 g/（kg·d）] 后，会得到改善。

（三）氮平衡

氮平衡通常用作蛋白质平衡的间接测量法。氮平衡用来计算氮摄入量与尿液、粪便、皮肤和体液中氮损失量之间的差异。在临床环境中，成人计算如下：

氮平衡 = 作为营养施用的氮（g）-［尿液中尿素氮（g）+4］

每 6.25 g 施用的蛋白质（或氨基酸）含有约 1 g 的氮，包含在方程式中的额外的 4 g 氮损失旨在说明未列出的其他来源的无察觉的损失。氮平衡是蛋白质平衡的合适替代指标，因为无论个体的健康状况如何，大约全身 98% 的氮都是蛋白质。

正氮平衡（即摄入＞损失）代表全身蛋白质的合成代谢和净增加，而负氮平衡代表净蛋白质分解代谢。例如，1 g/d 的负氮平衡，表示身体蛋白质 6.25 g/d 的损失，相当于 30 g/d 的水合无脂肪组织损失。在氮平衡研究中其指标往往是人为地显示为阳性，这是因为高估了膳食中氮的摄入量，而且由于尿液收集的不完全和无法测量的体内输出，导致的氮损失量被低估。蛋白质递送发生重大变化后，最好等待至少 4 天再检查氮平衡。

（四）糖类代谢

在主要膳食的可消化糖类中，属于完全消化的有淀粉、蔗糖、乳糖、合成单糖（葡萄糖、果糖和半乳糖）。此外，人体通常每天还要消耗 5～20 g 难以消化的糖类（可溶和不溶纤维）。通过糖酵解将葡萄糖代谢为 3- 碳化合物，或者通过二氧化碳和水经由糖酵解和三羧酸（TCA）循环，所有细胞都能产生能量 [三磷酸腺苷（ATP）]。

葡萄糖可以由内源氨基酸及甘油合成。由于糖类和蛋白质代谢之间的相互作用，糖类是重要的燃料。糖类的摄入刺激胰岛素分泌，能抑制肌蛋白质分解，刺激肌肉蛋白质合成，而且能降低氨基酸的内源性葡萄糖产生。此外，葡萄糖是红细胞、白细胞、肾髓质、眼组织、末梢神经和脑所需的优选能量来源。

（五）脂类代谢

脂质由甘油三酯类、固醇类和磷脂质组成。这些化合物是能量的来源，同时还是细胞膜的结构成分及载体的必需营养素。膳食脂质主要由甘油三酯组成，它含有 16～18 个碳原子的饱和与不饱和长链脂肪酸（FAs）。使用脂肪作为燃料需要内源性或外源性甘油三酯的水解，以及对脂肪酸的细胞摄入。通过肉碱依赖的传输系统，长链脂肪酸由线粒体内外膜传递。一旦进入线粒体，FAs 被氧化降解成乙酰辅酶 A（CoA），然后进入 TCA 循环。因此，使用脂肪作为燃料的能力取决于线粒体的正常运作，线粒体数量或氧化酶数量的减少与衰老相关，与其不再优先使用碳水化合物作为能量来源可能有关。

（六）必需脂肪酸代谢

亚油酸（C18：2，ω-6）和亚麻酸（C18：3，ω-3）应至少占每天能量摄入的 2% 和 0.5%，以防止必需脂肪酸缺失（EFAD）。在肠外营养出现之前，必需脂肪酸仅在婴儿中被认知，其表征为鳞状皮疹。因为成人有足够的必需脂肪酸储存在脂肪组织中，所以过去认为成人不容易受到必需脂肪酸的影响。但是现在，与必需脂肪酸临床综合征相关的叶酸检测异常经时常发生在具有严重 SBS 的成年患者当中，这些人长期依靠缺乏肠外脂质的全肠外营养。由其他原因造成的中度至重度的脂肪吸收障碍（脂肪排泄量＞20%）及非全肠外营养依赖的成人，也经常显示出必需脂肪酸的生化谱。然而，目前还不清楚这种生化状态是否携带着不利的临床后果。此外，如果没有任何外源性的必需脂肪酸来源，缺乏任何脂肪来源的全肠外营养也可能导致成人的 EFAD。在开始实施基于葡萄糖的全肠外营养治疗后 10 天，在先于任何临床特征之前，EFAD 的血浆模式就可以观察到。在这种情况下，EFAD 可能是全肠外营养引起的血浆胰岛素浓度增加，因为胰岛素抑制脂肪分解，从而抑制内源性必需脂肪酸的释放。EFAD 的生化诊断定义为：在 FA 血浆中，2 种必需脂肪酸存在着绝对和相对的缺失。EFAD 综合征的全部临床症状包括：秃发、鳞状皮炎、毛细血管脆性、伤口愈合差、易感染程度增高、脂肪肝，以及婴幼儿的生长迟缓。

（七）主要矿物质平衡的评价指标

主要矿物质是指用于离子平衡、水分平衡和正常细胞功能的无机营养物质，是机体大量需要（＞100 mg/d）的重要物质。营养不良和营养充分对主要矿物质平衡产生着巨大的影响。

（八）微量营养素平衡的评价指标

微量营养素（维生素和微量矿物质）是饮食组成部分中的一个特别系列，它包含各种维持健康所必需的成分。微量营养素因其成分不同产生不同的生理作用。有些作为辅酶或辅基，还有一些作为生化基质或激素。在某些情况下，它们的功能并未得到确切定义。维持正常生理运行所需的每种微量营养素的每日平均饮食摄入量，是以毫克或更小单位来计量的。在这点上，微量营养素与大量营养素（糖类、脂肪和蛋白质）和大量矿物质（钙、镁和磷）显著不同。

每个人体对任何微量营养素的饮食要求由许多因素决定，包括其生物利用度、维持其正常生理功能所需的量、性别和年龄、影响微量营养素新陈代谢的疾病或药物，还有个体的某些生活习惯（如吸烟和饮酒）。美国国家科学院食品和营养委员会定期更新饮食指南，指南中规定每种微量营养素的数量要"足以满足几乎所有健康人对已知营养的需求"。制定 RDA 要考虑到种群的生物多样性，因此 RDA 的量值要高于平均要求的 2 个标准偏差（standard deviation，SD），这样才能满足 97% 的人口的要求。摄入少于 RDA 的量值通常也能满足特定个体的需要。"可耐受上限（TUL）"量值提供了"可能不会对健康构成危害的最大口服摄入水平"。对于实行全肠外营养（TPN）的个体，所建议的每一种微量营养素的量值都是在 RDA 的基础上发展而来，其各量值都降低了很多。

1. 维生素 维生素被分为脂溶性（维生素 A，D，E，K）或水溶性（所有其他维生素）。

这种分类在生理学上是具有意义的。似乎没有一种脂溶性维生素能作为辅酶，而几乎所有的水溶性维生素都起着辅酶的作用。此外，脂溶性维生素主要通过胶束途径吸收，而水溶性维生素不被肠道中的亲脂性肠段吸收。

2. 微量矿物质 但微量矿物质的生化功能尚未得到像维生素生化功能一样的显著表征，其大部分功能似乎是作为辅基的组成成分或是作为某些酶的辅酶因子。

除了铁，临床医师最有可能遇到的微量矿物质损耗是锌缺乏症。锌损耗是胃肠病学家特别关注的一个问题，因为胃肠道是锌分泌排泄的主要部位。临床上胃肠道分泌物的过度损失，如炎性肠病中的慢性腹泻，是一种已知的锌缺失的进一步恶化。在这种情况下，锌的需求量通常要增加数倍。然而，锌缺乏的生化诊断还存在着一些不确定的问题，其他众多的必需微量矿物质同样存在着此类诊断方面的问题。在实验室中对锌状态做准确评估是个复杂的问题，因为体液中和组织中的锌浓度非常低，加之带有靶组织水平的锌与血清和红细胞水平之间缺乏相关性。此外，在急性疾病中，锌从血清间质转移到肝中，进一步模糊了血清锌水平的诊断值，这一点已得到了共识。在临床实践中，对于临床表征为高风险的锌缺乏症患者，通常最简单方法就是根据经验进行锌补充。

有些研究报告指出，在 TPN 解决方案中，所提供的锰元素比指南推荐的量要多出好几倍，这可能导致在基底神经节的矿物质沉积并伴有锥体束外症状、癫痫或两者同时发生。

（九）影响微量营养素需求的生理和病理因素

1. 年龄 在整个生命周期中，生理的演变都持续存在着。这种演化会随着年龄的变化，影响对特定微量营养素的需求。美国现在已经研发制定了专门针对老年人群的特定 RDA。例如，随着年龄的增大，大多数人群维生素 B_{12} 的平均水平有着显著的下降。这在很大程度上是因为萎缩性胃炎的高发病率，以及蛋白质结合型维生素 B_{12} 的吸收减少造成的。10% ~ 15% 的非卧床老年人群被认为有显著的维生素 B_{12} 损耗。由于这种现象，维生素 B_{12} 水平低于正常范围（150 ~ 300 μg/L）的老年人，即使没有血液学的表现也有可能发生神经性退行性疾病。因此，在临床诊断中，现在广泛推荐使用维生素 B_{12} 细胞损耗的敏感指标（如血清甲基丙二酸水平结合维生素 B_{12} 的血清水平）。有些专家还建议，老年人应该吸收一部分晶体形态的维生素 B_{12}，而不仅仅依赖于食物中发现的天然存在的蛋白结合型的维生素 B_{12}。与年轻人相比，老年人需要更多量的维生素 B_6、维生素 D 和钙来维持健康。

2. 吸收不良和消化不良 脂溶性和水溶性的微量营养素主要是在近端小肠中被吸收，唯一的例外是维生素 B_{12}。影响胃肠道近端的弥漫性黏膜疾病可能导致多种缺陷。即使在没有近端小肠疾病的情况下，广泛的回肠疾病、小肠细菌过度生长（SIBO）和慢性胆汁淤积都有可能对维持足够的肠腔内结合胆汁酸浓度产生干扰，从而损害脂溶性维生素的吸收。

发生脂溶性吸收不良的病理条件常常与脂溶性维生素的选择性缺陷有关。许多早期阶段的维生素缺乏症在临床上并不明显，因而病情未被检测到，直到发展到显著的病态反应时才被确诊。缺乏维生素 E 导致的脊髓小脑变性是非常危险的，因为这种损伤不可逆。脂溶性维生素缺乏是囊性纤维症和先天性胆道闭锁的并发症，在此并发症中脂肪吸收不良常常是显著的。在与脂肪吸收不良相关联时（如晚期的慢性胆汁淤积性肝病），对脂肪吸收不良的监测就显得非常必要。

当发生严重脂肪吸收不良时，维生素缺乏的补充有时可能非常不易，最初的补充可能需要胃肠外给药。对于不能常规吸收维生素 E 的严重脂肪吸收不良患者，维生素 E 的聚乙二醇琥珀酸盐形式非常有效。类似地，羟基化形式的维生素 D（1- 羟基维生素 D 和 1, 25- 二羟基维生素 D）可用于对常规形式的维生素 D 耐药的患者。在用羟基化形式维生素 D 治疗的最初几周内，对血清钙水平的间歇性监测显示，它们比维生素 D_2 或 D_3 更有效，维生素 D_2 或 D_3 还存在着维生素 D 毒性的风险。相比之下，水溶性维生素作为脂溶性维生素预备物，尚未被证明能改善总体吸收效果，这些水溶性维生素中常规形式的维生素 A 或 E 溶解在聚山梨醇酯中。

消化不良常导致慢性胰功能不全，如果不加以治疗，会导致脂肪吸收不良和脂溶性维生素的缺乏。维生素 B_{12} 的缺乏也会导致同样状况。临床上维生素 B_{12} 缺乏很少见，除非还存在着其他恶化维生素 B_{12} 的条件（如萎缩性胃炎和长期给予质子泵抑制剂）。长期给予质子泵抑制剂是否单独造成维生素 B_{12} 状态的变化，是个还需讨论的问题。不管如何，无论是由于萎缩性胃炎，还是由于给予质子泵抑制剂所引起的维生素 B_{12} 的缺乏，这两者都排除在补充维生素 B_{12} 的饮食来源之外。小剂量的结晶状维生素 B_{12} 在上述两种情况下都能被吸收。组胺 H_2 受体拮抗药也能抑制蛋白型维生素 B_{12} 的吸收，虽然其作用没有质子泵抑制剂大。

许多药物都会对微量营养素状态产生不利影响。药物和营养相互作用的方式各有不同，一些较常见的机制如上文的描述。关于药物和营养相互作用的综合讨论超出了本章的范围，读者可以参考其他文献来详细研究这个话题。

三、饥饿对肠道病理生理的影响

在能量和蛋白质其中一者或两者都缺失时，一系列补偿机制有助于降低代谢率、维持葡萄糖体内平衡、保存体内氮，并增加脂肪组织 TG 的摄取，以满足能量需求。要了解急性疾病如何破坏这种补偿机制，首先必须了解身体在没有发生疾病的情况下如何适应饥饿。

在禁食最初 24 小时内，最容易获得的能量基质（即，循环葡萄糖、FAs 和 TG、肝糖原和肌糖原）可作为燃料源。然而，一个体重为 70 kg 的人体所存储的能量，只有约 1 200 kcal（5 023 kJ），还不能满足一整天的能量要求。肝脏葡萄糖的产生力和氧化力在降低，相反全身脂肪分解却在增加，而后者提供额外的 FAs 和酮体，从脂肪组织中释放的 FAs 氧化 TG，约占禁食最初 24 小时内能量消耗的 65%。

在饥饿的最初几天，如脑和血细胞等必需葡萄糖组织总共占能量消耗的 20%，它们仅通过糖酵解途径来获得能量。由于 FAs 不能通过这些糖酵解组织转化为糖类，所以它们必须使用葡萄糖或能被转化为葡萄糖的基质。从骨骼肌中衍生出的生糖氨基酸（主要是丙氨酸和谷氨酰胺）是主要的基质来源。约 15% 的 REE 由蛋白质氧化提供。糖异生对肝葡萄糖产生的相对贡献，随着肝糖原分解速率的降低而上升。禁食 24 小时后，只剩下 15% 的肝糖原保留。

在短期饥饿（1～14 天）期间，减轻瘦体重损失的一些适应性反应开始出现。血浆胰岛素水平的下降、血浆肾上腺素水平的升高及对儿茶酚胺的脂解敏感度增加，都刺激脂肪组织的分解。递送到肝的 FAs 增加，血浆胰高血糖素与胰岛素浓度比率增加，导致肝产生的酮体增加。在 3 天的饥饿后达到最大的酮生成速率，而血浆酮体浓度在 7 天内增加了 75 倍。与 FAs 相反，在 7 天的饥饿后，酮体可以通过血 - 脑屏障，并提供大部分的大脑能量需要。大脑中通过使用酮体而大大降低了对葡萄糖的需求，从而免除了为提供葡萄糖前体而需要的肌蛋白降解。如果早期蛋白质分解率在饥饿期间持续下去，则在不到 3 周的时间内，致命量的肌蛋白将可能被分解代谢。类似地，心、肾和骨骼肌将改变它们对 FAs 和酮体的主要燃料基质。其他组织如骨髓、肾髓质和外周神经丛葡萄糖的完全氧化，导致产生更多的丙酮酸和乳酸。利用脂肪氧化而产生的能量，丙酮酸和乳酸这两种化合物能在肝中重新转换成葡萄糖，并且所得葡萄糖可用于全身消耗。

在禁食前几天，由于肝葡萄糖输出量显著降低，全身的葡萄糖生产减少了 50% 以上。随着禁食继续，肾脏中由谷氨酰胺转化过来的葡萄糖占葡萄糖生产总量的近 50%。由于被提升的活性甲状腺激素转化为不活跃形式和被抑制的交感神经系统活动，REE 减少约 10%，加上身体活动减少，能量从而得以保存。

在长期饥饿（14～60 天）期间，最大值的适应在脂质、糖类和蛋白质代谢中，以一种平衡稳定不再进展的方式反映出来。身体几乎完全依靠脂肪组织作为燃料，提供超过 90% 的日常能量需求。肌质蛋白分解降低到每天少于 30 g，导致尿素氮的产量和排泄量都明显下降。渗透负荷的减少导致尿量减少至 200 ml/d，从而降低了液体的需求。葡萄糖总产量降低至约 75 g/d，为糖酵解组织（40 g/d）和大脑（35 g/d）提供燃料，同时维持一个恒定的血糖浓度。在禁食 30 天时，能源消耗减少了 20%～25%，尽管在这之后饥饿依旧持续，但仍然保持着脂质、糖类和蛋白质代谢的相对不变。

体重偏低者和肥胖者对短期饥饿和长期饥饿的代谢反应有所不同。与体重偏低者相比，肥胖者的脂肪分解缓慢增加，葡萄糖生产缓慢减少，另外，肥胖者的蛋白质分解和氮损失也少于体重偏低者，从而有助于保存肌肉蛋白质。

标志着饥饿终末期的某些生理病理征象已经在动物实验中进行了研究，身体脂肪量、肌质蛋白和大多数器官的大小明显下降。然而，大脑的重量和蛋白质含量保持相对稳定。在饥饿的终末阶段，身体脂肪储存达到临界水平，来自于身体脂肪的能量减少，肌质蛋白分解代谢加速。有人提出了特定的阈值（临界值），如果超出了这个阈值，人类的死亡通常就是不可避免的。这些阈值是：全身蛋白质的损耗在 30%～50%；脂肪储存 70%～95%；男性体重指数低于 13 kg/m²；女性体重指数低于 11 kg/m²。

（张少一）

参考文献

[1] O'KEEFE S J, BUCHMAN A L, FISHBEIN T M, et al. Short bowel syndrome and intestinal failure: consensus definitions and overview[J]. Clin Gastroenterol Hepatol, 2006, 4(1): 6-10.

[2] BUCHMAN A L, SCOLAPIO J, FRYER J. AGA technical review on short bowel syndrome and intestinal transplantation[J]. Gastroenterology, 2003, 124(4): 1111-1134.

[3] JEPPESEN P B. Short bowel syndrome–characterisation of an orphan condition with many phenotypes[J]. Expert Opin Orphan Drugs, 2013, 1(7): 515-525.

[4] PIRONI L, ARENDS J, BAXTER J, et al. ESPEN endorsed recommendations. Definition and classification of intestinal failure in adults[J]. Clin Nutri, 2015, 34(2): 171-180.

[5] PITHER C, WOOTTON S. The 'not so short - bowel syndrome': potential health problems in patients with an ileostomy[J]. Color Dis, 2013, 15(9): 1154-1161.

[6] GENNARI F J, WEISE W J. Acid-base disturbances in gastrointestinal disease[J]. Clin J Am Societ Nephrol, 2008, 3(6): 1861-1868.

[7] LIN R, MURTAZINA R, CHA B, et al. D-Glucose Acts via Sodium/Glucose Cotransporter 1 to Increase NHE3 in Mouse Jejunal Brush Border by a Na^+/H^+ Exchange Regulatory Factor 2-Dependent Process[J]. Gastroenterology, 2011, 140(2): 560-571.

[8] GOULET O, OLIEMAN J, KSIAZYK J, et al. Neonatal short bowel syndrome as a model of intestinal failure: physiological background for enteral feeding[J]. Clin Nutrition, 2013, 32(2): 162-171.

[9] YANG H, TEITELBAUM D H. Novel agents in the treatment of intestinal failure: humoral factors[J]. Gastroenterology, 2006, 130(2 Suppl 1): S117.

第五章 短肠综合征代偿

短肠综合征（SBS）患者剩余肠道的代偿、适应过程是指剩余肠道吸收宏量营养素、微量元素、水等物质逐渐恢复至肠道手术前水平，并获得肠道自主性的过程，在治疗中起着非常重要的作用。这一过程时间长短不一，短则数月，长则需要 1~2 年。不少患者经过一段时间的代偿、适应过程之后可以基本恢复小肠的消化、吸收功能，摆脱肠外或者肠内营养，正常进食后即能维持体重及营养状态。代偿一旦成功，不仅能节省肠内、肠外营养费用，避免长期营养支持所造成的并发症，更重要的是可以明显改善患者的生活质量。因此，如何积极地促进剩余肠道功能早日代偿、适应已成为我们治疗 SBS 的重点内容。

第一节 短肠综合征剩余肠道代偿机制

一、小肠

SBS 剩余小肠具有很强的代偿能力，主要包括结构性代偿和功能性代偿两个方面。结构性代偿主要表现为吸收面积的增加；功能性代偿则表现为肠道蠕动延缓，吸收功能增强。SBS 代偿现象首先在动物实验中得到证实，大鼠小肠被广泛切除后，剩余小肠很快发生显著的适应性改变，结构上表现为肠管扩张和延长、肠壁增厚，其中最突出的是黏膜的增生性反应，隐窝上皮细胞增殖速率及其向绒毛尖端的迁移速率加快，导致绒毛增高、直径增大、隐窝加深，与此同时肠上皮细胞凋亡减慢，最终使黏膜细胞总数及 DNA、RNA 和蛋白质总量增加。功能上的改变使剩余肠道对营养物质摄取增加，表现为每单位长度小肠对糖类、蛋白质、水和电解质吸收增加。这种代偿作用是 SBS 患者得以康复的基础和保证。

肠适应性改变的直接证据很少，人们仅从宏观上发现剩余肠管增粗和延长，而其绒毛和隐窝的微观变化研究较少。笔者进行的一项小样本临床研究发现，剩余小肠经过代偿后，小肠绒毛显著增生（图 5-1），同时小肠黏膜隐窝增殖细胞核抗原 Ki-67 表达显著增加，而肠上皮细胞凋亡蛋白 Caspas-3 的活性轻度降低（图 5-2，图 5-3）。此外，肠道功能性改变已得到证实，并且在小肠和结肠中都有发生。有研究发现，SBS 患者每单位长度小肠对木糖及钙吸收增加，并且这一改变至少持续 2 年。另外，寡肽转运体、PepT1、H^+ 依赖性双肽和三肽转运体在结肠中表达上调，但在小肠中却未见明显改变。在临床上，肠适应性改变最直接

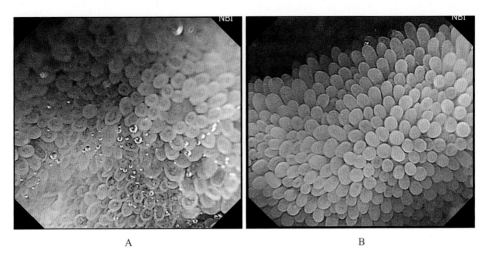

图 5-1　治疗前后 SBS 患者小肠黏膜放大内镜图
A. 治疗前；B. 治疗后。

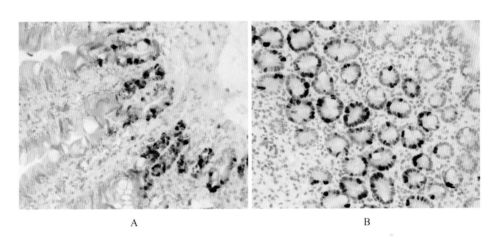

图 5-2　Ki-67 免疫组化结果（光镜，×400）
A. 治疗前；B. 治疗后。

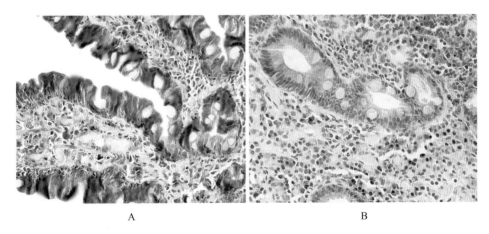

图 5-3　Caspase-3 免疫组化结果（光镜，×400）
A. 治疗前；B. 治疗后。

的证据是依赖肠外营养的 SBS 患者，经过几个月甚至几年的代偿后，逐渐减少或摆脱对肠外营养的依赖。

1. 肠上皮细胞的更新与调控　肠黏膜上皮细胞终生不断自我更新，其作用主要依靠隐窝干细胞的持续增殖、分化以取代外层终末分化细胞来完成，而外层细胞的死亡脱落与干细胞的分化增殖处于一个平衡状态。正常肠上皮细胞再生具有明显突出的特点，即具有短期内快速再生的能力，如小肠上皮在 3~4 天就可以全部更新。对于 SBS 患者，在小肠大部分切除后 24~48 小时内肠道就已经开始了适应性代偿过程，其根源就是肠道上皮细胞增殖更新与凋亡水平的上升。肠道干细胞在肠上皮细胞增殖更新过程中扮演着重要的角色。

（1）肠道干细胞的概念、位置、数量与周期

1）肠道干细胞具有以下特点：①保持自身数量稳定，具有很强的自我更新的能力；②经过分裂，可以产生肠道全部细胞谱系，即具有多潜能性；③根据内环境变化作出不同反应，如组织损伤时，能改变自身维持能力，扩增产生大量肠道干细胞。

2）一般认为肠道干细胞位于肠黏膜基底层，即隐窝位置。目前，对于一个隐窝有几个干细胞持有两种观点：一种是干细胞竞争特点，认为一个隐窝有多个干细胞，其中占优势的干细胞迅速分裂增殖，使隐窝表现为单克隆性，不同转基因方法和多态性研究的结果支持这种观点。但干细胞突变与整个隐窝的 DNA 间期明显长于隐窝的自我更新时间，而且突变发生 10 天后染色阴性条带的细胞向上移行到绒毛，其宽度为 2 个细胞，这是正常隐窝细胞数的 1/4，因此有人认为每个隐窝有 4 个干细胞。

3）隐窝祖细胞每 12~16 小时分化一次，肠上皮维持动态平衡的机制可能是，伴随着肠绒毛尖端不断脱落产生新的细胞，细胞自隐窝底部迁移到绒毛顶端，而帕内特细胞和干细胞仍留在隐窝底部。

（2）肠道干细胞的分化：在人体中的肠道干细胞一生可以分裂 1 000~6 000 次，它们产生子代干细胞和子代分化细胞，子代分化细胞再进一步分化为各种成熟的细胞系。目前认为，干细胞有 3 种分裂方式：①不对称分裂：是干细胞的主要分裂方式，每次分裂产生 1 个子代干细胞和 1 个向成熟方向分化的定向祖细胞。②对称分裂，肠道干细胞的自我复制，即 1 个干细胞分裂成两个子代干细胞，这种情况多见于发育过程中或损伤后修复过程。正常情况下对称性分裂发生的概率为 5%，产生的多余干细胞需要以同样的速率发生凋亡得以清除。③分裂成两个向成熟方向分化的前体细胞，造成干细胞丢失。在不对称分裂的过程中，干细胞产生的子代干细胞保留了亲代干细胞的特征。同时，干细胞还合成一些新的物质传给另一个子代细胞，使其获得分化特征，而这些细胞再继续分化直至细胞衰老死亡，从黏膜表面脱落。干细胞增殖分化为定向祖细胞之后迅速分化为 4 种主要的上皮细胞，即吸收细胞、杯状细胞、内分泌细胞和帕内特细胞。小肠干细胞的分裂是通过隐窝的分裂来实现的，尤其是在小肠损伤后的修复，隐窝分裂是小肠干细胞数量增加的主要方式。

（3）肠道干细胞分化的调控：影响小肠干细胞增殖、分化的因素十分复杂，对相应调控机制的研究多年来一直在不断地探索与完善，争论也颇多。总的来看，肠道干细胞的增殖、

分化行为受细胞基因及干细胞所处微环境的双重因素的影响。①肠道干细胞微环境的调控作用：干细胞部位的生长因子、细胞因子和细胞外基质（ECM）分子为维持干细胞功能所必需的。一部分细胞外基质蛋白和生长因子及其受体在干细胞区域的表达发生改变，可以延长干细胞周期，防止其分化，并通过增加黏附性来阻止干细胞向上移行。上皮下的 ECM 包括多种分子，如 E- 黏附分子、纤维粘连蛋白、胶原蛋白Ⅳ等，对这些分子的亲和力增加或减少将影响干细胞固定于原位置或其子代细胞从该位置移走的能力，而亲和力的改变受分子及其受体表达的调控。目前参与调控的因子主要有以下几种：表皮细胞生长因子（EGF）及其相关家族成员、成纤维细胞生长因子（FGF）家族、转化生长因子 -β（TGF-β）家族、肿瘤坏死因子、胰岛素样生长因子等。②基因调控：抗凋亡基因和凋亡基因是其比较重要的基因。*Bcl-2* 原癌基因是目前研究最为明确的抗凋亡基因，其生物学功能为延长细胞生命周期、增加细胞对多种凋亡刺激因子的抗性。*Bax* 是 *Bcl-2* 家族成员之一，其蛋白可与 Bcl-2 蛋白结合成杂二聚体，抑制 Bcl-2 功能的发挥，两者数量比决定着细胞受到凋亡刺激因素后的生与死。*P53* 抑癌基因已被证实是与人类肿瘤发生、细胞增殖与分化最为密切的基因之一。*P53* 作为一种双面基因，具有双重生物学作用，它既明显影响干细胞的增殖与分化，又与干细胞受损后的自身凋亡密切相关。在正常生理状态下，*P53* 基因的表达极其微弱，并且其功能受到抑制，但在肠道受损时，*P53* 基因表达显著增强，并且其蛋白分布规律与凋亡细胞分布相一致。

2. 肠上皮细胞的凋亡与调控　胃肠道黏膜完整性的维持是一个复杂的生物过程，胃肠道黏膜大量细胞更替依赖于有限空间的细胞增殖与定向的细胞流动来实现。细胞增殖必须有等量的细胞丢失来维持组织器官的稳定。细胞死亡主要以两种不同的方式发生：一种是病理状态下出现的细胞膜、溶酶体及线粒体破裂，核膜肿胀，染色体破碎，核溶解的细胞被动降解的过程，即细胞坏死；另一种方式就是细胞凋亡，亦称程序化细胞死亡，主要表现为核固缩、染色质断裂，凋亡小体形成，细胞器无明显变化，不伴炎症反应。形成的凋亡小体能刺激肠道黏膜下的干细胞增殖分化，以取代受损的上皮细胞，恢复肠道黏膜的完整性及正常结构和功能。

肠上皮细胞的凋亡可能发生于隐窝，也可能发生于绒毛上部。隐窝是肠上皮细胞增殖的场所，在增殖过程中利用凋亡机制去除增殖过多的细胞及发生畸变的细胞；绒毛上部是成熟细胞和衰老细胞交替带，通过凋亡来去除老化细胞。

（1）肠上皮细胞凋亡的生物学特征

1）形态学改变：细胞凋亡是在一定的生理或者病理条件下，遵循自身的程序，结束生命的生理性死亡。肠上皮细胞发生凋亡时，形态学改变大致可分为 3 期：①初期：细胞变圆，表面平滑化，随即与邻近细胞脱离，失去微绒毛。细胞体积缩小，细胞质浓缩，内质网扩张呈泡状并与细胞膜融合，细胞质内细胞器聚集，但结构完整。核染色质密度增高呈半月形，凝聚在核膜周边。②中期：核仁裂解，细胞膜内陷，自行分割为多个外有膜包裹、内涵物不外溢的凋亡小体。③后期：凋亡小体被相邻的活细胞（上皮细胞、巨噬细胞）所识别、吞噬或者自然脱落而离开生物体，其 DNA 迅速被核酸内切酶降解，产生若干大小不等的寡核苷酸碎片。整个凋亡过程中线粒体内的 DNA 不发生裂解，没有溶解体及细胞膜破裂，细胞内含物不外溢，不伴炎症反应。

凋亡小体在形态上具有以下特点：①凋亡小体外有胞质膜包裹；②凋亡小体内有完整的细胞器；③多数凋亡小体含核质成分；④凋亡小体被相邻的巨噬细胞和其他细胞吞噬消化。

一系列观察研究发现，肠上皮细胞凋亡是不同于死亡的一种生理性死亡，肠上皮细胞凋亡与死亡的区别见表 5-1。

表 5-1　肠上皮细胞凋亡与死亡的区别

细胞凋亡	细胞死亡
细胞器保持完整	细胞器膨胀
细胞体积缩小	细胞体积增大
形成凋亡小体	细胞破碎
细胞内含物不外溢，小体被吞噬	细胞内含物外溢
无炎性反应	有炎性反应
DNA 电泳呈梯度分别	DNA 碎片无序

2）生化改变：①钙离子的动员：细胞内有一套严格的控制系统来调节细胞内钙平衡：一是依赖于细胞质膜的钙泵及钙通道；二是细胞内钙库，如线粒体、内质网、高尔基体等，使细胞内钙得以精确、稳定的控制。细胞内 Ca^{2+} 稳态在细胞生理过程中占有重要地位，许多细胞以 Ca^{2+} 作为第二信使传递胞内信息，诱发一系列的细胞形态、生理和分子生物学事件的发生。已有大量研究表明，包括肠上皮细胞在内的许多细胞在凋亡初期，细胞质内游离 Ca^{2+} 浓度迅速出现持续性升高，激活了 Ca^{2+} 依赖性酶活性，这些酶包括核酸内切酶、钙蛋白酶和谷氨酰胺转移酶等，它们分别导致 DNA 降解和染色质凝集、细胞骨架紊乱与细胞皱缩及胞质蛋白质交联，维持凋亡小体的完整，防止细胞内涵物外溢等。Ca^{2+} 也可使蛋白激酶 C 激活，引起离子通道改变、G 蛋白的磷酸化和 cAMP 的升高等，这些改变均与细胞凋亡密切相关。②酶学的改变：a. 凋亡性核酸内切酶：目前研究发现，体内肠上皮细胞凋亡需要多种核酸内切酶进行调控。DNase Ⅰ 被激活后，降解 DNA 为 180～200 bp 或其倍数的"梯度 DNA 片段"。DNase Ⅱ 参与了与酸性 pH 相关的细胞凋亡形成，多数实验证明细胞内 pH 为酸性或 H^+ 浓度的增加可促发凋亡的形成，其机制可能与相关蛋白酶类的激活有关。b. 转谷氨酰胺酶：转谷氨酰胺酶是一个 Ca^{2+} 依赖性的酶家族。这类酶可以促进谷氨酰胺与赖氨酸残基之间的交联，形成蛋白质间的连接，也可以与蛋白质中的多胺相连接。研究发现，肠上皮细胞内转谷氨酰胺酶高表达，可促进细胞膜的内陷、皱缩及细胞断片即凋亡小体的形成。转谷氨酰胺酶可显著改变细胞的形态学特征及黏附性质，在凋亡小体的形成中具有重要的作用。

（2）肠上皮细胞凋亡的基因调控：当前研究表明，细胞凋亡受细胞内源性基因、酶类及信号转导途径调控的瀑布式激活过程的影响，主要涉及以下 3 个阶段：①各种凋亡刺激信号如 DNA 损伤、病毒感染、生长因子缺乏、Fas/Apo-1 配体、肿瘤坏死因子 / 肿瘤坏死因子受体 -1（TNF/TNFR-1）等的作用启动凋亡；②由 P53 基因、Caspase 蛋白酶、Fas 相关死亡蛋白及 TNFR-1 相关死亡蛋白等介导的死亡信号转导；③由 Bcl-2 蛋白家族、细胞色素 C 及 Caspase 蛋白酶 3 个效应器参与的调控执行阶段，最后导致由内源性核酸酶激活和细胞骨架重新组合所致的细胞结构的解体。此外，还存在各种促进或抑制凋亡的因子及通路，因而形成一个复杂的网络系统。

细胞调控过程中涉及某些基因的活化，并且受基因密码的调控，有人将此种由遗传决定细胞凋亡的基因称之为"死亡基因"。目前发现，至少有 14 个基因参与凋亡过程。

1）Fas/FasL：近年研究表明，Fas/FasL 是一对可介导细胞凋亡的细胞膜表面分子，Fas/FasL 系统在维持细胞群体数量稳定、消除肠道恶性转化细胞及调节肠道免疫系统的功能中发挥重要作用。

Fas/FasL 的生物学特征：有一段与 TNF 受体相似，与 TNF 和 NGF 受体高度同源，即受体胞外配体结合区都有半胱氨酸富集结构域（CRDs），胞质结构域内都含有 60~80 个氨基酸组成的死亡结构域（deathdomain，DD），属于 TNF 和 NGF 受体超家族成员。Fas 在细胞膜上分为胞内区、跨膜区和细胞外区。细胞内区含有 145 个氨基酸残基，与 TNF 受体有 50% 的同源性，跨膜区含 17 个氨基酸残基；细胞外区含有 157 个氨基酸残基，2 个糖基化部位。人的 Fas 基因位于第 10 号染色体的长臂上，小鼠的 Fas 基因位于第 19 号染色体。Fas 和 FasL 结合后，向表达 Fas 的细胞传递死亡信号，从而引起细胞凋亡。此外，在正常人外周血中发现 3 种可溶性 Fas（sFas）。Fas 基因转录的 mRNA 变换剪接时丢失 363 个碱基对框架，sFas 就是这种变换剪接所致跨膜蛋白缺乏的产物。sFas 分子与 FasL 有很高的亲和力，却不引起凋亡，对 Fas 诱导的凋亡起抑制性调节作用。

FasL 是一种分子量约为 40 kD 的跨膜糖蛋白，属于 TNF 家族成员。FasL 编码基因位于 10 p23 上，全长 8.0 kb，含启动子 ATG、4 个外显子、3 个内含子及 TAA 终止密码。FasL 与 Fas 蛋白表达阳性细胞结合，诱发细胞凋亡，参与炎症反应、异物排除和肿瘤杀伤等作用。

Fas/FasL 凋亡信号的传递：Fas/FasL 系统是细胞凋亡中最主要的途径之一。Fas/FasL 介导的死亡信号传导肿瘤坏死因子受体（TNFR）超家族，除 TNFR 外，还有一些新的死亡受体（DR）如 CD95（APO-1 或 Fas）、DR3（TRAMP、wsl-1、APO-3、LAED 或 AIR）、DR4（TRAIL-R1 或 APO-2）、DR5 和 DcR1（de-coyreceptor）诱饵受体等。在 Fas 介导的细胞凋亡中，Caspase 家族起着重要作用。研究发现，Fas 与 FasL 结合后，首先使 Fas 形成能传递信号的活性形式三聚体，并发现与 Fas 发生反应的蛋白质是 Fas 死亡结构域相关蛋白（FADD、TRADD），此蛋白的 C 末端也有一个 DD，与 Fas 的 DD 同源。FasL 与其相应受体结合后，死亡效应分子 TRADD 和 FADD 分别通其 DD 区与 Fas 的细胞内 DD 区相结合，形成死亡诱导信号复合体（DISC），FADDN-末端的死亡效应结构域负责将凋亡信号传递到一种凋亡蛋白酶Caspase-8，与Caspase-8 N末端的DED区相互作用，并与DISC相连，同时激活Caspase家族的一系列酶联反应，其中Caspase-3的激活最为关键。Caspase-3的激活可以引起Caspase-6、Caspase-7等的活化，导致各自的多种死亡底物的降解，引起DNA降解和镜下可见的细胞及细胞核的凋亡形态学改变（导致DNA断裂、染色体凝聚、核小体形成、线粒体通透性改变及胞质的浓缩等），从而完成Fas介导的细胞凋亡过程。

2）*Bcl-2*：*Bcl-2*基因主要分布于线粒体内膜和核膜。研究表明，*Bcl-2*基因及其蛋白可抑制多种组织细胞的凋亡，故称其为凋亡抑制基因。① *Bcl-2*的生物学特征：*Bcl-2*属于原癌基因，编码26 kD的线粒体膜蛋白。研究发现，它是一种重要的凋亡抑制基因，能抑制多种因素引起的凋亡。目前研究已知*Bcl-2*家族至少有15个成员，按其功能可分为促进凋亡和抑制凋亡两大类。它们具有单个或数个保守的功能区（Bcl-2 homologous domaim，BH1~4）。具有BH1和BH2功能区的*Bcl-2*家族成员可在线粒体上形成通道。*Bcl-2*家族成员通常以二聚体的形式发挥作用，Bcl-2 bax和Bcl-2 bcl-XL均抑制细胞凋亡，它们主要存在于线粒体外膜上，抑制凋亡的机制是直接或间接阻止细胞色素C自线粒体释出，后者可与ATP一起改变Apaf-1（凋亡蛋白酶激活因子）的构型，从而阻断Apdf-1对Caspase-9的激活作用，因此抑制肠上皮细胞凋亡。Bad bax、Baxbsk、Bcl-2 bcl-Xs可促进凋亡，它们主要存在于线粒体膜和内质网膜上，Bax与*Bcl-2*具有很高的同源性，两者形成异源二聚体，抑制*Bcl-2*的活性，使凋亡易于发生。同一家族成员为何具有两种完全不同的功能，尚需进一步研究。② *Bcl-2*家族抑制凋亡的机制：近年研究发现，*Bcl-2*对凋亡的作用是选择性的，其可能是机制是：a.通过抑制活性氧抑制脂质过氧化物的产生，从而可抑制H_2O_2诱导的凋亡；b.拮抗另一原癌基因*c-myc*的致凋亡作用；c.表达Bim蛋白，Bim含有蛋白作用框架BH3区，其可附着于促进细胞生存的分子上阻碍其功能的发挥，并活化FKHRL1而促进凋亡；d.直接或间接与细胞信号转导蛋白（如P53）结合而调控凋亡。

但也有研究表明，*Bcl-2*是通过抑制细胞内活化氧自由基（ROS）的产生或对抗ROS的作用而抑制细胞凋亡。然而*Bcl-2*抑制凋亡的具体作用机制尚不清楚，因受多种不同信号的刺激，趋于凋亡的细胞均可被*Bcl-2*表达所补救，故*Bcl-2*可能作用于凋亡后期的某个环节。

（3）肠上皮细胞凋亡过程中的关键蛋白酶——Caspase家族

1）Caspase家族生物学特征：Caspase以非活性酶原形式存在于细胞质中，在细胞凋亡过程中起着关键作用。因为Caspase在活性部位含有半胱氨酸，属于半胱氨酸蛋白水解酶。半胱氨酸蛋白酶家族一般具有以下特征：① C末端同源区存在半胱氨酸激活位点，此激活位点结构域为QAC（R/Q）G。酶合成后为无活性的前体，随后经加工形成两个多肽，形成有活性的四聚体酶复合物。② N末端具有一个小的或大的原结构域。目前，Caspase家族已确定有14种参与细胞凋亡和炎性反应。所有Caspase具有相似的分裂特征，但不是所有Caspase都具有促凋亡的作用。Caspase按功能可分为启动子Caspase-2、Caspase-8、

Caspase-9、Caspase-10 和效应子 Caspase-3、Caspase-6、Caspase-7，效应子被启动子激活，执行最终的凋亡效应，而启动子则被特定的结合蛋白、其他 Caspase 及本身激活。Caspase 酶原在其内部保守的天冬氨酸残基位点经蛋白水解激活，激活的 Caspase 又可作用于其自身和其他 Caspase 酶原，按顺序依次激活 Caspase，形成信号转导机制的酶级联反应。

Caspase 可专一、高效地特异性水解一系列蛋白质底物，并导致蛋白质功能丧失或改变。目前，已发现 Caspase 底物有 16 种，其中 CAD（Caspase activated DNase）通常存在于细胞质中，被 Caspase-3 切断而活化后移入细胞核中将染色体 DNA 以核小体为单位切成梯状片段。此外，Caspase 的底物还有肌动蛋白等细胞骨架系统的蛋白质及多聚（ADP）核糖聚合酶等 DNA 修复蛋白质，这些底物参与细胞凋亡时所产生的特有的形态改变及 DNA 梯状片段化的形成。

2）Caspase 参与细胞凋亡的途径及机制：①细胞色素 C 与 Caspase 激活：Caspase-9 酶原的激活需凋亡蛋白活化因子（Apafs）、细胞色素 C（cyt-C 或 Apaf-2）和 dATP。细胞遭受凋亡刺激后，细胞色素 C 迅速从线粒体释放入细胞质。释放入细胞质的细胞色素 C 与细胞质中另外一种凋亡蛋白 Apafs1 结合，形成复合物，在 ATP 和 dATP 的参与下，激活 Caspase-9 前体，活化的 Caspase-9 进而激活 Caspase-3 前体。活化的 Caspase-3 执行效应子的作用，非选择性分裂水解其他蛋白、内源性核酸内切酶，激活 DNA 片段因子，导致 DNA 降解、核碎破裂、细胞凋亡。另一方面，cyt-C 从线粒体释放完后，会造成电子传递链断裂，氧自由基大量产生，ATP 量减少，从而驱动细胞坏死。②Caspase 家族与 Bcl-2 家族成员相互作用：Bcl-2 家族既包括抗凋亡成员（如 Bcl-2、Bcl-XL、Bcl-w、A1、Mcl-1 等）又包括促凋亡成员（如 Bax、Bad、Bak、Bcl-Xs、Bid 等）。Bad 和 Bax 通过与 Bcl-2 或 Bcl-XL 结合形成无功能的异二聚体干扰其抗凋亡活性。Bcl-2/Bcl-XL 可通过 CED4 抑制 CED3/Caspase 级联反应。CED3 前体与 CED4 通过物理性相互作用被激活成 CED3/Caspase，这可能是 CED3 激活的唯一机制。CED3 活性受 CED9 负调节，后者在结构和功能上与 Bcl-2 家族同源，CED9 通过另外一个凋亡促进因子 CED4 起作用，CED9 与 CED4 结合，使后者呈灭活构象，因而阻止 CED4 介导的 CED3 前体激活，CED4 在 CED3 和 CED9 之间起桥梁作用，而 Bax 及其他促凋亡 Bcl-2 家族成员可打破 Bcl-XL 与 CED4 之间的相互作用，促进凋亡。③Caspase 家族与死亡受体家族：死亡受体及其相应的配体或激动剂结合，导致死亡诱导复合物（DISC）的形成，继而激活 Caspase-8，Caspase-8 进一步激活效应子 Caspase-3、Caspase-6、Caspase-7 而执行促凋亡作用。活性 Caspase-8 还能损伤线粒体。Fas 死亡受体途径分为Ⅰ型和Ⅱ型。在 Fas Ⅰ型细胞中，生成较多 Caspase-8，激活下游 Caspase。Fas Ⅱ型细胞中只有少量 Caspase-8 产生，主要损伤线粒体，引起细胞色素 C 释放，而不激活下游 Caspase。在 Fas Ⅱ型死亡受体凋亡途径中，Caspase-8 诱导线粒体损伤，促进线粒体凋亡途径的凋亡过程。小剂量 Caspase-8 具有分裂激活 Bid 的作用，将其羧基末端转向线粒体，发挥其强大的促细胞色素 C 释放的功能。因此 Bid 在这两种途径中起连接作用。Caspase-3 是这两种途径的主要效应分子，位于 Caspase-8、Caspase-9 下游。

二、结肠

结肠主要有消化、吸收、储存、分泌和排泄功能。结肠不产生消化酶，但含有大量细菌，能够将未被小肠充分消化吸收的糖类和蛋白质通过酵解作用变成短链脂肪酸（short-chain fatty acids，SCFA）而被吸收利用。有学者认为，结肠的细菌酵解作用是机体第二次或最后机会将能量物质进行消化吸收，称之为结肠消化。在 SBS 患者中，结肠的这种代偿作用显得尤为重要。同小肠一样，SBS 患者结肠的代偿与适应也表现在结构和功能两个方面。

1. 结肠形态学适应　在 SBS 动物模型或患者中，除剩余小肠发生代偿性改变以外，结肠也呈现细胞增殖明显增加、肠管增粗等代偿性改变，表现为结肠直径明显增大，结肠壁和黏膜厚度、皱襞高度及皱襞表面积均有显著增加，大鼠小肠切除术后 2 周，结肠这种代偿达到高峰。Joly 等发现，尽管 SBS 患者结肠隐窝增殖和凋亡水平及 PepT1 和 NHE2 等转运体与正常人相比没有显著改变，但隐窝深度及隐窝细胞数量均有显著增加（分别增加了 35% 和 22%）。这说明 SBS 患者结肠代偿性改变主要以肠黏膜吸收面积增加为主，而肠黏膜增殖 / 凋亡比值及 NHE2、NHE3 和 PepT1 转运体表达水平并没有显著改变。

2. 结肠与水、电解质吸收　正常情况下，健康成人每天分泌的肠液量有 7 ~ 9 L，其中 80% 被小肠重吸收，其余 20% 进入结肠后大部分被吸收。在短肠急性期，肠道还不能适应肠黏膜吸收面积的骤然减少，特别是结肠缺乏的 SBS 患者，由于肠道过短，通过速度过快，患者可出现严重腹泻，急性期每天肠液排泄量可达 5 ~ 10 L。大量消化液的丢失不但造成体液丧失，而且使营养状况迅速恶化，容易出现水、电解质紊乱，以及感染和血糖波动。此时应完全禁食，采用中心静脉导管输液，并进行肠外营养，使用生长抑素抑制消化液的分泌，控制腹泻。长期使用生长抑素会抑制内脏蛋白的合成，减少肠黏膜蛋白及绒毛增殖，抑制肠道代偿与适应，因此当腹泻量明显减少、开始进食或肠内营养时可停用生长抑素，改用可待因、复方地芬诺酯或洛哌丁胺等药物抑制肠道蠕动、减少消化液分泌，增加肠道对水、电解质的吸收时间。

水和电解质溶液（如乳酸林格液）对结肠黏膜具有一定刺激作用，可早期给予适量等渗溶液以促进结肠功能恢复。但对于 I 型 SBS 患者，由于技术及感染等原因，临床工作中并不推荐将空、回肠造口液回输至结肠。对于此类患者，早期恢复肠道连续性不仅可以减少肠液丢失，还可促进结肠黏膜的代偿。

3. 结肠与脂类代谢

（1）中链甘油三酯的吸收：中链甘油三酯（medium chain triglycerides，MCT）是指含有 6 ~ 12 个碳原子组成碳链的脂肪酸。每克 MCT 含有 8.3 kcal（34.7 kJ）能量。MCT 分子量较长链甘油三酯（long chain triglycerides，LCT）小，水溶性较 LCT 高 100 倍左右，可被结肠吸收。Jeppesen 等对 LCT 及 50% MCT/LCT 膳食进行了一项临床随机对照交叉研究，该研究根据有无结肠将纳入的 19 例 SBS 患者随机分为两组，其中有结肠的 SBS 患者 10 例，无结肠的 SBS 患者 9 例。研究发现，同样给予 50% MCT/LCT 膳食，有结肠的 SBS 患者对 C8（96% ± 3% *vs* 63% ± 25%，*P* = 0.007）和 C10（87% ± 6% *vs* 57% ± 28%，*P* = 0.004）的吸收能力及能量吸收率均明显优于无结肠的 SBS 患者；在无结肠的 SBS 患者中，LCT 膳食与 50% MCT/LCT 膳食在能量吸收方面无明显差别。而近来一项研究表明，鼻饲 MCT/LCT 膳食（含 40% 脂类物质）可显著增加能量的吸收率。因此，随着剩余肠道的代偿，肠吸收功能逐渐改善，临床医师推荐使用水解蛋白配方（含 40% ~ 60% MCT）饮食喂养 SBS 婴儿。但不可否认的是，由于 MCT 不含有必需脂肪酸，纯 MCT 喂养可导致一系列并发症，如恶心、呕吐、腹泻等。因此，LCT 仍是 SBS 患者不可或缺的营养物质。

（2）短链脂肪酸：结肠黏膜的大部分营养都来自腔内，而自循环系统吸收营养的能力很小，而膳食纤维是主要来源。如果食物中缺少纤维，如全肠外营养等，肠黏膜很快就发生萎缩。膳食纤维是多种物质的混合物，主要是植物细胞的细胞壁或非纤维素聚多糖，非纤维素聚多糖包括半纤维素、果胶、贮存多糖、树胶和植物粘胶等。常见的膳食纤维分为可溶性膳食纤维（如胶浆、果胶、树胶等）和不可溶性膳食纤维（如甘露醇、木糖、半乳糖等）。不可溶性膳食纤维主要通过纤维间质体保留水分，携带胆汁进入结肠，降低结肠内 pH，抑制水和钠的再吸收，从而增加粪便量并软化粪便。可溶性膳食纤维在小肠内不易消化吸收，当它们到达结肠后，可被厌氧菌迅速酵解为短链脂肪酸（short-chain fatty acids，SCFA），如乙酸、丙酸、丁酸等。每 10 g 可溶性膳食纤维可产生 75 mmol SCFA。它们可被结肠黏膜吸收，为肠上皮细胞提供能量，对结肠的黏膜生长和细胞增殖有刺激和促进作用，还可增加粪便容积，因而具有抗腹泻作用。Tappenden 等也证实，在肠外营养中加入短链脂肪酸（膳食纤维降解产物）后，能明显促进剩余肠道黏膜的代偿反应，增加钠和水的吸收，减少小肠广泛切除后 TPN 所致的黏膜萎缩，对小肠和结肠起到营养作用。除了以上局部作用以外，动物研究证实，SCFA 可能会通过神经内分泌机制（如 YY 肽、胰高血糖素）影响胃和回肠的活力。

由于 SCFA 是结肠上皮细胞重要的能量来源，结肠每天最高可吸收 525 ~ 1 170 kcal（2 198 ~ 4 897 kJ）的能量，因此在 SBS 患者中，结肠自然而然地成为机体获取能量的重要器官。研究证实，给予结肠完整的 SBS 患者高碳酸化合物饮食（糖类约占 60%），每天可减少 310 ~ 740 kcal（1 298 ~ 3 098 kJ）的能量丢失。而有结肠的 SBS 患者粪便中碳水化合物含量降低也进一步说明结肠具有代谢可溶性膳食纤维的作用。在肠代偿适应期间，随着剩余肠道适应性增加，结肠吸收能量的能力也随之增强，这可能与 SBS 患者结肠微生态改变及各种酶的浓度和活性增加有一定关系。

4. 结肠微生态　人类正常菌群包括多种需氧菌和厌氧菌，小肠上段正常菌群与胃相似，为革兰氏阳性菌和需氧菌；回肠末端革兰氏阴性菌超过阳性菌，肠道杆菌持续存在；结肠中细菌大量增加，厌氧菌数量超过需氧菌 100 ~ 1 000 倍，主要菌种为拟杆菌、双歧杆菌和真杆菌。正常情况下，肠道菌群保持相对稳定，以厌氧菌为主的肠道原籍菌与肠黏膜紧密黏附，产生定植抵抗力，并借助于固有的肠黏膜屏障和肠道内的杀菌物质及免疫系统，共同防止外籍菌的黏附和定植，维持肠道内微生态环境的平衡。

在疾病状态下，肠道菌群组成也会出现相应改变。细菌培养结果提示，SBS 患者肠道菌群主要以乳酸杆菌为主，但这一技术并不准确，无法对其他菌群进行定性及定量分析。但近年随着技术的发展，温度梯度凝胶电泳（temperature gradient gel electrophoresis，TGGE）结合实时定量 PCR 技术发现，在粪便和黏膜水平，90% 的正常菌群缺失或者减少，而乳酸杆菌成为优势菌群，其次为双歧杆菌。而这种结肠微生态的重建可能对 SBS 患者剩余肠道的代偿具有重要作用。正是结肠微生物的改变及肠道吸收面积的增加导致残余结肠能量吸收增加，进而减少对 PN 的需求。但目前 SBS 患者结肠微生态病理生理改变尚未完全阐明，仍需进一步的研究以探讨结肠菌群对能量代谢所发挥的作用。

众所周知，机体 60% 的维生素 K 主要由结肠菌群生成，无结肠或者行小肠造口的 SBS 患者及经常口服广谱抗生素的 SBS 患者往往出现维生素 K 缺乏的现象。尽管过度的细菌生长可能会增加感染甚至诱发肝脏疾病的风险，但在治疗过程中应提倡手术治疗（如 STEP 手术），而不是一味地口服抗生素或进行肠道去污治疗，从而避免或者减少对肠道微生态的干预。

D– 乳酸中毒是一种特殊的代谢性酸中毒，常发生在小肠大部切除或者行空回肠短路手术的患者。口服大量碳水化合物、耐酸肠道菌群增生、口服抗生素或益生菌及 D– 乳酸代谢异常等是其主要的促发因素。一般情况下，糖类主要在小肠吸收，但由于 SBS 患者小肠吸收不良同时肠道乳酸杆菌大量增生，糖类就会在结肠内被转化成 D– 乳酸，D– 乳酸由肠道吸收入血，造成 D– 乳酸中毒性神经系统症状，如意识状态改变、运动失调、说话含糊不清、步态不稳、注意力不集中，甚至昏迷。这种情况需高度怀疑 D– 乳酸中毒。治疗上以口服抗生素和限制糖类摄取为主，急性期可使用碳酸氢钠来纠正酸中毒，严重的话可进行血液透析。对于 SBS 患者，肠道菌群对肠道适应过程具有重要作用，因此，我们对肠道菌群应持"尊重"的态度，而不是进行不必要的破坏或滥用抗生素。

第二节　影响短肠综合征剩余肠道代偿的因素

临床上，SBS 患者剩余肠道的代偿程度受许多因素影响，包括：年龄；小肠切除的范围和部位；回盲瓣和结肠保留与否；剩余小肠的功能状态；肠切除后距第一次治疗时间的长短。通常肠道有很强的代偿能力，剩余肠道可以通过代偿和适应过程，使其吸收各种营养素、水、电解质等物质的能力接近甚至恢复至肠道手术前的水平，这一过程短者需数月，长者需 1～2 年。一旦成功，不仅能减少 SBS 患者的并发症和病死率，而且能显著提高患者的生活质量。

一、剩余小肠的长度

目前，SBS 的概念已逐渐取得共识，但剩余小肠多长方能诊断为 SBS 争议甚大，文献报道 50～200 cm 不等。

众所周知，剩余小肠长度是影响剩余肠道适应的关键性因素，残余的小肠越少，代偿就越困难，如果全部小肠都被切除，其代偿几乎不可能。正常小肠黏膜的吸收面积大大超过维持人体正常营养所必需的面积，有很大的功能储备，因而能够耐受部分小肠切除而不发生临床症状。但当剩余小肠的长度过短时，尽管代偿非常充分，仍不能完全供给机体所需的各种营养成分以维持机体生长发育和新陈代谢的需要，进而发生显著的消化、吸收不良症状，严重者可危及生命。目前普遍认为，经代偿后可依赖肠道来维持机体所需要的营养，剩余肠道应有 100 cm 并保留完整结肠，结肠切除者则剩余肠道须更长。为此，手术中术者应尽可能地避免切除过多的小肠，并详细地记录剩余小肠的长度，这对术后的治疗及估计其代偿能力具有非常重要的价值。

二、年龄

SBS 患儿的代偿能力比成人强得多，Wasa 等比较了 12 例 SBS 患儿和 18 例成人 SBS 患者的代偿情况。SBS 患儿剩余小肠 0～75 cm（平均 47 cm），成人 SBS 患者剩余小肠 0～150 cm（平均 47 cm），治疗后，67% 的患儿能摆脱全肠外营养（TPN），但成人最终能摆脱 TPN 者仅占 22%；成人 SBS 患者中，凡剩余小肠不足 40 cm 者，都不能达到完全的代偿。有学者等分析了 21 例 SBS 患儿肠道的代偿情况，发现剩余小肠长度<10 cm 的患儿肠道功能不能恢复，存活者须终身依靠 TPN 支持或施行小肠移植术；11 例小肠长度为 10～30 cm 的 SBS 患儿 8 例存活，其中 5 例经长期 TPN 支持后获得完全代偿；7 例小肠长度>30 cm 的 SBS 患儿 6 例存活，并均获得完全代偿。同时，这种肠道代偿能力与年龄密切相关，年龄愈小，代偿能力愈强，术后 TPN 支持的时间愈短。Georgenson 等发现剩余小肠平均长度为 48.1 cm 的 52 例在新生儿期发病的 SBS 患儿存活了 43 例，其中 39 例平均经过 16.6 个月的 TPN 支持获得完全代偿；而成人 SBS 患者，当剩余小肠长度低于 60 cm 时，肠管结构和功能的代偿已不能维持机体消化吸收功能及供给足够营养物质的需要，终生 TPN 支持治疗成为唯一有效的治疗方法。笔者所在中心也进行了一项小样本临床研究，对 7 例 SBS 患儿进行了长期的随访（平均 19 个月），评估患儿生长发育及营养状况。研究发现，剩余小肠平均长度为 60 cm 的 SBS 患儿经治疗后可以维持良好的营养及生长发育情况，其中 6 例完全脱离了肠外营养，1 例减少了肠外营养需求量，获得了满意的结果。

三、剩余小肠的部位

小肠的主要生理功能是消化和吸收。除胰液、胆汁及胃液等可继续在小肠内起消化作用外，小肠黏膜腺体也能分泌多种消化酶，其中最主要的就是多肽酶，它能将多肽转变为可由肠黏膜吸收的氨基酸。食糜在小肠内分解为葡萄糖、氨基酸、脂肪酸后，即被小肠黏膜所吸收。除食物外，胃液、胆汁、胰液、肠液内的电解质，以及摄入的大量电解质也在小肠内被吸收进入血液循环。

小肠的运动功能在消化吸收过程中起着重要的作用。小肠的运动可分为两大类。第一类是肠蠕动所形成的推进力，带着食糜团沿着肠道下行。第二类是使食糜混合并使之与肠黏膜充分密切接触，这一类又分为：①有节律的分节运动，将食糜一分再分；②来回的摆动运动，将食糜在局部的肠襻内摆来摆去。

小肠被大量切除后，营养的消化、吸收功能将受到妨碍，吸收最差的是脂肪，其次是清蛋白，糖类是最易被吸收的营养物质。虽然空、回肠同样具有很强的消化、吸收功能，但相比之下，回肠显得更为重要。首先，末段回肠对蛋白质、脂肪、糖类有良好的吸收功能，并具有对某些微量元素（铜、维生素 B_{12}）与胆汁的特定吸收功能。其次，回肠能在结构和功能上都有适应性变化以增加吸收，而空肠往往只有功能上的适应性变化。再次，回肠黏膜的通透性较差，有利于内容物的吸收。此外，回肠的传输速度较慢延长了吸收时间，利于对胆盐和维生素 B_{12} 的吸收，可改善脂肪吸收，也减少未被吸收的胆盐引起结肠水钠分泌增加及蠕动加快。李幼生等进行的一项病例对照研究发现，残余回肠组患者肠外营养脱离率为83.3%，而残余空肠组患者肠外营养脱离率为 68.8%，差异显著。因此，大量小肠切除后，虽然切除的长度相当，但营养障碍在回肠被切除的病例更较为明显。

四、是否保留回盲瓣及完整的结肠

少数外科医师对回盲瓣及结肠的重要性认识不足，导致切除回盲瓣和结肠的决定下得相当轻率。回盲瓣具有括约肌样的作用，它在防止粪汁反流、防止肠内菌群紊乱、延缓肠内容物通过时间等方面有重要作用。切除回盲部后，食糜进入结肠的速度加快，可导致腹泻。同样，结肠也有延缓肠内容物通过时间、吸收水及电解质，刺激小肠黏膜增生，利于肠道代偿的作用。研究发现，SBS 患者的结肠可有明显的形态学变化，包括代偿性细胞增殖、肠管增粗、黏膜皱襞增多、隐窝加深、肠黏膜 RNA 和 DNA 增加等。经过代偿，右半结肠可能吸收部分氨基酸。

回盲瓣及结肠存在与否对 SBS 患者有重要意义，有研究表明，保留 1/2 的结肠至少相当于 50 cm 的小肠。若回盲瓣及结肠存在，回盲瓣能限制食物过快通过小肠，利于肠功能的代偿，则若残留 50~70 cm 的小肠患者即有可能仅用肠内营养来维持营养。若回盲瓣缺失，结肠内容物易返入小肠，使小肠菌群失调，将明显影响小肠功能的代偿，而小肠剩余长度需110~150 cm 才可仅用肠内营养来维持营养。但结肠存在的患者应注意可出现泌尿系结石，这是因为钙可与脂肪相结合，而 SBS 所致的脂肪泻导致钙丢失过多，草酸盐不能与钙结合形成不溶物从粪便排除，故在结肠被大量吸收从尿液中排泄，易于在泌尿系统形成草酸盐结晶，进而形成泌尿系结石并影响肾功能。

五、术后是否及时进食

实验和临床研究都证实，肠腔内食物的刺激对 SBS 剩余肠道代偿起着十分重要的作用。其机制可能为以下几个方面：①营养物质直接接触上皮细胞可刺激黏膜增生：许多因素参与了营养物质敏感性上皮细胞更新，肠内营养物不仅可增加肠上皮细胞的营养能源，还可通过体液因子等局部分泌或旁分泌机制发挥作用。②刺激胃肠道激素的分泌：肠内营养刺激胃肠道释放营养激素，后者通过血液循环到达功能障碍的肠段，刺激肠道代偿、适应。③刺激胆汁、胰液分泌：实验表明，胆汁和胰液进入远端小肠可刺激绒毛肥大，证实了胆、胰分泌液在肠道适应代偿过程中的作用。

六、剩余肠道是否有病变

除上述各种因素之外，患者剩余肠道若存有病变，特别是小肠，将影响其代偿。最典型的是克罗恩病患者，一旦发生 SBS，代偿将非常困难。

总之，SBS 剩余肠道的代偿是一个复杂的病理生理过程，受多种因素影响，具体机制及影响因素仍需进一步研究探讨。

（郭明晓）

参考文献

[1]   O'KEEFE S J. Short bowel syndrome and intestinal failure: consensus definitions and overview[J]. Clin Gastroenterol Hepatol, 2006, 4(1): 6-10.

[2]   MARTIN C A. Intestinal resection induces angiogenesis within adapting intestinal villi[J]. J Pediatr Surg, 2009, 44(6): 1077-1083.

[3]   VANDERHOOF J A, YOUNG R J. Enteral and parenteral nutrition in the care of patients with short-bowel syndrome[J]. Best Pract Res Clin Gastroenterol, 2003, 17(6): 997-1015.

[4]   HAXHIJA E Q. Intestinal epithelial cell proliferation is dependent on the site of massive small bowel resection[J]. Pediatr Surg Int, 2007, 23(5): 379-390.

[5]   BYRNE T A. Growth hormone, glutamine, and an optimal diet reduces parenteral nutrition in patients with short bowel syndrome – A prospective, randomized, placebo-controlled, double-blind clinical trial[J]. Ann Surg, 2005, 242(5): 655-661.

[6]   XU J M. Effect of dietary fiber and growth hormone on colonic adaptation in short bowel syndrome treated by enteral nutrition[J]. World J Surg, 2008, 32(8): 1832-1839.

[7]   GOULET O, COLOMB J V, JOLY F. Role of the colon in short bowel syndrome and intestinal transplantation[J]. J Pediatr Gastroenterol Nutr, 2009, 48(Suppl 2): 66-71.

[8]   ESTIVARIZ C F. Nutrient intake from habitual oral diet in patients with severe short bowel syndrome living in the southeastern United States[J]. Nutrition, 2008, 24(4): 330-339.

[9]   EYAREFE O D, EMIKPE B O, AROWOLO O A. Small bowel responses to enteral honey and glutamine

administration following massive small bowel resection in rabbit[J]. Afr J Med Med Sci, 2008, 37(4): 309-314.

[10] BINES J E. Influence of diet complexity on intestinal adaptation following massive small bowel resection in a preclinical model[J]. J Gastroenterol Hepatol, 2002, 17(11): 1170-1179.

[11] WASHIZAWA N. Glucose transport is upregulated in distal ileum concomitant with adaptive small intestinal growth after massive small bowel resection in mice[J]. Gastroenterology, 2004, 126(4): A646.

[12] FUKUNAGA T. Effects of the soluble fibre pectin on intestinal cell proliferation, fecal short chain fatty acid production and microbial population[J]. Digestion, 2003, 67(1-2): 42-49.

[13] IQBAL C W. Mechanisms of Ileal Adaptation for Glucose Absorption after Proximal-Based Small Bowel Resection[J]. J Gastroint Surg, 2008, 12(11): 1854-1864.

[14] BARTHOLOME A L. Supplementation of total parenteral nutrition with butyrate acutely increases structural aspects of intestinal adaptation after an 80% jejunoileal resection in neonatal piglets[J]. J Parent Enter Nutr, 2004, 28(4): 210-222.

[15] SUKHOTNIK I. Dietary palmitic acid modulates intestinal re-growth after massive small bowel resection in a rat[J]. Pediatr Surg Int, 2008, 24(12): 1313-1321.

[16] SUKHOTNIK I, MOR-VAKNIN N, DRONGOWSKI R A, et al. Effect of dietary fat on early morphological intestinal adaptation in a rat with short bowel syndrome[J]. Pediatr Surg Int, 2004, 20(6): 419-424.

[17] ZHOU J N. Effect of enteral nutrition formula on fat absorption and serum free fatty acid profiles in rat with short-bowel syndrome[J]. Chin J Chemis, 2006, 24(10): 1368-1374.

[18] GU Y. Effects of growth hormone (rhGH) and glutamine supplemented parenteral nutrition on intestinal adaptation in short bowel rats[J]. Clin Nutr, 2001, 20(2): 159-166.

[19] TIAN J Q. Dietary glutamine and oral antibiotics each improve indexes of gut barrier function in rat short bowel syndrome[J]. Ame J Physiol-Gastroint Liver Physiol, 2009, 296(2): G348-G355.

[20] SUKHOTNIK I. Parenteral arginine impairs intestinal adaptation following massive small bowel resection in a rat model[J]. Pediatr Surg Int, 2005, 21(6): 460-465.

[21] SUKHOTNIK I. Effects of enteral arginine supplementation on the structural intestinal adaptation in a rat model of short bowel syndrome[J]. Digest Diseas Sci, 2003, 48(7): 1346-1351.

[22] CAMLI A, BARLAS M, YAGMURLU A. Does L-arginine induce intestinal adaptation by epithelial growth factor?[J]. Anz J Surg, 2005, 75(1-2): 73-75.

[23] RAY E C, AVISSAR N E, SALLOUM R, et al. Growth hormone and epidermal growth factor upregulate specific sodium-dependent glutamine uptake systems in human intestinal C2BBe1 cells[J]. J Nutr, 2005, 135(1): 14-18.

[24] STEEB C B, TRAHAIR J F, TOMAS F M. Prolonged administration of IGF peptides enhances growth of gastrointestinal tissue in normal rats[J]. Am J Physiol, 1994, 266: G1090-1098.

[25] SCOLAPIO J S. Effect of growth hormone, glutamine, and diet on body composition in short bowel

syndrome: A randomized, controlled study[J]. JPEN, 1999, 23(6): 309-312.

[26] WU G H, WU Z H, WU Z G. Effects of bowel rehabilitation and combined trophic therapy on intestinal adaptation in short bowel patients[J]. World J Gastroenterol, 2003, 9(11): 2601-2604.

[27] HELMRATH M A. Adaptation after small bowel resection is attenuated by sialoadenectomy: The role for endogenous epidermal growth factor[J]. Surgery, 1998, 124(5): 848-854.

[28] SIGALET D L. A pilot study of the use of epidermal growth factor in pediatric short bowel syndrome[J]. J Pediatr Surg, 2005, 40(5): 763-768.

[29] MARTIN G R. Nutrient-stimulated GLP-2 release and crypt cell proliferation in experimental short bowel syndrome[J]. Ame J Physiol Gastroint Liver Physiol, 2005, 288(3): G431-G438.

[30] KAJI T. The effects of variations in dose and method of administration on glucagon like peptide-2 activity in the rat[J]. Eur J Pharmacol, 2008, 596(1-3): 138-145.

[31] KOOPMANN M C. Exogenous glucagon-like peptide-2 (GLP-2) augments GLP-2 receptor mRNA and maintains proglucagon mRNA levels in resected rats[J]. J Parent Enter Nutr, 2008, 32(3): 254-265.

[32] JEPPESEN P B. Glucagon-like peptide 2 improves nutrient absorption and nutritional status in short-bowel patients with no colon[J]. Gastroenterology, 2001, 120(4): 806-815.

[33] JEPPESEN P B. Teduglutide (ALX-0600), a dipeptidyl peptidase IV resistant glucagon-like peptide 2 analogue, improves intestinal function in short bowel syndrome patients[J]. Gut, 2005, 54(9): 1224-1231.

[34] DAHLY E M. Role of luminal nutrients and endogenous GLP-2 in intestinal adaptation to mid-small bowel resection[J]. Am J Physiol Gastrointest Liver Physiol, 2003, 284(4): G670-682.

[35] KNOTT A W. Smooth muscle overexpression of IGF-I induces a novel adaptive response to small bowel resection[J]. Am J Physiol Gastrointest Liver Physiol, 2004, 287(3): G562-570.

[36] YANG H. Intestinal intraepithelial lymphocyte gamma delta-T cell-derived keratinocyte growth factor modulates epithelial growth in the mouse[J]. J Immunol, 2004, 172(7): 4151-4158.

[37] YANG H, WILDHABER B E, TEITELBAUM D H. Keratinocyte growth factor improves epithelial function after massive small bowel resection[J]. JPEN, 2003, 27(3): 198-206.

[38] KATO Y, YU D H, SCHWARTZ M Z. Hepatocyte growth factor up-regulates SGLT1 and GLUT5 gene expression after massive small bowel resection[J]. J Pediatr Surg, 1998, 33(1): 13-15.

[39] PEARSON P Y, O'CONNOR D M, SCHWARTZ M Z. Novel effect of leptin on small intestine adaptation[J]. J Surg Res, 2001, 97(2): 192-195.

[40] SUKHOTNIK I. Effect of leptin on intestinal re-growth following massive small bowel resection in rat[J]. Pediatr Surg Int, 2006, 22(1): 9-15.

[41] ALAVI K. Interleukin-11 enhances small intestine absorptive function and mucosal mass after intestinal adaptation[J]. J Pediatr Surg, 2000, 35(2): 371-374.

[42] GUO M X, LI Y S. Effect of growth hormone, glutamine and enteral nutrition on intestinal adaptation in patients with short bowel syndrome[J]. Turk J Gastroenterol, 2013, 24(6): 463-468.

[43] GUO M X, LI Y S. Morphological adaptation in adult short bowel syndrome undergoing intestinal rehabilitation[J]. J Invest Surg, 2013, 26(1): 1-5.

[44] GUO M X, LI Y S. Role of growth hormone, glutamine and enteral nutrition in pediatric short bowel syndrome: a pilot follow-up study[J]. Eur J Pediatr Surg, 2012, 22(2): 121-126.

[45] GUO M X, LI Y S. Magnifying endoscopy for monitoring intestinal adaptation: a case report[J]. Surg Laparo Endo Per, 2011, 21(4): e187-189.

[46] GUO M X, LI Y S. Growth hormone for intestinal adaptation in patients with short bowel syndrome: a systematic review and meta-analysis of randomized controlled trials[J]. Curr Ther Res, 2011, 72(3): 109-119.

[47] KONG W, WANG J, YING R, et al. A potential anatomic subtype of short bowel syndrome: a matched case-control study[J]. BMC Gastroenterol, 2016, 29: 12.

第六章 短肠综合征评估

第一节 短肠综合征剩余小肠解剖学评估

一、长度评估

文献报道的第一例 SBS 是 Koeberle 于 1880 年为患者切除 200 cm 小肠，随后在 1935 年，Haymond 在对总计 257 例的行肠切除手术患者进行总结得出，正常人体在切除 33% 的小肠的情况下，剩余小肠仍能回归正常吸收功能，但切除上限一旦超过 50% 将会造成较差的预后。因此测量剩余小肠长度是制订和评估 SBS 治疗方案的重要临床指标，也是影响 SBS 患者预后的决定性因素。

小肠是消化道最长的器官，全长在 360~600 cm，其中十二指肠测量长度为 25~30 cm，屈氏韧带距回盲部之间的测量长度约为 480 cm，包括近段 2/5 为空肠，远端 3/5 为回肠。由于其迂曲排列于腹腔内，各组小肠位置较固定，但也随体位的改变而略有移动，所以影像学对于小肠疾病的定量诊断未被很好地解决。

一直以来，小肠长度的测量以手术中测量系膜缘肠襻长度为金标准，而在体非侵入性小肠长度测量以小肠消化道造影加曲线计测量为准。现代影像学技术出现之前，在体小肠的长度测量主要是术中测量。20 世纪 20 年代，Van Der Reis 等第一次通过全消化道置管的方式测量了整个消化道的长度。

1959 年，Hirsh 第一次对人体在体小肠进行了测量，他将一根直径为 2.1 mm 的导管置入小肠，通过间接测量导管的长度提示小肠的长度在 206~329 cm，平均长度为 261 cm。但根据当时 Underhill 的尸检报告，小肠的长度为 335~789 cm，平均长度为 609 cm。Hirsh 间接测量在体小肠的长度明显短于死后尸检小肠的长度。

1984 年，Angelo 等用小肠造影剂灌肠的方法对 10 例 20~50 岁的腹痛患者进行了肠道长度的测量（内镜及其他影像学检查已排除患者有其他相关疾病）。患者取俯卧位测量从屈氏韧带至回盲瓣间的距离，目的是使造影剂尽量充盈小肠，并将三维结构的小肠反映在二维平片上，测量的小肠长度为 230~370 cm，平均长度为 280 cm，其中男性患者小肠平均长度为 306 cm，女性患者小肠平均长度为 256 cm。通过统计学相关分析得出：小肠长度与体重有明显关系，但与身高的关系不明显。作者认为肠壁的肌张力对正常人体的小肠长度有很大影响，但尸检时测量的长度只反映死后肠壁松弛状态下小肠长度，而且由于麻醉及压迫等因素的存在，手术中测量小肠长度造成肠壁肌张力减低而造成测量误差，小肠长度应选择在体功能长度测量，影像学测量为最佳。这也解释了 Angelo 的造影剂灌肠法和 Hirsh 导管法测量结果相似性的原因。

1991 年，英国医学家 Jeremy 等应用曲线计量器在二维平面的小肠钡餐造影胶片上，通过描绘肠襻纵轴走行对 12 例空肠造口及 6 例小肠大部分切除患者进行影像学定量测量。结果提示，2 例患者的钡餐曲线计测量无法明确辨认出小肠范围；4 例患者的钡餐曲线计测量因肠襻在盆底的重叠需要两次以上的测量；手术中测量剩余小肠长度大于 150 cm 的采用该种影像学测量难度较大，而长度小于 150 cm 的小肠采用该种影像学测量能够较为准确地反映术中测量长度，差异范围在 0 ~ 30 cm，平均差异值为 9 cm。该研究最后指出：肠管的粘连和在盆底的聚集是导致钡餐造影检查测量准确性欠佳的原因，但经此法测得小肠长度仍能够为临床提供较为准确的诊断信息。

2003 年，英国医学家 Shatari 等再次对比运用曲线计量器法和术中测量法对 22 例小肠切除术后患者的剩余小肠长度进行了类比测量，结果提示小于 250 cm 的小肠长度可以通过钡餐影像学测量法得到较为准确的数据，能为临床决策提供可靠证据，而且剩余小肠长度越短钡餐后曲线计测量越准确。

采用口服气钡双造影是定时跟踪观察各段小肠的方法。给予患者口服稀钡和产气粉后，嘱患者不断变换体位，以利于钡剂移动，充盈小肠。为了使钡剂快速充盈小肠，缩短检查时间，可提前 30 ~ 60 分钟口服胃肠动力药，以增强胃肠蠕动。俯卧位对盆腔区聚集的末端回肠有较好的观察效果，因此必须观察多体位的钡造影情况。在此过程中可给予适当的腹部加压，不但能够将盆腔重叠的肠管分开，也有利于观察肠管及病灶的移动情况及观察管壁的僵硬程度。缺点在于小肠肠襻相互重叠迂曲排列于腹腔内，随着对比剂浓度的增高，遮蔽病灶的概率增加，特别是末段回肠多聚集于盆腔区，重叠较显著，这也是造成较长剩余小肠长度患者运用钡剂双重造影测量结果不准确的原因。另外，由于小肠全部显影时间较长，可达 3 小时以上，随着检查时间的延长，钡剂在肠道内停留的时间越长，与小肠内的消化液等物质接触越久，越容易发生钡剂絮凝、结块，钡剂不连续等现象，小肠黏膜皱襞显示不良。而运用曲线计人工测量 X 线片上的小肠长度存在个人主观因素或经验不足所带来的长度误差，且肠道反映在 X 线片上存在二维图像误差。

随着影像医学的飞速发展，特别是多排螺旋 CT 广泛应用于临床，为小肠疾病的诊断提供了新的思路。自 20 世纪 70 年代至今，CT 的出现和发展不断丰富着现代医学的内涵，特别是以连续螺旋 CT 扫描为代表的容积扫描技术，利用扫描数据进行三维成像，为胃肠道疾病提供了一个新的研究方法。

薄层螺旋 CT 能够在短时间内获得胃肠道的整体轮廓像，减少了呼吸和胃肠道蠕动所带来的运动伪影，还可采用气体铸型的方法，将骨组织、软组织等的透过度调整为 100% 的完全透过状态，而使气体部分的 CT 域值调整为透过度为 0 的完全不透明状态。将 –900 ~ –250 HU 范围内 CT 值的透过度设定为 0，其余范围外的透过度设为 100%，采取模拟胃肠道管腔法对肠腔内外轮廓进行观察，所获得的图像兼有前两者的效果。切割模拟的管腔图像，还能获得立体剖面的胃肠道重建图像。

为了胃肠道特别是小肠在体内的准确定位和管腔的明确诊断，有研究采用口服稀释5%的泛影葡胺溶液，优点是避免了气体和水等阴性造影剂所带来的充盈不均匀，同时也防止了阳性造影剂、稀钡造影剂在CT扫描中产生的金属伪影。由于SBS患者肠管长度短，腹腔容积小，应在短时间（5分钟）内喝完造影剂，以利于造影剂对肠管的充分充盈。此项研究中对于小肠长度大于150 cm的患者行检查前肌内注射山莨菪碱，以减轻肠道对造影剂的张力。

在SBS患者小肠的重建中，准确地识别小肠的范围至关重要。在曲面重建应用之前，多平面重建（multi-planar reconstruction，MPR）是选择小肠起始部位的最佳方法。由于小肠的走形和起始特点，选择冠状位重建更有助于显示小肠全长，但是肠管弯曲、连续形态各异、走行方向变异极大，常不能位于某一平面之中。因此单纯的冠、矢状位重建图像往往不能满足临床影像学诊断识别小肠范围的要求。曲面重建作为多平面重建技术的衍生，能够将走行迂曲、不在同一平面的肠管连接在一起，显示在一幅图上，形象直观，可以显示大多数肠管的全貌，准确地识别空肠起始段和末端小肠的位置。

此外，本类研究采用软件Syngo. via，与普通曲面重建软件相比，它最大的优势在于具备专门的自动曲面重建分析程序。此血管曲面重建分析程序能够根据多平面重建图像自动在重建三维图像上追踪出造影剂显影的肠管走行，且曲面图像识别能力强大，在中心线修正程序的帮助下，能够在长轴参考图中反复对肠管正中轴线进行修正，从而使肠管识别率和曲面重建质量大幅提高；除得到曲面重建图像外，还可自动生成得最佳长轴图、拉直图、横轴图及各种参数测定重建图像等，极大地丰富了腹部肠道重建的影像诊断信息。多平面重建方法是CT检查最常用的图像后处理方法，可以根据病变走行进行曲面重建得到断层图像。此方法密度分辨率高，通过调整适当的窗宽、窗位，可以清晰显示肠壁及肠腔周围结构的变化。

2014年，李幼生教授及其团队利用多平面与曲面双重建相结合的CT仿真三维肠道成像技术，对在体小肠长度进行了测量，并以临床测量肠管长度的金标准，即手术中测量剩余小肠系膜缘肠襻长度为准，比较了基于手术、消化道钡餐、CT仿真三维成像技术共三种方法所测量SBS小肠长度的三组数据，分析得出，基于多平面重建和曲面重建的多排螺旋CT仿真三维成像技术能较好地反映Ⅱ型、Ⅲ型SBS小肠剩余长度，Ⅰ型SBS小肠剩余长度则可辅以造口充予Foley导尿管气囊后准确测定。这种多平面与曲面双重建相结合的CT仿真三维肠道成像技术成为SBS肠道评估的新方法。对剩余小肠长度在75 cm以内的Ⅰ型SBS患者，可运用传统的消化道气钡双重造影，以解决患者造口充予Foley导尿管气囊导致的耐受性差的问题。

二、直径评估

正常情况下的在体小肠直径为平均为2.5 cm，在小肠远端梗阻，特别是机械性肠梗阻的情况下，小肠直径可达 3 cm 以上；在肠管旷置的情况下，小肠直径可小于 2 cm。

2014 年，瑞典医学家 Helander 等总结了大量以往文献并测量消化道表面积，表明十二指肠平均直径为 4 cm，无病变的空回肠直径在体内消化道钡餐测量平均直径为 2.5 cm。同年，李幼生教授及其团队于基于多排螺旋 CT 肠道三维成像技术测量剩余小肠长度时所得相似结论。该团队利用三维 CT 曲面重建方法和口服泛影葡胺造影剂，自动在重建的三维图像上追踪出造影剂显影的肠管走行方向，同时还显示小肠长管半径和肠管病变情况。该研究中 2 例 SBS 患儿剩余小肠直径较正常小肠直径均有一定程度的扩张，平均剩余小肠直径达 4.02 cm，较正常的小肠直径扩张了一倍以上。其中一例患儿在 6 个月内剩余小肠长度较术中测量长度增加了 128%。既往认为因肠切除术后吸收面积减少，小肠吸收能力增加，该过程发生在术后的 1～2 年，新生儿和儿童都有较强的肠再生功能，但较成人多需要 2～3 倍的能量来提供正常的生长发育。该研究中一例患儿仅在术后 6 个月即出现了肠管的扩张、增粗，可能是该患儿获得了持续充足的肠内肠外营养所致（表 6-1，图 6-1）。

表 6-1　2 例短肠综合征患儿剩余小肠长度与直径

病例	年龄 / 岁	距手术切除小肠时间 / 年	术中剩余测量长度 /cm	剩余小肠长度 /cm	剩余小肠直径 /cm
1	5	0.5	90	96.3	3.85
2	13	5	30	68.4	4.19

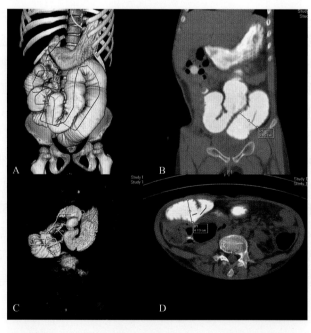

图 6-1　不同短肠综合征患儿 CT 三维肠道成像
A. CT 三维消化道成像剩余小肠长度 96.3 cm；B. 剩余小肠直径 3.85 cm；
C. CT 三维消化道成像剩余小肠长度 68.4 cm；D. 剩余小肠直径 4.19 cm。

运用 CT 肠道三维成像技术测量 SBS 患者的剩余小肠直径，对 SBS 再手术的术前评估也起着重要作用。

2013 年 7 月，李幼生及其团队首次成功为一例老年男性患者实施了连续横向肠成形术（STEP）。术前的准确评估也得益于 CT 肠道三维成像技术的运用。

STEP 作为新近兴起的自体肠成行手术方式，最先由美国医学家 Kim 于 2003 年提出，其手术目的为延长食物在肠道内滞留时间，增加吸收时间和吸收量，从而使患者脱离全肠外营养。在手术时，应用一个线形的外科手术缝合器沿肠管的系膜边缘交替对向不完全离断，并分开扩张的小肠管，使变细的肠管成"Z-Z"方式，从而使得营养素沿着变窄但延长的小肠"隧道"（管腔直径缩小一半）被吸收。但行 STEP 的肠管必须达到一定扩张的程度才能给予闭合器足够的空间操作，从而使黏膜内面积得以保留，肠管直径得以恢复正常。运用 CT 肠道三维成像技术测量小肠直径扩张情况能够帮助筛选符合 STEP 手术标准的患者，还能够监测 STEP 后患者的肠道通畅和吻合口生长情况（图 6-2）。

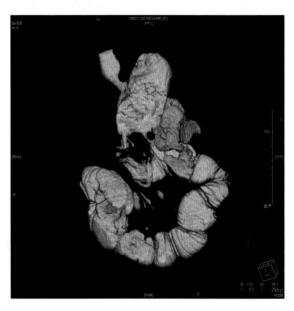

图 6-2　STEP 后患者肠道通畅和吻合口生长情况的 CT 肠道三维成像

第二节　短肠综合征剩余小肠功能评估

一、吸收功能评估

肠吸收功能主要由肠道表面所决定，除肠管长度与直径的影响之外，还包括肠皱褶、肠绒毛与微绒毛的影响因素。

以往经典论著描述正常成人生理条件下胃肠道黏膜表面可达 260～300 m^2，甚至可达 400 m^2。2014 年，瑞典的科学家研究表明正常人体小肠的吸收面积可能只有约 32 m^2，这一结果只有以往经典认识的十分之一。可能原因是近年来人们更加重视在体小肠长度测量的准确性，其测量结果更贴近生理条件下小肠的功能性，而在体小肠长度远短于尸体或者手术中测量长度。从生理意义上来说，虽然胃肠道的吸收和分泌功能与胃肠有效表面积密切相关，但过大的表面积和肠腔容积比，可能会增加肠道内的有害物质如某些消化酶、外源性的危险因子和肠腔内的有害菌群的威胁。

（一）营养吸收不良

广泛肠切除的主要后果是吸收表面积的损失，从而导致宏量营养素、微量营养素、电解质和水的吸收不良。

大多数宏量营养素（糖类、脂肪和氮）在100～150 cm的近端小肠内被吸收。从十二指肠一直到回盲瓣位置的肠上皮细胞都是一样的，但从近端到远端存在明显的形态和功能上的梯度差。与回肠相比，空肠的绒毛更高、隐窝更深，近端小肠单位长度的微绒毛酶活性及营养素吸收能力比远端小肠高好几倍；正是由于这些形态和功能上的差异，空肠的部分丢失在起初带来的营养素吸收障碍要比相同长度的回肠段丢失更加严重。然而，回肠最终能够补偿空肠丢失，而空肠却不能替代回肠对胆盐和维生素 B_{12} 吸收功能。

正常的消化和吸收过程是胃对部分消化的营养物质的逐渐排空，并在十二指肠内与胆汁和胰腺酶混合，混合食糜在近端小肠内快速消化和吸收。近端空肠造口患者有胃内液体的快速排空和肠道的快速转运，影响了胃内消化过程，从而导致胃内容物与胆汁和胰液混合不足、酶的消化不充分和营养物质消化不良等问题。快速的肠道转运缩短了营养素-肠上皮细胞接触时间，因此单位肠段内的吸收减少。高位空肠造口患者因为由经口摄入之后的营养物质在胃排空刺激而分泌大量空肠液，可以被视为是水盐的净分泌者，这些患者排出的液体要比他们所摄入的多，因此，液体治疗可能具有挑战性（图6-3）。

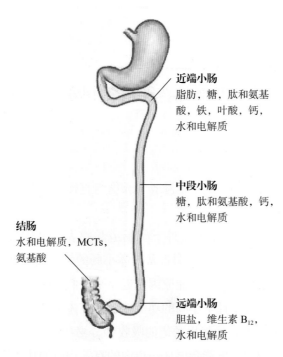

图6-3　不同饮食成分及胃肠分泌物在小肠和
结肠内的特定吸收部位

大多数空肠<100 cm且没有结肠的患者需要长期的肠外营养。手术时即使保留部分结肠对营养素的吸收也是非常有用的。回盲瓣起着减缓肠道转运的"制动阀门"的作用，因此增加了营养素-肠上皮细胞接触时间，增强了对营养素的吸收。此外，未完全吸收的糖类在结肠内被细菌酶酵解为容易吸收且被结肠细胞利用的短链脂肪酸（SCFA）。据估计，这种结肠内消化过程每天可产生高达1 000 kcal（4.2 MJ）的能量。一旦患者病情稳定，即应当行小肠-结肠吻合（图6-4）。

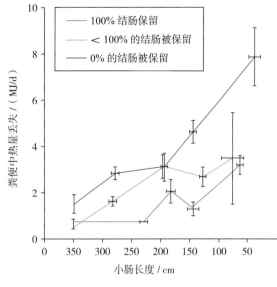

图6-4　SBS患者结肠的作用

（二）水和电解质吸收不良

肠管吸收表面积的损失可通过造口或粪便丢失大量的电解质、水、矿物质和微量元素（表6-2）。近端小肠每天接收7~9 L来自食物和肠道分泌的水和电解质，其中6~8 L被肠道重吸收。如果饮食不加限制，空肠造口患者不能重吸收如此大的液量，其结果是出现大量的腹泻，并且通常伴有血容量减少、低钠血症和低钾血症。

《柳叶刀》杂志中一项研究报道了15例空肠造口患者，平均空肠长度为50 cm的6例空肠造口患者的腹泻量可达3.2~8.3 L/d，如果允许他们自由摄入食物和水，6例患者均为钠和水的负平衡，其中4例为负钾平衡；所有患者均需要肠外营养与电解质补充、限制食物和水的经口摄入，以避免不可接受的造口液体损失。在同一研究中，7例平均空肠长度为120 cm的患者可以在相同的条件下维持良好的水和钠的正平衡。15例空肠造口患者水、钠和钾的吸收与其空肠长度有关。要维持水和电解质的正平衡，至少需要100 cm功能完整的空肠，与满足人体营养吸收所必需的空肠长度相似。

表6-2　严重SBS患者每天经造口或粪便丢失的电解质、矿物质和微量元素

成分	每天损失量
钠	90~100 mmol/L
钾	10~20 mmol/L
钙	772（591~950）mg/d
镁	328（263~419）mg/d
铁	7~15 mg/d
锌	12（10~14）mg/d
铜	1.5（0.5~2.3）mg/d

一般情况下，近端空肠造口患者每升造口排出液将丢失 90～100 mmol/L 的钠和 10～20 mmol/L 的钾。这些患者中的一部分需要长期的肠外电解质和水的补充，经常给予夜间补液，但另外的患者可以通过全天多次少量地喝入葡萄糖盐水口服补液盐（ORS）以保持正平衡。与回肠 - 结肠的紧密连接相比，空肠紧密连接的"肠内液体"泄漏相对要严重一些，因此，葡萄糖盐水溶液中需要较高的 NaCl 浓度（＞ 90 mmol/L）才能获得水钠的净吸收。主动吸收的溶质（如葡萄糖、半乳糖、葡萄糖聚合物、寡肽或 L- 氨基酸）促进肠道内的离子转运，这些溶质也可在带正电荷的 Na$^+$ 主动吸收时被以溶剂拖曳的方式被动吸收。

水随 Na$^+$ 的转运直接被成比例地转运到肠上皮细胞中。Na$^+$ 也通过与 Cl$^-$、H$^+$ 的协同交换和溶剂拖曳的主动电位差转运机制被吸收。吸收过程和分泌过程同时发生。肠上皮细胞被基膜内的 Na$^+$K$^+$-ATP 酶（腺苷三磷酸酶）激活后，可通过钠泵的方式逆浓度梯度主动分泌 Na$^+$（图 6-5）。建议将 90～120 mmol/L 的 NaCl 与 50 mmol/L 的葡萄糖混合，尽管混合后的溶液口感不佳，但这种混合溶液利用了空肠内钠和葡萄糖及氨基酸的协同主动转运机制，能够增加水和盐的吸收。结肠可继续完成对电解质和水的吸收，正常人每天从粪便中丢失的水分仅为 100～150 ml。结肠保留很强的电解质和水的吸收能力，估计每天可吸收 3～4 L 的等张盐溶液。SBS 患者即使保留部分结肠也可大大减少粪便中电解质和水的损失。一项对具有相似空肠长度，一组为空肠造口，另一组为空肠 - 结肠吻合的两组患者进行的对比分析显示，后一组的患者很少需要口服或静脉的液体补充。

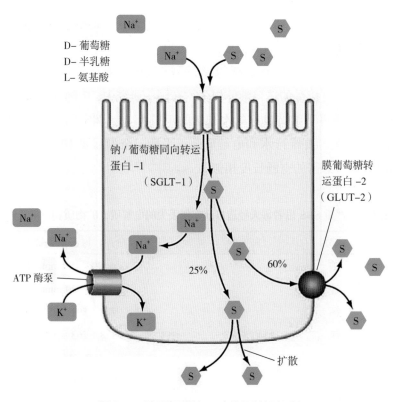

图 6-5　溶质耦联的 Na$^+$ 协同转运机制

（三）特定部位的转运过程丧失

由于微绒毛酶和转运体的功能活动从近端到远端呈梯度变化，营养素的吸收可发生于小肠的任何部位，尽管速率不同。一些化合物的吸收仅限于小肠的某些部位，钙、镁、磷、铁、水溶性及脂溶性维生素的吸收主要在十二指肠和近端空肠。

大多数 SBS 患者有完整的十二指肠和不同长度的空肠，所以出现铁、磷或水溶性维生素缺乏的情况比较罕见，即使在近端空肠造口患者亦是如此。

在一项小肠切除患者的研究中，发现不同患者对钙的吸收差异很大。钙的净吸收（摄入量小于粪便丢失）范围为 −268 ~ +573 mg/d，中位数为 +65 mg/d。然而，64% 的患者存在负钙平衡（摄入量小于粪便和尿液丢失）。

在另一项对平均空肠长度 128 cm 的 25 例患者的研究中，在肠内给予超出正常数量的高营养试验期间，尽管补充了钙、镁和维生素 D，但 13 例出现大量腹泻（2 ~ 6 L/d）和脂肪痢、18 例发生低钙血症及低镁血症。钙镁吸收不良是脂肪吸收不良造成的，因为这两种矿物质在肠腔内与未被吸收的长链脂肪酸结合并沉淀。摄入低脂饮食的小肠切除患者钙镁吸收可望得到改善。

维生素 B_{12} 和胆汁酸的主动吸收仅限于回肠。由于维生素 B_{12} 内在因子复合物和胆汁酸是由回肠上皮细胞中的特定转运蛋白结合，大多数 SBS 患者已经失去了部分或全部回肠，从而导致出现维生素 B_{12} 和胆汁酸吸收不良。吸收不良的严重程度取决于回肠切除的长度。切除回肠超过 60 cm 时，维生素 B_{12} 吸收不良通常临床表现极为明显，常会出现巨红细胞性贫血、口舌炎和周围神经炎。小于 100 cm 的回肠切除可致中度的胆汁酸吸收不良，进入结肠或经造口排出的胆汁酸增加，造成胆汁酸丢失的增加。胆汁酸丢失导致水和电解质的结肠内分泌增加，从而可加重腹泻。更大范围的回肠切除（大于 100 cm）可致严重的胆汁酸吸收不良，如果胆汁酸丢失超过肝的合成量，可造成胆汁酸池减少，继而造成脂肪痢。广泛回肠切除后，可发生脂肪吸收不良，还可出现脂溶性维生素缺乏；必需脂肪酸（亚油酸）缺乏较罕见。未被吸收的长链脂肪酸进入结肠后，如果脂肪酸被结肠细菌羟基化，那么被羟基化的脂肪酸刺激结肠的水和电解质分泌，从而加重腹泻。

临床上对吸收不良的诊断应遵循首先通过临床表现诊断，其次通过血液检查筛查吸收不良导致的后果。如果临床表现不明确，应用粪便脂肪的检查判断是否存在吸收不良，最终应用内镜、造影剂对比 X 线或者其他检查来查找病因。

如果患者有慢性腹泻、体重减轻和贫血的症状，即应怀疑吸收不良。比如，有明显病因所致多次急性胰腺炎发作后继发的慢性胰腺炎；乳糜泻患者常终身腹泻，且食用含有麸质食品后加重，还有疱疹样皮炎的表现；肝硬化和胰腺癌患者常有黄疸；进食糖类 30 ~ 90分钟后即有腹胀、肠胀气、水样泻，提示双糖酶尤其是乳糖酶的缺乏；既往腹部手术史则提示 SBS。如果病史提示一个特殊的病因，检查则要围绕此状况开展（图 6-6）。如果没有明显的病因，血液检查（如全血细胞计数、红细胞指数、铁蛋白、维生素 B_{12}、叶酸、钙、清蛋白、胆固醇、凝血酶原时间）可以作为筛查。这些检查可能提示诊断或为诊断提供线索。

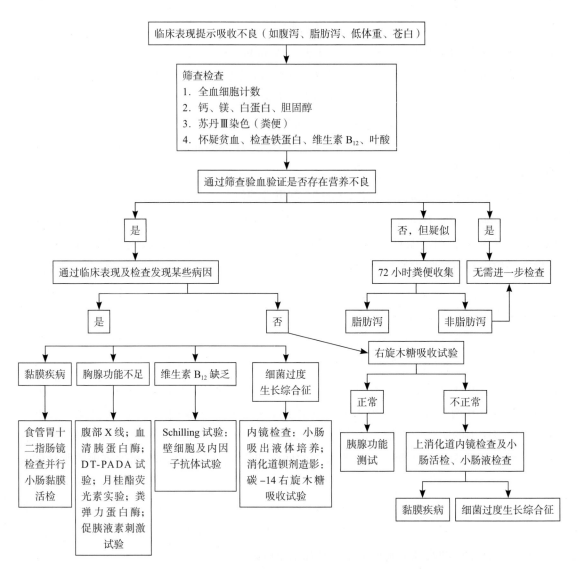

图 6-6　SBS 患者肠道吸收功能特殊病因检查流程图

（1）筛选试验

1）粪便 pH 测定：糖耐受不良患者新鲜粪便 pH 一般低于 6，且经常低于 5.5。

2）粪便还原糖测定：取新鲜粪便 1 份，加水 2 份混匀后离心，取上清液 1 ml，加入 Clinitest 试剂 1 片，通过与标准卡比色，获得还原糖浓度，≥0.5 g/dl 为阳性，新生儿 > 0.75 g/dl 为异常。上述上清液也可加斑氏（Benedict）液后加热，测还原糖。

（2）糖 – 呼气试验（sugar-expiratory test）：该方法敏感、可靠、简便，且无创伤性，但需气相色谱仪测呼气中氢含量。人体本身不能产氢，呼气中氢由结肠内糖被细菌发酵所产生。绝大多数可吸收的糖类在到达结肠前可被完全吸收，而肠道细菌发酵代谢未被吸收的糖类是人体呼气中氢气的唯一来源，利用这一原理可测定小肠对糖类的吸收不良。

（3）小肠黏膜活检：可通过内镜或经口置入 Crosby 肠活检导管，负压切取薄层肠黏膜，分别进行组织学检查及直接测定各种双糖酶含量，尤其有利于先天性糖吸收不良的诊断。

（4）右旋木糖吸收试验（dextroxylose absorption test）：在肾功能正常的情况下，测定尿内木糖的排出量，可反映小肠的吸收功能。该试验对诊断小肠黏膜普遍性损害所致吸收不良的阳性率达 70% 以上；对胰腺疾病和仅累及回肠的疾病，木糖试验阳性；肾功能不全或胃排空延迟者，可出现假阳性。方法：空腹服右旋木糖 5 g（溶于 250 ml 水中），再饮水 200 ~ 300 ml，收集 5 小时的尿，测定尿内木糖含量。正常排出量（1.51 ± 0.21）g，1 ~ 1.16 g 为可疑，<1 g 为异常。婴幼儿不易采集尿液，可测定 1 小时后血中木糖含量，如 <200 mg/L 视为吸收不良。

（5）维生素 B_{12} 吸收试验（vitamin B_{12} absorption test）或 Schilling 试验（Schilling test）：先肌内注射维生素 B_{12} 1 mg，使体内库存饱和，然后口服 ^{60}Co 或 ^{57}Co 标记的维生素 B_{12} 2μg，收集 24 小时尿液，测定尿内放射性含量。正常人经尿排出量应大于口服量的 8% ~ 10%。低于此值为吸收不良，常见于回肠末端吸收不良或被切除后，肠内细菌过度繁殖（如盲襻综合征）及内因子缺乏所致恶性贫血等。

（6）^{14}C– 甘氨胆酸呼气试验（^{14}C-glycocholic acid expiratory test）：口服 ^{14}C– 甘氨胆酸 370 MBq（10 mCi），正常人绝大部分在回肠吸收，循环至肝再经胆管进入小肠，仅极少部分能进入结肠而从粪便排出，另一部分则在体内代谢成 ^{14}CO$_2$ 通过肺呼出。正常人口服 ^{14}C– 甘氨胆酸后 4 小时内 ^{14}CO$_2$ 的排出量低于总量的 1%，24 小时粪内排出量低于 8%。小肠细菌过度繁殖、回肠末段病变或切除者呼气中 ^{14}CO$_2$ 和粪内 ^{14}CO$_2$ 的排出量增高。

（7）肠液检查：置管至十二指肠或空肠抽取肠液，做镜检或细菌培养；测定肠液中胰酶的活力，以评价胰腺功能等。

（8）汗氯测定（sweat chloride determination）：汗氯 > 60 mmol/L 有助于胰腺囊性纤维性变的诊断。

（9）其他：如糖耐量试验，口服 2 g/kg 受试糖后，如糖耐量曲线低平，提示存在吸收不良，但血糖可受多种因素影响，结果需结合临床才有意义。用层析法可测定粪糖，并区别各种不同种类的糖，也有采用醋酸铅法测定粪便中乳糖，这些方法对诊断均有参考意义。

（10）脂肪吸收不良

1）粪便镜检脂肪滴或脂肪酸增加：正常人每天排出脂肪小于摄入的 6%；轻、中度脂肪吸收不良时，每天排出脂肪占摄入的 6% ~ 10%，阳性率为 75%；重度脂肪吸收不良，每天排出脂肪 > 10%，阳性率达 90% 以上。但假阳性率约占 14%。

2）脂肪吸收试验（fatty absorption test）：可精确反映脂肪吸收情况。在试验前先服脂肪含量 > 70 g/d 的饮食 3 天，同时连续收集 72 小时粪便，测定粪脂，并计算脂肪吸收率（计算公式为：脂肪吸收率 =（饮食内脂肪 – 粪脂）/ 饮食内脂肪 ×100%。脂肪吸收率 <90%

或粪脂肪量＞7 g 时，可提示有脂肪吸收不良）；或口服碘油 0.5 ml/kg，12～18 小时后测定用递增倍数法稀释的尿中碘排出量，尿碘<1∶8，为脂肪吸收不良。

3）脂肪吸收系数（fatty absorption coefficient）测定：测定 3 天内摄入脂肪量及粪便中排出的脂肪量，计算其吸收系数。吸收系数降低提示吸收不良。

4）^{14}C–甘油三酯呼气试验：口服 ^{14}C 标记的甘油三酯后，呼出气中 $^{14}CO_2$ 被氢氧化铵吸收，用液体闪烁计数器计数。脂肪吸收不良者口服 ^{14}C 标记的甘油三酯后，6 小时内呼出 $^{14}CO_2$ 低于正常值。

（11）蛋白质吸收不良

1）血清总蛋白、清蛋白降低，而无尿蛋白增加。

2）测定粪便中 ^{51}Cr 排出率：静脉注射 25～50 U ^{51}Cr 标记的清蛋白，然后测定 96 小时内粪便中 ^{51}Cr 的排出率。正常值为 0.001～0.007，如排出增多，提示蛋白质吸收不良。

3）测定粪便中的 α1 抗胰蛋白酶：α1 抗胰蛋白酶在胰酶中不被分解，即使排泄到粪便中仍较稳定。故通过测定血和粪便中的 α1 抗胰蛋白酶的浓度可获知蛋白质漏出的程度。干粪中正常值为 0.8～1 mg，＞2.6 mg 为蛋白质吸收不良。

4）血清瓜氨酸：最近 10 年，有临床治疗中心利用血清瓜氨酸水平的下降反映短肠吸收功能障碍，根据不同人群种群不同，血清瓜氨酸水平在 16.87～60.00 μmol/L，但 SBS 患者的血清瓜氨酸水平可低至 0.77 μmol/L，平均水平仅为 5.94 μmol/L。血清瓜氨酸与 IL–6 的水平呈负相关，这可能是由于 SBS 患者肠道的菌群失调，能量代谢与免疫功能失调相关。

（12）其他辅助检查：肠道 X 线检查为非特异性检查，但对诊断有一定的参考价值，可帮助查出肠道形态上或功能上的改变，如肠腔扩大、钡剂节段性分布、排空时间的改变、肠道皱襞增厚等。

二、蠕动功能评估

肠蠕动功能是由肠间质 Cajal 细胞引发的环形和纵形收缩的肠壁运动，用于混合肠腔内的肠液推动食糜下移。

小肠蠕动的电生理变化主要集中体现在一组特殊的运动模式——移行性复合运动（MMC），其蠕动周期能够被腔内测压仪（manometry）所记录。

这种四相一组的蠕动机制是指两餐之间在消化道的一系列动作电位。这些动作电位使得消化道一次又一次地蠕动，把未能消化的物质（如纤维）从胃输送，通过小肠进入结肠。Ⅰ、Ⅱ相脉冲式 MMC 电生理波对于禁食期小肠排空腔内分泌物、食物及微生物起着至关重要的作用，由此被称为胃肠道的清道夫。

Vantrappen 等还提出，MMC 的缺失是菌群生长旺盛失调的重要病理学因素，MMC 被认为能防止胃肠道细菌过度生长，并通过排空作用协同各消化器官和发出饥饿信号。

MMC 包括两个特点：时相性及移行性。

时相性：Ⅰ相为间断蠕动期，胃肠偶出现间断性收缩，胃基本无运动，各运动之间不具有明显传递性。Ⅱ相是胃肠不规则收缩期，在这一阶段胃肠开始有散发的蠕动收缩波，具有推进性，并逐渐增强活跃；在胃窦部<2次/min，在十二指肠部<10次/min。Ⅲ相是胃肠规则的强烈收缩期，至少有2个相邻侧孔连接传感器发生持续30秒以上、连续有节律的蠕动，且同一测压仪记录为波形大小、频率一致；在胃窦部3次/min，在十二指肠部12次/min。Ⅳ相是收缩消退期，蠕动逐渐减弱，无节律并过渡至Ⅰ相间断蠕动期。

移行性：MMC的Ⅲ相蠕动收缩波可以从胃体移行至胃窦 – 十二指肠 – 空肠 – 回肠，以每分钟5~10cm的速度向远端扩散，约90分钟后可到达回肠末端。当一个收缩波到达回肠末端时，另一个收缩波又在胃和十二指肠出现。有时收缩波并不从胃扩散到回肠，而是消失在近端小肠。

MMC的启动因素是胃动素。20世纪70年代，研究人员提出胃动素波动释放峰值与MMC Ⅲ相出现一致；90年代再次证明胃动素直接通过胃肌间神经元的胃动素受体影响胃MMC，并发现了胃动素神经元及神经纤维。肠神经中的5-HT是调节MMC周期及Ⅲ相扩散的重要神经递质；而抑制信使物质NO（CNS、ENS均存在）为维持小肠Ⅰ相的重要递质。正是由于这些神经体液的调节，小肠移植术后也能恢复MMC。

SBS患者肠道运动能力也在肠切除术后有一定改变，表现为切除远端肠管双极电位变化。在切除远端75%小肠的犬类模型上可以观察到小肠末端反复发生的抽搐。随着切除长度的增加，剩余小肠抽搐的阈值降低，蠕动功能也会逐渐丧失。这种小肠蠕动功能的代偿性改变在空肠比回肠更为明显。蠕动功能的改变还伴随着平滑肌收缩性的改变。也有临床报道这种肠适应的双极电位改变会在肠切除术后的第一年发生，且仅发生在剩余小肠长度少于100cm的患者中。

虽然可以通过鼻胃管置入腔内测压仪测量小肠内压力和电生理运动，但并不能完全忽视因为腹腔压力对测量结果产生的误差。近年来，由于磁共振设备硬件和软件技术的快速发展，包括相控阵线圈、高场强、快速梯度切换率的梯度磁场，弛豫增强单次激发快速采集（single-shot rapid acquisition with relaxation enhancement，SS-RARE）序列、半傅里叶单次激发快速自旋回波（half-fourier RARE）序列和真实稳态进动快速成像（true fast imaging with steady-state precession，true FISP）等超快速序列，使MRI图像的采集完全摆脱了肠蠕动或呼吸运动引起的伪影的干扰，不但使得腹部实质器官的MRI质量明显提高，而且MRI越来越多地应用于胰胆管系统、肠道空腔器官和腹部血管成像。

MRI作为一种无创性无电离辐射的方法，能够从形态学和功能学上对肠道进行评估。一些典型的肠道蠕动功能疾病，如假性肠梗阻、系统性硬化、炎症性肠病如不在术前进行良好的评估，贸然手术也将导致SBS的发生。

目前，评估小肠的蠕动功能主要有两种方法：

一是运用二维小肠冠状位快速成像脉冲序列，如稳定态自由旋进造影（SSFP）、回波平面成像（EPI）或快速自旋回波（FSE），使用动态MRI长时间观察小肠位置的移动情况，利用软件计算小肠收缩的频率、直径的变化、上下的移动范围（膈肌运动）、前后的移动范围。

另一种方法是利用磁共振电影成像生成的小肠蠕动热图变化，并用不同颜色表现出节段性小肠蠕动的收缩模式，如频率和幅度。最后通过人工或者软件测量绘制出小肠的蠕动曲线。

Chaddock 等运用 MRI 对口 – 盲肠传输时间（OCTT）进行测量，结果表明 MRI 可以作为一种值得信赖的、无创、无辐射的检查技术用于测量 OCTT，并且可以用于观察肠道内气体的动力学特征。

三、内分泌功能评估

SBS 患者的肠道内分泌功能障碍主要体现在特定部位的内分泌细胞和胃肠道激素缺失。

正常人体每天分泌约 0.5 L 的唾液，1~2 L 的胃液，1.5 L 的胰液和胆汁（其中 0.6 L 是胰液）。胃泌素、缩胆囊素、胰泌素、肠抑胃肽、胃动素由近端胃肠道内的内分泌细胞产生，并调节分泌过程和肠道蠕动。SBS 患者若合成这些激素的那部分肠道完整，则激素水平也是正常的。然而，在约 50% 的广泛肠切除患者中，高胃泌素血症和胃酸分泌增加会在术后早期阶段暂时出现。术后高胃泌素血症的病因还不清楚，可能与失去抑制信号相关，但高胃泌素血症会自然消退。

胰高血糖素样肽 1 和胰高血糖素样肽 2（GLP-1 和 GLP-2）、神经降压肽、YY 肽（PYY）于回肠和近端结肠生成，而 SBS 患者往往已失去了这些肠段。GLP-1、GLP-2 和 PYY 被肠腔内的脂肪和糖类释放出来，使胃排空延迟并减缓肠道转运（回肠制动）。在空肠造口患者中已证实这些激素的释放受损，而这些激素的释放是对进食、快速胃排空和液体在肠道内快速转运作出的反应。保留有结肠的 SBS 患者增加了 GLP-1 和 GLP-2 的浓度，证实其胃排空正常。在动物模型中，还证实了 GLP-1、GLP-2 和 PYY 可抑制胃酸分泌、促进肠的生长。20 世纪初，丹麦的一项临床试验证实，应用 GLP-2 能够提高 SBS 患者对能量的吸收能力，增加体重、肠隐窝深度和绒毛高度。基于一项近期运用替度鲁肽（teduglutide，GLP-2）治疗成人 SBS 的临床试验结果，此类生物试剂治疗费用高额，且只对符合一定临床指征的患者有效。因此应把握药物适用标准，筛选出治疗后能戒断肠外营养的患者包括四种情况：结肠具有连续性；剩余小肠长度＞50 cm；治疗前肠外营养的剂量少；治疗中肠外营养的剂量减少。

第三节　短肠综合征剩余小肠血液循环评估

一、影像学评估

纵观 ESPN 总结的 SBS 所致肠衰竭病因中，肠系膜缺血性疾病位列第一，其中又包括肠系膜动脉栓塞（约占 50%）、肠系膜动脉血栓形成（约占 25%）、非闭塞性肠系膜血管缺血（约占 20%）和肠系膜静脉血栓形成（约占 5%）四大类型。肠系膜缺血性疾病的早期诊断对治疗方法的选择及疾病的预后极为重要，但因其临床表现不典型、实验室及影像学检查无特异性指标、发病率低，造成大部分医师对其诊治缺乏经验，使得初诊医师极难做出及时有效的早期诊断。当剧烈腹痛患者同时伴有器质性心脏病、动脉粥样硬化症、充血性心力衰竭、慢性餐后腹痛、体格检查无相应体征等情况时，应高度警惕肠系膜血管疾病的发生，其确诊和鉴别诊断一般依赖并综合各种影像学检查。

（一）数字减影血管造影

数字减影血管造影（DSA）是诊断肠系膜血管病变的金标准。造影前应做好肠道准备，必要时清洁灌肠，透视观察腹腔有无积气。造影前使用肠蠕动抑制剂，根据检查部位安排采集与屏气的关系。尽量选择较快的采集速度（至少 3 帧 /s），延迟注射时间，多采集可做蒙片的图像，以便造影结束后校正减影。运动是造影失败的直接原因。呼吸和吞咽运动可通过患者配合而解决，肠道蠕动及气体运动则是患者不能自主控制的，是肠血管造影失败的最主要原因。为了尽量避免这些不利因素，做好肠道清洁准备，减少肠管积气、肠蠕动是非常重要的。选择性 SMA 造影是将导管置入 SMA 主干，可显示其各个分支，常可清晰显示第 4~5 级分支。如将导管进一步置入 SMA 分支，则可清晰显示第 6~7 级分支，并可见到浓密的微血管阴影和相应的引流静脉。在注入造影剂后的连续摄片中，随着时间的推移可以依次显示血管的动脉期、微血管期和静脉期。DSA 属有创侵入性检查，费时且检查费用昂贵，还具有高侵袭性、潜在的肾毒性和放射线的损害等缺点，从对动脉的潜在损伤而言，行 DSA 时导管可能引起正常动脉内膜损伤，诱发动脉夹层、斑块形成、脱落，因此 DSA 很难成为常规检查手段，但此法的一个最大优势是可在作出诊断的同时直接进行血管内的药物灌注治疗和介入治疗。目前急性肠系膜缺血、肠系膜血管功能不全和慢性胃肠道出血的评估已大部分被 CT 肠造影（CTE）和 CT 血管造影（CTA）取代。

（二）CT 血管造影

CT 血管造影（CTA）是重要的肠系膜上动脉检查手段，能无创、准确地显示肠系膜血管的异常。近年来，CTA 对 SMA 病变诊断的特异性和敏感性明显提高。目前，CTA 常用的重组方法有多平面重组（multiple planar reconstruction，MPR）、最大密度投影（maxium intensity projection，MIP）、表面阴影显示（surface shadow dislay，SSD）和容积再现（volume rendering，VR）。CTA 从周围静脉注入对比剂，对 SMA 血管本身无明显影响。同 DSA 相比，CTA 的优势在于具有微创性及多视角观察的优点，不仅能够观察 SMA 的管腔，还能够提供管壁的病理表现及相邻血管与组织结构的情况，对钙斑和血栓的显示优于常规血管造影。2013 年，一项基于 1 970 例患者的荟萃分析显示，比较其他血液学检查（如 L- 乳酸和 D- 二聚体）的特异性与敏感性都低于 CTA 对系膜血管病变的诊断。

多排螺旋 CT 血管造影（ multi-slice spiral CT angiography，MSCTA）具有较高的空间分辨率及较快的扫描速度，无疑是最有价值的无创性技术。MSCTA 在临床中的应用不再局限于对大血管病变的诊断和评价，现已扩展到中小血管。多排螺旋 CT 的 MPR、MIP、VR 图像均能不同角度观察 SMA 及邻近腹主动脉壁的粥样硬化情况，对 SMA 管腔壁粥样斑块显示和相应管腔的狭窄观察以 MPR 较佳。MPR、MIP、VR 图像能显示肠系膜上动脉壁有无增厚、钙化及局部管腔狭窄，也可以观察病变动脉的侧支循环血管情况，成为临床判断病情的重要依据。MSCTA 是目前最有临床实用价值的技术之一。多排螺旋 CT 加快了扫描速度，并消除了呼吸腹部运动造成的伪影，从而为小肠壁和肠系膜血管远端分支显影奠定了基础；同时，快速扫描使得增强扫描时机更精确，可一次静脉注射对比剂同时获得动脉和静脉的数据。三维重建图像质量的显著提高也推动了 CTA 技术的发展。CT 扫描显像可进行任意平面的三维立体重建和器官表面重建，帮助医师更加直观详细地了解患者血管病变的细节和解剖关系；除动脉形态学检查，还可用于功能学检查，如在灌注成像中的应用，选定层面行同层 CT 动态扫描，以获得该层面内每一个像素的时间 – 密度曲线（time-density curve，TDC），根据该曲线利用不同数学模型计算出各种灌注参数，并可通过色阶赋值得到灌注影像，以此来评价组织、器官的灌注状态，显示早期缺血病灶及系膜血管的情况。

近年来，临床医师通过利用多排螺旋 CT 仿真血管内镜（MSCTVIE）技术，调节 CT 阈值和透明度，获得血管内表面的三维立体影像，可结合 CTA 对血管病变进行全面观察。定位光标于目标血管上，根据血管强化程度设置阈值和透明度，用黑底白影或伪彩色显示血管壁及腔内情况，拖动光标调整方向和进度，然后用回放功能放映。虽然目前该技术在肠系膜血管成像中应用较少，但随着工作站后处理技术的不断发展，对肠血管病变的观察将日趋完善。

（三）磁共振血管成像

磁共振血管成像（MRA）无须进行穿刺和置入导管，利用流空效应和组织信号的不同，可以直接显示血管的部位和形态，由于其非侵入性、无放射性及其增强对比剂较含碘的 CT 对比增强剂更为安全，有更广阔的应用前景。传统的 MRA 方法是时间飞跃法（TOF）和相位对比法（PC），这两种方法存在着饱和效应、血流信号下降及血管分支显示不佳等缺点，三维增强磁共振血管成像（3D CF-MRA）是 20 世纪末出现的无创血管成像技术，其原理是利用对比剂缩短血流 T_1 值，明显提高血液信号，使血管与周围组织对比强烈，产生明显的血管影像。3D CF-MRA 是一种无创、无痛苦、可重复的检查方法，成像速度快，具有更高的时间分辨率与空间分辨率。MRA 在评估 SMA 主干上有价值，但敏感性及特异性较差，3D CF-MRA 在诊断 SMA 狭窄的病变中敏感性为 100%，特异性为 87%。3D CF-MRA 作为一种先进的血管成像方式，具有相对简便易行、无创伤、无辐射、无毒性等优点，可以对 SMA 主干及各级分支清晰显像，但费用高，普及难。

（四）彩色多普勒超声

彩色多普勒超声（CDU）包括二维超声、彩色多普勒血流显像及频谱多普勒检测。CDU 能直观显示 SMA 血管走行、管壁、管腔，测量血管内径，明确斑块、狭窄等病变的部位和范围，同时运用多普勒频谱技术能够直接测量血流速度和阻力指数等血流动力学指标。Ray-Chaudhuri 等报道经腹测量 SMA 血流量和搏动指数（PI）的关系，成功地用于测量人体在不同的生理状态和药物及病理状态（如肠缺血）时 SMA 和 PI 的改变，认为 PI 可替代估测 SMA 血流量。SMA 供血范围广泛，获得较多关注，包括正常餐前、餐后的血流动力学改变，肝硬化、肠炎、炎性肠病等患者 SMA 血流动力学改变，能够用于有效筛除高级别的 SMA 缩窄。CDU 可以无创性重复测量 SMA 血流，可根据血流方向及速度判断有无栓塞及栓塞的部位，使临床医师能够及时采取治疗措施，同时为治疗效果提供客观的评价和远期随访手段。CDU 具有操作简便、无创、重复性好、价格低廉等优点，适宜基层医院广泛应用，但由于受肠气及肥胖等因素的影响，限制了其在 SMA 病变中进行更深入的研究。自从腹部超声问世以来，由胃肠道气体伪像引起超声显像难的问题一直困扰着超声工作者。研究者采用了各种不同的技术试图减少肠道气体引起的伪像，最常用的技术是口服液体取代和排除胃肠内气体，为中腹腔部、上腹腔部及腹膜后结构提供了充液性的声窗。目前 DSA、CTA、MRA 对 SMA 病变的诊断有明显进展，但是对于血管动脉粥样硬化、结缔组织疾病、糖尿病等所致的慢性小肠缺血而引发的早期小肠血流动力学改变，上述技术尚难准确检测及广泛应用。结合口服新型小肠声学造影剂，CDU 将能早期发现、实时观察到小肠血管损害后的血流动力学变化，而且不受仪器条件的限制。CDU 有望成为 SMA 病变的早期筛查手段，及早发现血管损害所致的小肠血流动力学变化，进行早期干预和治疗。

二、内镜学评估

以往内镜学检查并非 SBS 患者的常规检查方法。一项单中心回顾性研究提出针对 SBS 患者特殊的病理生理特点和复杂的胃肠临床表现（包括腹泻、消化道溃疡、出血、狭窄、梗阻菌群失调、能量代谢失衡等），应该常规使用消化道内镜对剩余小肠的病理功能进行评估。消化道内镜能够较好地对菌群过量繁殖 / 失调、慢性腹泻、消化道溃疡出血等其他难以诊断胃肠道黏膜疾病的病因进行诊断。

《中国短肠综合征诊疗共识（2016 年版，南京）》明确指出内镜学检查中的小肠镜与结肠镜可粗略测定小肠长度、肠道是否存在溃疡和其他病变、确定是否存在回盲瓣、吻合口有无狭窄等。胶囊内镜、放大肠镜有助于判定肠黏膜适应情况及肠道是否存在缺血，同时评估肠黏膜绒毛形态。

第四节　短肠综合征其他相关器官功能评价

小肠大部分切除后造成肠道吸收面积减少，从而导致水和电解质的平衡紊乱及肠道激素的分泌缺乏。这不仅影响各消化系统器官功能，更可能导致其他器官如肾、骨、脑神经等的病变。

（一）胆石症

大部分 SBS 患者的胆结石是由胆红素钙组成，无症状胆石症在严重 SBS 患者中占近一半的比例。由于大部分 SBS 患者运用完全肠外营养导致其肠道、胆囊的运动功能降低，胆汁进一步淤积；一些 SBS 患者还出现了餐后缩胆囊素的降低，因此注射用缩胆囊素来缓解胆石症被实验性地运用于胆石症的预防和治疗上，但临床效果不佳，并常会诱发恶心、呕吐和腹部疼痛。

（二）肝疾病

长期使用 TPN 的 SBS 患者常会患肠外营养相关性肝病（parenteral nutrition–associated liver disease，PNALD）。特别是 TPN 使用时间超过 5 年的 SBS 患者，50% 有严重肝疾病，包括 II 级肝纤维化、肝硬化；或一种以上的下列指征：血清总胆红素大于 3.5 mg/dl 超过 1 个月，腹水，门静脉高压，肝性脑病，肝衰竭伴 V 因子浓度小于正常值的 50%。SBS 患儿发生 PNALD 的概率比成人高很多。SBS 相关性肝病可以表现为胆汁淤积、脂肪变性或脂肪性肝炎，胆汁淤积较常见于婴幼儿，补充熊去氧胆酸、鱼油、亚油酸有一定的疗效。

（三）肾结石

SBS 患者肾结石主要发生机制是回肠切除术后患者的胆汁酸缺乏引起脂肪吸收不良，未被吸收的长链脂肪酸与食物草酸代谢后的草酸钙竞争性结合在剩余肠道被重吸收，从而导致草酸的继发性增多，临床上表现为高草酸尿症或肾草酸钙结石。被竞争结合的游离草酸只能在结肠被吸收，因此无结肠连续性或直接小肠造口的 SBS 患者没有获此并发症的风险。一项研究表明，约有 24% 的 SBS 患者在肠切除后 2 年内发生肾结石，因此在 SBS 患者中应严格监测尿草酸的水平，并严格控制含草酸饮食的摄入，如可乐、啤酒、茶、巧克力等。如尿草酸水平持续增高，可口服柠檬酸钙或共轭胆汁酸来减少高草酸尿。也有研究证明，这种草酸盐的沉积可能跟 TPN 中维生素 C 在光照下的分解代谢有关系。

（四）D– 乳酸酸中毒性脑病

D– 乳酸酸中毒是 SBS 患者较少见的一项并发症之一，仅发生在具有保留有结肠连续性的患者中。尤其是在正对 SBS 过喂养糖类（carbohydrate）之后，肠道菌群将糖类分解为短链脂肪酸和乳酸，形成肠道内较低的 pH，从而抑制优势阳性菌群的生长，为抗酸性革兰氏阳性菌，如酸酵性乳酸菌（lactobacillus fermenti）、嗜酸性乳酸菌（lactobacillus acidophilus）与链球菌（streptococcus）的种群提供了良好的酸性生长环境，从而使得这些抗酸杆菌得以生存并产生大量的 D– 乳酸，然而 D– 乳酸在结肠被吸收后，人体 D– 乳酸脱氢酶的缺乏只能在一定程度能被代谢分解，且肾对其分泌有限，因此堆积在体内形成酸中毒。有些患者在合并有腹泻的情形下才会发生。正常人代谢 D– 乳酸的速率为 1.5 mmol/（kg·h），因此一个 70 kg 体重小肠吸收不良的人，在 24 小时内仍可代谢 430 g 的糖类，但若相同数量的糖类在短时间内进入结肠，则导致 D- 乳酸中毒。因此少量多餐，不要在短时间内食用大量糖类，也可避免 SBS 的患者 D- 乳酸中毒。

第一个被报道的 D- 乳酸中毒性脑病成人病例是在 1979 年，第一个被报道的儿童病例则是在 1980 年，两例都有 SBS。一般代谢性酸中毒即使在 pH 很低时，通常也不会有脑部症状。D- 乳酸可穿过血 – 脑屏障（blood-brain barrier），进而影响脑部；另外脑中的 D-2- 氢氧基酸去氢酶（人体代谢 D- 乳酸的酶）含量较低，使得 D- 乳酸不易代谢。由于 D- 乳酸浓度与神经学症状的严重度不成比例，而且正常人注射 D- 乳酸使血中浓度上升时，并不会产生神经学异常，所以有人认为糖类在结肠内发酵产生大量 D- 乳酸，同时会产生其他毒素，例如硫醇（mercaptans）、乙醛（aldehydes）、乙醇（alcohol）及胺（amines）等，在结肠中一起被吸收，从而造成神经学症状。丙酮酸去氢酶会被酸性环境抑制而让丙酮酸无法产生乙酰辅酶 A（acetyl Co-A）与三磷酸腺苷酸（ATP），进而影响神经传导物质的制造。小脑中只有少量的丙酮酸去氢酶，会造成丙酮酸堆积，丙酮酸负回馈抑制 D-2 氢氧基酸去氢酶，导致 D- 乳酸不易代谢，因此使得小脑相关的症状特别明显。

D- 乳酸中毒性脑病的常见症状包括：共济失调，步态不稳，构音困难，定向力丧失，精神障碍，谵妄，昏睡，疲劳，记忆减退，头昏，眩晕，乏力，头痛，恶心，呕吐，排便次数增加等。症状持续时间、发生频率不定，常可自行消失。本病的症状均是常见、非特异性的临床表现，往往未能引起医师的注意和识别，应与其他神经性疾病相鉴别，如 Wernicke 脑病。

D- 乳酸酸中毒性脑病的确诊需在实验室进行如下检查：

1）血 D- 乳酸浓度：血中 D- 乳酸浓度常在有神经症状时才升高，神经症状缓解后则快速下降，因此，抽血的时间点也很重要。D- 乳酸浓度通常在晚餐后最高，在早餐前最低。必须用 D- 乳酸脱氢酶试剂（D-lactatedehydrogenase assay）来检验 D- 乳酸浓度。

2）动脉血气分析：pH 下降，阴离子间隙增高。有时 D- 乳酸中毒阴离子间隙正常，因为近端肾小管的钠 –L- 乳酸共同运送器（sodium-L-lactate cotransporter）无法将 D- 乳酸重新吸收，导致 D- 乳酸快速排至尿液。D- 乳酸也会排至粪便中造成正常阴离子隙。也有文献认为，尿中 D- 乳酸升高及血中 D- 乳酸正常的患者，若有典型临床表现，亦可诊断为 D- 乳酸中毒。

（五）成人代谢性骨病

至少有 50% 的 SBS 患者在肠外营养开始之初患上此病。骨质的发育和平衡稳态是成骨细胞和破骨细胞终身互相作用、修复和维持的过程，这一过程也受激素和旁分泌信号通路的各种调控。遗传、机械相关反应、内分泌和营养代谢均在一定程度上影响骨稳态。骨形成和骨吸收基本分为三个阶段：

第一阶段，普通多功能间充质干细胞发育成成骨 / 软骨祖细胞，而骨原细胞（前成骨细胞）分化成为成骨细胞。

第二阶段，依赖成骨细胞调节的破骨细胞通过核因子 κ B 配体（RANKL）和骨保护素（OPG）的受体活化剂成分的分泌成熟。破骨细胞活性可以通过测量胶原降解的特定产物，如吡啶和脱氧吡啶啉的尿排泄来评估。

第三阶段，破骨细胞通过细胞自主调节自身活性。破骨细胞具有促进骨吸收的能力，并可作为 10 ~ 20 个血液单核细胞融合的结果出现。

对于 SBS 和肠衰竭的患者来说，骨健康异常应被定义为骨质疏松、骨软化或两者的组合；而骨质减少是指在完全确诊骨质疏松之前的阶段。以往的研究热点是 TPN 造成的铝中毒，表现为严重骨痛、骨折、高钙血症和血清正常磷酸盐、1, 25- 二羟基维生素 D 和 25-羟基维生素 D 形成的铝毒性引起的临床综合征。在美国 FDA 批准了无铝肠外营养解决方案后，铝毒性相关的骨病在常规临床中已很少见。然而，2014 年发表的相关尸检报告标明，仍有 7 例患者体内存在相对较高的铝含量。

成人患者往往在发展为 SBS 前已经受到骨质疏松的影响，病理表现为骨质变得多孔、骨小梁间隙变大，从而使得脊柱和肢体骨骼骨折的风险增加。相比较停经后的原发性骨质疏松，SBS 和肠衰竭等所造成的骨质疏松常被认为是继发性骨质疏松。对于绝经后的女性 SBS 患者，代谢性骨病的发生具有原发和继发性的双重原因。临床上通常使用双能 X 线吸收法测量骨密度，从而评估骨质减少和骨质疏松症的存在和严重性。骨软化病的诊断通常基于骨痛、骨压痛、骨折、肌无力、步态异常等临床表现结合实验室和放射学检查，以及骨组织形态学测量。SBS 骨病相关高风险因素包括：

1. 铝污染（1986 年已消除酪蛋白水解物的影响），可减少 PTH 的分泌和 1, 25- 二羟基维生素 D 的生成。

2. 氨基酸输注超过 2 g /（kg·d），可导致增强的骨钙化和随后的骨丢失。

3. 低磷酸盐血症，可影响肾小管钙吸收。

4. 慢性代谢性酸中毒，可影响维生素 D 代谢、钙的吸收。

5. 维生素 D 毒性，可增加骨吸收，引起骨丢失和高钙血症。

6. 低镁血症，可减少 PTH 的分泌，导致肾钙吸收减少；降低 1, 25- 二羟基维生素 D 的生成，导致肠内钙和镁吸收的进一步减少（正反馈回路）。

除了实验室检查以外，还有许多方法可对骨骼健康进行定量和定性评估。目前，在临床实践中使用三种测试方法：①双能 X 线吸收法，是成人的首选测试方法；②骨折风险评估工具（FRAX），是一种综合双能 X 线吸收法和临床参数的在线骨折风险评估工具；③计算机断层扫描（CT）、CT 三维成像和磁共振成像（MRI）。

双能 X 线吸收法测量骨矿物质含量（BMC，以克为单位）和骨骼面积（BA，以平方厘米为单位），然后通过将 BMC 除以 BA 计算骨密度（BMD，g/cm^2）。骨密度通常用 T- 值表示。患者的骨密度减去年龄、种族和性别匹配的参考群体的平均骨密度，并除以参考群体的标准差（SD），计算得出 T- 值。T- 值 –2.5 ~ –1 为骨质减少，<–2.5 为骨质疏松症。在使

用双能 X 线吸收法时，脊柱和髋部是在没有脆性骨折的情况下测量的优选位点。如果不能测量脊柱、髋部，或患者患有甲状旁腺功能亢进、体重超过双能 X 线吸收法的限制，则可以使用 33% 的半径范围。由于低辐射暴露、低成本和良好的重复性等特点，双能 X 线吸收法目前被认为是监测骨密度随时间变化的最好方法。为了获得最准确的结果，应在同一台扫描仪上测量患者。

FRAX 是世界卫生组织推荐的骨折风险预测简易工具，其将股骨颈或全髋的骨密度与一组独立于骨密度的骨折临床危险因素组合加权，用以评估临床上哪些患者需要接受骨质疏松诊断和治疗。没有发生过骨折又有低骨量的人群，因临床难以作出治疗决策，可以用 FRAX 快捷地计算出个体发生骨折的绝对风险，为制订治疗策略提供依据。适用人群为 40 ~ 90 岁男女，< 40 岁和 > 90 岁的个体可分别按 40 岁或 90 岁计算。如果 10 年骨折风险 ≥ 20% 或髋部骨折风险 ≥ 3%，均可诊断为骨质疏松症。

如果骨密度测试显示骨质减少或骨质疏松，并且对于是否采用处方药有疑问，或者在处方药治疗中患者骨密度显著下降或维生素 D 补充困难，应考虑转诊至内分泌科。骨质疏松症相关性骨折患者亦应考虑转诊。鉴于 SBS 诊治及护理的复杂性及多种临床问题的存在，大多数 SBS 患者可以从内分泌学家的评估中获益。

（程康文）

参考文献

[1] HE H. Massive resections of the small intestine[J]. Surg Gynecol Obstet, 1935, 61: 693-705.

[2] NIGHTINGALE J M, BARTRAM C I, LENNARD-JONES J E. Length of residual small bowel after partial resection: correlation between radiographic and surgical measurements[J]. Gastrointestinal Radiol, 1991, 16(1): 305-306.

[3] SHATARI T, CLARK M, LEE J, et al. Reliability of radiographic measurement of small intestinal length[J]. Colorectal Dis, 2004, 6(5): 327-329.

[4] UNDERHILL B M. Intestinal length in man[J]. BMJ, 1955, 2(4950): 1243.

[5] 李幼生，李宁，李元新，等. 短肠综合征肠道再手术分析 [J]. 中国实用外科杂志，2011，31（9）：820-822.

[6] 张少一，王剑，毛琦，等. 连续横向肠成形术（STEP）——外科治疗短肠综合征的新方法 [J]. 中华胃肠外科杂志，2014，17（3）：284-286.

[7] KIM H B, LEE P W, GARZA J, et al. Serial transverse enteroplasty for short bowel syndrome: a case report[J]. J Pediatr Surg, 2003, 38(6): 881-885.

[8]   BRIGHT A P, BINDER H J. Stimulation of colonic secretion of water and electrolytes by hydroxy fatty acids[J]. Gastroenterology, 1973, 64(1): 81-88.

[9]   COSNES J, CARBONNEL F, BEAUGERIE L, et al. Functional adaptation after extensive small bowel resection in humans[J]. Eur J Gastroenterol Hepatol, 1994, 6(3): 197-202.

[10]   BICKELHAUPT S, FROEHLICH J, CATTIN R, et al. Software-assisted quantitative analysis of small bowel motility compared to manual measurements[J]. Clin Radiol, 2014,69(4): 363-371.

[11]   JEPPESEN P B, HARTMANN B, THULESEN J, et al. Elevated plasma glucagon-like peptide 1 and 2 concentrations in ileum resected short bowel patients with a preserved colon[J]. Gut, 2000, 47(3): 370-376.

[12]   HIRSCH A T, HASKAL Z J, HERTZER N R, et al. ACC/AHA 2005 Practice Guidelines for the management of patients with peripheral arterial disease (lower extremity, renal, mesenteric, and abdominal aortic) [J]. Circulation, 2006, 113(11): 463-654.

[13]   CHANG R W, CHANG J B, LONGO W E. Update in management of mesenteric ischemia[J]. World J Gastroenterol, 2006, 12(20): 3243.

[14]   李幼生，毛琦，黎介寿. 急性肠系膜血管缺血疾病的诊治 [J]. 中华普外科手术学杂志（电子版），2009，3（3）：11-13.

[15]   ROSOW D E, SAHANI D, STROBEL O, et al. Imaging of acute mesenteric ischemia using multidetector CT and CT angiography in a porcine model[J]. J Gastrointest Surg, 2005, 9(9): 1262-1275.

[16]   LAISSY J, TRILLAUD H, DOUEK P. MR angiography: noninvasive vascular imaging of the abdomen[J]. Abdom Imag, 2002, 27(5): 488-506.

[17]   毛琦，李幼生，黎介寿. 中国短肠综合征诊疗共识（2016 年版，南京）[J]. 中华胃肠外科杂志，2017，20（1）：1-8.

[18]   OH M S, PHELPS K R, TRAUBE M, et al. D-lactic acidosis in a man with the short-bowel syndrome[J]. New Engl J Med, 1979, 301(5): 249-252.

[19]   COSMAN F, DE BEUR S, LEBOFF M, et al. Clinician's guide to prevention and treatment of osteoporosis[J]. Osteopor Int, 2014, 25(10): 2359-2381.

第七章　短肠综合征的营养支持

根据剩余肠道部位、功能与距肠切除手术时间长短的不同，SBS 患者可能出现不同程度的营养不良表现，均需要给予不同形式的营养支持治疗。由于各型 SBS 患者肠道吸收功能不同，营养支持的方式也不尽相同，临床实际应用中还需要根据 SBS 患者的自身特点制订个体化营养支持方案。

第一节　营养风险筛查与营养评定

2002 年，欧洲肠内肠外营养学会的专家组在 128 个随机对照临床研究的基础上，明确将"营养风险"定义为"现存的或潜在的与营养因素相关，导致患者出现不利临床结局的风险"。所谓的"营养风险"并不是指发生营养不良的风险，而是指因营养相关因素对患者的临床结局发生不利影响的风险。只有改善临床结局才能使患者真正受益，即改善临床结局是临床营养支持的终点。

对于营养风险这一概念，可以从两方面来理解：首先，有营养风险的患者由于营养因素导致不良临床结局的可能性较无营养风险的患者大；其次，有营养风险的患者有更多的机会从合理的营养支持中受益。

一、营养风险筛查

目前常用的筛查工具包括主观整体营养评估（subjective global assessment，SGA）、患者主观整体营养评估（patient-generated subjective global assessment，PG-SGA）、微型营养评定（mini nutritional assessment，MNA）、营养不良通用筛查工具（malnutrition universal screening tools，MUST）、营养风险筛查 2002（nutritional risk screening 2002，NRS2002）等多种，但尚缺乏公认的适合于所有患者的营养风险筛查工具。

（一）主观整体营养评估（SGA）

SGA 是一种传统的营养评估方法，是 ASPEN 推荐的临床营养状况评估工具，内容包括详细的病史与身体评估参数。病史主要包括 5 方面内容：①体重变化；②进食改变，活动能力改变；③现存的消化道症状；④运动能力改变；⑤患者疾病状态下的代谢需求。身体评估亦主要包括 5 方面内容：①皮下脂肪丢失；②肌肉消耗；③踝部水肿；④骶部水肿；⑤腹水。SGA 更多地侧重于慢性或已经存在的营养不足，不能很好地体现急性营养状况的变化。另外，该工具是一个主观评估工具，使用者在使用该工具前需要接受全面的培训才能保证该工具的敏感性和特异性。在临床中无法实现快速筛查，因此不适宜作为临床常规营养筛查工具。

（二）患者主观整体营养评估（PG-SGA）

PG-SGA 是在 SGA 基础上发展起来的。严格意义上说，它并不是一种营养风险筛查工具，而是一种营养评估工具。根据 PG-SGA 得分的高低，可以直接判断患者的营养状态。PG-SGA 起初是专门为肿瘤患者设计的营养状况评估方法。临床研究提示，PG-SGA 是一种有效的肿瘤患者特异性营养状况评估工具，因而得到美国营养师协会等单位的广泛推广与应用。PG-SGA 评分系统由患者自我评估及医务人员评估两部分组成，具体内容包括体重、摄食情况、症状、活动和身体功能、疾病与营养需求的关系、代谢方面的需要、体格检查等 7 个方面，总体评估包括定性评估及定量评估 2 种。

（三）微型营养评定（MNA）

MNA 适用于老年人群或者在社区中进行筛查。它既可发现营养风险及与营养风险相关的生活方式，也可用于白蛋白和体重指数（BMI）均正常的人群。MNA 快速、简单、易操作，一般需要 10 分钟即可完成。新版本的 MNA 包括营养筛查和营养评估两部分，可进行营养不足和营养风险的评估。

（四）营养不良通用筛查工具（MUST）

MUST 是英国肠外肠内营养协会多学科营养不良咨询小组开发的，适用于不同医疗机构的营养风险筛查工具，适合不同专业人员使用，如护士、医师、营养师、社会工作者和学生等。该工具主要用于蛋白质能量营养不良及其发生风险的筛查，包括 3 方面评估内容：① BMI；②体重减轻；③疾病所致进食量减少。通过 3 部分评分得出总分，分为低风险、中等风险和高风险。

（五）营养风险筛查 2002（NRS2002）

NRS2002 是欧洲肠内肠外营养学会推荐使用的住院患者营养风险筛查工具，是对 128 项随机对照研究、共计 8 944 例研究对象进行系统分析后，确定的评分标准，以高强度的循证医学为基础，简单易行、无创、无医疗耗费。于 2005 年正式在国内临床推广使用。

NRS2002 分首次营养检测和最终筛查两部分，主要关注患者最近的饮食及体重变化。首次营养检测中有 4 个问题：是否 $BMI < 20.5 \, kg/m^2$；患者在过去 3 个月是否有体重下降；患者在过去 1 周内是否有摄食减少；患者是否有严重的疾病。如果有任意一个问题回答"是"，则直接进入第二步营养检测；如果每个问题都回答"否"，初次筛查结束，应每周重复调查 1 次。

NRS2002 与 SGA 相同的是，在很大程度上依赖于评价者对有关指标的主观判断，如摄食情况、以往体重情况等，影响其准确性；与身体组成评价法（body composition assessment，BCA）相比（客观营养评价法），SGA 和 NRS2002 不能评价表面上营养良好但内脏蛋白质缺乏患者的营养状态，而老年人、长期接受 EN 或 PN 的 SBS 患者，正是内脏蛋白质缺乏的高发人群。因此，在临床工作中，除了对患者进行营养风险筛查外，还需要进一步进行营养评定。

二、营养评定

营养评定的技术主要包括体格测量、功能检测及实验室检查。

（一）体格测量

体格测量是测量与营养状况变化有关的机体结构改变。

1. 体重 体重是临床上最常用的体格检查指标，已经成为住院患者的常规入院评估指标。体重是计算药物使用量、制订营养支持方案的重要依据。短期体重变化主要反映体液的变化，而长期体重变化更倾向于机体组织增减的表现。3~6 个月内非自愿的体重减轻是评价机体营养状况的有用指标。体重减轻<5% 为轻度，体重减轻>10% 为重度。

标准体重（理想体重）= 身高（cm）-105，它也可以作为营养状况的评价指标。

2. 体重指数（body mass index，BMI） BMI 可以对不同性别和年龄的人群进行比较，计算公式如下：BMI = 体重（kg）/ 身高^2（m^2）。

3. 生长发育对照表 在儿童患者中，评价营养状况时除了体重以外，还需要结合身高来判断其营养状况。

4. 上臂中围（midarm circumference，MAC）和肱三头肌皮褶厚度（triceps skin thickness，TSF） 上臂中围是用卷尺测量肩峰和尺骨鹰嘴中点的手臂围，这个指标容易测量，误差较小。MAC 的测量值代表机体总的成分，包括肌肉、骨骼、体液及脂肪组织等的总体指标。在无法测量体重时，它是很好的替代指标。上臂中围与某些疾病的死亡率、发病率等指标有很好的相关性，对于老年患者，MAC 与 BMI 相比，能更好地预测死亡。MAC 与 TSF 结合可以分析机体肌肉和脂肪的比例。上述指标不受胸腔积液、腹水和下肢水肿的影响，测量方法简单、易操作、经济便捷，是人体成分评估的基本指标。

（二）功能检测

1. 呼吸功能 和测量气道阻力一样，FEV$_1$ 能够反映呼吸肌的力量。最大呼气量的峰流量会随着营养状况的改变而发生变化，它代表了呼吸肌的力量，呼气和吸气功能也可以在有阻力的情况下测定。呼吸功能与机体蛋白质营养状况密切相关，如果机体蛋白质减少 20%，呼吸功能急剧下降。

2. 免疫功能 严重的营养不良会影响细胞调节免疫功能、巨噬细胞功能、补体系统的功能。另外，sIgA 和机体其他抗体的浓度及一些细胞因子也会显著减少。一些单一营养素（如硒、维生素 A、维生素 B_6 等）的缺乏也会导致免疫功能的改变。

如果淋巴细胞计数在（900～1 500）×10^6 个 /L 范围内提示机体轻度营养不良，淋巴细胞<900×10^6 个 /L 提示机体严重营养不良。T 淋巴细胞在外周血中的数量和比例在营养不良时也会下降，营养状况好转时数量会逐渐回升，机体营养不良时，白细胞、抗体、补体及细胞因子等免疫指标都会有一定的影响。

3. 肌量和肌肉功能评定 近年来，越来越多的研究证实，肌肉减少症是营养不良的重要表现，甚至有时作为营养不良的同义词。肌肉减少症包含肌量减少和肌肉功能减退两方面。目前常用的检测骨骼肌肌量的方法是通过 CT 或磁共振扫描，选择第三腰椎（L_3）水平肌肉面积总和与身高平方的比值计算 L_3 骨骼肌指数（skeletalmuscleindex，SMI）。肌量受年龄、性别、种族等多种因素影响，SMI 用于诊断 SBS 患者肌量减少的界值尚未统一。

握力测定是评价肌肉功能的常用方法，仅需握力计即可完成，简单、经济、实用。2016年，中华医学会骨质疏松和骨矿盐疾病学分会建议：静息状态下，优势手握力：男性>25 kg，女性>18 kg 为正常，可排除肌肉减少症。临床应用中需要充分考虑性别、年龄、职业等多种因素对握力测定的影响，在评定营养状态时，注意动态观察可提高其诊断价值。

（三）实验室检查

在临床工作中，医务工作者最常用的评价营养状况的实验室检查指标有血清清蛋白、总蛋白及一些半衰期更短的蛋白质。

1. 血清清蛋白可以反映外科手术的风险程度及疾病的严重程度。但事实上，血清清蛋白的指标并不能反映机体的营养不良状况。清蛋白的半衰期较长（大约 18 天），所以其代谢变化对浓度的影响需要过一段时间后才能显现出来，例如，急性疾病患者康复期血清清蛋白恢复到正常值需要一定时间，与患者的能量和蛋白质摄入有关。清蛋白从血液中正常流失的速度及从淋巴系统中返回的速度是其合成速度的 10 倍。总体来说，测定的血清清蛋白水平不能及时反映机体当下的营养状况。

2. 前清蛋白由肝细胞合成，其半衰期很短，仅约 1.9 天，是一种灵敏的营养指标，比血清清蛋白更早反映营养状况，但目前的研究发现，前清蛋白更倾向于反映炎症的一个指标。甲状腺素运载蛋白的半衰期为 2 天，能够比较敏感地反映近期食物的摄入状况，但是不能良好地反映营养状况。转铁蛋白的半衰期为 7 天，在急性时相反应中往往降低，在炎症、恶性病变时常随着清蛋白、前清蛋白同时下降，在慢性肝病及营养不良时也会下降，因此也可以作为营养状态的一项指标。

3. 肌酐是肌肉在人体内代谢的产物，血液中的肌酐来源于外源性和内源性两种，外源性肌酐是肉类食物在体内代谢后的产物；内源性肌酐是体内肌肉组织的代谢产物。在肉类食物摄入量稳定，身体的肌肉代谢又没有较大变化时，血液中的肌酐水平维持在一个相对稳定的状态。尿中排出的肌酐反映了机体肌肉组织的状况。机体24小时内排出的肌酐可以用来计算肌酐身高指数（creatinine height index，CHI）。

CHI% = 24 小时肌酐排泄量 /24 小时同性别及身高的标准肌酐值 × 100%（其中 24 小时的肌酐排泄量是连续保留 3 天 24 小时尿液，测取肌酐的平均值）

CHI 可以用来评价机体肌肉组织的状况，如果减少 5% ~ 15% 属于轻微虚弱，>15% ~ 30% 属于中度虚弱，30% 以上为重度虚弱。

4. 血清胆固醇（serum cholesterol）与血清清蛋白一样能反映体内蛋白质状况，其值下降多提示蛋白质及能量摄入不足。

5. 氮平衡试验是测定和比较人体摄入氮量和排出氮量之间的关系的一种检测手段。临床上最常用的测定机体氮平衡的方法是凯氏定氮法。凯氏定氮法测定总氮的含量比根据尿中尿素氮排泄量外推法更加准确。

第二节　能量代谢测定方法

机体总能量消耗（total energy expenditure，TEE）包括基础能量消耗（basal energy expenditure，BEE）、体力活动消耗、食物特殊动力作用，在少年儿童中还包括生长发育所需的能量。

BEE 是指维持生命的最低能量消耗，即人体在安静和恒温条件下（1 ~ 25℃），禁食 12 小时后，静卧、放松而又清醒时的能量消耗。此时能量仅用于维持体温和呼吸、血液循环及其他器官的生理需要，BEE 占机体总能量消耗的 50% ~ 60%。由于 BEE 的测定所需要的条件苛刻，在实际工作中难以满足，一般由 Harris-Benedict（H-B）公式计算所得。

Harris-Benedict 公式为：

$$男性 BEE（kcal/d）= 66.473 + 13.752 \times W + 5.003 \times H - 6.755 \times A$$
$$女性 BEE（kcal/d）= 655.096 + 9.563 \times W + 1.85 \times H - 4.676 \times A$$

公式中 H 表示身高，单位为 cm；W 表示体重，单位为 kg；A 表示年龄，单位为年。

Harris-Benedict 公式是健康机体的 BEE 估算公式，临床上估算创伤、感染等应激状态患者的能量消耗时，需要将 Harris-Benedict 公式乘以应激系数。

静息能量消耗（rest energy expenditure，REE）是指机体禁食 2 小时以上，在合适温度下平卧休息 30 分钟后的能量消耗，主要用于维持机体细胞、器官的正常功能和人体的觉醒状态，与 BEE 相比，REE 多了食物特殊动力作用和完全清醒状态时的能量代谢，较 BEE 高 10% 左右，占机体总能量消耗的 65% ~ 70%，可反映全天静息能量代谢情况。由于测定 REE 所需要的条件较 BEE 更容易满足，可以由机器测得，在总能量消耗测试中，常用公式估算 BEE，或用 REE 代替 BEE。

能量代谢（energy metabolism）是指体内物质代谢过程中所伴随的能量释放、转移、储存和利用的过程。能量代谢的测定方法分为直接测热法（direct calorimetry）和间接测热法两种。直接测热法是测定整个机体在单位时间内向外界环境发散的总能量。间接测热法则是测出一定时间内整个人体中氧化分解的糖、脂肪、蛋白质各有多少，然后据此计算出该段时间内整个机体所释放出来的能量。

一、双标水法

双标水法（doubly labeled water，DLW）由 Lifson 等于 1955 年提出，是一种非损害及非侵入性技术，于 1982 年开始应用于人体研究。其基本测试方法为：给予受试者口服两种稳定无放射性同位素氘（^2H）和氧（^{18}O）标记的水，^2H 参加 H_2O 代谢；^{18}O 参加 H_2O 和 CO_2 代谢。当两种同位素在体内达到平衡后，利用同位素质谱仪，通过测量血液、唾液或尿液（通常收集尿液）中 ^2H 和 ^{18}O 的代谢速率常数，得到 CO_2 生成率，再结合饮食结构估计呼吸商（respiratory quotient，RQ），算出氧消耗率，采用 Weir 公式

$$TEE = 3.941 \times rO_2 + 1.106 \times rCO_2 - 2.17 \times UN$$

或

$$TEE = 3.9 \times 1.0 \times rO_2 + 1.1 \times rCO_2$$

计算每天平均总能量消耗，其中，UN 为每天的尿氮量（g/d），rO_2 指 O_2 的使用量（L/min），rCO_2 指 CO_2 的产生量（L/min），TEE 的单位为 kcal/d。

双标水法的特点是无损伤性，不需要限制日常活动，因此适用于无法配合实验或无法限制其活动的婴儿、儿童及运动员等的能量代谢，精确度达 93%～98%，是测定能量消耗的金标准。

二、能量代谢房

能量代谢房是利用开放式间接能量代谢测量原理而特制的一个小房间，供一个人 24 小时居住。研究者通过测量氧消耗量和二氧化碳产生量及氮排泄量，间接计算机体能量消耗。能量代谢房可在不干扰被试生活的状态下，全面测试 BEE、REE 等指标，其测试精确性和准确性也较高，但能量代谢房造价不菲，并且每次检查需要定标，用新鲜空气设定零值，步骤非常烦琐，每次只能容纳一个人测试。因此，能量代谢房并不适合群体研究。

三、便携式间接能量代谢仪

便携式间接能量代谢仪的问世和普及使气体代谢分析法能够真正运用于临床及运动场。Cosmed K4b2 是目前较常用的一款便携式气体代谢测量设备，它利用遥感技术实时监测受试者呼出气中的耗氧量和二氧化碳生成量，求出呼吸商，根据相应的氧热价，计算单位时间的能量消耗。便携式间接能量代谢仪的气体分析装置只能连续工作 1～5 小时，不适合受试者长时间佩戴，佩戴面罩检测时对受试者的活动有一定的限制，无法全面反映受试者日常活动及运动时的能量消耗。

第三节　营养底物的代谢与需求量

一、营养底物的代谢

正常情况下，机体的能量来源于糖、脂肪与氨基酸。酮体在特定情况下也可以成为供能物质。在不同的病理、生理情况下，不同组织器官对能量底物的需要存在很大变化。

（一）糖类的代谢

营养支持中，糖类可以占总能量的 50% ~ 60%。机体大部分细胞都能利用葡萄糖，1 g葡萄糖可提供 4 kcal（16.7 kJ）能量。在静息状态下，大脑对葡萄糖的消耗是总能量消耗的重要组成部分，大约为 20%。糖类在体内分解过程中，首先经糖酵解途径降解为丙酮酸，在无氧情况下，丙酮酸在细胞质内还原为乳酸，这一过程称为糖的无氧氧化。缺氧时葡萄糖降解为乳酸的情况与酵母菌内葡萄糖"发酵"生成乙酸的过程相似，因而糖的无氧分解也称为糖酵解。在有氧情况下，丙酮酸进入线粒体，氧化脱羧后进入三羧酸循环，最终被彻底氧化成二氧化碳及水，这个过程称为糖的有氧氧化。

1. 无氧氧化

（1）糖酵解过程：葡萄糖降解到丙酮酸阶段的反应过程对于有氧氧化和糖酵解是共同的，因此把葡萄糖降解成丙酮酸阶段的具体反应过程单独地称为糖酵解途径。整个过程可分为两个阶段。第一阶段由 1 分子葡萄糖转变为 2 分子磷酸丙糖，第二阶段由磷酸丙糖生成丙酮酸。第一阶段反应是耗能过程，消耗 2 分子 ATP；第二阶段反应是产能过程，1 分子葡萄糖可生成 4 分子 ATP，整个过程净生成 2 分子 ATP。

（2）糖酵解的生理意义：糖酵解产生的可利用能量虽然有限，但在某些特殊情况下具有重要的生理意义，例如重体力劳动或剧烈运动时，肌肉可因氧供应不足处于严重相对缺氧状态，这时需要通过糖酵解作用补充急需的能量。

2. 有氧氧化　葡萄糖的有氧氧化反应过程可归纳为三个阶段。第一阶段是葡萄糖降解为丙酮酸，此阶段的化学反应与糖酵解途径完全相同。第二阶段是丙酮酸转变成乙酰辅酶A（CoA）。第三阶段是乙酰 CoA 进入三羧酸循环被彻底氧化成 CO_2 和 H_2O，并释放出能量。三羧酸循环由一连串的反应组成。这些反应从有 4 个碳原子的草酰乙酸与 2 个碳原子的乙酰CoA 的乙酰基合成 6 个碳原子的柠檬酸开始，反复地脱氢氧化。通过三羧酸循环，葡萄糖被完全彻底分解。

葡萄糖有氧氧化的生理意义在于有氧氧化是机体获取能量的主要方式。1 分子葡萄糖彻底氧化可净生成 36 ~ 38 分子 ATP，是无氧酵解生成量的 18 ~ 19 倍。有氧氧化不但释放能量的效率高，而且逐步释放的能量储存于 ATP 分子中，因此能量的利用率也很高。

机体内葡萄糖代谢的调节主要通过合成（胰岛素）和分解（胰高血糖素、肾上腺素、氢化可的松和生长激素）激素之间的平衡及细胞的能量状态进行调控。在禁食状态下，合成激素增加了肝葡萄糖的生成量，减少了葡萄糖在骨骼肌和脂肪组织的利用。餐后胰岛素的分泌促进了葡萄糖在骨骼肌中的氧化及葡萄糖在肝脏中和骨骼肌内的储存，同时抑制了肝葡萄糖的生成。应激可通过增加分解代谢激素的分泌，引起胰岛素抵抗和高血糖。

（二）脂类的分解代谢

脂类是脂肪和类脂的总称，它是机体中种类繁多、结构复杂的一类大分子物质。类脂包括胆固醇、胆固醇酯、磷脂、糖脂、鞘脂。

1. 脂类的消化和吸收　脂类的消化主要在小肠上段经各种酶及胆汁酸盐的作用，水解为甘油、脂肪酸等。脂类的吸收含两种情况：①中链、短链脂肪酸构成的甘油三酯乳化后即可吸收，吸收后的甘油三酯在肠黏膜细胞内水解为脂肪酸及甘油，最后经由门静脉入血。②长链脂肪酸构成的甘油三酯在肠道分解为长链脂肪酸和一酰甘油，再吸收后由肠黏膜细胞内再合成甘油三酯，与载脂蛋白、胆固醇等结合成乳糜微粒，最后经由淋巴入血。

2. 脂类的转运和贮存　脂肪、磷脂和胆固醇及其他脂类以血浆脂蛋白的形式，由血液运送；血液中的游离脂肪酸则由血液中的清蛋白运送。近年来，人们对脂蛋白中的载脂蛋白进行了广泛研究，各种载脂蛋白类型间的组分是不同的，即使在同一类型中，载脂蛋白的组分也是各种蛋白质的混合物。乳糜微粒是最大的又是密度较小的脂蛋白，它将小肠摄取的甘油三酯及胆固醇运送到其他组织。极低密度脂蛋白（VLDL）和低密度脂蛋白（LDL）是一组相关的脂蛋白，它们把体内产生（内源的）的甘油三酯和胆固醇从肝转运到各组织。高密度脂蛋白（HDL）将内源性胆固醇从各组织运到肝脏。

3. 脂类的分解代谢　脂类分解代谢的根本问题是脂肪酸氧化。

（1）甘油三酯的水解：脂肪动员时，甘油三酯首先在脂肪细胞中被水解为3分子游离脂肪酸（FFA）和1分子甘油，这一过程需三种酶催化，分三步完成。

1）限速反应受激素的调控，肾上腺素和去甲肾上腺素为脂解激素，而胰岛素和前列腺素则为抗脂解激素（促进脂肪合成、抑制脂肪分解）。

2）调控方式为限速酶的共价修饰调节，存在级联放大机制。当激素敏感脂酶在激素信息传递作用下被磷酸化时，就变为活性型。

3）甘油三酯分解产生的FFA和甘油通过血液送到各个组织器官，氧化分解，提供能量。

甘油可磷酸化为α-磷酸甘油，再脱氢生成磷酸二羟丙酮，既可以进入糖的分解途径，也可以在肝中进行糖异生或再合成脂肪。

（2）脂肪酸的β-氧化：1904年，Knoop通过实验证明，脂肪酸的氧化发生在β-碳原子上，即每次从脂肪酸链上降解下来的是二碳单位。后来证明Knoop提出的脂肪酸降解过程是正确的，该途径称为脂肪酸β-氧化途径。1949年，Eugene Kennedy和A. L. Lehninger证明脂肪酸是在线粒体中氧化的，同时证明脂肪酸在进入线粒体之前先被活化。

细胞内脂肪酸的逐步降解过程为脂肪酸在细胞质中被激活、转运到线粒体内，以两个碳单位的方式降解。偶数碳脂肪酸的氧化与奇数碳脂肪酸、不饱和脂肪酸的氧化不同，奇数碳脂肪酸和不饱和脂肪酸的氧化还需要有特殊的酶参与。

（3）脂肪酸的其他氧化途径：脂肪酸的氧化还包括 α- 氧化和 ω- 氧化两种方式。脂肪酸的 α- 氧化是指脂肪酸氧化时每一次从其羧基末端只失去一个碳原子，产生缩短一个碳原子的脂肪酸和二氧化碳，详细机制尚不清楚。动物体内有少量的十二碳以下的脂肪酸可通过 ω- 氧化进行氧化降解。进行 ω- 氧化时，脂肪酸在远离其极端的末端碳原子上被氧化，形成 α, ω- 二羧酸。

（4）酮体的代谢：脂肪酸氧化产生的大多数乙酰 CoA 进入柠檬酸循环，然而，当乙酰 CoA 产生量超过柠檬酸循环氧化能力时，多余的乙酰 CoA 被用来形成酮体。所谓酮体指的是脂肪酸在肝中氧化不完全所产生的 β- 羟丁酸、乙酰乙酸和丙酮三种物质的统称。

在哺乳动物中，酮体是在肝细胞线粒体的基质中合成的。酮体是燃料分子，虽然它代谢产生的能量要比脂肪酸少，但在有些器官（如心和肾）中比脂肪酸氧化得更快，饥饿时，酮体在肝中大量生成，使血液中酮体量大大增加，除作为其他组织的燃料外，还替代葡萄糖作为脑细胞的主要燃料。

当酮体的浓度过量时，会产生比较严重的后果。长期饥饿或患糖尿病的人，血液中的酮体水平是正常时的 40 多倍。酮体浓度过高会引起体内一系列生理变化，乙酰乙酸、β- 羟丁酸使体内酸碱平衡紊乱，出现酸中毒，即酮症酸中毒。

（5）磷脂代谢：磷脂是构成生物膜中脂质双层的主要成分，亲水性区和疏水性区使它们固定成为膜的双分子层排列。构成膜脂的磷脂中，磷酸甘油酯的疏水区由两个与甘油相接的脂肪酸构成；鞘脂的疏水区由一个与羟基化的二级胺相连接的脂肪酸构成。

磷脂的种类包括磷脂酸、磷脂酰乙醇胺、磷脂酰胆碱（卵磷脂）、磷脂酰丝氨酸、磷脂酰甘油、磷脂酰肌醇、心磷脂。

降解磷脂的酶称为磷脂酶。这些脂酶根据裂解酯键的位置不同名称各异。磷脂酶 A1 和 A2 可切下磷脂的脂肪酸部分，磷脂酶 B 被认为是磷脂酶 A1 和 A2 的混合物。磷脂水解后，最后的产物脂肪酸进入 β- 氧化途径，甘油和磷酸则进入糖代谢。

4. 脂类的合成代谢

（1）脂肪酸的合成代谢：哺乳动物中脂肪酸合成主要发生在肝和脂肪组织，但在特殊条件下，其他组织细胞也可以合成少量的脂肪酸，例如泌乳期的乳腺细胞就可合成脂肪酸。脂肪酸合成包括：乙酰 CoA 由线粒体转运到细胞质，乙酰 CoA 羧化成丙二酸单酰 CoA，脂肪酸链的合成。

（2）脂肪酸链的加长和去饱和：机体中脂肪酸合成的产物是软脂酸（16 碳），其他各种脂肪酸的合成需要内质网膜及线粒体中的一些酶。例如细胞中含有许多催化双键形成的去饱和酶，可催化远离脂肪酸羧基端的第 9 个碳的去饱和。但 9 碳以上的去饱和则只有植物中的去饱和酶能催化。16 碳以上的脂肪酸的合成则需要脂肪酸延长酶系催化合成。

（3）脂肪酸代谢的调控：机体中的脂肪酸代谢受激素调控，其中主要受胰高血糖素、肾上腺素和胰岛素的调控。在空腹状态下，胰高血糖素和肾上腺素浓度高，而在进食状态下，胰岛素浓度高。循环的血液中葡萄糖浓度应当始终保持稳定。空腹时，贮存的葡萄糖已经耗尽，必须开始进行糖的合成以便维持血糖浓度。为了缓解有限的葡萄糖供给的压力，脂肪酸被用作燃料，许多组织减少了葡萄糖的使用量，增加了脂肪酸的利用。但进食时，情况刚好相反，葡萄糖被用作燃料和脂肪酸合成的前体。

（4）甘油三酯和磷脂的合成：磷脂按照它们在生理 pH 下所带净电荷的状况分为中性磷脂和酸性磷脂。磷脂酰胆碱（卵磷脂）和磷脂酰乙醇胺（脑磷脂）所带净电荷为零，属于中性磷脂；而磷脂酰肌醇和磷脂酰丝氨酸带有正净电荷，属于酸性磷脂。

甘油三酯和中性磷脂通过一个共有途径合成：首先糖酵解生成的磷酸二羟丙酮还原成为 3- 磷酸 - 甘油，然后 3- 磷酸 - 甘油与脂酰 CoA 经 2 个酰基转移酶催化反应后，生成在生理 pH 下带净负电荷的磷脂酸（二磷脂酰甘油和心磷脂）。磷脂酸在磷酸酶的催化下脱磷酸，1,2- 二脂酰甘油可以直接酰化形成甘油三酯。

1,2- 二脂酰甘油也可以与胞苷三磷酸的衍生物 CDP- 胆碱或 CDP- 乙醇胺反应生成磷脂酰胆碱或磷脂酰乙醇胺。在哺乳动物中，磷脂酰丝氨酸是在碱基交换酶的作用下形成的。该酶催化丝氨酸取代磷脂酸乙醇胺中的乙醇胺生成磷脂酰丝氨酸，反应是可逆的。在线粒体中，磷脂酰丝氨酸也可以在脱羧酶催化下脱羧生成磷脂酰乙醇胺。碱基交换反应发生在真核细胞的内质网，而脱氨反应发生在线粒体。

（5）胆固醇的合成：几乎大多数哺乳动物细胞都有合成胆固醇的能力。合成胆固醇最活跃的部位是肝细胞，肝细胞中合成的和来自饮食中的胆固醇通过脂蛋白运输到身体的其他细胞。实验表明，胆固醇中的碳原子都是来自乙酰 CoA 中的 2 碳单位的乙酰基，乙酰 CoA 是线粒体经柠檬酸转运系统转运来的。

二分子的乙酰 CoA 依次缩合形成 β- 羟基 -β- 甲基戊二酸单酰 CoA（HMG-CoA），HMG-CoA 转化为甲羟戊酸，甲羟戊酸经三步酶促反应转化为异戊烯焦磷酸。异戊烯焦磷酸转换为二甲（基）烯丙烯焦磷酸，然后按照头对尾方式合成焦磷酸法尼酯，二分子的焦磷酸法尼酯仍然按照头对尾方式缩合形成 30 碳的鲨烯。鲨烯转换成胆固醇。由鲨烯到羊毛固醇涉及加氧、环化，形成由四个环组成的胆固醇核的反应。而由羊毛固醇转换为胆固醇还要经过甲基的转移、氧化及脱羧等过程，生成的胆固醇可以用来合成类固醇激素、胆酸、脂蛋白等。

调节胆固醇合成的关键酶是 HMG-CoA 还原酶，该酶受胆固醇的抑制，同时酶的磷酸化也可调节酶的活性。大量胆固醇的排泄首先是胆固醇在肝脏中转换成胆酸和胆酸盐，然后胆酸和胆酸盐经过小肠排泄掉。

二、氨基酸的代谢

氨基酸在体内不仅被用来合成蛋白质，而且是许多重要生理物质合成的前体物质，氨基酸在体内的代谢主要分为两类。

1. 一部分游离氨基酸用以合成机体自身所特有的蛋白质、多肽及其他含氮物质。

2. 一部分游离氨基酸分解成 α- 酮酸、胺类及二氧化碳。氨基酸分解所生成的 α- 酮酸可以转变成糖、脂类或再合成某些非必需氨基酸，也可以经过三羧酸循环氧化成二氧化碳和水，并放出能量。

三、蛋白质的代谢

蛋白质更新在蛋白质的代谢中是一个持续的动态变化过程，蛋白质不断地被分解和合成，蛋白质更新在不同种类蛋白质（如清蛋白、胶原蛋白、结构肌肉蛋白、免疫球蛋白、急性时相蛋白）之间是不同的，因为蛋白质组分不同，不同器官的蛋白质更新也有所不同。此外，器官中蛋白质的更新速率受疾病状态的影响，而胰岛素和儿茶酚胺水平起着重要的调节作用。

在细胞内，蛋白质的降解受到高度的调控，机体内蛋白质的降解体系主要有以下几种：

（1）溶酶体的降解：细胞外的蛋白质经内吞作用后在溶酶体内受特异性组织蛋白酶的作用被完全降解。

（2）泛素－蛋白酶体途径：大部分蛋白经泛素－蛋白酶体途径被降解。在该途径中，蛋白质通过结合小的蛋白质辅因子－泛素作为需降解的标记，接着经过一系列的反应，蛋白质在蛋白水解酶复合体即蛋白酶体中分解为小肽。在禁食、肾衰竭、脓毒症状态和糖尿病等人群中已发现通过泛素－蛋白酶体途径使肌肉蛋白的降解增加。

（3）钙蛋白酶依赖通路：例如细胞质中被细胞间钙浓度调节活化的酶，它们专门在细胞骨架重组中发挥作用。

四、营养需求量

（一）营养需求量的计算

1. 直接测热法 直接测热法是测定整个机体在单位时间内向外界环境发散的总能量。如果在测定时间内做外功，则应将其（机械功）折算为能量一并计入。

2. 间接测热法 此法为 ASPEN 推荐的计算营养需求量的方法，即根据糖、脂肪、蛋白质三种营养物质的呼吸商的不同，通过计算每日尿素氮的排出量、耗氧量和产 CO_2 量间接计算每日的能量消耗。

3. Harris-Benedict 公式估算法 此公式可以用来估算健康机体基础能量消耗，在创伤及其他应激状态下，需要通过应激系数来校准，最终获得能量需求量。例如，体温每升高 1℃，应激系数 + 12%；一般择期手术，应激系数 + 10%；大面积烧伤患者，应激系数 + 50% ~ 100%。

4. 体重估算法 对于大部分患者，还可以根据体重来估算营养需求量，一般按照目标供给量 25 ~ 35 kcal/（kg·d）[105 ~ 147 kJ/（kg·d）] 来计算营养需求量。对于一些特殊的患者，需要进行适当的调整。例如 BMI＞30 kg/m² 的患者，应按照理想体重来计算目标给予量；而一些严重营养不良的患者，在进行营养支持时，需要遵循循序渐进的原则，防止出现再喂养综合征，目标给予量应适当增加。

（二）肠外营养配方的设计

临床营养支持时，人体能量的供给以非蛋白能量来计算，氨基酸、蛋白质不作为能源物质。在临床实际操作中，三大营养素需要量的计算可以分三步。第一步：根据患者体重、疾病状态来计算每日所需非蛋白质能量。第二步：根据患者的疾病状态决定糖脂比，计算每日所需糖和脂肪的需要量。ASPEN 指南推荐，轻症患者的糖脂比控制在 6∶4～7∶3 之间，重症急性应激期患者的糖脂比推荐为 1∶1。第三步：根据患者的疾病状态决定热氮比，计算每日所需的氮量及蛋白质需要量，非蛋白质能量（kcal）与氮量（g）的比例一般在 100∶1～150∶1。

在肠外营养处方的配制中，除三大营养素以外，还需要加入电解质和微量元素，具体需要量可参考表 7-1 和表 7-2。

表 7-1　电解质的需要量

电解质	肠内给予量	肠外给予量
水	20～40 ml/（kg·d）	20～40 ml/（kg·d）
钠	500 mg（22 mmol/kg）	1～2 mmol/kg
钾	2～4 gs（51～102 mmol/kg）	1～2 mmol/kg
氯	750 mg（21 mmol/kg）	满足维持酸碱平衡的量
钙	1 200 mg（30 mmol/kg）	5～7.5 μmol/kg
镁	420 mg（17 mmol/kg）	4～10 μmol/kg
磷	700 mg（23 mmol/kg）	20～40 μmol/kg

表 7-2　其他营养底物的需要量

微量元素	肠内给予量	肠外给予量
铬	30 μg	10～15 μg
铜	0.9 mg	0.3～0.5 mg
氟	4 mg	无确切标准
碘	150 μg	无确切标准
铁	18 mg	不需常规添加
锰	2.3 mg	60～100 μg
钼	45 μg	不需常规添加
硒	55 μg	20～60 μg

微量元素	肠内给予量	肠外给予量
锌	11 mg	2.5 ~ 5 mg
维生素 B_1	1.2 mg	3 mg
维生素 B_2	1.3 mg	3.6 mg
烟酸	16 mg	40 mg
叶酸	400 μg	400 μg
泛酸	5 mg	15 mg
维生素 B_6	1.7 mg	4 mg
维生素 B_{12}	2.4 μg	5 μg
生物素	30 μg	60 μg
胆碱	550 mg	无确切标准
维生素 C	90 mg	100 mg
维生素 A	900 μg	1 000 μg
维生素 D	15 μg	5 μg
维生素 E	15 μg	10 mg
维生素 K_2	120 μg	1 mg

第四节　肠外营养

肠外营养（parenteral nutrition，PN）是指经静脉给予营养素的一种方法。

一、肠外营养的适应证和禁忌证

（一）强适应证

1. 胃肠道梗阻。
2. 胃肠道吸收功能障碍。
3. 大剂量放化疗后或接受骨髓移植的患者。
4. 中至重度急性胰腺炎。
5. 严重营养不良伴胃肠道功能障碍（若 3 ~ 5 天可恢复，无需肠外营养）。
6. 严重的分解代谢状态（5 ~ 7 天内胃肠道无法利用者）。

（二）中适应证

1. 大手术创伤和复合性外伤（5 ~ 7 天内胃肠道无法利用者于手术后 48 小时内开始）。

2. 中度应激状态。

3. 肠瘘。

4. 肠道炎性疾病。

5. 妊娠剧吐和神经性厌食。

6. 需接受大手术或强烈化疗的重度营养不良（大手术前7~10天开始）。

7. 入院后7~10天内不能建立充足的肠内营养。

8. 炎性肠梗阻。

（三）弱适应证

1. 营养良好的患者于轻度应激或创伤情况下，消化道功能10天内可恢复。

2. 肝、小肠等器官移植后功能尚未恢复期间。

（四）禁忌证

1. 无治疗价值仍继续盲目治疗者。

2. 心血管功能紊乱或严重代谢紊乱期间需要控制或纠正者。

3. 胃肠道功能正常或能行肠内营养者。

4. 短期肠外营养预计时间小于5天者。

5. 原发病需急诊手术者。

6. 肠外营养并发症的危险性大于益处者。

二、肠外营养途径

肠外营养的输注途径可以分为两大类，一种为经外周静脉肠外营养（peripheral parenteral nutrition，PPN），一种为经中心静脉肠外营养（central parenteral nutrition，CPN）。

外周静脉肠外营养是指置管于周围静脉，通常位于前臂。肠外营养的渗透浓度较高，经外周静脉输注肠外营养容易引起疼痛、静脉炎和血栓栓塞等并发症，因此，肠外营养长于7天者，一般推荐CPN，在短期肠外营养或某些特殊情况下，可选择PPN，但输入的营养液应尽量为低浓度和低渗透浓度。

PPN的适应证：

1. 短于7天的短期肠外营养。

2. 不能进行中心静脉置管。

3. 导管相关感染或败血症。应移除中心静脉数天，以防止中心静脉导管内细菌定植。

PPN建立静脉通道较为简单，行静脉穿刺及套管针置管即可，因此无须特殊培训操作人员，同时可避免与中心静脉置管相关的早期和晚期并发症。但PPN提供的能量和蛋白质量低于中心静脉，而且同样可能发生严重的并发症。PPN最常见的并发症是静脉炎（3%~31%），严重的静脉炎可能引起局部化脓、组织坏死、菌血症及脓毒症。

CPN 是指导管末端定位于中心静脉，通常在上腔静脉与右心房的交汇处，有如下优点：①可输注高渗透浓度和非血管相容性药物；②避免多次静脉穿刺的痛苦和不适；③保护外周静脉，避免静脉炎和静脉血栓；④可非手术置管并且长时间留置；⑤部分可进行中心静脉压监测；⑥明显减少护理工作量。PPN 与之相比，存在处方受限和持续时间短的缺点。

中心静脉穿刺导管直径为 18～12 G（5～10 F）。最好是经皮穿刺，通过锁骨下或颈内静脉建立上腔静脉通路。当选择颈内静脉置管时，在颈部穿刺处用无菌纱布固定导管比较困难，有增加感染的可能。近年来临床上多使用经外周静脉穿刺的中心静脉导管（peripherally inserted central venous catheter，PICC），穿刺的静脉首选贵要静脉，次选肘正中静脉，其次是头静脉。该方法风险低，性价比较高。PICC 的主要优点是减少直接经颈静脉或锁骨下静脉置管引起的并发症，并且穿刺操作相对简单。

三、肠外营养制剂的成分及作用

肠外营养中含有 40 余种物质，有主要营养素和微量营养素。前者包括水、葡萄糖、脂肪乳剂和氨基酸，后者包括电解质、维生素及微量元素（表 7-3～表 7-5）。

表 7-3　常用的葡萄糖、氨基酸和脂肪乳营养液成分

通用名	规格	成分		主要离子含量	辅料
葡萄糖注射液	50 ml、100 ml、250 ml、500 ml	葡萄糖	5%		
	100 ml、250 ml、500 ml	葡萄糖	10%		
	100 ml	葡萄糖	50%		
葡萄糖氯化钠注射液	100 ml、250 ml、500 ml	葡萄糖	5%	Na^+ = 1.54 mmol/L	
		氯化钠	0.9%		
复方氨基酸注射液（18AA-Ⅱ）	8.5% 250 ml：21.25 g	氨基酸	21.25 g		焦亚硫酸钠 7.5 mg
复方氨基酸注射液（18AA-Ⅶ）	10.3% 200 ml：20.65 g	氨基酸	20.65 g	Na^+＜2.9 mmol/L	亚硫酸氢钠 0.06 g
复方氨基酸注射液（15AA）	8% 250 ml：20 g	氨基酸	20 g		亚硫酸氢钠 0.5 g
复方氨基酸注射液（9AA）	5.6% 250 ml：13.98 g	氨基酸	13.98g		焦亚硫酸钠 1 g
中／长链脂肪乳注射液（$C_{6～24}$）	20% 250 ml	大豆油	25 g		
		中链甘油三酸酯	25 g		

通用名	规格	成分		主要离子含量	辅料
中/长链脂肪乳注射液（$C_{8\sim24}$）	20% 250 ml	大豆油	25 g		油酸钠
		中链甘油三酸酯	25 g		
脂肪乳注射液（$C_{14\sim24}$）	20% 250 ml	大豆油	50 mg		
脂肪乳注射液（$C_{14\sim24}$）	30% 100 ml	大豆油	30 mg		
脂肪乳氨基酸（17）葡萄糖（11%）注射液	1 920 ml	葡萄糖	130 g	$Na^+ = 43$ mmol	
		氨基酸	45 g	$K^+ = 32$ mmol	
		大豆油	68 g	$Mg^{2+} = 5.3$ mmol	
		甘油磷酸钠	2.0 g	$Ca^{2+} = 2.7$ mmol	
		氯化钙	0.3 g	$P = 14$ mmol	
		氯化钾	2.4 g		
		硫酸镁	0.64 g		
		醋酸钠	2.0 g		
脂肪乳氨基酸（17）葡萄糖（11%）注射液	1 440 ml	葡萄糖	97 g	$Na^+ = 32$ mmol	
		氨基酸	34 g	$K^+ = 24$ mmol	
		大豆油	51 g	$Mg^{2+} = 4.0$ mmol	
		甘油磷酸钠	1.5 g	$Ca^{2+} = 2.0$ mmol	
		氯化钙	0.22 g	$P = 11$ mmol	
		氯化钾	1.8 g		
		硫酸镁	0.48 g		
		醋酸钠	1.5 g		

表 7-4　常用的电解质和微量元素营养液成分

通用名	规格	成分		主要离子含量	辅料
氯化钠注射液	50 ml、100 ml、250 ml、500 ml	氯化钠	0.9%	$Na^+ = 1.54$ mmol/L	
果糖二磷酸钠注射液	100 ml：10 g	果糖二磷酸钠	10 g	$Na^+ = 54.5$ mmol $P = 36.4$ mmol	
氯化钾注射液	10 ml：1 g	氯化钾	1 g	$K^+ = 13.4$ mmol	
葡萄糖酸钙注射液	10 ml：1 g	葡萄糖酸钙	1 g	$Ca^{2+} = 2.23$ mmol	乙二胺四乙酸二钠、氢氧化钙

通用名	规格	成分		主要离子含量	辅料
门冬氨酸钾镁注射液	10 ml	门冬氨酸	0.79 ~ 0.91 mg	K^+ = 2.72 ~ 3.13 mmol	
		钾	106 ~ 122 mg	Mg^{2+} = 1.625 ~ 1.875 mmol	
		镁	39 ~ 45 mg		
丙氨酰-谷氨酰胺注射液	100 mg：20 g	丙氨酰-谷氨酰胺	20 g		
多种微量元素注射液	10 ml	氯化铬	53.5 μg	Cr^{3+} = 0.2 μmol	
		氯化铜	3.4 mg	Cu^{2+} = 20 μmol	
		氯化铁	5.4 mg	Fe^{3+} = 20 μmol	
		氯化锰	0.99 mg	Mn^{2+} = 5 μmol	
		钼酸钠	48.5 μg	MoO_4^{2-} = 0.2 μmol	
		亚硒酸钠	105 μg	SeO_3^{2-} = 0.4 μmol	
		氯化锌	13.6 mg	Zn^{2+} = 100 μmol	
		碘化钾	166 μg	F^- = 50 μmol	
		氟化钠	2.1 mg	I^- = 1 μmol	
多种微量元素注射液（Ⅱ）	2 ml	氯化铬	10.66 μg	Cr^{3+} = 0.04 μmol	
		氯化铜	0.68 mg	Cu^{2+} = 4 μmol	
		氯化铁	1.08 mg	Fe^{3+} = 4 μmol	
		氯化锰	0.198 mg	Mn^{2+} = 1 μmol	
		钼酸钠	9.7 μg	MoO_4^{2-} = 0.04 μmol	
		亚硒酸钠	21 μg	SeO_3^{2-} = 0.08 μmol	
		氯化锌	2.72 mg	Zn^{2+} = 20 μmol	
		碘化钾	33.2 μg	F^- = 10 μmol	
		氟化钠	0.42 mg	I^- = 0.2 μmol	

表 7-5　常用的维生素类营养液成分

通用名	规格	成分		辅料
脂溶性维生素注射液（Ⅱ）	10 ml	维生素 A	1.815 mg（3 300 U）	
		维生素 D_2	5 μg（200 U）	
		维生素 E	9.1 mg	
		维生素 K_1	0.15 mg	

通用名	规格	成分		辅料
注射用水溶性维生素	复方	硝酸硫胺（维生素 B_1）	3.1 mg	盐酸半胱氨酸、乙二胺四乙酸二钠
		核黄素磷酸钠（维生素 B_2）	4.9 mg	
		烟酰胺	40 mg	
		吡哆辛（维生素 B_6）	4.9 mg	
		泛酸钠	16.5 mg	
		维生素 C 钠	113 mg	
		生物素	60 μg	
		叶酸	0.4 mg	
		维生素 B_{12}	5.0 μg	
		甘氨酸	300 mg	
维生素 B_1 注射液	2 ml：100 mg	维生素 B_1	100 mg	
注射用核黄素磷酸钠	10 mg	核黄素（维生素 B_2）	10 mg	甘露醇
维生素 B_6 注射液	1 ml：50 mg	维生素 B_6	50 mg	
维生素 B_{12} 注射液	1 ml：1 mg	维生素 B_{12}	1 mg	
复合维生素 B 注射液	2 ml	维生素 B_1	20 mg	乙二胺四乙酸二钠、碳酸氢钠
		维生素 B_2	2.74 mg	
		维生素 B_6	2 mg	
		烟酰胺	30 mg	
		右旋泛酸钙	1 mg	
维生素 C 注射液	2 ml：0.5 g	维生素 C	0.5 g	乙二胺四乙酸二钠、碳酸氢钠、亚硫酸氢钠、L-半胱氨酸盐酸盐
维生素 K_1 注射液	1 ml：10 mg	维生素 K_1	10 mg	焦亚硫酸氢钠

四、肠外营养的配制

肠外营养液的成分复杂，在配制过程和静脉滴注过程中均存在多种安全隐患，首要隐患为产生直径大于 5 μm 的微粒（如固体沉淀和液体乳滴）阻塞患者微血管。

肠外营养的配制需要结合营养液的稳定性和相容性特点按一定的规律配制，具体步骤可参考如下：

1. 将维生素 C、复合磷酸氢钾注射液加入氨基酸注射液内。

2. 将注射用水溶性维生素用脂溶性维生素注射液溶解后加入脂肪乳内。

3. 将 10% 氯化钠、10% 氯化钾、多种微量元素注射液、精氨酸加入葡萄糖注射液内。

如处方中含有葡萄糖酸钙和胰岛素，应分别用专用针管抽取后加入未加药的葡萄糖注射液内。

上述步骤完毕后，将氨基酸注射液灌入三升袋中，再将葡萄糖、含葡萄糖的氯化钠溶液分别灌入，最后灌入脂肪乳注射液。待全部药液灌入三升袋后，拔掉进液管，排气、封口、核对处方，贴好标签，摇匀，并于处方上签字。

在肠外营养配制过程中，注意以下事项：

1. 在配制过程中，尽可能多地用轻摇方法混匀内容物，以减少配制和混合过程中因未将各成分充分稀释而发生沉淀反应的概率。

2. 抽取各种针剂的注射器应按稀释的原则分开使用，以免在针管内发生化学变化。

3. 葡萄糖的最高浓度不得超过 25%。

4. 氨基酸的最佳浓度范围为 2%~10%。

5. 由于氨基酸中阳离子代谢后产生 H^+，葡萄糖溶液的 pH 均在 3.6~3.95，且电解质溶液含大量的一、二价离子，溶液多呈酸性，有可能出现代谢性酸中毒。所以，肠外营养的 pH 应在 5~6 之间。如果 pH<5 应添加碳酸氢钠。

6. 禁止将脂肪乳与葡萄糖溶液直接混合。脂肪乳的稳定性取决于溶液的 pH。当 pH<5 时，脂肪乳丧失其稳定性；当 pH>6.6 时，则产生磷酸氢钙的沉淀。

7. 禁止将脂肪乳与未稀释的电解质和微量元素直接混合。

8. 丙氨酰 – 谷氨酰胺的浓度不得超过 3.5%。

9. 钙离子（Ca^{2+}）和镁离子（Mg^{2+}）的浓度之和不得超过 8 mmol/L。

10. 钙剂与磷酸盐可形成磷酸钙沉淀，所以应将钙剂加入葡萄糖内，磷酸盐加入氨基酸内，分别稀释后，将氨基酸与葡萄糖相混合，肉眼检查袋内有无沉淀生成。

11. 除了商品化的微量元素注射液，严禁在全肠外营养混合液中加入其他三价阳离子电解质溶液；同时商品化的微量元素注射液不得超过说明书规定的限量。

12. 核算全肠外营养混合液中各一价和二价阳离子的终浓度不得超过该离子静脉输注的安全浓度。

13. 维生素应当尽可能晚加入营养液。

14. 若患者同时需要输注高浓度（如 2 g/d）维生素 C 和 Ca^{2+}，禁止将高浓度的维生素 C 和 Ca^{2+} 混合，应将高浓度的维生素 C 与该全肠外营养混合液分开滴注。

15. 多种微量元素注射液有多种微量元素，遇维生素 C 可发生氧化还原反应，溶液变紫色，并析出紫色沉淀。多种微量元素注射液与磷酸氢钾相混可析出白色凝胶状沉淀，所以，安达美不得与维生素 C、磷酸氢钾相混合。

16. 为了最大限度地避免沉淀的产生，不推荐微量元素溶液与氨基酸溶液先混合。

17. 如果需要同时使用除胰岛素和 H_2 受体拮抗剂以外其他药物，必须与全肠外营养混合液分开滴注。

18. 在配制和输注过程中应严格按无菌操作，尽可能采取避光的措施。

19. 肠外营养配制后 24 小时内使用，才能保证临床用药的安全有效。

其他需要注意的事项：

配药室每日工作前用紫外线消毒半小时，用专用纱布蘸 75% 酒精擦净操作台及周围柜架。配制过程中不得走动。每次操作完毕打扫房间，擦层流罩玻璃及上下台面。配制人员应着隔离衣、拖鞋，戴帽子、口罩，经风淋后方可进入消毒后的洁净间。

五、家庭肠外营养

对于 SBS 患者，家庭肠外营养是整个治疗过程中极其重要的一方面。家庭肠外营养是指在专业营养支持小组的指导下，让某些病情相对平稳，需要长期或较长期依赖肠外营养的特殊患者在家中实施肠外营养。最初，家庭肠外营养限于较年轻的因良性疾病导致 SBS 的成年患者，但是其指征迅速扩大至所有年龄组和更多原因导致的 SBS（如先天性疾病、运动障碍性疾病、肠瘘、机械性肠梗阻及广泛黏膜疾病）的患者，甚至恶性肿瘤的老年患者也已纳入家庭肠外营养的适应证中。家庭肠外营养包括全肠外营养和部分补充性肠外营养两类。合理的家庭肠外营养能满足患者对能量和营养素的需求，维持和改善患者的营养状况和器官功能，降低并发症发生率，增强体力及活动能力，提高生活质量，同时可减少医疗费用并节省医疗资源。

在欧美国家，SBS 患者康复期后病情稳定可以出院继续治疗，但肠内营养不能满足机体对营养的需求或维持液体平衡，一般在家庭接受肠外营养。SBS 患者在家庭中安全地接受肠外营养有助于肠道适应，可以用较低的费用获得更好的长期生存率并改善生活质量。我国家庭营养支持工作起步较晚，但随着医疗水平的日益提高、医疗改革的不断深入、医疗保险的不断完善，未来将会有越来越多的患者接受家庭肠外营养。

家庭肠外营养的安全、顺利实施对患者和陪护人员的要求较高，要求患者和陪护人员的认知能力和日常行为能力无明显障碍，可胜任家庭肠外营养的日常管理。在患者出院前，由专业的营养支持小组制订家庭肠外营养的配方，并通过住院期间一段时间的观察，证实符合患者的实际代谢需要后方可最终决定并出院实施。营养支持小组的医护人员在出院前还需要完成对患者和陪护人员作家庭肠外营养技术和相关知识的专门教育和培训，内容包括营养支持疗法的目的和目标、无菌操作基本规程、肠外营养液的配置和输注、导管护理、输液泵的使用和维护、常见并发症的识别及防治，以及营养支持疗效评价和自我监测等。除此以外，还需要在具有专业资质的医护人员监督下反复独立实践家庭肠外营养的全部操作过程，做到准确、熟练地掌握，并通过视频或宣传册等方式进行宣教，直到医护人员评估其完全合格后患者方可出院。在实施家庭肠外营养初始阶段，患者所用的全营养混合液可以由医院药房统一配置后送到其家中。有条件的患者，可以在家中配置相关设备，然后在家中配置每日所需的全营养混合液。但也需要由专门的医师、护士上门进行定期的随访和监测，指导患者陪护人员对配液的场所进行定期的消毒工作，评估家庭肠外营养实施的效果，对可能发生的肠外营养相关并发症进行定期的监测和防治，从而保障家庭肠外营养的安全、有效实施。

在刚开始实施家庭肠外营养时，配方中各种营养底物的供给量宜从低剂量开始，应用2~3周如无任何副作用，再相应增加摄入量。临床实践和经验证实，长期家庭肠外营养患者能量供给不宜太大，否则容易发生代谢性并发症和器官功能损害。因此，欧洲肠外肠内营养学会推荐对于病情稳定需要完全依赖肠外营养的家庭肠外营养患者，每日的能量需要量建议为20~35 kcal/kg（84~147 kJ/kg），而在发热、感染等应激情况下可适当增加摄入量来满足代谢需要。18~60岁的患者每日液体需要量为35 ml/kg；> 60岁的患者由于机体代谢减慢，每日的液体需要量为30 ml/kg。对于大部分患者，蛋白质需要量为0.8~1.4 g/kg便可满足机体的代谢需求，对于存在额外蛋白质丢失的肠瘘等患者，应适当增加蛋白质的摄入量。预计家庭肠外营养使用>6个月的患者，每日脂肪乳剂中甘油三酯供给不应超过1 g/kg；必需脂肪酸的供给量每天7~10 g或每周不少于1 g/kg，以避免必需脂肪酸缺乏。电解质、维生素及微量元素是肠外营养中重要的组成成分，对维持机体水、电解质和酸碱平衡，保持人体内环境稳定，维护各种酶的活性和神经、肌肉的激应性及营养代谢的正常进行均起着十分重要的作用。因此，家庭肠外营养配方中应适当添加电解质、微量元素及维生素，每个月需要进行1~2次包括电解质、肝肾功能、血常规、内脏蛋白质浓度、血脂浓度等项目的实验室检查，以了解营养支持效果及营养支持对机体电解质平衡、血液系统和肝肾功能的影响，根据结果来增减电解质及其他用药。

家庭肠外营养首选通过颈内静脉或锁骨下静脉置管的上腔静脉途径，也可选择PICC途径。对于需要长期肠外营养甚至是终身依赖肠外营养以维持生命的患者，推荐采用隧道式锁骨下静脉穿刺置管的中心静脉置管，即将导管从锁骨下穿刺处再向下在前胸壁做20 cm左右的皮下隧道，使导管通过皮下隧道从前胸壁引出，这样不仅可降低中心静脉导管感染发生率，又适合患者本人或其家属在家中操作、实施，护理方便，不影响日常活动。家庭肠外营养的输注方式与在医院内持续输注肠外营养略有不同，在家庭中输注肠外营养时，可以采用循环输注的方法，即留出一段时间不输注肠外营养，这可以提高患者的依从性，并且使患者尽可能地参加一些社交活动，甚至参加工作，能显著改善患者的生活质量。需要注意的是，在患者出院后由院内肠外营养转为家庭肠外营养时，需要有一段过渡期，逐步缩短每日输注时间，同时监测机体对葡萄糖和液体量的耐受情况，避免血糖波动变化过大对机体造成的不利影响，防止无营养液输注期出现严重的低血糖现象。一些患者的营养液输注时间可选择在夜间，输注持续时间控制在12小时内，一般在入睡前开始输注，待睡醒后液体基本上输完，应用输注泵控制输注速度，一旦出现故障或液体输注完毕，仪器会自动报警，保证输液的安全。

长期家庭肠外营养可导致一系列并发症，影响家庭肠外营养的维持，严重者甚至可危及患者生命。与住院患者肠外营养相同，家庭肠外营养具有静脉导管相关并发症、代谢性并发症及脏器功能损害等并发症，临床上主要以营养素的缺乏或过剩、导管堵塞或感染、肝功能损害及胆囊结石等最为常见。

第五节　肠内营养

20 世纪 70 年代，国际上对需要营养支持的患者提出的口号是："当患者需要营养支持时，首选经外周静脉肠外营养"。20 世纪 80 年代后期，人们意识到肠道的屏障功能对人体的重要性，并且认识到肠内营养对维护肠黏膜的生长和增殖都具有特殊性。因此，当前选择营养支持的口号是"当肠道有功能且能安全应用时，就应用它"。

当肠道吸收不良时，轻度肠功能不全的 SBS 患者会出现代偿性经口摄入增多（过量摄食）；更广泛的肠切除及中度吸收不良的 SBS 患者，为了维持正常营养代谢，摄食过量会更明显，因此可能需要饮食指导、药物干预及医疗干预。在严重肠吸收不足的患者中，需要适当补充肠内营养。对于轻微营养负平衡的患者，机体的同化作用会让机体从一种稳定的平衡状态转变为另一种平衡状态而不影响人体重要脏器的功能，从而保持正常的生理功能、生长及健康。无法经增加饮食代偿能量吸收不足的 SBS 患者，他们的静息能量代谢会像半饥饿状态的人一样下降。经历更为严重的营养失衡的 SBS 患者，营养的缺失会导致机体发生一些有害的病理生理学变化，并损害机体器官功能，出现临床症状，最终导致疾病的发生。亚临床的营养不良状态所持续的时间依赖于机体的储备，机体的储备耗竭以后才会出现生化指标的异常，并出现临床症状。当环境或生理活动变化，或疾病引起代谢需求突然增加时，亚临床的营养不良状态也会出现临床症状。所以，在 SBS 合并肠功能障碍的患者中，肠道的绝对吸收能力极其有限，尽管患者接受了合适的治疗，并且产生了代谢适应，但是仍需肠内营养，甚至是肠外营养，来维持营养的平衡，维持机体的脏器功能。

肠内营养并不是单纯地提供营养，更重要的是使细胞获得所需的营养底物进行正常的代谢，以维持细胞基本功能，从而保持或改善组织、器官的功能及结构，改善免疫功能及其他生理功能，达到有利于患者康复的目的。

一、肠内营养的消化吸收特点

与肠外营养相比，肠内营养具有以下优点：

1. 肠内营养可改善和维持肠道黏膜细胞结构与功能的完整性，维持肠道机械屏障、化学屏障、生物屏障、免疫屏障的功能，防止发生细菌易位。

2. 营养物质经门静脉系统吸收输送至肝，使代谢更佳符合生理要求，有利于蛋白质的合成和代谢调节。

3. 刺激消化液和胃肠道激素的分泌，促进胆囊收缩、胃肠道蠕动，减少肝胆系统并发症的发生。

4. 在同样的能量和氮水平的治疗下，应用肠内营养的患者体重的增长和氮平衡均优于肠外营养。

5. 促进肠蠕动的恢复。

6. 技术操作与监测简单，并发症少，费用低。

至今为止，多项临床研究结果均显示，肠外营养的并发症发生率明显高于肠内营养，肠内营养无论在营养支持效果、费用、安全性还是可行性上都要明显优于肠外营养。

二、肠内营养的适应证与禁忌证

（一）肠内营养的适应证

1. 营养不良患者的术前、术后支持治疗；
2. 严重的创伤、烧伤等高分解代谢的患者；
3. 肿瘤导致的营养不良；
4. 胃肠道消化吸收功能不良；
5. 老年营养不良、厌食症；
6. 卒中、昏迷等可接受管饲的患者；
7. 长期或严重的腹泻患者；
8. 口腔、耳鼻喉科手术后需流质饮食的患者。

（二）肠内营养的禁忌证

1. 小肠广泛切除术后早期（1个月内），应进行完全肠外营养，从而减少消化液的丢失；1个月后应逐渐向肠内营养过渡，以刺激肠黏膜的增生和代偿。
2. 处于严重应激状态、麻痹性肠梗阻、上消化道出血、腹膜炎、顽固性呕吐或严重急性期腹泻，均不建议经肠道给予营养。
3. 高流量的小肠瘘，无论从上端或下端喂养均有困难时，不能贸然进行肠内营养。
4. 急性完全性肠梗阻或胃肠蠕动严重减慢的患者。
5. 休克状态的患者。

三、肠内营养的分类

根据肠内营养氮的来源不同，肠内营养可以分为整蛋白型（intact protein）、短肽型（short peptide）和氨基酸型（amino protein）。上述三类又可各分为标准型（standard）和疾病适用型（disease specific）。

（一）整蛋白制剂

氮源为完整的蛋白质，低渣。蛋白质结构完整，口感较好，渗透浓度较低，对肠道的代偿有较强的刺激作用，但需要有健全的消化吸收功能。整蛋白制剂适用于消化吸收功能正常或接近正常的患者。

（二）短肽类制剂

氮源为乳清蛋白水解后形成的短肽。其脂肪来源为中链甘油三酯和长链甘油三酯。主要特点是稍加消化即可完全吸收，无残渣。缺点是口感较差，浓度过高易引起腹泻，部分患者使用后会出现腹胀。主要适用于肠道吸收功能较差的患者。

（三）氨基酸单体制剂

氮源为左旋氨基酸，其主要特点是无须消化即可直接吸收，成分明确，无残渣。缺点是口感较差，渗透浓度高，输注过快时易导致腹泻，此种肠内营养刺激肠功能代偿的作用较弱，适用于肠功能障碍无法耐受整蛋白和短肽类肠内营养制剂的患者。

四、肠内营养的支持途径及方式

肠内营养进入消化道的途径有很多，需要结合患者的偏好、疾病情况、手术方式、喂养时间长短、患者的精神状况及胃肠道功能等多方面因素来决定。主要的输注途径有口服、鼻胃管、鼻肠管、食管造口、鼻十二指肠管、胃造口、空肠造口及经肠外瘘的瘘口等途径（图7-1）。

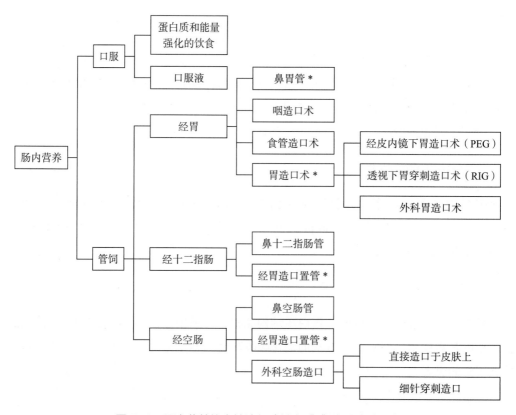

图7-1　肠内营养的支持途径（其中"*"为优先途径）

肠内营养的输注方法有一次性投给、间歇性重力滴注和连续性经泵输注等方式。临床实践表明，连续性经泵输注时，营养素吸收较间歇性滴注效果明显，胃肠道副作用更少。开始输注时速度宜慢，待患者胃肠道逐渐适应后逐渐加快速度，最终达到目标量。

在输注肠内营养的过程中，需要对整个输注过程进行监测，主要监测以下几个方面：

（1）导管位置的监测：观察导管外露有无变化，输注过程有无堵管，必要时采用X线透视或经导管输注造影剂造影的方法来确定导管尖端所在的位置。

（2）胃肠道耐受性的监测：每隔3~4小时测定胃残液量，其量不应大于前1小时输注量的2倍，如果发现胃残液量较多，说明胃耐受性较差，应停止肠内营养或减慢输注速度与量。对于神志清楚的患者，还需要询问患者有无腹胀、腹痛、腹泻、肠鸣音亢进等症状。必要时抽吸胃内容物观察其性状，同时注意观察排便或造口液的颜色与性状，抽取胃内容物及粪便送隐血试验也是可选的监测手段。

（3）营养代谢状况与器官功能的监测：定期测定血常规、血电解质、肝肾功能、血糖、尿糖等指标，准确记录24小时出入量，根据出入量来调整肠内营养和静脉液体的输注量。定期观察与记录体重、氮平衡及其他营养指标。

五、肠内营养的常见并发症

相对于肠外营养而言，肠内营养的实施更为安全有效，其并发症也相对容易处理。但是如果没有及时发现及处理肠内营养的并发症，也会增加患者的痛苦，影响临床治疗效果。肠内营养主要有以下并发症：

（1）胃肠道并发症：恶心、呕吐、腹泻。

（2）代谢并发症：输入水分过多、脱水、非酮性高渗性高血糖、电解质紊乱、肝功能异常等。

（3）感染性并发症：吸入性肺炎、营养液或喂养导管污染引起的肠道感染。

（4）精神心理并发症：焦虑、消极状态。

（5）机械并发症：营养液、喂养导管、泵等方面的意外。

在上述并发症中，胃肠道并发症最为常见，发生率最高。

第六节　肠康复治疗

小肠切除术后患者的营养状况取决于切除的范围和部位、回盲瓣和结肠的保留与否及剩余小肠的功能状况和代偿程度。通常肠道在形态和功能上有着很强的代偿能力，这对于降低SBS患者的并发症发生率和病死率非常关键，对于提高患者生活质量和改善长期预后也很重要。目前，对于SBS的治疗主要依赖于肠外营养，但全肠外营养（TPN）的相关并发症较多，包括肝损害、导管相关感染或导管闭塞、静脉血栓和肠外营养相关性骨病。接受

TPN 治疗的 SBS 患者，2 年生存率为 86%，5 年生存率为 75%。总的来说，目前对 SBS 的治疗目标仍然是减少对 TPN 的需要，甚至是摆脱 TPN。肠康复治疗可以促进肠道的代偿，提高剩余肠道的吸收能力，以重新恢复肠道的自主性，最终达到逐步减少甚至摆脱肠外营养的目的。国内最早于 1997 年开始了应用膳食纤维、生长激素、谷氨酰胺等促进 SBS 患者肠道康复，并在治疗过程中对治疗方案不断进行改进，形成了一套行之有效的治疗方案。

生长激素（growth hormone，GH）是一种肽类激素，除有增强机体合成代谢、促进生长外，在 SBS 患者中还有以下作用：①促进肠黏膜细胞增殖及水、钠和氨基酸的吸收；②促进肠黏膜细胞摄取谷氨酰胺；③促进剩余肠管代偿，增加其对营养物质的吸收，使 SBS 患者减少肠外营养的需求或尽早脱离肠外营养；④增加血清中胰岛素样生长因子 I 的浓度。2003 年 12 月，美国 FDA 批准将重组人 GH 用于 SBS 患者的治疗，但同时指出，GH 的使用应该限于个体化高糖低脂饮食、肠内及肠外营养、水和各种营养素联合治疗的患者。使用方式为每日经皮下给予，剂量为 0.1 mg/kg，不超过 8 mg/d。FDA 仅批准不超过 4 周的治疗，超过 4 周的应用尚有待进一步研究。GH 的不足之处是难以避免的副作用，特别是在剂量偏大或使用时间较长时。值得注意的是，一旦停用 GH，其促进营养素和液体吸收的作用将得不到维持；而且，如果为了促进吸收而持续给予 GH，则副作用的发生率也将随之增加。

胰高血糖素样肽 2（glucagon-like peptide-2，GLP-2）可增强隐窝细胞生长和抑制其凋亡，降低胃肠动力和胃肠分泌，增加肠系膜血流，以促进肠黏膜生长。相比 GH，GLP-2 的副作用相对较少，并且能增加骨无机质密度。研究发现，GLP-2 类似物替度鲁肽可作为一种靶向制剂，通过结合到肠的 GLP-2 受体和增强 GLP-2 的效果来起作用，每日 1 次皮下注射，可有效改善肠黏膜功能，减少肠外营养的需求。

谷氨酰胺是人体内含量最丰富的非必需氨基酸，同时也是肠上皮细胞的主要能量来源，作为一种组织特殊营养物质，在 SBS 患者中具有如下作用：①是肠黏膜细胞等生长迅速的细胞的重要能量来源；②促进小肠上皮细胞增生，增强小肠和结肠细胞的活性，防止黏膜萎缩，保护黏膜屏障功能和免疫功能，降低肠管通透性，减少肠管内细菌和内毒素易位；③细胞信号转导的必需物质，并能增加回肠的水盐转运；④肠管修复最重要的能源物质，能减轻腹泻和炎性肠管疾病。单用生长激素和 / 或联合谷氨酰胺治疗只能引起体重和机体组成成分的暂时性改变。一旦停用，其促进营养素和液体吸收的作用将得不到维持，而且对于总的临床预后几乎没有确切的效果。总体来说，目前并没有高质量的证据支持联合应用重组人生长激素和谷氨酰胺可促进 SBS 患者的肠道康复，在其他治疗方案无效的情况下，可以考虑使用。

（姚丹华）

参考文献

[1] ANDERSON C F, MACBURNEY M M. Application of A. S. P. E. N. clinical guidelines: parenteral nutrition use at a university hospital and development of a practice guideline algorithm[J]. Nutr Clin Pract, 1996, 11: 53-58.

[2] DETSKY A S, McLAUGHLIN J R, BAKER J P, et al. What is subjective global assessment of nutritional status?[J]. JPEN, 1987, 11: 8-13.

[3] DUGGAN C, RIZZO C, COOPER A, et al. Effectiveness of a clinical practice guideline for parenteral nutrition: a 5-year follow-up study in a pediatric teaching hospital[J]. JPEN, 2002, 26: 377-381.

[4] GILLANDERS L, ANGSTMANN K, BALL P, et al. AuSPEN clinical practice guideline for home parenteral nutrition patients in Australia and New Zealand[J]. Nutrition, 2008, 24: 998-1012.

[5] KONDRUP J, RASMUSSEN H H, HAMBERG O, et al. Nutritional risk screening (NRS 2002): a new method based on an analysis of controlled clinical trials[J]. Clin Nutr, 2003, 22: 321-336.

[6] KOOPMANN M C, LIU X, BOEHLER C J, et al. Colonic GLP-2 is not sufficient to promote jejunal adaptation in a PN-dependent rat model of human short bowel syndrome[J]. JPEN, 2009, 33: 629-638.

[7] LONGHURST C, NAUMOVSKI L, GARCIA C M, et al. A practical guideline for calculating parenteral nutrition cycles[J]. Nutr Clin Pract, 2003, 18: 517-520.

[8] MITCH W E, GOLDBERG A L. Mechanisms of muscle wasting. The role of the ubiquitin-proteasome pathway[J]. N Engl J Med, 1996, 335: 1897-1905.

[9] SCHIAVONE P A, PICCOLO K, COMPHER C. Application of the A. S. P. E. N. clinical guideline for nutrition support of hospitalized adult patients with obesity: a case study of home parenteral nutrition[J]. Nutr Clin Pract, 2014, 29: 73-77.

[10] SCHOELLER D A, KUSHNER R F, JONERS P J. Validation of doubly labeled water for measuring energy expenditure during parenteral nutrition[J]. Am J Clin Nutr, 1986, 44: 291-298.

[11] SHELDON G F. Role of parenteral nutrition in patients with short bowel syndrome[J]. Am J Med, 1979, 67: 1021-1029.

[12] STEWART G R. Home parenteral nutrition for chronic short bowel syndrome[J]. Med J Aust, 1979, 2: 317-319.

[13] WARNER B W. GLP-2 as therapy for the short-bowel syndrome[J]. Gastroenterology, 2001, 120: 1041-1043.

[14] WENG C C, CHEN Y. Effects of different parenteral nutrition infusions in a patient with short bowel syndrome[J]. Asia Pac J Clin Nutr, 2015, 24: 184-187.

[15] WINKLER M F, SMITH C E. Clinical, social, and economic impacts of home parenteral nutrition dependence in short bowel syndrome[J]. JPEN, 2014, 38: 32S-37S.

[16] WU G, JIANG Y, ZHU X, et al. Prevalence and risk factors for complications in adult patients with short bowel syndrome receiving long-term home parenteral nutrition[J]. Asia Pac J Clin Nutr, 2017, 26: 591-597.

第八章　短肠综合征药物治疗

第一节　肠道激素的作用

大段小肠切除后，经过 1~2 年时间的最大限度肠道代偿性适应之后，开始进入机体自身的稳定/维持阶段。在这个阶段，将不再发生进一步的自发性肠道适应。这个阶段之后，若患者仍然需要肠外营养（PN）支持，则认为属于永久性的肠衰竭。研究表明，患者最后的一次肠切除术后 2 年内若不能成功摆脱 PN，这之后能够成功摆脱 PN 的概率将<6%。幸运的是，>50% 的成年 SBS 患者能够在确诊后的 5 年以内完全摆脱 PN。PN 的使用会给患者带来巨大的风险，如导管相关的脓毒症、静脉血栓形成及肝疾病等；值得注意的是，PN 还影响患者的生活质量，且价格昂贵。对 PN 依赖的 SBS 患者进行治疗的过程中，一个重要的目标就是减少患者对它的依赖，一旦有可能，就彻底停用 PN。因此，一直有学者在探索可最大限度地促进肠道适应和增加吸收的治疗方法。

目前已经证实，一些药物对 SBS 动物模型的肠上皮细胞有营养作用。关于这些药物对人体肠管适应性变化的有效性、增加肠道吸收及恢复肠道自身功能的有用性等，研究结果尚不一致。可用于 SBS 的药物和研发中的有助于摆脱 PN 的药物包括重组人生长激素（rhGH）、谷氨酰胺（Gln）、胰高血糖素样肽 –1（GLP–1）、胰高血糖素样肽 –2（GLP–2）、表皮生长因子（EGF）及 YY 肽（PYY）等。

第二节　生长激素

（一）对肠道适应和吸收的作用

在 SBS 的动物模型中，外源性生长激素（GH）的使用已被证明可促进肠上皮增生，从而导致体重、小肠长度、结肠质量和生物力学强度的增加。但人体中生长激素的使用却出现了相互矛盾的结果。相互矛盾的结果可能归因于（至少部分归因于）方法上的差异，包括研究的设计和患者的特点，从而妨碍人们得出"这种治疗方法对肠道吸收有好处（或缺乏）"的明确结论。

（二）对摆脱肠外营养的作用

Byrne 等进行了一项包含 47 例 SBS 患者的研究，受试者接受 4 周的重组人生长激素（rhGH）[平均剂量 0.11 mg/（kg·d）；范围 0.03～0.14 mg/（kg·d）]治疗，同时口服谷氨酰胺（30 g/d）和高度复杂糖类低脂肪的饮食。经过 4 周的治疗，27 例停止了 PN，14 例能够减少 PN 需要量，6 例 PN 需要量没有发生变化。4 周的 rhGH 治疗结束后，患者回家继续口服谷氨酰胺和改良饮食，患者可使用其他用于 SBS 的治疗，如抑酸药物、口服补液盐（ORS）等。关键终点是摆脱 PN，而非肠道吸收或身体的改善。1 年以后，19 例保持了摆脱 PN 状态，19 例 PN 需要量有所减少，9 例 PN 需要量和开始治疗前相似。

之后这些研究人员进行了一项更大规模的研究，研究纳入 61 例 SBS 患者（49 例存在 PN 依赖），rhGH 平均剂量为 0.09 mg/（kg·d），口服谷氨酰胺 30 g/d，与改良膳食（根据每例患者的剩余肠道解剖进行了个性化调整的饮食）联合使用。住院治疗 4～6 周，以进行严密的监测和教育，出院以后，患者继续口服谷氨酰胺和改良膳食。随访 1 年后的 PN 状态为关键终点。进入研究时存在 PN 依赖的 49 例患者中，20 例完全脱离 PN 并在 1 年后保持脱离状态，25 例 PN 需要量减少，4 例 PN 需要量没有变化。无结肠的患者，脱离 PN 仅仅发生于剩余小肠＞100 cm 的患者。进入研究时无 PN 依赖的 12 例患者中，9 例在 1 年后仍然保持脱离 PN 的状态。

在另一项研究中，Zhu 等联合应用 rhGH、谷氨酰胺及改良膳食对 27 例 SBS 患者进行了治疗。随访 1 年以上的 13 例患者中，10 例完全摆脱了 PN，认为这种治疗方法早期实施可促进肠道适应，增加患者摆脱 PN 的能力。同时，有研究联合应用 rhGH、口服谷氨酰胺、高复杂糖类低脂饮食和管饲肠内营养（EN）对 37 例 SBS 患者（大多数患者在发生 SBS 的 2 年内）进行了为期 4 周的治疗。随访超过 2 年的 23 例患者中，21 例完全摆脱了 PN：18 例口服饮食，EN 作为补充维持营养，而另外 3 例则仅仅通过口服饮食维持生存。最近，Guo 等用 rhGH、口服谷氨酰胺及 EN 作为补充对 PN 依赖的 SBS 患者进行了为期 4 周的治疗，然后继续使用谷氨酰胺、EN 及高复杂糖类低脂饮食治疗。大部分患者在最后一次肠切除术后 1 年以内接受治疗。随访 1 年，1 例完全摆脱了 PN 和 EN，5 例摆脱了 PN 并靠 EN 和口服饮食维持生存，4 例 PN 频次和/或用量减少，只有 1 例肠切除术后超过 2 年的患者无明显的 PN 减少。代偿性适应阶段治疗的成功仅仅反映了身体自然代偿的作用，而非所使用的治疗方法产生的"过代偿"（超过自然代偿的程度）应答的作用。

前述的研究受限于它们不受控的设计，很难确定肠康复治疗方案中各个组成部分（饮食/教育，ORS，谷氨酰胺及 rhGH）在帮助患者摆脱 PN 中的相对重要性。为了解决这个问题，Byrne 等完成了一项随机、双盲、受控的试验，联合应用 rhGH、个体化的专业口服膳食（SOD）和口服谷氨酰胺对 41 例 PN 需要量＞3 kcal/周（12.6 kJ/周）的 SBS 患者进行治疗。这些患者被收入一家临床医疗机构的两个治疗中心，先接受 2 周的稳定治疗——SOD、抗动力和抑酸药物，口服补液盐（ORS）和 PN（配方与他们在家时输注的一样）。调整优化和稳定治疗结束以后，患者随机接受三种治疗方案中的一种：口服谷氨酰胺（30 g/d）+ rhGH 安慰剂（对照组）（9 例），谷氨酰胺安慰剂 + rhGH [0.1 mg/（kg·d）]（16 例），谷氨酰胺 + rhGH（16 例）。治疗持续 4 周，同时进行饮食教育。4 周的治疗结束后，患者出院回家，继续服用 SOD 和谷氨酰胺或谷氨酰胺安慰剂 12 周。关键终点是相对于基线值的每周总 PN 量（定义为 PN+ 脂质 + 静脉补液的总容量）的变化情况。次要终点包括相对于基线值的每周 PN 能量减少量和 PN 频次（输注 PN 的天数）。在这项研究中，没有进行肠道吸收的研究，也没有进行小肠形态学和肠道转运的评估。经过 4 周的治疗，与对照组相比，接受 rhGH、服用或不服用谷氨酰胺的患者表现出每周总 PN 量、PN 能量和 PN 频次显著减少。接受所有三种干预药物的患者（rhGH、谷氨酰胺和 SOD）实现了上述这些参数最大限度地减少，与基线值比较，每周 PN 量、PN 的能量和 PN 输注频次的减少量较为均衡。在 12 周的观察期间，使用谷氨酰胺的患者 PN 量保持了显著减少，9 例完全脱离了 PN。在使用 rhGH 的两组患者中，外周水肿和肌肉骨骼不适等较为常见，还观察到大约 5 kg 的体重损失。

有关肠道吸收的适度获益（效果）研究很难得出一致的结论，其原因在于，这种治疗方法的临床应用缺乏确定性，导致了其临床使用仍然存在争议。最近，一项纳入了五个生长激素用于 SBS 患者随机对照试验的荟萃分析结果显示，生长激素联合（或者不联合）谷氨酰胺的治疗可增加患者体重，促进患者能量和氮吸收。但在停止治疗后，这种效果通常只持续很短一段时间。同时，该荟萃分析纳入的研究中仅有一个专注于将摆脱 PN 作为关键终点的随机对照试验。因此，基于营养物吸收的临时增加来摆脱 PN 和生长激素的观点仍有待进一步证实。

关于生长激素对 SBS 治疗作用的研究大多存在以下缺陷：①研究中纳入的患者数量较少；②研究方法存在巨大的差异，包括使用的 rhGH 剂量 [0.024 ~ 0.14 mg/（kg·d）]；③治疗持续时间（3 ~ 8 周）不同；④口服饮食变化较大（禁食，过度摄食，基于肠道解剖的高糖类低脂肪、个体化的饮食等）；⑤患者特点（是否保留结肠，导致 SBS 的病因等）不同；⑥ PN 依赖的时间长短不等；⑦并非均添加谷氨酰胺；⑧并非同时使用常规药物治疗，包括剂量、频率、时间和形式等。进行高质量、可靠的营养平衡研究的难度较大。

（三）合适的患者选择

合适的患者选择似乎对成功使用 rhGH 帮助 SBS 患者摆脱 PN 是很重要的。在 Byrne 等的研究中，与对照组相比，rhGH 治疗带来了 300 ~ 550 ml/d 的液体及 250 ~ 450 kcal/d（1 046 ~ 1 884 kJ/d）的能量增益。这与 Seguy 等的研究观察到的增益一致。因此，这种治疗方法似乎最适合于"边界型"的 PN 依赖患者。保留部分结肠、剩余肠道没有潜在的黏膜病变（如克罗恩病、放射性肠炎），以及在 rhGH 治疗开始时没有营养不良证据的 SBS 患者，似乎是这一疗法的最佳人选。

虽然 Byrne 等的初步研究结果表明，rhGH 可用于防止 SBS 患者有 PN 的需要。但是，rhGH 抗体（较低的应答可能性）可能见于基线蛋白质能量营养不良的患者。rhGH 只能用于那些尽管优化饮食并进行常规药物治疗，但仍然存在 PN 依赖的 SBS 患者。因此，这种预防性方法的作用仍需要进一步证实。

（四）在儿童 SBS 患者中的应用效果

2010 年，Goulet 等前瞻性地研究了 8 例需要 PN 支持的儿童 SBS 患者，给予 rhGH 0.13 mg/（kg·d），为期 12 周。rhGH 治疗结束后继续进行超过 12 个月的随访。治疗过程中所有患者的 PN 需求均有减少，且对治疗耐受良好。治疗导致胰岛素样生长因子 –1（IGF–1）和血浆瓜氨酸的增加，以及净能量平衡的改善。6 例患儿不得不通过 PN 维持或治疗结束后又重新开始了 PN。只有 2 例在 12 个月的随访期结束时仍然维持摆脱 PN 的状态。1 年后，一项研究纳入了 14 例需要 PN 但没有饮食限制的儿童 SBS 患者，使用或不使用 rhGH 4 个月，结果显示 rhGH 并没有起到帮助患儿摆脱 PN 的作用。此外，GH 治疗 6 个月后，PN 需求量又恢复到了基础值。rhGH 用于儿童 SBS 治疗的适应证、疗效、治疗成本 – 效益，以及长期安全性等有待进一步的评估。

（五）生长激素的批准、剂量、安全性与治疗费用

2003 年 12 月，美国 FDA 批准了短期（4 周）使用生长激素的治疗方案，以帮助 SBS 患者摆脱 PN。推荐剂量为 0.1 mg/（kg·d）（最大剂量 8 mg/d），皮下给药，每天 1 次，为期 4 周。如果出现不良事件，生长激素的使用剂量可能需要根据具体情况暂时减半、暂时停用或完全停用。生长激素应与专门的营养饮食计划结合使用，膳食的营养成分根据患者的肠道解剖、能量需要及常规药物治疗方案进行定制。尽管"联合使用谷氨酰胺是否必要"这个问题仍然存在争议，但根据已知的"谷氨酰胺和生长激素合用有潜在的协同作用"的证据，在目前条件下，谷氨酰胺的使用应谨慎，应和它在临床试验中的使用保持一致（即 30 g/d，使用时间段：从 rhGH 治疗开始的第 1 天到 rhGH 治疗结束的 12 周以后）。目前，欧洲药品管理局（EMA）仍然没有批准生长激素用于此适应证的治疗，生长激素治疗并没有被广泛应用于临床实践之中。

集中于将摆脱 PN 作为关键终点的这些研究取得成功的一个重要因素是研究对象均为住院状态。在此状态下，允许严密监测患者状况并对他们的精细饮食及行为进行修正。这可能需要积极配合的患者、足够的资金资源，以及在 rhGH 治疗期间和治疗结束之后，患者均对治疗方案有很强的依从性。但是，患者出院后，研究者将不再具备与患者交流及监督患者的条件。显然，在目前的医疗环境下，让患者住院 4 周以优化饮食、水化、药物治疗、使用生长激素等，相当具有挑战性。

用于 SBS 的生长激素剂量相对较高，由此出现的不良事件也较为常见，这进一步限制了将生长激素应用于临床实践。液体潴留、胃肠道症状、注射部位反应等经常发生；然而，严重不良事件似乎是罕见的。生长激素的使用还可能诱发急性胰腺炎、葡萄糖耐受减弱、2 型糖尿病、腕管综合征及关节痛等。

生长激素禁忌用于活动期的肿瘤患者。平衡研究表明，生长激素作用的持续时间仅限于治疗期，需要考虑长期持续使用或间断性 4 周生长激素治疗的安全性问题。特别是，rhGH 长期使用存在促进结肠恶性肿瘤生长的潜在可能，这已经引起了人们的关注。应该指出的是，接受 rhGH 治疗的患者（IGF-1 水平保持在正常范围内）都没有显示有结肠癌患病率的增加。此外，转基因生长激素过表达的小鼠并没有发生结肠癌。这可能与生长激素依赖的细胞因子信号 -2 的上调抑制有关，其也抑制 IGF-1 的增殖作用。

在美国，4 周的生长激素治疗费用大约为 20 000 美元。经济分析结果表明，使用生长激素估计 2 年可节省医疗费用 85 474 美元，其假设条件为：34% 的经生长激素治疗的患者在 6 周的治疗时间段内摆脱了 PN，而且有 31% 的患者在 2 年后仍然保持摆脱 PN 状态。然而，临床试验的患者是在住院条件下进行 4 周的治疗，而且每天接受随访和教育 / 咨询，这笔费用并没有计入上述金额之中。

第三节　谷氨酰胺

谷氨酰胺（Gln）是一种在完整蛋白质中含量非常丰富的氨基酸，是肠上皮细胞的主要能量来源。在严重生理应激状态下，谷氨酰胺将成为"条件必需"氨基酸。它已被证实可防止接受 PN 治疗的患者黏膜萎缩和肠道通透性的恶化。然而，对于末端空肠造口的成年 SBS 患者来说，谷氨酰胺添加到 ORS 中，未见其对液体或钠的吸收有任何益处。此外，在一项纳入了 8 例成年 SBS 患者的随机、交叉对照的研究中，小肠形态、转运时间、D- 木糖醇吸收及粪便量并无差异。

尽管有使用谷氨酰胺的负面的研究，但是，有证据表明，生长激素和谷氨酰胺结合使用可促进肠道的适应性代偿。在啮齿类动物的 SBS 模型中，生长激素和谷氨酰胺结合使用可增加 IGF-1 的血浆水平和绒毛生长的作用。然而，并非所有的研究都证实了这种组合对肠道适应的积极作用。一项包含少数存在 PN 依赖的严重 SBS 患者的随机对照研究发现，rhGH 改善了肠道吸收，从而增加了谷氨酰胺在生理范围内的可用性，这表明可能并不需要谷氨酰胺的协同使用 rhGH 就可获得有益效果。

第四节　胰高血糖素样肽

（一）胰高血糖素样肽 -1

胰高血糖素样肽 -1（GLP-1）受体激动剂艾塞那肽是美国 FDA 批准的一种治疗 2 型糖尿病的药物。在一项回顾性、开放标签的研究中，艾塞那肽用于 5 例成年 SBS 患者（其中 4 例至少有部分结肠保持连续性）的治疗以减少其 PN 需要量。艾塞那肽没有肠道营养作用，可能是通过药理学上的模仿"回肠制动"减缓肠道转运。随后的研究评价在 9 例成年 SBS 患者（7 例末端空肠造口）中持续输注 GLP-1、胰高血糖素样肽 -2（GLP-2）及 GLP-1 和 GLP-2 组合使用的短期效果。研究发现，与安慰剂相比，所有的治疗方案均显著减少了粪便的湿重、能量、氮、钠及钾的损失；只有包含了 GLP-2 的治疗方案增加了湿重和钠的吸收；而只有 GLP-1 和 GLP-2 组合使用的治疗方案改善了水合状况。GLP-1 的效果不如 GLP-2，而两者的组合使用表现出了额外的效果（加性效应）。虽然单独使用 GLP-1 时恶心、食欲降低程度更甚，但是 GLP-1 与 GLP-2 组合使用时上述副作用得到了改善。有必要进行更大规模的、长期的随机对照研究，进一步评估 GLP 或其类似物单独使用或组合使用治疗 SBS 的潜在作用。最近，一项研究以摘要形式发表了初步的研究结果，8 例空肠造口的 SBS 患者接受为期 8 周、每天皮下注射利拉鲁肽（一种 GLP-1 受体激动剂）的治疗方案（最大剂量为 1.8 mg/d）。结果表明，他们的空肠造口输出减少，肠道吸收得到了改善；胃排空没有变化，肠上皮的生长也没有改变。

（二）胰高血糖素样肽 -2

GLP-2 是胰高血糖素家族的一个成员，它是由 33 个氨基酸组成的多肽。GLP-2 由远端回肠及近端结肠中的肠内分泌 L 细胞所释放。人体中 GLP-2 对胃肠道的生理作用包括增加肠管和门静脉血流量，减少胃肠道分泌，促进肠上皮细胞增殖和肠绒毛生长，减缓胃排空等。肠道适应是肠切除后的自然代偿过程；GLP-2 已被证实可促进这一适应过程。

大鼠模型研究表明，GLP-2 的小肠营养作用由小肠中的 GLP-2 受体（GLP-2R）进行调节；然而，GLP-2 对小肠的营养作用因其通过二酰肽酶Ⅳ（DPP-Ⅳ）循环的快速代谢而受限。将 GLP-2 氮末端位置的甘氨酸用丙氨酸替换，可制成替度鲁肽。甘氨酸被替换后，抵抗了 GLP-2 被 DPP-Ⅳ 降解，从而延长了半衰期及其营养作用时间（从 7 分钟延长到 2 小时），使替度鲁肽在临床条件下具有潜在的治疗作用。临床研究发现，替度鲁肽不仅对人类小肠具有营养作用，也可减少 SBS 患者的肠外营养需求量。2012 年，美国 FDA 批准替度鲁肽用于帮助 SBS 患者摆脱肠外营养。

在一项 I 期临床试验中，对健康的自愿受试者进行剂量范围为 5 ~ 10 mg 的替度鲁肽皮下注射被认为是安全的，且耐受良好。注射 3 小时后，达到血浆峰值浓度。2001 年的一项研究选取 8 例无结肠的 SBS 患者，其中 4 例接受肠外营养，4 例没有接受肠外营养。他们患 SBS 均超过 1 年（范围：4 ~ 17 年），且均处于 SBS 的稳定阶段，平均小肠长度为 83 cm（范围：65 ~ 170 cm）。其中的 6 例同时患克罗恩病（CD），但均处于 CD 的缓解期。受试者皮下注射 GLP-2 400 μg/ 次，每天 2 次，持续 35 天，结果液体吸收显著增加，而总的能量、电解质、糖类、蛋白质及脂肪等的吸收却无显著增加；受试者体重平均增加了 1.2 kg；小肠绒毛高度和隐窝深度显著增加，表明人体中的 GLP-2 对小肠具有营养作用。此外，所有受试者均对 GLP-2 耐受良好，且注射部位红肿、触痛等的副作用极轻。该研究认为 GLP-2 主要通过增加液体吸收来表现其临床疗效。在一项后续的Ⅱ期研究中，研究人员使用了替度鲁肽，16例成年SBS患者参加试验（12例需要肠外营养）。所有的患者大范围小肠切除（剩余小肠<150 cm）至少1年，且均无活动期CD。10例患者有末端空肠造口，1例只有<50%的结肠保持了连续性，5例全部结肠均保持了连续性。各受试者接受了为期21天的剂量为0.03、0.10、0.15 mg/（kg·d）的皮下注射替度鲁肽治疗。研究发现，患者除大便量减少外，绝对湿重和尿量也有显著增加，且与替度鲁肽剂量的多少无关。对结肠保持连续性的受试者进行结肠活检发现，结肠隐窝深度和有丝分裂指数没有发生变化。该研究为"GLP-2增加液体吸收"提供了进一步的证据。大部分受试者对替度鲁肽耐受良好，没有检出替度鲁肽抗体；3例受试者报告了轻微的注射部位反应，1例受试者报告了轻微的下肢水肿；部分受试者报告了空肠造口扩大。

在以下情况下，可以考虑使用替度鲁肽：①每周需要肠外营养/静脉输液≥3次且已超过1年；②需要肠外营养/静脉补液1年，但期间出现过1次或多次败血症，或者已有肝损伤；③临床上病情稳定，营养状况良好；④饮食和水化治疗已经调整到最佳；⑤已经最大限度地使用传统的药物治疗手段；⑥渴望减少肠外营养量或者摆脱肠外营养；⑦对其他治疗方法表现出依从性；⑧治疗小组和患者建立了伙伴关系；⑨没有无法经口摄食的消化道结构性缺陷（如梗阻）；⑩没有使用禁忌证，如活动期的消化道肿瘤等，对活动期的非消化道恶性肿瘤，应先行评估使用的风险与获益。替度鲁肽推荐剂量是0.05 mg/（kg·d），皮下注射给药。肾功能不全的患者推荐剂量减半。

对临床医师来说，帮助使用替度鲁肽治疗的患者找到一个摆脱肠外营养的方法甚为重要。开始摆脱肠外营养的治疗之前，需要对患者的液体和营养状况进行优化调整，体重应保持稳定。患者的饮食、水化状态、止泻药和抑制分泌药等使用也应进行调整和优化。一种摆脱肠外营养的递减方法是，以尿量的增加状况为依据，患者的尿量比基准值高10%以上时，可考虑减少液体量。每天监测尿量、粪便量，有助于确定何时减少液体量、减少多少液体量。理想情况下，在整个治疗过程中，患者的尿量应保持在1 000 ml/d以上。推荐以2~4周的时间间隔调整一次肠外营养量。当每周的肠外营养输注时间<3天时，可考虑尝试停用肠外营养。

临床医师需明白替度鲁肽治疗相关的副作用及禁忌证。最常见的副作用有腹痛，注射部位反应，恶心呕吐，头痛等。造口扩大（有造口的病例）也常常发生，由于漏液，需要重新修剪造口袋，这会使患者产生挫败感。虽然还没有关于替度鲁肽增加药物吸收的相关报道，但是服用具有较窄治疗指数的口服药物和主要经由小肠吸收的药物时仍需谨慎。另外，由于临床试验中观察到在替度鲁肽治疗期间有胆囊疾病及胰腺炎的发生，推荐每6个月进行一次实验室检测（胆红素，碱性磷酸酶，脂肪酶，淀粉酶）。

替度鲁肽有促进肿瘤生长的潜在可能性，不推荐其用于活动期的消化道恶性肿瘤患者或有上述病史者。对于非消化道恶性肿瘤患者，是否继续使用替度鲁肽的临床决策需考量风险-获益之后再行决定。推荐采用替度鲁肽治疗的患者在开始治疗后的6个月内进行一次结肠镜检查，1年后再检查一次，之后的继续治疗期间，每5年检查一次。

第五节　表皮生长因子

在 SBS 的实验模型中得到了表皮生长因子（EGF）具有促进吸收和肠道适应的作用以后，一项涉及 5 例儿童 SBS 患者的试验研究了 EGF 的作用。EGF[100 μg/（kg·d）添加到肠内营养混悬液中混匀，持续 6 周] 具有很好的耐受性，且导致了肠内营养喂饲量的增加，以及糖类吸收的短暂改善。EGF 治疗并未带来肠道通透性、体重增加速率和肝功能的显著变化，还需进一步研究探讨 EGF 的作用。

第六节　YY　肽

YY 肽（PYY）是一种胃肠道肽类激素，由位于远端小肠和近端结肠的 L 细胞生成，生物学作用包括收缩血管、减少胰腺外分泌、抑制胃肠运动和胃酸分泌等。它抑制胃肠运动的功能可能在促进液体和营养物质的吸收方面发挥了作用。最近的一份报告发现，在大量小肠切除后接受完全肠内营养（TEN）支持的 YY 肽基因敲除小鼠中，YY 肽诱导了肠道的增殖。目前还没有 YY 肽应用于 SBS 患者的研究。

第七节　益生菌与益生元

短链脂肪酸（SCFA）是重要的结肠能量来源，对 SBS 患者有益，而某些益生菌或益生元可通过在远端肠腔中发酵进而为机体提供短链脂肪酸。

益生菌是活的微生物，摄入足够数量的益生菌有益于宿主身体健康。益生元是选择性发酵的食物成分（特别是糖类），酵解后可导致胃肠道菌群（如乳酸杆菌和双歧杆菌）的组成和 / 或活性发生特殊变化，从而益于宿主身体健康。合生元是一种或多种益生元与一种或多种益生菌的简单组合。

虽然益生元的一些作用（如增加钙的吸收和减轻炎症）可能对 SBS 患者有益，但是对产气增加及排便次数增多者可能没有益处。目前缺乏益生元和益生菌用于 SBS、肠衰竭或 SIBO 的数据。Kanamori 和同事对 7 例患 SBS 和难治性小肠结肠炎的儿童给予由低聚半乳糖、双歧杆菌和干酪乳杆菌组成的合生元治疗；合生元的使用导致了对多种病原菌的抑制和短链脂肪酸的增加，以及体重的增长。在一例对抗生素治疗无反应的 28 岁 SBS 患者的病例报告中，相同的合生元组合被证明可减少 D- 乳酸水平并纠正 D- 乳酸性酸中毒的临床特征并防止其复发。在一组与 SBS 无关的患 SIBO 的成人中交替使用抗生素与结芽孢杆菌和低聚果糖的组合进行治疗，结果表明，无论是症状反应还是呼吸测试的正常转归都比单独使用抗生素治疗效果更好。

益生菌的抗菌、消炎和代谢作用及其维持肠黏膜屏障功能的能力，理论上有利于存在 SIBO 的 SBS 患者。在 SBS 的易位实验模型中，双歧杆菌减少了易位的发生率；其他研究已经表明，益生菌和大肠埃希菌之间的竞争减轻了粘连并因此而减少了病菌的易位。在另一项研究中，布拉酵母菌对 SIBO 和易位均没有任何作用。

在人类中使用益生菌的研究数据很少。在一项纳入了 21 例儿童 SBS 的双盲、安慰剂对照的交叉研究中，Sentonga 和同事没能证明鼠李糖乳杆菌对肠道通透性有任何益处。基于他们对患有 SBS 相关的 SIBO 儿童的研究，Young 和 Vanderhoof 认为，植物乳杆菌 299V 可预防或延迟抗生素治疗后的 SIBO 症状复发。一项对 12 例 SIBO 相关的慢性腹泻患者（但无 SBS）的随机双盲试验表明，L- 干酪乳杆菌及嗜酸乳杆菌菌株都是有效的；而其他的研究发现，发酵乳杆菌和 S- 布拉酵母菌无效。Reddy 和同事没能检索到益生菌用于儿童或婴幼儿 SBS 的任何随机对照试验，通过对现有数据的分析，他们得出结论：缺乏足够的证据证明益生菌对 SBS 患儿有用。

益生菌对肠衰竭患者 SIBO 相关并发症是有益的：联合使用益生菌和卡那霉素对 D- 乳酸性酸中毒所致的复发性脑病有用，实验模型表明益生菌在非酒精性脂肪性肝病（NAFLD）的治疗中发挥了作用。

第八节　生长抑素

奥曲肽是一种生长抑素类似物，可抑制激素（包括生长激素，胰高血糖素和胰岛素）的释放，通过抑制胃泌激素减少胃酸的分泌，减缓胆囊收缩，减弱胰腺的内、外分泌功能，减少胆汁量，减缓肠管蠕动，促进水和电解质的吸收。

调整传统饮食、口服补液盐及抗动力药未能成功控制消化道液体损失时，奥曲肽可用于净输出的 SBS 患者，这类患者的大便输出量持续超过他们经口摄入的液体量。SBS 患者本来就容易发生胆结石，奥曲肽可能通过减缓胆囊收缩和胆汁流动进一步导致胆石的形成。因此，在奥曲肽的使用过程中，应当密切监视肝功能检测结果（至少每月一次）。开始使用奥曲肽后及剂量调整时还应密切监测血糖，因为奥曲肽能同时抑制胰岛素和胰高血糖素释放。由于奥曲肽可抑制生长激素的释放，在最大肠道代偿期间应避免使用。

奥曲肽可以静脉滴注、皮下注射或者以长效释放（LAR）的方式予以肌内注射。皮下注射通常每 8 小时给药一次。有研究对 10 例存在 PN 依赖、末端空肠造口的 SBS 患者进行 100 μg/ 次、每天 3 次的奥曲肽皮下注射，有益的效果包括造口输出量、电解质丢失、静脉补液量及胃酸分泌均有减少。

由于频繁的注射可导致患者不适，皮下注射并不是需长期使用奥曲肽的 SBS 患者的理想路径。奥曲肽可加入肠外营养溶液中，但可能导致肠外营养溶液中其他药物的生物利用度稍有降低。奥曲肽长效释放的给药方式已广泛用于经证实该药有效且使用剂量稳定的患者。

但奥曲肽不菲的价格限制了它的使用。

像其他抗分泌药和抗动力药一样，鲜有试验对长效释放的奥曲肽在 SBS 患者中的使用情况进行研究。Nehra 等评估了长效释放的奥曲肽在 8 例肠外营养依赖的 SBS 患者中的使用情况，受试者中既有结肠保持连续者，也有肠造口者。受试者在第 0、3、7 和 11 周时分别给予 20 mg 长效释放的奥曲肽，观察到的唯一的显著改变是延长了肠道转运时间。长效释放的奥曲肽对 SBS 人群的潜在效用到底如何，还需要进一步的评估。Gomez-Herrera 和同事评估了 20 mg 长效释放的奥曲肽在 6 例 SBS 患者中为期 8 个月的使用情况，并同 4 例对照者进行了比较。治疗组在胃肠道输出量、液体和电解质需求量及肠外营养依赖方面显著降低。基于这一并不充足的证据，我们建议仅在用其他抗分泌药、抗动力药及通过饮食调整仍难以控制腹泻的 SBS 患者中使用奥曲肽。如果使用该药后 2~4 周后粪便量没有变化，应调整剂量或停药。

第九节　止　泻　药

一、减少肠内容物通过时间的止泻药

SBS 患者抱怨最多的问题就是腹泻，引起腹泻的原因包括吸收不良，肠内容物通过时间变短及小肠长度变短。很多药物具有止泻和延长肠内容物通过时间的作用。

洛哌丁胺是一种止泻药，通过与肠道阿片类受体结合，降低肠道环行肌和纵行肌的张力，从而发挥其止泻作用。洛哌丁胺也可以减少胃酸、胆汁和胰液的分泌，从而减少肠腔内液体的体积。通过增加肛门括约肌的张力，洛哌丁胺有助于严重腹泻的患者减少排便失禁的发生。

有效使用洛哌丁胺必须理解其药代动力学特点。洛哌丁胺被吸收后进入肝肠循环过程，而这一过程在末端空肠造口和空结肠吻合的患者中存在障碍。因此，想要达到与具有完整肠道的患者一样的药效，必须大剂量使用洛哌丁胺。此外，洛哌丁胺不能通过血 – 脑屏障，不具备其他止泻药的中枢性作用，因此应提高使用剂量。但是，临床医师往往不愿意使用高剂量洛哌丁胺来控制症状，SBS 患者每天最多可以用 32 mg，但因为担心副作用，实际使用时往往远小于这个剂量。临床医师通常让患者将洛哌丁胺胶囊打开，将药粉与苹果酱混合后服用，服药时间是饭前 30 分钟及睡前。大剂量使用洛哌丁胺时，可能出现恶心等副作用。洛哌丁胺副作用较少，而且价格便宜，是 SBS 患者控制腹泻的首选用药。

地芬诺酯 – 阿托品也通过与阿片类受体结合减缓肠道蠕动。地芬诺酯 – 阿托品可被用于治疗多种原因所致的腹泻，包括化疗后腹泻、大便失禁、微小肠炎和 SBS。尽管目前没有地芬诺酯 – 阿托品用于 SBS 患者的随机对照试验，但它常常单用或与其他药物合用来治疗 SBS 患者的腹泻。该药可以通过血 – 脑屏障，并具有中枢副作用，如意识混乱、嗜睡、谵妄和头晕，因而导致药物依赖和过量使用。对于 SBS 患者，推荐地芬诺酯 – 阿托品与苹果酱混合，在饭前 30 分钟和睡前服用。另外，如果突然停药，患者可能会经历停药反应。一些医师会交替使用洛哌丁胺和地芬诺酯 – 阿托品。目前已经有联合使用这两种药物并发挥它们协同作用的成功案例，但是还没有文献证明这种协同作用及药物的快速耐受。

行空回肠吻合且切除的回肠长度小于 100 cm 的患者，没有被吸收的胆汁酸通过结肠时被细菌发酵成为苯酚，导致分泌性腹泻。对于这类患者，考来烯胺可以与未被吸收的胆盐结合，从而减少腹泻发生。回肠吸收足量的胆盐可以保持胆盐肝肠循环池的平衡。如果切除的回肠长度大于 100 cm，则导致胆盐循环池的衰竭，可引起脂肪吸收不良。因此，只有患者有连续的结肠且切除的回肠小于 100 cm，才可以使用考来烯胺（最大剂量 24 g/d）并可临床获益。同时，也要注意监测用药患者是否发生脂肪泻和脂溶性维生素缺乏。

对于多数 SBS 患者而言，补充胰酶并不能改善临床症状，因为胰腺的外分泌功能基本没有改变。SBS 患者早期通常存在胃酸的过量分泌，从而导致胰酶的灭活。此外，患者可能由于手术而改变原有解剖关系或者存在倾倒综合征倾向，导致食物与胰酶不能充分混匀。当大剂量使用胰酶时 [5 000 U/（kg·d）]，可以引起结肠纤维化。如果患者通过鼻饲来补充营养物质，则不需要胰酶，因为其不能促进这些已经被水解的物质的吸收。只有对胰腺外分泌功能存在障碍的患者，胰酶才是有作用的。因此，对于没有使用大剂量质子泵抑制剂并且胰腺外分泌不足的 SBS 患者，使用胰酶可以增加营养物质的吸收。

二、减少胃肠道分泌的药物

每天约有 10 L 的液体被分泌到胃肠道中。唾液腺和胃每天约分泌 5 L 液体，胆和胰约分泌 1 L 液体，小肠约分泌 2 L 液体，每天经口进食可以增加 2 L 液体。一般而言，经过小肠吸收以后，大约只有 2 L 液体会进入结肠；而结肠又可以吸收其中 90% 的量，因此，最后只有不到 200 ml 的水分从粪便排出。

为了解决水分丢失问题，一些抑制分泌或者增加肠道吸收的药物被广泛使用。质子泵抑制剂（PPIs）和组胺 H_2 受体拮抗剂可以使 SBS 患者获益。在减少粪便水分丢失方面，尤其是胃分泌量大、腹泻严重的患者，PPIs 比 H_2 受体拮抗剂更有效。使用 PPIs 的同时，仍然需要接受其他治疗以维持水、电解质平衡，比如服用止泻药、静脉输注生理盐水及口服补液。PPIs 需要大剂量使用才有效。

如前所述，奥曲肽是一种生长抑素类似物，可以抑制多种促分泌物质，使用奥曲肽可以减少水和电解质的丢失。对于 SBS 患者，奥曲肽可以皮下注射或者静脉使用。如果是皮下注射，剂量可以达到每天 1 500 µg（500 µg，每日 3 次）。奥曲肽可以增加患胆结石的风险，并且可以导致血糖水平的严重波动（因为它可以作用于胰岛素和胰高血糖素）。奥曲肽比较昂贵，需要皮下注射使用，也容易被患者快速耐受而失去临床效果。因为这些副作用和巨大的开销，奥曲肽不是治疗 SBS 的一线药物，但它可以使存在严重腹泻和吸收不良且对其他药物没有反应的患者获益。

第十节　膳　食　纤　维

　　可溶性纤维是高度可酵解的，与其他纤维如麦麸、燕麦等相比，它可产生更多的短链脂肪酸。据估计，具有正常结肠长度的成人，短链脂肪酸（SCFA）氧化可贡献 5%～15% 的总吸收能量。它还可能有减缓胃排空的作用。保留有结肠的 SBS 患者能够摄入过多的能量以努力克服自身的吸收不良（不需要顾虑他们的粪便量太多）。然而，可溶性纤维的使用还需要进一步的研究，因为患者可能会抱怨腹胀等症状增加，尤其是那些受小肠细菌过度生长困扰的患者。此外，在某些 SBS 患者中，膳食纤维可能使腹泻加剧。

（毛琦）

参考文献

[1]　MESSING B, CRENN P, BEAU P, et al. Long-term survival and parenteral nutrition dependence in adult patients with the short bowel syndrome[J]. Gastroenterology, 1999, 117: 1043-1050.

[2]　AMIOT A, MESSING B, CORCOS O, et al. Determinants of home parenteral nutrition dependence and survival of 268 patients with non-malignant short bowel syndrome[J]. Clin Nutr, 2013, 32: 368-374.

[3]　SHULMAN D I, HU C S, DUCKETT G, et al. Effects of short-term growth hormone therapy in rats undergoing 75% small intestinal resection[J]. J Pediatr Gastroenterol Nutr, 1992, 14: 3-11.

[4]　HART M H, PHARES C K, ERDMAN S H, et al. Augmentation of post-resection mucosal hyperplasia by plerocercoid growth factor (PGF)— Analog of human growth hormone[J]. Dig Dis Sci, 1987, 32: 1275-1280.

[5]　CHRISTENSEN H, JORGENSEN P H, OXLUND H, et al. Growth hormone increases the mass, the collagenous proteins and the strength of rat colon[J]. Scand J Gastroenterol, 1990, 25: 1137-1143.

[6]　BENHAMOU P H, CANARELLI J P, RICHARD S, et al. Human recombinant growth hormone increases small bowel lengthening after massive small bowel resection in piglets[J]. J Pediatr Surg, 1997, 32: 1332-1336.

[7]　ZHOU X, LI Y X, LI N, et al. Glutamine enhances the gut trophic effect of growth hormone in rat after massive small bowel resection[J]. J Surg Res, 2001, 99: 47-52.

[8]　IANNOLI P, MILLER J H, RYAN C K, et al. Epidermal growth factor and human growth hormone accelerate adaptation after massive enterectomy in an additive nutrient-dependent and site-specific fashion[J]. Surgery, 1997, 112: 721-729.

[9]　LJUNGMANN K, GROFTE T, KISSMEYER NP, et al. GH decreases hepatic amino acid degradation after small bowel resection in rats without enhancing bowel adaptation[J]. Am J Physiol Gastrointest Liver Physiol, 2000, 279: 700-706.

[10] SEGUY D, VAHEDI K, KAPEL N, et al. Low-dose growth hormone in adult home parenteral nutrition-dependent short bowel syndrome patients: A positive study[J]. Gastroenterology, 2003, 124: 293-302.

[11] LI N, ZHU W, GUO F, et al. Rehabilitative therapy of short bowel syndrome: experimental study and clinical trial[J]. Chin Med J (Engl), 2002, 115: 776-778.

[12] WU G H, WU Z H, WU Z G, et al. Effects of bowel rehabilitation and combined trophic therapy on intestinal adaptation in short bowel patients[J]. World J Gastroenterol, 2003, 9: 2601-2604.

[13] ELLEGARD L, BOSAEUS I, NORDGREN S, et al. Low-dose recombinant growth hormone increases body weight and lean body mass in patients with short bowel syndrome[J]. Ann Surg, 1997, 22: 88-96.

[14] SKUDLAREK J, JEPPESEN P B, MORTESEN P B, et al. Effect of high dose growth hormone with glutamine and no change in diet on intestinal absorption in short bowel patients: A randomized, double-blind, crossover, placebo-controlled study[J]. Gut, 2000, 47: 199-205.

[15] TANGPRICHA V, LUO M, FERNANDEZ EC, et al. Growth hormone favorably affects bone turnover and bone mineral density in patients with short bowel syndrome undergoing intestinal rehabilitation[J]. JPEN, 2006, 30: 480-486.

[16] BYRNE T A, PERSINGER R L, YOUNG L S, et al. A new treatment for patients with short-bowel syndrome: Growth hormone, glutamine, and a modified diet[J]. Ann Surg, 1995, 222: 243-254.

[17] BYRNE T A, COX S, KARIMBAKAS M, et al. Bowel rehabilitation: An alternative to long-term parenteral nutrition and intestinal transplantation for some patients with short bowel syndrome[J]. Transplant Proc, 2002, 34: 887-890.

[18] ZHU W, LI N, REN J, et al. Rehabilitation therapy for short bowel syndrome[J]. Chin Med J (Engl), 2002, 115: 776-778.

[19] WEIMING Z, NING L, JIESHOU L. Effect of recombinant human growth hormone and enteral nutrition on short bowel syndrome[J]. JPEN, 2004, 28: 377-381.

[20] GUO M, LI Y, LI J. Effect of growth hormone, glutamine, and enteral nutrition on intestinal adaptation in patients with short bowel syndrome[J]. Turk J Gastroenterol, 2013, 24: 463-468.

[21] BYRNE T A, WILMORE D W, IYER K, et al. Growth hormone, glutamine and an optimal diet reduces parenteral nutrition in patients with short bowel syndrome. A prospective, randomized, placebo-controlled, double-blind clinical trial[J]. Ann Surg, 2005, 242: 655-661.

[22] WALES P W, NASR A, de SILVA N, et al. Human growth hormone and glutamine for patients with short bowel syndrome[J]. Cochrane Database Syst Rev, 2010, 6: CD006321.

[23] GUO M X, LI Y S, FAN L, et al. Growth hormone for intestinal adaptation in patients with short bowel syndrome: Systematic review and meta-analysis of randomized controlled trials[J]. Curr Ther Res Clin Exp, 2011, 72: 109-119.

[24] BYRNE T, WILMORE D. Does growth hormone and glutamine enhance bowel absorption?[J]. Gastroenterology, 1998, 114: 1110-1112.

[25] THISSEN J P, KETELSLEGERS J M, UNDERWOOD L E, et al. Nutritional regulation of the insulin-like growth factors[J]. Endocr Rev, 1994, 15: 80-101.

[26] WILMORE D W, LACEY J M, SOULTANAKIS R P, et al. Factors predicting a successful outcome after pharmacologic bowel compensation[J]. Ann Surg, 1997, 226: 288-293.

[27] GOULET O, DABBAS TM, TALBOTEC C, et al. Effect of recombinant human growth hormone on intestinal absorption in children with short bowel syndrome[J]. JPEN, 2010, 34: 513-520.

[28] PERETTI N, LORAS D I, KASSAI B, et al. Growth hormone to improve short bowel syndrome intestinal autonomy: A pediatric randomized open-label trial[J]. JPEN, 2011, 35: 723-731.

[29] GIOVANUCCI E. Insulin, insulin-like growth factors and colon cancer: A review of the evidence[J]. J Nutr, 2001, 131: 3109S-3120S.

[30] GIOVANUCCI E, POLLAK M. Risk of cancer after growth-hormone treatment[J]. Lancet, 2002, 360: 268-269.

[31] WILLAMS K L, FULLER C R, DIELEMAN L A, et al. Enhanced survival and mucosal repair after dextran sodium sulfate-induced colitis in transgenic mice that overexpress growth hormone[J]. Gastroenterology, 2001, 120: 925-937.

[32] THEISS A L, FRUCHTMAN S, LUND P K. Growth factors in inflammatory bowel disease: The actions and interactions of growth hormone and insulin-like growth factor-1[J]. Inflamm Bowel Dis, 2004, 10: 871-880.

[33] PAREKH N R, STEIGER E. Criteria for the use of recombinant human growth hormone in short bowel syndrome[J]. Nutr Clin Pract, 2005, 20: 503-508.

[34] MIGLIACCIO W K, CARO J J, MILLER J. Economic implications of growth hormone use in patients with short bowel syndrome[J]. Curr Med Res Opin, 2006, 22: 2055-2063.

[35] KUNKEL D, BASSERI B, LOW K, et al. Efficacy of the glucagon-like peptide-1 agonist exenatide in the treatment of short bowel syndrome[J]. Neurogastroenterol Motil, 2011, 23: 739-745.

[36] MADSEN K B, ASKOV HC, NAIMIaimi R M, et al. Acute effects of continuous infusions of glucagon-like peptide (GLP)-l, GLP-2 and the combination (GLP-1 + GLP-2) on intestinal absorption in short bowel syndrome (SBS) patients. A placebo-controlled study[J]. Regul Pept, 2013, 184: 30-39.

[37] KOVACEVIC Z, McGIVAN J D. Mitochondrial metabolism of glutamine and glutamate and its physiological significance[J]. Physiol Rev, 1983, 63: 547-605.

[38] ASKANAZI J, CARPENTIER Y A, MICVHELSEN C B, et al. Muscle and plasma amino acids following injury. Influence of intercurrent infection[J]. Ann Surg, 1980, 192: 78-85.

[39] VAN DER HULST R R, van KREEL B K, von MEYENFELDT M F, et al. Glutamine and the preservation of gut integrity[J]. Lancet, 1993, 341: 1363-1365.

[40] SCOLAPIO J S, McGREEVY K, TENNYSON G S, et al. Effect of glutamine in short-bowel syndrome[J]. Clin Nutr, 2001, 20: 319-323.

[41] ZIEGLER T R, MANTELL M P, CHOW J C, et al. Gut adaptation and the insulin-like growth factor system: Regulation by glutamine and IGF-1 administration[J]. Am J Physiol, 1996, 271: G866-G875.

[42] GU Y, WU Z H, XIE J X, et al. Effects of growth hormone and glutamine supplemented parenteral nutrition on intestinal adaptation in short bowel rats[J]. Clin Nutr, 2001, 20: 159-166.

[43] WAITZBERG D L, CUKIER C, MUVERINO D R, et al. Small bowel adaptation with growth hormone and glutamine after massive resection of rat's small bowel[J]. Nutr Hasp, 1999, 14: 81-90.

[44] SHAM J, MARTIN G R, BUTZNER J D, et al. Epidermal growth factor improves nutritional outcome in a rat model of short bowel syndrome[J]. J Pediatr Surg, 2002, 37: 765-769.

[45] SIGALET D L, MARTIN G R, BUTZNER J D, et al. A pilot study of the use of epidermal growth factor in pediatric short bowel syndrome[J]. J Pediatr Surg, 2005, 40: 763-768.

[46] ANDREWS N J, IRVING M H. Human gut hormone profiles in patients with short-bowel syndrome[J]. Dig Dis Sci, 1992, 37: 729-732.

[47] ZHU W, ZHANG W, GONG J, et al. Peptide YY induces intestinal proliferation in peptide YY knockout mice with total enteral nutrition after massive small bowel resection[J]. J Pedi Gastro Nutr, 2009, 48(5): 517-525.

[48] DRUCKER D J, ERLICH P, ASA S L, et al. Induction of intestinal epithelial proliferation by glucagon-like peptide-2[J]. Proc Natl Acad Sci USA, 1996, 93: 7911-7916.

[49] TAPPENDEN K A. Intestinal adaptation following resection[J]. JPEN, 2014, 38: 23S-31S.

[50] ESTALL J L, DRUCKER D J. Glucagon-like peptide-2[J]. Annu Rev Nutr, 2006, 26: 391-411.

[51] GLEESON M H, BLOOM S R, POLAK J M, et al. Endocrine tumour in kidney affecting small bowel structure, motility, and absorptive function[J]. Cut, 1971, 12: 773-782.

[52] DRUCKER D J, ERLICH P, ASA SL, et al. Induction of intestinal epithclial proliferation by glucagon-like peptide 2[J]. Proc Natl Acad Sci USA, 1996, 93: 7911-7916.

[53] DRUCKER D J, SHI Q, CRIVICI A, et al. Regulation of the biological activity of glucagon-like peptide 2 in vivo by dipeptidyl peptidase IV[J]. Nat Biotechnol, 1997, 15: 673-677.

[54] JEPPESEN P B, HARTMANN B, THULESEN J, et al. Glucagon-like peptide 2 improves nutrient absorption and nutritional status in short bowel patient with no colon[J]. Gastroenterology, 2001, 120: 806-815.

[55] JEPPESEN P B, SANGUINETTI E L, BUCHMAN A, et al. Teduglutide (ALX-0600), a dipeptidyl peptidase IV resistant glucagon-like peptide 2 analogue, improves intestinal function in short bowel syndrome patients[J]. Gut, 2005, 54: 1224-1231.

[56] JEPPESEN P B, GILROY R, PERTKIEWICZ M, et al. Randomized placebo-controlled trial of teduglutide in reducing parenteral nutrition and/or intravenous fluid requirements in patients with short bowel syndrome[J]. Gut, 2011, 1136: 1-13.

[57] TAPPENDEN K A, EDELMAN J, JOELSSON B. Teduglutide enhances structural adaptation of the small intestine mucosa in patients with short bowel syndrome[J]. J Clin Gastroenterol, 2013, 47: 602-607.

[58] JEPPESEN P B, PERTKIEWICZ M, MESSING B, et al. Teduglutide reduces need for parenteral support among patients with short bowel syndrome with intestinal failure[J]. Gastroeneterology, 2012, 143: 1473-1481.

[59] COMPHER C, GILROY R, PERTKIEWICZ M, et al. Maintenance of parenteral nutrition volume reduction, without weight loss, after stopping teduglutide in a subset of patients with short bowel syndrome[J]. JPEN, 2011, 35: 603-609.

[60] O'KEEFE S J, JEPPESEN P B, GILROY R, et al. Safety and efficacy of teduglutide after 52 weeks of treatment in patients with short bowel intestinal failure[J]. Clin Gastroenterol Hepatol, 2013, 11: 815-823.

[61] NORDGAARD I, HANSEN B S, MORTENSEN P B. Importance of colonic support for energy absorption as small-bowel failure proceeds[J]. Am J Clin Nutr, 1996, 64: 222-231.

[62] STEWART M L, TIMM D A, SLACIN J L. Fructooligosaccharides exhibit more rapid fermentation than long-chain inulin in an in vitro fermentation system[J]. Nutr Res, 2008, 28: 329-334.

[63] HILL C, GUARNER F, Reid G, et al. Expert consensus document. The International Scientific Association for Probiotics and Prebiotics consensus statement on the scope and appropriate use of the term probiotic[J]. Nat Rev Gastroenterol Hepatol, 2014, 11: 506-514.

[64] MACFARLANE S, MACFARLANE G T, CUMMINGS J H. Review article: Prebiotics in the gastrointestinal tract[J]. Aliment Pharmacol Ther, 2006, 24: 701-714.

[65] STOIDIS C N, MISIAKOS E P, PATAPIS P, et al. Potential benefits of pro-and prebiotics on intestinal immunity and intestinal barrier in short bowel syndrome[J]. Nutr Res Rev, 2011, 24: 21-30.

[66] KANAMORI Y, SUGIYAMA M, HASHIZUME K, et al. Experience of long-term symbiotic therapy in seven short bowel patients with refractory enterocolitis[J]. J Pediatr Surg, 2004, 39: 1686-1692.

[67] UCHIDA K, TAKAHASHI T, INOUE M, et al. Immunonutritional effects during synbiotics therapy in pediatric patients with short bowel syndrome[J]. Pediatr Surg Int, 2007, 23: 243-248.

[68] TAKAHASHI K, TERASHIMA H, KOHNO K, et al. A stand-alone symbiotic treatment or the prevention of D-lactic acidosis in short bowel syndrome[J]. Int Surg, 2013, 98: 110-113.

[69] KHALIGHI A R, KHALIGHI M R, BEHDANI R, et al. Evaluating the efficacy of probiotic on treatment in patients with small intestinal bacterial overgrowth (SIBO)—A pilot study[J]. Indian J Med Res, 2014, 140: 604-608.

[70] EIZAGUIRRE I, URKIA N G, ASENSIO A B, et al. Probiotic supplementation reduces the risk of bacterial translocation in experimental short bowel syndrome[J]. J Pediatr Surg, 2002, 37: 669-702.

[71] GARCIA U N, ASENSIO A B, ZUBILLAGA A I, et al. Beneficial effects of Bifidobacterium lactis in the prevention of bacterial translocation in experimental short bowel syndrome[J]. Cir Pediatr, 2002, 15: 162-165.

[72] MOGILNER J G, SRUGO I, LURIE M, et al. Effect of probiotics on intestinal regrowth and bacterial translocation after massive small bowel resection in a rat[J]. J Pediatr Surg, 2007, 42: 1365-1371.

[73] EIZAGUIRRE I, AlDAZABAL P, URKIA N G, et al. Escherichia coli translocation in experimental short bowel syndrome: Probiotic supplementation and detection by polymerase chain reaction[J]. Pediatr Surg Int, 2011, 27: 1301-1305.

[74] MOLENAAR D, BRINGEL F, SCHUREN F H, et al. Exploring Lactobacillus plantarum genome diversity by using microarrays[J]. J Bacteriol, 2005, 187: 6119-6127.

[75] PRETZER G, SNEL J, MOLENAAR D, etal. Biodiversity-based identification and functional characterization of the mannose-specific adhesion of Lactobacillus plantarum[J]. J Bacterial, 2005, 187: 6128-6136.

[76] ZAOUCHE A, LOUKIL C, De LAGAUSIE P, et al. Effects of oral Saccharomyces boulardii on bacterial overgrowth, translocation, and intestinal adaptation after small bowel resection in rats[J]. Stand J Gastroenterol, 2000, 35: 160-165.

[77] TOLGA MUFTUOGLU M A, CIVAK T, Cetin S, et al. Effects of probiotics on experimental short-bowel syndrome[J]. Am J Surg, 2011, 202: 461-468.

[78] SENTONGO T A, COHRAN V, KORFF S, et al. Intestinal permeability and effects of Lactobacillus rhamnosus therapy in children with short bowel syndrome[J]. J Pediatr Gastroenterol Nutr, 2008, 46: 41-47.

[79] STOTZER P O, BLOMBERG L, CONWAY P L, et al. Probiotic treatment of small intestinal bacterial overgrowth by Lactobacillus fermentum KLD[J]. Scand J Infect Dis, 1996, 28: 615-619.

[80] REDDY V S, PATOLE S K, RAO S. Role of probiotics in short bowel syndrome in infants and children-A systematic review[J]. Nutrients, 2013, 5: 679-699.

[81] Uchida H, Yamamoto H, Kisaki Y, et al. D-Lactic acidosis in short bowel syndrome managed with antibiotics and probiotics[J]. J Pediatr Surg, 2004, 39: 634-636.

[82] QUIGLEY E M, STANTON C, MURPHY E F, et al. The gut microbiota and the liver. Pathophysiological and clinical implications[J]. J Hepatol, 2013, 58: 1020-1027.

[83] KUNZ A N, NOEL J M, FAIRCHOK M P. Two cases of Lactobacillus bacteremia during probiotic treatment of the short gut syndrome[J]. J Pediatr Gastroenterol Nutr, 2004, 38: 457-458.

[84] DE GROOTE M A, FRANK D N, DOWELL E, et al. Lactobacillus rhamnosus GG bacteremia associated with probiotic use in a child with short gut syndrome[J]. Pediatr Infect Dis J, 2005, 24: 278-280.

[85] MUUNAKATA S, ARAKAWA C, KOHIRA R, et al. A case of D-lactic acid encephalopathy associated with use of probiotics[J]. Brain Dev, 2017, 32: 691-694.

[86] LAMBERTS S W, VAN DER LELY A J, DE HERDER W W, et al. Octerotide[J]. N Engl J Med, 1996, 334(4): 246-254.

[87] BASS B L, FISCHER B A, RICHARDSON C, et al. Somatostatin analogue treatment inhibits post-resectional adaptation of the small bowel in rats[J]. Am J Surg, 1991, 161: 107-111.

[88] SEYDEL A S, MILLER J H, SARAC T P, et al. Octreotide diminishes luminal nutrient transport activity, which is reversed by epidermal growth factor[J]. Am J Surg, 1996, 172: 267-271.

[89] O'KEEFE S J, PETERSON M E, FLEMING C R. Octreotide as an adjunct to home parenteral nutrition in the management of permanent end-jejunostomy syndrome[J]. JPEN, 1994, 18(1): 26-34.

[90] NEHRA V, CAMILLERI M, BURTON D, et al. An open trial of octreotide long-acting release in the management of short bowel syndrome[J]. Am J Gastroenterol, 2001, 96(5): 1494-1498.

[91] NIGHTINGALE J, WOODWARD J M. Guidelines for management of patients with a short bowel[J]. Gut, 2006, 55(Suppl 4): 1-12.

[92] HOFMANN A F, POLEY J R. Role of bile acid malabsorption in pathogenesis of diarrhea and steatorrhea in patients with ileal resection. I. Response to cholestyramine or replacement of dietary long chain triglyceride by medium chain triglyceride[J]. Gastroenterology, 1972, 62(5): 918-934.

[93] AWOUTERS F, NIEMEGEERS C J, JANSSEN P A. Pharmacology of antidiarrheal drugs[J]. Annu Rev Pharmacol Toxicol, 1983, 23: 279-301.

[94] REMINGTON M, MALAGELADA J R, ZINSMEISTER A, et al. Abnormalities in gastrointestinal motor activity in patients with short bowels: effect of a synthetic opiate[J]. Gastroenterology, 1983, 85(3): 629-636.

[95] REMINGTON M, FLEMING C R, MALAGELADA J R. Inhibition of postprandial pancreatic and biliary secretion by loperamide in patients with short bowel syndrome[J]. Gut, 1982, 23(2): 98-101.

[96] CALDARA R, CAMBIELLI M, MASCI E, et al. Effect of loperamide and naloxone on gastric acid secretion in healthy man[J]. Gut, 1981, 22(3): 720-723.

[97] GOKE M, EWE K, DONNER K, et al. Influence of loperamide and loperamide oxide on the anal sphincter. A manometric study[J]. Dis Colon Rectum, 1992, 35(4): 857-861.

[98] READ M, READ N W, BARBER D C, et al. Effects of loperamide on anal sphincter function in patients complaining of chronic diarrhea with fecal incontinence and urgency[J]. Dig Dis Sci, 1982, 27(4): 807-814.

[99] RATTAN S, CUIVER P J. Influence of loperamide on the internal anal sphincter in the opossum[J]. Gastroenterology, 1987, 93(2): 121-128.

[100] SCHINKEL A H, WAGENAAR E, MOL C A, et al. Pglycoprotein in the blood–brain barrier of mice influences the brain penetration and pharmacological activity of many drugs[J]. J Clin Invest, 1996, 97(11): 2517-2524.

[101] SADEQUE A J, WANDEL C, He H, et al. Increased drug delivery to the brain by P-glycoprotein inhibition[J]. Clin Pharmacol Ther, 2000, 68(2): 231-237.

[102] TAYROUZ Y, GANSSMANN B, DING R, et al. Ritonavir increases loperamide plasma concentrations without evidence for P-glycoprotein involvement[J]. Clin Pharmacol Ther, 2001, 70(4): 405-414.

[103] COUPAR I M, DE LUCA A. Opiate and opiate antidiarrhoeal drug action on rat isolated intestine[J]. J Auton Pharmacol, 1994, 14(1): 69-78.

[104] StERN J, IPPILITI C. Management of acute cancer treatment-induced diarrhea[J]. Semin Oncol Nurs, 2003, 19(4 Suppl 3): 11-16.

[105] CHEETHAM M, BRAZZELLI M, NORTON C, et al. Drug treatment for faecal incontinence in adults[J]. Cochrane Database Syst Rev, 2003, 3: CD002116.

[106] PARDI D S, RAMNATH V R, LOFTUS E V, et al. Lymphocytic colitis: clinical features, treatment, and outcomes[J]. Am J Gastroenterol, 2002, 97(11): 2829-2833.

[107] MCCARRON M M, CHALLONER K R, THOMPSON G A. Diphenoxylateatropine (Lomotil) overdose in children: an update (report of eight cases and review of the literature)[J]. Pediatrics, 1991, 87(6): 694-700.

[108] ABRAHAM B, SELLIN J H. Drug-induced diarrhea[J]. Curr Gastroenterol Rep, 2007, 9(5): 365-372.

[109] HOFMANN A F. Bile acids, diarrhea, and antibiotics: data, speculation, and a unifying hypothesis[J]. J Infect Dis, 1977, 135(Suppl 1): 126-132.

[110] KING R F, NORTON T, HILL G L. A double-blind crossover study of the effect of loperamide hydrochloride and codeine phosphate on ileostomy output[J]. Aust N Z J Surg, 1982, 52(2): 121-124.

[111] CRUZ-CORREA M, GIARDIELLO F M. Lymphocytic and collagenous colitis[J]. Curr Treat Options Gastroenterol, 2000, 3(11097741): 243-248.

[112] BAROWSKY H, SCHWARTZ S A. Method for evaluating diphenoxylate hydrochloride. Comparison of its antidiarrheal effect with that of camphorated tincture of opium[J]. JAMA, 1962, 180: 1058-1061.

[113] MATARESE L E, STEIGER E. Dietary and medical management of short bowel syndrome in adult patients[J]. J Clin Gastroenterol, 2006, 40(Suppl 2): 85-93.

[114] BANSI D S, PRICE A, RUSSELL C, et al. Fibrosing colonopathy in an adult owing to over use of pancreatic enzyme supplements[J]. Gut, 2000, 46(2): 283-285.

[115] FITZSIMMONS S C, BURKHART G A, BOROWITZ D, et al. High-dose pancreatic-enzyme supplements and fibrosing colonopathy in children with cystic fibrosis[J]. N Engl J Med, 1997, 336(11): 1283-1289.

[116] JEPPESEN P B, STAUN M, TJELLESEN L, et al. Effect of intravenous ranitidine and omeprazole on intestinal absorption of water, sodium, and macronutrients in patients with intestinal resection[J]. Gut, 1998, 43(7): 763-769.

[117] SLEISENGER M H, FELDMAN M, FRIEDMAN L S, et al. Sleisenger and Fordtran's gastrointestinal and liver disease: pathophysiology, diagnosis, management[M]. 9th ed. Philadelphia: Saunders/ Elsevier, 2010.

[118] NIGHTINGALE J M, WALKER E R, FARTHING M J, et al. Effect of omeprazole on intestinal output in the short bowel syndrome[J]. Aliment Pharmacol Ther, 1991, 5(4): 405-412.

[119] LADEFOGED K, CHRISTENSEN K C, HEGNHOJ J, et al. Effect of a long acting somatostatin analogue SMS 201–995 on jejunostomy effluents in patients with severe short bowel syndrome[J]. Gut, 1989, 30(9): 943-949.

[120] NIGHTINGALE J M, WALKER E R, BURNHAM W R, et al. Octreotide (a somatostatin analogue) improves the quality of life in some patients with a short intestine[J]. Aliment Pharmacol Ther, 1989, 3(4): 367-373.

[121] O'KEEFE S J, PETERSON M E, FLEMING C R. Octreotide as an adjunct to home parenteral nutrition in the management of permanent endjejunostomy syndrome[J]. JPEN, 1994, 18(1): 26-34.

[122] NEHRA V, CAMILLERI M, BURTON D, et al. An open trial of octreotide long-acting release in the management of short bowel syndrome[J]. Am J Gastroenterol, 2001, 96(5): 1494-1498.

[123] BAUDET S, MEDINA C, VILASECA J, et al. Effect of short-term octreotide therapy and total parenteral nutrition on the development of biliary sludge and lithiasis[J]. Hepatogastroenterology, 2002, 49(45): 609-612.

[124] MOSER A J, GIURGIU D I, MORGENSTERN K E, et al. Octreotide stimulates Ca++ secretion by the gallbladder: a risk factor for gallstones[J]. Surgery, 1999, 125(5): 509-513.

[125] HARRIS A G, O'DORISIO T M, WOLTERING E A, et al. Consensus statement: octreotide dose titration in secretory diarrhea. Diarrhea Management Consensus Development Panel[J]. Dig Dis Sci, 1995, 40(7): 1464-1473.

[126] ATIA A, GIRARD P F, HEBUTERNE X, et al. Macronutrient absorption characteristics in humans with short bowel syndrome and jejunocolonic anastomosis: starch is the most important carbohydrate substrate, although pectin supplementation may modestly enhance short chain fatty acid production and fluid absorption[J]. JPEN, 2011, 35(2): 229-240.

[127] BOND J H, CURRIER B E, BUCHWALD H, et al. Colonic conservation of malabsorbed carbohydrate[J]. Gastroenterology, 1980, 78: 444-447.

[128] JEPPESEN P B, MORTENSEN P B. Colonic digestion and absorption of energy from carbohydrates and medium-chain fat in small bowel failure[J]. JPEN, 1999, 23(Suppl 5): 101-105.

[129] ROYALL D, WOLEVER T M, JEEJEEBHOY K N, et al. Evidence for colonic conservation of malabsorbed carbohydrate in short bowel syndrome[J]. Am J Gastroenterol, 1992, 87: 751-756.

第九章　肠道干细胞及类器官在肠衰竭治疗中的应用

再生医学（regenerative medicine）是一门研究如何生理性修复受损或衰竭的组织器官，使其恢复正常的形态与功能的学科。干细胞（stem cell）是再生医学的基础，是组织器官再生的源泉。干细胞及再生医学代表了医学研究发展的前沿。对各种原因导致的器官衰竭或功能障碍，基于干细胞的再生医学治疗有望成为继药物、手术以外的新型治疗方法，为临床医学提供一种崭新的治疗模式与理念。

肠道是人体内少数具有成体干细胞的组织器官之一。近年来，随着肠道干细胞研究的深入，已形成成熟的技术体系。肠道干细胞及类器官是实践再生医学的理想材料，为肠衰竭治疗提供了一个全新的思路与方向，有望成为今后的研究热点。

第一节　肠道干细胞定位与调控

肠道上皮是成年哺乳动物体内自我更新最快的组织，每 5 天更新一次。肠道成体干细胞是肠道上皮快速更新的基础，对维持肠道上皮的结构和功能完整具有重要作用。在生理条件下，多条信号通路协调作用，共同调节肠道干细胞的生物学行为。在适当的信号刺激下，肠道干细胞可增殖并沿隐窝 – 绒毛轴向上移行，在移行的过程中分化为多种类型的成熟细胞，如吸收细胞、帕内特细胞、杯状细胞、肠内分泌细胞等。新生的成熟细胞取代脱落入肠腔的凋亡细胞，维持肠道上皮的动态平衡。

一、肠道干细胞的定位

肠道上皮分为上凸的绒毛和下凹的隐窝两个区域。在肠道上皮自我更新的过程中，新生的子代细胞由隐窝向绒毛移行，因此推测作为母代细胞的肠道干细胞应位于隐窝。但是，对于肠道干细胞在隐窝的具体定位、数量及标记，目前仍有争议。一种观点认为，位于隐窝底部、嵌于帕内特细胞之间的柱状细胞是肠道干细胞，这类干细胞可被 LGR5、ASCL2 等 WNT 信号通路相关蛋白标记。目前普遍认为，活跃的 LGR5+ 干细胞是肠道上皮自我更新的主要源泉。另一种观点认为，肠道干细胞位于肠道上皮隐窝的 +4 位置，其依据是这些细胞在分裂时存在 DNA 标记滞留现象，与 Cairns 等提出的成体干细胞具有永生化 DNA 链的假说相符。这类干细胞可被 BMI1、HOPX、LRIG1 等标记，但这些标记物的特异性尚存争议。

近年来还有观点提出，肠道干细胞分为相对活跃和相对静止的两个类群，前者负责肠道上皮的日常更新，后者参与肠道上皮损伤后的修复。例如，某些共表达 Lgr5 和 Lrig1 的小鼠隐窝细胞具有帕内特细胞和肠内分泌细胞的前体细胞特征，在正常情况下相对静止，数周后逐渐分化为帕内特细胞。但在肠道上皮损伤的情况下，这些细胞被激活并获取"干性"，可衍生出所有类型的肠道上皮细胞。如何标记活跃和静止的干细胞，其活跃和静止状态由何种信号调控，目前尚不清楚。

二、肠道干细胞的调控

肠道干细胞的增殖与分化主要由四条信号通路调控：WNT、Notch、EGF、BMP。其中，WNT、Notch、EGF 信号在隐窝区域高表达，BMP 信号在绒毛区域高表达。这些信号沿隐窝 – 绒毛轴的梯度表达与协调作用对肠道上皮的自我更新至关重要。对这些信号通路认识的深入，为构建肠道干细胞及类器官的体外培养体系奠定了基础。

（一）WNT 信号通路

WNT 是最为广泛研究和重要的信号通路，是维持肠道干细胞的"干性"、促进干细胞和过渡扩增细胞增殖的关键信号。WNT 配体与干细胞表面 Frizzled-LRP5/6 受体结合后，引发 β– 联蛋白降解复合体的解离，使 β– 联蛋白进入细胞核并与转录因子结合，诱导 WNT 靶基因的表达。WNT 信号的过度激活可致隐窝过度增生，与肠道肿瘤的发生密切相关。反之，WNT 信号的失活可致隐窝结构破坏与细胞增殖异常。

（二）Notch 信号通路

Notch 是调控肠道干细胞增殖与分化的重要信号。Notch 配体（DLL1、DLL4）与干细胞表面的 Notch 受体结合后，引发 Notch 受体断裂及胞内域释放，进而启动 Notch 靶基因的表达。Notch 是诱导干细胞向吸收型细胞分化的关键信号，并对肠道干细胞的自我更新至关重要，其效应与局部的 WNT 信号强度密切相关。

（三）EGF 信号通路

EGF 为干细胞和过渡扩增细胞增殖所必需，其下游通路在隐窝细胞中处于激活状态。LRIG1 作为 EGF 信号的负反馈调节因子，可限制 EGF 信号的过度激活。

（四）BMP 信号通路

有别于上述三条信号通路，BMP 信号在绒毛区域高表达。来源于肠道间充质细胞的 BMP 配体与 BMP 受体结合后，引发 Smad1/5/8 磷酸化及与 Smad4 的结合，最终 Smad 复合体进入细胞核，引发 BMP 靶基因的表达。BMP 信号具有两种效应：一是通过抑制 WNT 信号，抑制干细胞的自我更新与增殖，因此 BMP 信号的失活与家族性息肉病的发生密切相关；二是诱导分泌型细胞的成熟，BMP 信号的缺失可导致杯状细胞、帕内特细胞、肠内分泌细胞的终末分化障碍。

（五）帕内特细胞

帕内特细胞是肠道上皮隐窝的重要组成部分，参与 WNT、Notch 和 EGF 三条信号通路，对肠道干细胞的自我更新和增殖具有重要意义。帕内特细胞可为肠道干细胞提供所需的生长因子，因此与帕内特细胞共培养可显著提高小鼠 Lgr5+ 干细胞在体外形成类器官的效率。此外，帕内特细胞可通过改变隐窝微环境，调控肠道干细胞增殖的效率。例如，通过限制小鼠的能量摄入，可下调帕内特细胞内 mTORC1 信号强度，改变隐窝局部微环境，促进帕内特细胞和肠道干细胞的扩增。

第二节　肠道类器官

类器官是衍生于干细胞或前体细胞的组织器官特异性细胞集合，在细胞组成、组织架构、特定功能等方面与相应的组织器官高度相似。类器官被称为培养皿中的微器官，可长期传代培养，并保持稳定的表型和遗传学特征。目前，已成功建立胃、小肠、结肠、肝、胰腺等类器官模型，为多种疾病的基础及临床研究提供了全新的平台。

一、肠道类器官的发展

20 世纪末，有学者使用组织工程学方法，以小肠上皮类器官单位（intestinal epithelial organoid units，IOUs）为种子细胞，建立组织工程小肠（tissue engineered neointestine，TENI），并尝试将其用于肠衰竭的治疗。这一技术首先使用机械分离和酶消化方法，从小肠组织提取小肠上皮类器官单位，将其接种于多聚体管状支架后，移植至活体内。这种小肠上皮类器官单位包含小肠上皮细胞及间充质细胞等多种细胞成分，具有良好的形态学特征和生理学功能，移植至小肠大部切除术后的大鼠体内后，可有效纠正术后营养不良。但是，这种小肠上皮类器官单位并不符合当前对类器官的定义，特别是其无法在体外长期、稳定地扩增，难以生成大量种子细胞，极大地限制了这一模型在肠衰竭治疗中的临床应用。

如何利用肠道成体干细胞自我更新和多能分化的特点，建立稳定的肠道干细胞或肠道上皮细胞的体外培养体系，一直是众多学者探索的课题。自 20 世纪 80 年代起，即有为数不多的研究报道。但是，在这些报道的培养体系中，肠道上皮细胞仅能进行短暂的分裂和扩增，1~2 周后即停止增殖，无法形成长期、稳定的体外培养。随后有观点提出，在不进行基因改造的前提下，难以实现成体细胞的长期体外培养，相关研究进展缓慢。

对于肠道干细胞调控信号研究的深入为建立稳定的肠道干细胞体外培养体系奠定了坚实的基础。2009 年，Hans Clevers 实验室首先报道了一种衍生于肠道成体干细胞的肠道类器官培养体系。在此基础上，发展出两种基于成体细胞的肠道类器官模型。根据小肠干细胞联盟（intestinal stem cell consortium，ISCC）的命名规则，基于 LGR5+ 干细胞的肠道类器官称为小肠类器官（enteroids），基于诱导多能干细胞（induced pluripotent stem cell）的肠道类器官称为诱导类器官（induced organoids）。两种肠道类器官模型均是在体外模拟隐窝微环境，促进成体干细胞或定向分化的诱导多能干细胞增殖或分化，形成类器官结构。肠道类器官包含所有类型的肠道上皮细胞，具有隐窝 – 绒毛样的空间架构方式及短肽吸收和离子转运等功能。尤为重要的是，肠道类器官可在体外长期、稳定地扩增，能够为实践再生医学治疗提供大量的材料，满足肠衰竭临床治疗的实际需求。

二、肠道类器官的培养体系

肠道类器官的培养体系包括两部分：基质胶和培养液。

（一）基质胶

Matrigel 是目前常用于肠道类器官培养的一种基质胶，富含层粘连蛋白及胶原蛋白，其成分与许多组织的细胞外基质相似，为肠道类器官的体外培养提供三维基质支持。通过在基质胶中添加 Notch 配体，可避免 Notch 信号的丢失，促进肠道类器官增殖。

（二）培养液

肠道类器官的培养液分为扩增培养液和分化培养液。扩增培养液富含肠道干细胞增殖所必需的生长因子，如 WNT3A、R-spondin 1、EGF 等，可模拟肠道上皮隐窝区域的干细胞增殖信号，用于肠道类器官的长期培养与扩增。分化培养液在扩增培养液的基础上，去除 WNT3A、R-spondin 1 等成分，可模拟肠道上皮绒毛区域的分化信号，用于诱导干细胞分化为多种类型的成熟细胞。通过在培养液中添加额外的成分，可调节肠道类器官的增殖。例如，Rho 蛋白激酶抑制剂 Y-27632 可预防细胞失巢凋亡，糖原合成酶激酶 3β 抑制剂 CHIR99021 有助于促进 LGR5+ 干细胞的自我更新。

（三）小肠类器官的特点

2009 年 Sato 和 Clevers 等首先描述小肠类器官的培养体系，具体是通过消化内镜或外科手术获取肠道组织，分离隐窝细胞或 LGR5+ 干细胞，进而接种于基质胶，使用扩增培养液促进干细胞增殖或使用分化培养液诱导干细胞分化。

小肠类器官与肠道上皮组织在细胞成分、组织架构及特定功能等方面高度相似。在细胞成分上，未分化的小肠类器官主要由 LGR5+ 干细胞、帕内特细胞和前体细胞组成，分化的小肠类器官包含吸收细胞、帕内特细胞、杯状细胞、肠内分泌细胞等所有类型的成熟细胞。在组织架构上，小肠类器官包含隐窝样区域和绒毛样区域。在功能学上，小肠类器官具有良好的离子转运功能。此外，小肠的十二指肠、空肠和回肠的功能不尽相同，因此不同节段的肠道具有不同的基因表达谱。研究表明，小鼠的十二指肠、空肠、回肠组织与衍生于相应节段的小肠类器官的基因表达谱高度相似，证实节段特异性的基因表达特征在小肠类器官中得以保留。

（四）诱导类器官的特点

2011 年，Spence 和 Wells 等首先报道诱导类器官的建立方法，具体是在体外模拟胚胎肠道的发育过程，使诱导多能干细胞先后分化为定型内胚层和后肠内胚层，进而使用与小肠类器官类似的培养条件，形成类器官结构。

在细胞组成上，诱导类器官不仅包含 ASCL2+/LGR5+ 干细胞和所有类型的终末分化上皮细胞，还包含间充质细胞成分。在形态学上，诱导类器官分为隐窝样区域和向腔内凸起的绒毛样区域。在功能学上，诱导类器官具有活跃的短肽转运系统，表现出良好的二肽吸收能力。

由于起始材料和细胞来源不同，诱导类器官与小肠类器官之间存在一些差异（表 9-1），具体表现在：①除上皮细胞成分外，诱导类器官还包含间充质细胞成分，如平滑肌细胞、成纤维细胞等。②诱导类器官可在体外培养体系中多次传代，但并不具有像小肠类器官一样的"无限"扩增能力。③诱导类器官并不具有节段特异性的基因表达特征，近端小肠标记物GATA4 仅在部分诱导类器官中表达。④诱导类器官的表型更接近于胚胎组织而非成体组织，但在植入活体并接受血管化后，可表现出成熟化改变。

表 9-1　两种肠道类器官的特点

项目	小肠类器官	诱导类器官
起始材料	肠道组织标本	诱导多能干细胞
干细胞类型	LGR5+ 成体干细胞	诱导多能干细胞
细胞组成	上皮细胞	上皮细胞＋间充质细胞
表型	未知（成体？）	胚胎
无限扩增能力	是	否
节段特异性	是	否

第三节　干细胞及类器官在肠衰竭治疗中的应用

对许多终末期肠衰竭患者而言，同种异体小肠移植是唯一可行的治疗方法。但是，供体短缺、远期疗效不理想等因素限制了小肠移植的临床应用与发展。基于自体肠道干细胞及类器官的再生医学治疗，有望克服供体不足、免疫排斥等难题，成为一种新型、有效的肠衰竭治疗方法。

一、肠道类器官是实践再生医学的理想材料

肠道类器官是实践再生医学治疗肠衰竭的理想材料。第一，肠道类器官衍生于患者自身的干细胞，移植回患者体内后，不存在免疫排斥的风险。第二，在适当的体外培养体系中，肠道类器官可大量扩增，为再生医学治疗提供足够的材料。第三，肠道类器官在体内/体外适当的环境中，具有良好的功能学特征，满足对再生医学材料的功能学要求。第四，使用CRISPR/Cas9等基因编辑技术，可对衍生于先天性单基因病患者的肠道类器官进行体外基因编辑，修正其携带的基因缺陷，进而替代体内携带缺陷基因的细胞。

二、小肠类器官在肠衰竭治疗中的应用

小肠类器官可衍生出所有类型的肠道上皮细胞，是治疗肠道上皮损伤的良好材料。在溃疡性结肠炎模型小鼠中，经肠道末端注入的小鼠结肠类器官可黏附于溃疡处，增殖并表现出良好的功能学和组织学特征，最终修复溃疡。

基于小肠类器官节段特异性的基因表达特点，有望将来源于小肠的肠道类器官移植至肠衰竭患者的残余结肠，在异位完成营养物质的吸收。这一设想已得到动物实验的初步验证。在机械性损伤小鼠直肠黏膜后，将衍生于小肠的肠道类器官移植至损伤处，供体小肠类器官可增殖并保留小肠的特征，显著区别于周围的受体直肠上皮细胞。

随着基因编辑技术的发展，现已有多种方法对肠道类器官进行基因编辑。对先天性单基因病所致肠衰竭的患者，如能清除肠道上皮携带缺陷基因的干细胞，再植入经体外基因编辑的干细胞/类器官，将有望根治相关疾病。例如，有研究使用CRISPR/Cas9技术，纠正衍生于囊性纤维化患者的肠道类器官携带的CFTR突变，并证实基因编辑后，肠道类器官的CFTR功能显著改善，为使用肠道类器官进行囊性纤维化的再生医学治疗奠定了基础。

三、诱导类器官在肠衰竭治疗中的应用

诱导类器官包含肠道上皮细胞及间充质细胞成分，更接近于完整的肠道组织。将体外培养的诱导类器官植入小鼠肾包膜后，经过6周的血管化，可观察到肠道类器官的体积显著增大，隐窝-绒毛结构、上皮细胞组成、刷状缘活性酶表达、固有层和肌层结构等发生成熟化改变。特别是在切除受体小鼠回盲部的肠段后，植入的肠道类器官表现出绒毛增高、隐窝加深等形态学改变，提示其对肠切除造成的系统性体液改变有所反应，为使用肠道类器官治疗肠衰竭提供了初步的实验支持。

肠道干细胞及类器官为实践再生医学治疗肠衰竭提供了理想的材料，有望为肠衰竭的临床治疗带来新的发展。但是，目前相关研究还处于起步阶段，尚有大量问题亟待解决。

安全性是应用干细胞及类器官进行再生医学治疗首先要考虑的问题。在体内环境中，植入的肠道干细胞及类器官是否会出现增殖与分化异常，进而引发免疫排斥反应或恶变，需要全面、细致的研究阐明。

其次，现有的肠道类器官模型与实际的肠道组织仍存在差异。如何通过组织工程学方法，在体内或体外改造肠道类器官，使其更接近于完整的肠道组织，并在体内长期、稳定地保持功能，尚待进一步研究。

最后，临床应用肠道干细胞及类器官需要规范与监管。对基于肠道干细胞及类器官的再生医学治疗，有待确定其合适的临床适应证，制订标准化的治疗方案，并建立相关法规和伦理道德准则。

干细胞与再生医学是当前医学科学最前沿的研究领域。随着相关基础与临床研究的深入，相信基于肠道干细胞及类器官的再生医学治疗将成为一种崭新、有效的治疗模式，为肠衰竭患者带来新的福音。

（尹健一）

参考文献

[1] 平晓春，李幼生. 肠黏膜更新的源泉——小肠干细胞 [J]. 中华细胞与干细胞杂志（电子版），2011，1（2）：200-208.

[2] LANCASTER M A, KONBLICH J A. Organogenesis in a dish: modeling development and disease using organoid technologies[J]. Science, 2014, 345(6194): 1247125.

[3] GRIKSCHEIT T C, SIDDIQUE A, OCHOA E R, et al. Tissue-Engineered Small Intestine Improves Recovery After Massive Small Bowel Resection[J]. Ann Surg, 2004, 240(5): 748-754.

[4] SATO T, VRIES R G, SNIPPERT H J, et al. Single Lgr5 stem cells build crypt-villus structures in vitro without a mesenchymal niche[J]. Nature, 2009, 459(7244): 262-265.

[5] STELZNER M, HELMARATH M, DUNN J C, et al. A nomenclature for intestinal in vitro cultures[J]. Am J Physiol Gastrointest Liver Physiol, 2012, 302(12): G1359-1363.

[6] SPENCE J R, MAYHEW C N, RANKIN S A, et al. Directed differentiation of human pluripotent stem cells into intestinal tissue in vitro[J]. Nature, 2011, 470(7332): 105-109.

[7] FOULKE A J, IN J, YIN J, et al. Human enteroids as a model of upper small intestinal ion transport physiology and pathophysiology[J]. Gastroenterology, 2016, 150(3): 638-649.

[8] MIDDENDORP S, SCHNEEBERGER K, WIEGERINCK C L, et al. Adult stem cells in the small intestine are intrinsically programmed with their location-specific function[J]. Stem Cells, 2014, 32(5): 1083-1091.

[9] YUI S, NAKAMURA T, SATO T, et al. Functional engraftment of colon epithelium expanded in vitro from a single adult Lgr5(+) stem cell[J]. Nat Med, 2012, 18(4): 618-623.

[10] FUKUDA M, MIZUTANI T, MOCHIZUKI W, et al. Small intestinal stem cell identity is maintained with functional Paneth cells in heterotopically grafted epithelium onto the colon[J]. Genes Dev, 2014, 28(16): 1752-1757.

[11] SCHWANK G, KOO B K, SASSELLI V, et al. Functional repair of CFTR by CRISPR/Cas9 in intestinal stem cell organoids of cystic fibrosis patients[J]. Cell Stem Cell, 2013, 13(6): 653-658.

[12] WATSON C L, MAHE M M, MUNERA J, et al. An in vivo model of human small intestine using pluripotent stem cells[J]. Nat Med, 2014, 20(11): 1310-1314.

第十章 短肠综合征非移植外科治疗

由于肠内营养（PN）的进步，SBS 患者能够较长时间存活，但长期存活的 SBS 患者治疗费用昂贵、潜在的并发症多且生活不便。因此，人们希望外科解决 SBS 患者的诸多问题。SBS 的手术治疗包括肠移植手术与非移植两种，移植手术技术要求高、供体难以等到、术后需要长期依赖免疫抑制剂使其在临床中应用受到限制，而后者相对技术简单，只要掌握胃肠外科基本技术就能掌握治疗 SBS 的外科技术。非移植外科治疗 SBS 包括：保留已存在的肠襻；改善肠道运动功能（增加及减缓肠蠕动）；增加吸收面积；降低胃分泌；也可上述功能联合应用。保留已存在的肠襻的方法有：①小肠良性疾病狭窄成形术；②狭窄及慢性穿孔浆膜修补术（表 10-1）。

表 10-1 短肠综合征非移植外科治疗分类

1. 提高扩张肠襻的运动速度
   a. 肠折叠术
   b. 肠缩窄成形术

2. 减缓无扩张肠襻的运动速度
   a. 人工肠瓣
   b. 倒置肠襻
   c. 结肠间置术

3. 增加小肠吸收面积
   a. 纵向肠延长与劈离术（longitudinal intestinal lengthening and tailoring，LILT），又称 Bianchi 术
   b. 横向肠延长术（transverse intestinal lengthening）
   c. 连续横向肠成形术（serial transverse enteroplasty，STEP）
   d. 种植新肠黏膜

4. 控制高胃酸

一、减缓肠蠕动

SBS 患者剩余肠蠕动加速，排便次数增加，减少营养素的消化及吸收时间。如果 SBS 患者没有回盲瓣会加速肠蠕动，吸收不良进一步恶化。减缓肠蠕动的外科手术主要手术方式包括倒置肠襻（reversed segment）、制作人工肠瓣（construction of intestinal valves）、结肠间置（colon interposition）、循环肠襻（recirculating loops）、肠起搏（intestinal pacing）。

1. 倒置肠襻 SBS 外科治疗最早的方法就是倒置肠襻，又称为逆蠕动肠襻（antiperistaltic

segments of intestine）。此手术通过置入一段逆向蠕动的肠襻而增加肠内容物吸收时间。手术切断了支配远端肠襻的神经，也会影响肠道蠕动功能。

文献报道 90% 的倒置肠襻长度为 7~15 cm，最佳长度为 10 cm。儿童有效肠襻长度为 3 cm 能够改善吸收功能及缓解腹泻。肠襻过短不能产生逆蠕动功能，过长导致明显的肠梗阻。主要并发症是肠梗阻与吻合口瘘。近来 Thompson 为 520 例 SBS 中的 16 例实施了倒置肠襻手术，术后 50% 的 SBS 患者从中获益。

2. 制作人工肠瓣　减缓肠道运动功能最简单的方法模拟回盲瓣的功能制作人工肠瓣与括约肌。制作人工肠瓣需要 4 cm 长的肠襻，也可以切除一段小肠壁肌，打断肠神经的完整性，干涉肠蠕动。制作人工肠瓣可以使肠蠕动时间增加 2~3 倍，增加营养素的吸收时间，也可以避免逆流，防止细菌过度生长。

3. 结肠间置　结肠间置分为顺蠕动和逆蠕动两种术式。逆蠕动间置结肠同倒置小肠，间置结肠放置在小肠远端；顺蠕动间置结肠放置在小肠近端。结肠间置的作用机制包括缓慢蠕动结肠收缩作用，延缓肠传输时间而不导致肠梗阻，间置结肠能够吸收水分、电解质、蛋白质及脂肪。

4. 循环肠襻　循环肠襻能够延长肠襻传输时间及营养素暴露于肠黏膜的时间。

5. 肠起搏　近来有报道利用肠逆行电起搏（retrograde electrical pacing）抑制 SBS 患者肠襻的快速传输。产生于十二指肠的起搏电位控制小肠动力，同步起搏器可以随身携带。刺激到达远端小肠，则会诱发逆行起搏，产生逆蠕动。动物实验结果较好，但还缺乏临床应用结论（表 10-2）。

表 10-2　短肠综合征非移植外科治疗方案

剩余小肠	临床状况	手术方案
长度足够且直径正常（成人＞120 cm，儿童＞60 cm）	肠内营养	恢复肠道功能，增加额外长度
长度足够且肠道扩张	细菌过度增生，肠梗阻	治疗肠梗阻，肠道缩窄成形术
临界长度且直径正常（成人 60~120 cm，儿童 30~60 cm）	肠道蠕动过快，需要 TPN	倒置肠襻，制作人工肠瓣，结肠间置
短肠且直径正常（成人＜60 cm，儿童＜30 cm）	需要 TPN	改善剩余肠道功能
短肠且肠道扩张	需要 TPN	肠道延长术
短肠	伴有 TPN 相关并发症	小肠移植

二、增加肠蠕动

大量小肠切除后，作为生理性肠适应，剩余小肠口径增加，肠襻扩张后肠蠕动减缓，增加黏膜吸收面积。但过分的肠襻扩张是病理性的，扩张的肠襻不蠕动、粪便淤积、细菌过量增生及吸收不良，口服抗生素有助于抑制过度生长的肠道细菌。部分患者会发展成为顽固性细菌过度生长，需要外科治疗。

SBS 不蠕动肠襻需要与机械性肠梗阻近端扩张肠襻相区别。机械性肠梗阻通过松解肠粘连束带、狭窄成形术及切除梗阻肠襻而得到治愈。而 SBS 不蠕动肠襻需要缩窄成形术或折叠术使肠襻成为流线型，从而改善蠕动功能及减少肠腔细菌过度生长。

1. 肠缩窄成形术　肠缩窄成形术（intestinal taperingenteroplasty）切除肠系膜对侧部分扩张肠襻（图 10-1），减少肠襻直径，但血供不受影响。缺点是吸收面积减少，存在缝合线漏的可能性。

2. 肠折叠术　肠折叠术（intestinal plication）同样可以使肠襻变为流线型，但无须切除肠壁，扩张的肠襻折叠至肠腔，浆膜层折叠成瓦状（图 10-2）。肠黏膜层保持完整，运动功能得到改善。但折叠进肠腔内的肠壁可能导致肠梗阻，如果缝合失败，会再次出现肠襻扩张及不运动。

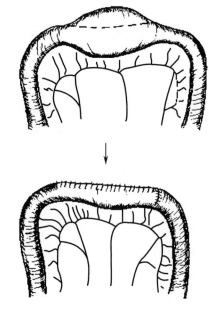

图 10-1　肠缩窄成形术

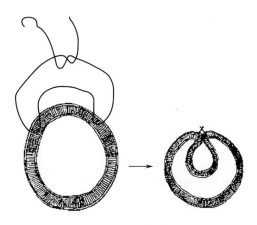

图 10-2　肠折叠术

三、增加吸收面积

1. 纵向肠延长与劈离术　纵向肠延长与劈离术（longitudinal intestinal lengthening and tailoring，LILT），又称 Bianchi 术（图 10-3），由 Bianchi 首次描述。LILT 的原理是基于供应肠襻小肠系膜血管分为肠壁前后两支，然后在系膜对侧形成终末支，这样在血管进入扩张肠襻前可形成解剖窗，能够将扩张的肠襻一分为二，每段肠襻再综合成完整的肠襻，每段肠襻均有半支血供，将两段肠襻顺蠕动端端吻合形成弯度较缓的"S"形，这样小肠长度变成原来的 2 倍，增加肠内容物在肠腔的运行时间，继而增加肠内容物吸收时间。1981 年 Bianchi 为一例 4 岁的腹裂及中肠坏死的患儿实施该术式，术后 10 周恢复肠内营养。LILT 并发症并不常见，包括肠襻纵行缝合及吻合口瘘。肠襻分离时容易损伤肠襻。

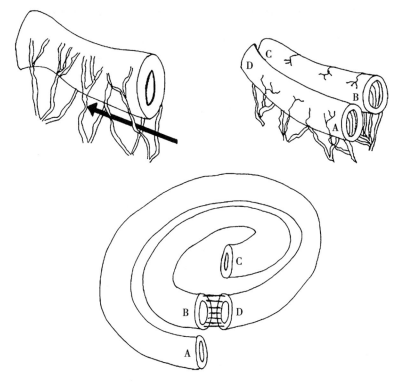

图 10-3　纵向肠延长与劈离术

2. 连续横向肠成形术（serial transverse enteroplasty，STEP）　2003 年，Kim 等首先创建此术式，该手术利用缝合器沿着肠系膜侧及其对侧将肠壁横向切开一系列平行的小口并纵向缝合，使原来扩张的肠道变成"Z"形，最终行成肠道阶梯样管腔，在恢复肠道口径的同时也显著延长了肠道的长度，既简单易行又避免了 LILT 切开和缝合操作多、易失败的缺点（图 10-4）。

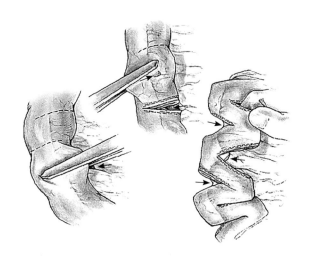

图 10-4　连续横向肠成形术

LILT 与 STEP 是目前临床应用最广泛的肠延长术。二者均能延长肠道长度（约 70%），明显改善肠内营养及肠外营养并发症。与 LILT 相比，STEP 死亡率及需要肠移植的比例低（表 10-3）。

表 10-3　SBS 患者实施纵向肠延长与劈离术与连续横向肠成形术后外科并发症比较

并发症	纵向肠延长与劈离术	连续横向肠成形术
出血 /%	16.1（0～71.4）	22.2（7.1～33.3）
梗阻或狭窄 /%	17.7（7.4～42.8）	17.5（5.3～33.3）
瘘 /%	13.2（4.1～22.2）	12.1（5.3～16.7）
脓肿 /%	6.6（2.0～11.1）	未报道
肠坏死 /%	10.6（7.4～16.7）	未报道
肠穿孔 /%	10.1（3.7～14.3）	未报道
脱离 PN/%	71.5（4～100）	58.1（20～100）
脱离 PN 时间 / 月	10.3（5～21）	9.4（6～16）
延长术后行肠移植时间 / 月	42.8（33.7～60）	7.1（4～12）
死亡率 /%	30.2（14.3～66.7）	14.3（0～21.4）

3. 螺旋肠延长与劈离术（spiral intestinal lengthening and tailoring，SILT） 2011 年，Cserni 描述的螺旋肠延长与劈离术是将肠襻沿纵轴成 45°～60° 夹角螺旋切开肠壁，分别在对系膜及系膜缘侧对齐，完成螺旋切线后纵向拉伸肠襻，肠腔内放置导管将切开的肠壁缝合（图 10-5）。2014 年，Cserni 为一例 SBS 患儿实施了 SILT，小肠长度延长了 81%（从 11 cm 延长至 20 cm），肠腔直径减少了 50%。与 LILT 相比，SILT 系膜侧操作简单，不像 STEP 那样改变肌纤维方向，也不必如 LILT 及 STEP 苛刻的肠扩张要求。

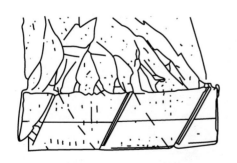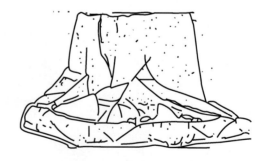

图 10-5　螺旋肠延长与劈离术

4. 金字塔形状十二指肠吻合术（diamond-shaped-duodenoduodenostomy） 1977 年首次由 Kimura 描述，故又称 Kimura 术（图 10-6），1990 年进一步完善。适合肠系膜极短、

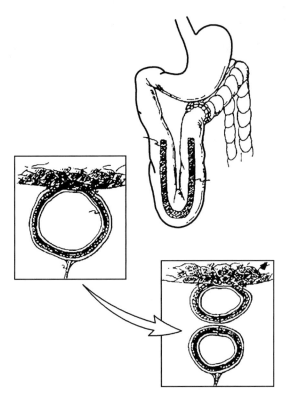

图 10-6　金字塔形状十二指肠吻合术

被束缚或缺如的患者。一期手术是连接扩张肠襻对系膜缘至宿主器官（如腹壁、肝等）；二期手术同 LILT 延长肠襻，但血供分别来自肠系膜及一起连接的宿主内脏（如腹壁、肝等）。

5. 种植新肠黏膜（growing new intestinal mucosa）　在浆膜种植肠黏膜增加肠道吸收面积。研究表明新黏膜具有生理功能，具备正常电生理活动。

四、控制高胃酸

大量小肠切除后胃酸分泌明显增加，可以导致消化性溃疡、腹泻及胰腺分泌胰酶功能下降。动物实验及临床试验均证实，大量小肠切除后胃壁细胞增生可能是高胃泌素作用的结果。临床发现，既往胃大部分切除的患者在大部分小肠切除后预后较好。动物实验结果证实，迷走神经切断术及幽门成形术减少胃酸分泌，体重减少得到控制、动物生存率提高 2～3 倍。迷走神经切断术及幽门成形术在 SBS 患者中报道较少。H_2 受体阻断剂西咪替丁可减少粪便脂肪排泄量，增加蛋白质吸收。

SBS 的外科肠康复面临较大挑战，采用哪种术式取决于外科医师的经验。如果对 STEP、LILT 及 SILT 均不熟悉，建议首选 STEP。LILT 能 100% 延长小肠长度，STEP 延长小肠的长度取决于肠襻扩张程度。对于肠道细菌过度增生、超短肠及十二指肠扩张的 SBS 患者，STEP 优于 LILT。目前，关于 SILT 的经验有限，需要进一步增加病例数才能得到较好的评判（表 10-4）。外科治疗 SBS 经常是多种术式联合应用（图 10-7）。

表 10-4　纵向肠延长与劈离术、连续横向肠成形术、螺旋肠延长与劈离术比较

项目	纵向肠延长与劈离术	连续横向肠成形术	螺旋肠延长与劈离术
肠系膜操作	极困难	容易	容易
十二指肠延长	否	可以	否
需要最低肠长度	20～40 cm	任何长度	任何长度
剩余小肠解剖条件	肠系膜完整的二层存在 肠襻扩张	肠襻扩张 肠襻无不对称	肠襻扩张
手术难度	复杂	不复杂	较不复杂
国际普及程度	低	高	无
肠坏死	高，可接受程度	低	不清
肠腔是否开放	开放	封闭	开放
可重复其他延长术	否	可以	不清
并发症	出血、梗阻、瘘、 肠坏死	出血、梗阻	梗阻、瘘、出血
平均延长长度 /%	48～55	43～69	未报道
脱离 PN 比例 /%	55～71	48～60	未报道
预估生存 /%	87～95	77～89	未报道
需要肠移植的比例 /%	10～26	5～8	未报道

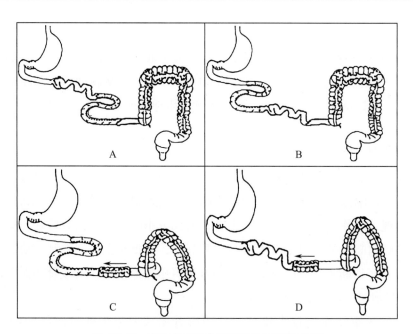

图 10-7　多种术式联合应用治疗短肠综合征

A. 连续横向肠成形术 + 纵向肠延长与劈离术；B. 纵向肠延长与劈离术 + 连续横向肠成形术；C. 纵向肠延长与劈离术 + 间置结肠；D. 连续横向肠成形术 + 倒置肠襻。

（李幼生）

参考文献

[1] FAN S, LI Y, ZHANG S, et al. Success of serial transverse enteroplasty in an adult with extreme short bowel syndrome: a case report[J]. Int Surg, 2015, 100(4): 626-631.

[2] HOMMEL M J, VAN BAREN R, HAVEMAN J W, et al. Surgical management and autologous intestinal reconstruction in short bowel syndrome[J]. Best Pract Res Clin Gastroenterol, 2016, 30: 263-280.

[3] PAKARINEN M P. Autologous intestinal reconstruction surgery as part of comprehensive management of intestinal failure[J]. Pediatr Surg Int, 2015, 31: 453-464.

[4] SUDAN D. Update on surgical therapies for intestinal failure[J]. Curr Opin Organ Transplant, 2014, 19: 267-275.

[5] FRONGIA G, KESSLER M, WEIH S, et al. Comparison of LILT and STEP procedures in children with short bowel syndrome-a systematic review of the literature[J]. J Pediatr Surg, 2013, 48: 1794-1805.

第十一章 肠移植及腹腔多器官联合移植

肠移植（intestinal transplantation，ITx）已成为不可逆肠衰竭患者的最终而有效的治疗方式。自 1964 年人类实施首例肠移植至今已有了长足的进步，在个别中心 1 年生存率已达到其他实体器官移植的水平，但更长时间的生存率还有待进一步提高。肠移植还有移植排斥反应发生率高且严重、受者及移植物易感染、供者对缺血敏感、有效保存时间较短等诸多问题。

第一节 概 述

一、肠移植的分类

ITx 分为单独肠移植（isolated intestinal transplantation，IITx）、肝肠联合移植（liver-intestinal transplantation，LITx）和腹腔多器官联合移植（multivisceral transplantation，MVTx）。IITx 是指只有小肠不包括胃，LITx 是指包括小肠和胃；MVTx 又分为全腹腔多器官联合移植（FMVTx）及改良腹腔多器官联合移植（MMVTx），前者移植器官包括肝和其他消化器官，后者不包括肝（图 11-1）。胰腺包括在腹腔多器官联合移植中主要是技术原因，而非手术适应证。

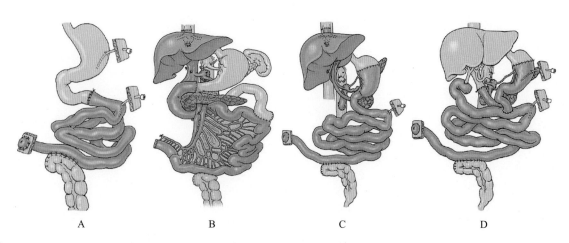

图 11-1 肠移植的分类
A. IITx；B. LITx；C. FMVTx；D. MMVTx。

二、肠移植的发展与现状

1959 年，Lillehei 首次报道肠移植的动物实验研究，1964 年美国 Detterling 首次尝试将肠移植用于临床。20 世纪 80 年代以前报道的肠移植共 7 例，存活超过 1 个月的仅 Fortner 于 1970 年施行的 1 例同胞姐妹间的移植，存活 76 天后死于败血症。至此临床肠移植处于停滞状态。直到 20 世纪 80 年代中期随着环孢素的问世临床肠移植才有了进展。1987 年，匹兹堡 Starzl 应用环孢素作为免疫抑制剂实施了包括胃、十二指肠、胰腺、小肠、结肠和肝的腹腔多器官联合移植，移植的器官存活 6 个月。1988 年，德国 Deltz 等施行亲姐妹间节段肠移植存活达 61 个月，同年加拿大 Grant 成功施行了首例小肠与肝联合移植。我国肠移植的动物实验研究工作开展于 20 世纪 80 年代中期，在 1994 年 3 月 12 日南京军区总医院（现为中国人民解放军东部战区总医院）施行了亚洲首例临床异体肠移植并获得成功，患者存活了 310 天，死于真菌感染。该院于 2003 年 4 月 4 日又成功施行了国内首例肝与小肠联合移植。至今国内已实施了 50 余例肠移植（包括 IITx、LITx 与 MVTx），最长存活时间已达 20 余年。

全球肠移植登记中心的资料显示（1985 年 1 月至 2015 年 5 月），全球 84 个移植中心共完成肠移植 3 067 例次（2 384 例），其中 IITx 占 44.9%、LITx 占 30.7%、MVTx 占 24.4%。

与以前相比，ITx 受者的变化表现为儿童 ITx 与 LITx 所占比例有所下降。2001 年后 LITx 比例有所下降，主要原因有：目前对已形成共识，肠衰竭患者应在肝出现不可逆衰竭以前就试实施 IITx；近期的研究表明，存在持续肝功能疾患的潜在 ITx 患者，IIT 可以治疗肝损害，较 LITx 效果好；肠衰竭患者在等待 SIT 期间需要肠外营养维持机体营养的需求，长期肠外营养会导致肝损害而不得不接受 LITx，但在肠外营养时补充不饱和脂肪酸可延缓或逆转肠外营养导致的肝损害，此类患者可以有更长的时间等待肠供体，延长了出现肝损害的时间，从而减少了 LITx。

ITx 的短期生存率能够达到其他实质性器官移植的水平，但长期生存率除个别移植中心外还没有达到肝、肾移植的水平。2000 年后，ITx 1、5、10 年受体/移植物生存率分别为 76%/71%、58%/50% 和 44%/40%，再移植率为 7.9%，第 2、3 次移植后移植物 1、5 年生存率分别为 64%、46%。

近年来，ITx 的进展不仅表现为生存期的延长，而且其功能亦较前有了很大的进步，通过对肠移植受者生活质量的各指标，如忧虑、睡眠、认知情感、压力、消化及肾功能、冲动行为的控制、麻醉药品的依赖性、社会交际及娱乐等的评价，68% 的患者移植术后 Karnofsky 评分高达 90%~100%，另有超过 10% 的患者 Karnofsky 评分超过 60%，术后 1 年 67% 的患者脱离肠外营养。Nebraska 大学的研究表明，大部分患者在移植术后经口或营养管行肠内营养治疗，仅当营养不足或疾病发作时进行肠外营养，而且在术后 1 年能够维持良好的生长速度、低入院率及并发症，大部分能够重返工作岗位或学校学习，仅部分患者需要接受治疗以恢复正常。Pittsburgh 大学的 Abu-Elmagd 等研究指出，在目前存活的生存期长于 6 个月的 272 例患者（121 例儿童和 151 例成人）中，245 例获得完全的移植肠功能，并彻底摆脱肠外营养；在剩余的 27 例患者中，11 例儿童患者虽然摆脱了肠外营养，但仍需静脉输液补充液体和电解质。在 151 例成人患者中，84% 的患者可完全独立并过正常人的生活，31% 的患者成为全日制学生或雇员，38% 的患者在家主持家务，10% 的患者进入社会上层，21% 的患者由于害怕失去医疗和社会保险的利益而没有外出工作。

曾经有研究对美国的 ITx 和 TPN 的费用进行比较，发现 ITx 的价效比（cost-effective）优于 TPN。根据不同的 ITx 类型，第 1 年移植费用为 13 万 ~ 25 万美元，加上后期再入院治疗的费用 9 792 ~ 2.3 万美元 / 年、抗免疫抑制剂费用平均 1.2 万美元 / 年左右，肠移植后 2 年内总费用为 15.1 万 ~ 28.5 万美元，以后每年总费用为 2.1 万 ~ 3.5 万美元；而 TPN 的 2 年内总费用为 15 万 ~ 30 万美元，以后每年总费用为 7.5 万 ~ 15 万美元，还不包括家庭护理费、器械费、材料费及再入院费 0 ~ 14 万美元。在移植术 2 ~ 3 年后，如果移植肠功能恢复，ITx 受者的花费会不断降低，ITx 效价比的优势如同肾移植一样会更加显著。

2000 年 10 月，美国医疗保险机构包括老年人医疗保险体系（Medicare）、低收入者医疗补助体系（Medicaid）及商业医疗保险，首次将 ITx 纳入联邦医疗保险范畴，从根本上解决了美国部分 ITx 受者的经济问题，预示着接受 ITx 患者例数将显著增多，ITx 的适应证也将不断扩大，极大地推动了 ITx 的发展。

第二节　肠移植的适应证、禁忌证

一、肠移植的适应证

每个移植中心 ITx 的适应证有所不同。目前多采用美国医疗保障与医疗救助中心（Centers for Medicare and Medicaid Services）认可的 ITx 适应证（表 11-1）。

表 11-1　ITx 适应证

1. PN 衰竭定义为肝损害明显的生化或组织学证据
血清胆红素和 / 或肝酶升高
胆汁淤积
肝细胞呈气球样变
肝巨噬细胞增生
胆管堵塞
髓外造血
2. 静脉通路有限（两个或两个以上的中心静脉栓塞）
3. 导管感染（每年出现两次或两次以上需要住院治疗的中心静脉导管相关性血流性感染、每年一次导管真菌性感染或感染性休克或 ARDS）
4. 输液，反复的严重脱水

LITx 的适应证：除了上述 ITx 的适应证外还同时存在肝衰竭，主要是胆汁淤积、明显的门静脉高压、不可逆肝细胞损害及肠系膜门静脉血栓。下述为肠外营养导致死亡的高风险

SBS 患者：超短肠（空回肠＜50 cm）患者、慢性假性肠梗阻或慢性机械性肠梗阻患者、放射治疗导致的短肠患者、没有结肠的空肠造口患者、短肠合并腹壁缺损患者等。

MVTx 的适应证：主要是指不可逆肝衰竭与肠衰竭，导致肠衰竭的原因为脾静脉栓塞、广泛胃肠道息肉病、空洞性内脏肌病或广泛内脏神经病，即同时存在胃病变的患者。

导致肠衰竭的因素包括：

1. SBS 原因如下：坏死性肠炎；肠闭锁；中肠扭转；复杂性腹裂；腹部创伤；外科手术事故；克罗恩病；广泛小肠粘连；广泛小肠切除；家族性息肉病综合征；硬纤维瘤；肠系膜血管缺血。

2. 肠蠕动功能障碍（假性肠梗阻）

（1）空洞性内脏肌病（hollow visceral myopathy）。

（2）全小肠神经节缺如。

（3）广泛内脏神经病。

3. 肠道吸收功能障碍

（1）微绒毛包涵病。

（2）选择性自主免疫性肠病。

（3）放射性肠炎。

（4）广泛肠道息肉病。

成年与儿童 ITx 病因有所差异，肠移植病因分类见图 11-2。

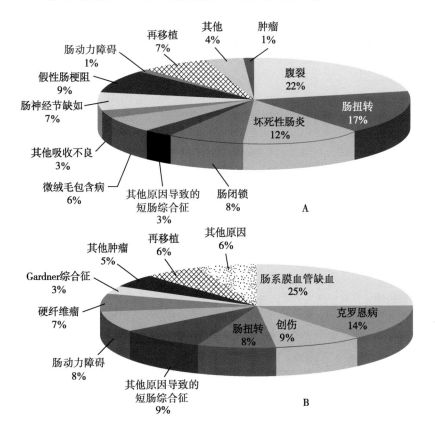

图 11-2　儿童与成人肠移植病因分类
A. 儿童；B. 成人。

二、肠移植的禁忌证

ITx 的禁忌证分为绝对禁忌证与相对禁忌证（表 11-2）。相对禁忌证与其他器官移植的禁忌证相似，主要为器官功能不全不能耐受手术或肿瘤或感染。

表 11-2　肠移植的绝对和相对禁忌证

绝对禁忌证
　　1. 尚未控制的全身严重感染
　　2. 没有得到根治的恶性肿瘤
　　3. 活动期结核病
　　4. 活动期艾滋病
　　5. 活动期肝炎（尤其是伴有肝功能损害）
　　6. 严重心肺疾病
　　7. 严重凝血功能障碍
　　8. 主要大血管病变，没有得到妥善治疗
　　9. 未控制的严重神经系统疾病
　　10. 未控制的精神病及严重心理障碍
　　11. 已证明医疗依从性极差，预计无法完成术后免疫抑制治疗和排斥反应监测

相对禁忌证
　　1. 已无法建立静脉通道
　　2. 老年患者，年龄大于 65 岁
　　3. 极度营养不良
　　4. 酗酒、药物依赖
　　5. 缺少家庭支持（术后依从性差）
　　6. 严重的自身免疫性疾病

三、肠移植的优缺点

ITx 的安全性与有效性可使患者从 ITx 中获益，当然手术的并发症与免疫抑制剂的副作用是其主要缺点（表 11-3）。

表 11-3　肠移植的优缺点

优点
　　1. 低围手术期死亡率
　　2. 肠移植时能够逆转肠外营养导致的肝损害
　　3. 脱离 TPN 恢复正常饮食
　　4. 移植小肠不会出现原有的肠道疾病（如克罗恩病）
　　5. 一旦移植肠衰竭可切除移植物，恢复全肠外营养，考虑再次移植
缺点
　　1. 手术并发症
　　2. 长期免疫抑制剂的副作用

IITx 等待者在等待 ITx 时死亡率远高于其他器官移植等待者，IF 患者成为 LITx 等待者后死亡率在 30%~50%，儿童死亡率更高。器官共享联合网络（UNOS）的资料显示，1997—2001 年等待 LITx 期间 36% 的等待者死亡，而同期肝移植的等待者死亡率仅为 14%。LITx 等待者死亡的主要原因为感染，原因是存在中心静脉导管、肠腔细菌过度生长与易位、肠造口、肠内营养管与腹泻等。另外，为了尽可能多保存 SBS 患者的肠襻，在行肠切除时由于切除肠襻不够，残存的小肠缺血等原因导致肠黏膜缺血坏死，未能再生，继而使此段肠襻屏障功能完全丧失，发生严重的细菌易位。

第三节　移植肠获取与保存技术

一、公民逝世后器官捐献供肠获取

（一）供肠获取

小肠多采用腹腔器官整块获取（en bloc），然后根据器官移植的需要分别将肝、肾与小肠（包括胰腺）分离，如果需要胰腺移植还需要将胰腺与小肠分离。

供肠获取步骤：取腹部大"十"字切口，纵切口上至剑突下、下至耻骨联合，横切口经脐至两侧腋中线，进腹后于腹腔内倒入大量冰屑，迅速将下腹部小肠襻推向右上方，打开后腹膜，分离出腹主动脉，于左右髂血管分叉处上方穿牵引带，剪开腹主动脉前壁，并向头侧行腹主动脉置管（导管为改装带气囊的 24 号气囊导尿管，顶端开口封闭，气囊以下导管侧壁作数个侧孔），置入深度 16~18 cm，保证气囊位于腹主动脉腹腔干开口以上，注入生理盐水充盈气囊，以阻断腹主动脉近心端。经腹主动脉置管快速灌流注高渗枸橼酸腺苷（HC-A）肾保存液约 1 000 ml，灌注压力为 9.8 kPa（100 cmH$_2$O），灌洗开始后于腹主动脉置管水平处剪开下腔静脉，置入引流导管作为灌洗液流出通路，导管另一端下垂置于手术台下容器内。如果仅获取小肠或小肠与肾，待小肠变苍白后可以开始将小肠与肾一并获取，如果同时获取肝则可以在胰颈部切开部分胰腺显露门静脉并横断，近端置管灌注门静脉系统，远侧断端作为肠系膜上静脉（SMV）的流出道。如果需要同时获取胰腺则胰腺上缘的门静脉置管灌注。门静脉灌注器官保存液与压力同腹主动脉灌注。

腹腔器官色泽转为苍白后分别自腹主动脉与门静脉灌注 UW 液 1 000 ml、500~1 000 ml，灌注压力同上。

游离肝周韧带，术中自胆囊底部穿刺抽净胆囊内残存的胆汁，并以 UW 液（20 ml）冲洗胆囊 2 次。分别以应用直线切割闭合器于幽门处横断幽门，回盲部 15 cm 横断末端回肠，离断胃结肠韧带与回肠系膜，如果同时移植结肠则需要在结肠中动脉左侧结扎横结肠系膜。将肠襻推至腹腔左侧找到左输尿管，钳夹输尿管并切断，同样处理右侧输尿管。此时需要移植的腹腔器官均已灌注良好，而无关器官已经与需要移植的器官分离。在充分保护腹腔器官前提下，将剩余腹腔器官于腹膜后分别自左右两侧向中间掀起，游离至脊柱旁，膈下切断腹主动脉及下腔静脉，沿脊柱前方由上向下，将腹主动脉下腔静脉、肝、胰腺、脾、十二指肠、空肠、回肠、双侧肾及输尿管一并切取，立即放入盛有 UW 液的器皿中。

（二）血管获取

在获取腹腔器官后同时切取髂动、静脉，如果胰腺移植均需要髂血管架桥，那么 ITx 需采用颈血管作为架桥术血管。再次颈部消毒以获取左颈总动脉与颈内静脉，胸锁乳突肌前缘"工"字形切开皮肤，上至颌下，下达锁骨上，置入器官保存液中运送。

（三）器官分离与小肠修整

如果时间允许最好能够将获取的器官运送至手术室，在手术室内将所需器官分离、分别修整。这样能够保证在更好的无菌条件下分离获取的器官与分离器官的安全性。将整块切取的肝、双肾、小肠、胰腺与脾一并置入 0～4℃ UW 液中，根据移植方案进行分离修整。自切取的移植物腹主动脉背侧正中剪开，显露出腹腔干、肠系膜上动脉（SMA）及左右肾动脉的开口（图 11-3），此时应注意检查有无变异肝肾动脉。首先在肾动脉与肠系膜上动脉开口之间劈开动脉袖片，暴露左右肾静脉，于左肾静脉上缘横断下腔静脉，将双肾移植物与肝、胰腺、小肠、脾移植物各自分离，供肾交肾移植医师修整待移植。随后在 SMA 与腹腔干开口之间劈开动脉袖片，在门静脉离断处切断肝十二指肠韧带，供肝交肝移植医师修整待移植，如果发现发自肠系膜上动脉的右侧副肝动脉，则右侧副肝动脉起始部近端的肠系膜上动脉也要留给肝移植物。此时尚剩余十二指肠、胰腺、脾与小肠在一起（图 11-4）。

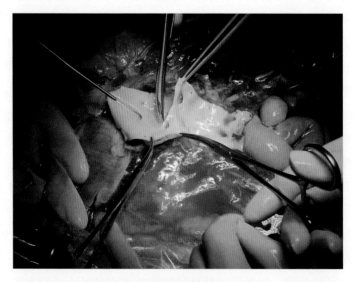

图 11-3　剖开腹主动脉背侧显露腹腔干、肠系膜上动脉与
左右肾动脉开口

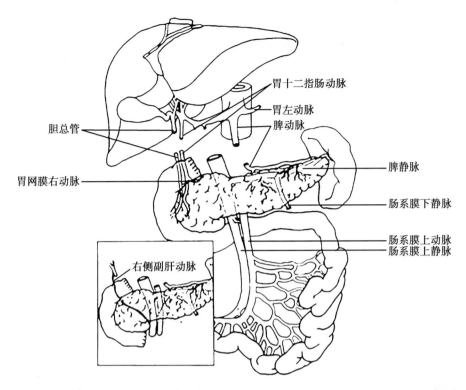

图 11-4　肝与移植小肠分离

与肝、肾等实质性器官移植相比，移植物修整更为烦琐，特别是 SMA、SMV 小的分（属）支非修整时均应一一结扎或缝扎，否则血管开放时多处出血，很容易大量出血导致移植小肠灌注不良。自肠系膜上动脉置管，持续灌注 0～4℃的 UW 液，约 500 ml，灌 注 压 力 为 9.8 kPa（100 cmH$_2$O）。保留 SMA 开口周围的部分腹主动脉壁（carrel patch），清除 SMA 周围的结缔组织，解剖 SMA 长度 1.5～2.0 cm，劈离开胰头，妥善结扎 SMV 的小属支，解剖近端门静脉约 2 cm 用于吻合（图 11-5）。

架桥血管的修整见供肠获取步骤。

目前，同时腹腔内全器官获取较少，全腹腔器官获取主刀医师应熟悉胃肠解剖，特别是要关注移植物的安全。我们的经验表明，早期由主刀医师获取全器官不失为安全有效的方法，然后再将获取的全器官分离。

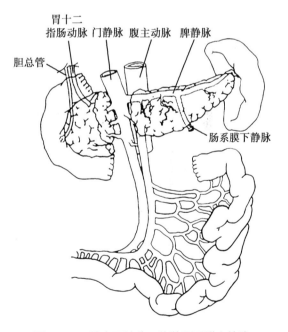

图 11-5　劈离开胰头，修整肠系膜上静脉

二、脑死亡腹腔多器官联合获取与修整

（一）腹腔多器官联合获取

脑死亡供者（DBD）多数为腹腔多器官联合获取。DBD供体获取分心肺组与腹部组，可以同时获取（图11-6），但心肺组获取相对快，在血管分离结束后需要等待腹腔组分离结束后再分别同时灌注器官保存液。

腹部器官联合获取采用腹部正中切口，自剑突下至耻骨联合，为了更好地显露，可增加水平切口。进入腹腔，评估是否可用做供体，快速病理切片确定是接受还是拒绝此器官，尽管有病理检查，但外科医师的第一印象同样很重要。

术前自鼻胃或鼻肠管灌注抗生素，包括两性霉素B、多黏菌素与庆大霉素。一旦确定切除腹腔器官，首要任务是保护肝门，通过观察与手摸等简单判定是否存在副肝动脉与双重肝动脉，然后切开胆囊并用生理盐水冲洗以预防胆栓形成，亦可用切除胆囊替代。

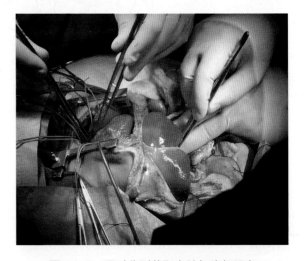

图11-6　同时分别获取心肺与腹部器官

沿着解剖线进行分离，先分离升结肠至腹主动脉，再分离降结肠跨过下腔静脉至腹主动脉，自腹主动脉及灌注器官保存液（图11-7），特别注意不要损伤左、右输尿管。接下来分离小肠根部，自回盲部开始分离，此过程主要将小肠与后腹膜完整分离，沿横结肠分离并切除大网膜，仔细解剖出十二指肠与胰腺并重点保护，切开十二指肠外侧缘，自胰腺后游离至腹主动脉，再自脾游离胰体尾至下腔静脉，此操作需要切断发自脾静脉的肠系膜下静脉。经过上述操作，腹腔器官的解剖连接已经完全分离，开始切断结肠血供，直线切割器离断回盲部。

腹腔器官组与心肺器官获取组分别进行器官获取。腹腔器官全部解剖出后，心肺获取组已经将心肺完全解剖，此时由心肺获取组在膈肌上阻断腹主动脉，分别是进行心肺与腹腔器官的灌注。腹腔器官灌

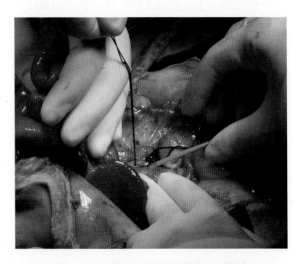

图11-7　自腹主动脉灌注器官保存液

注的液体为 UW 液，压力同 DCD 供体。器官灌注完全后开始分离腹主动脉。如果是 MVTx 则将切除肾后再将肝、胃、十二指肠、胰腺、脾与小肠一并获取（图 11-8），如果仅仅是移植小肠，按手术要求切取双侧肾、小肠、胰腺、肝，分别用于肾、小肠、胰腺和肝移植。

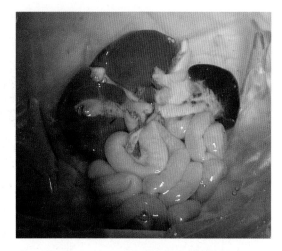

图 11-8　腹腔多器官的获取

（二）联合获取腹腔器官与血管的修整

自 DBD 获取的小肠不需要修整，重点是架桥血管的修整。无论是来自 DCD 还是 DBD 的供肠，均需要修整架桥血管（interposition）。ITx 架桥血管有髂血管与颈总（内）血管。ITx 架桥血管首选髂血管（包括髂总、髂内、髂外血管），如果同时胰腺移植此血管应分配给胰腺移植，而 ITx 应修整颈总动脉与颈内静脉作为架桥血管。无论选择何种血管作为架桥血管，在修整中均需要注意两点：①自血管的近远端分别注入保存液检查血管是否还有渗漏，如有渗漏可以 9/0 血管缝合线修补；②修整前需要鉴别与标记静脉近远端，保证血管吻合后静脉血流方向与原血流方向一致，避免静脉瓣导致静脉回流障碍，从而使手术失败（图 11-9）。

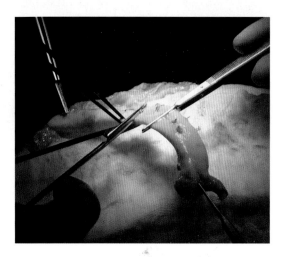

图 11-9　架桥血管的修整

第四节　肠移植受者评估

ITx 前需要对受者进行全面评估，包括残存的肠襻和机体的其他器官功能。

一、胃肠道评估

（一）解剖性肠衰竭评估

SBS 患者最直接的评估目标就是明确是否已出现肠外营养导致的并发症，如肝衰竭、静脉通路丧失，评估经过肠康复治疗后 SBS 患者有没有机会终止肠外营养治疗。评估剩余小肠长度、是空肠还是回肠、有无结肠。通常参阅原来的手术记录。我们经过对300余例SBS患者进行总结发现，原手术记录的剩余小肠长度均短于当前实际评估长度，因此需要再次评估剩余小肠长度。术中直接测量固然是小肠长度测量的标准，但手术麻醉状态下测量的小肠长度并不能代表机体在清醒状态下小肠的实际长度。如果剩余肠道没有梗阻、造口等，可以应用CT肠道成像技术来评估剩余小肠长度（图11-10），肠造口患者可通过消化道造影技术评估剩余小肠长度（图11-11）。消化道造影技术的精确度不如CT肠道成像技术。临床上对肠内营养的耐受也有助于评估小肠长度，但不够精确，如有的患者剩余小肠长度较长但对肠内营养不能耐受也不能脱离肠外营养。

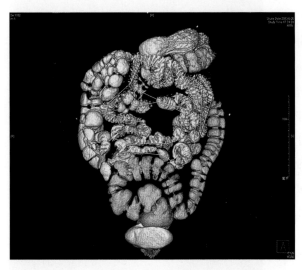

图 11-10　CT 肠道成像技术评估剩余小肠长度

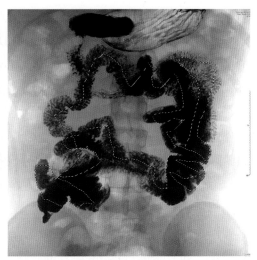

图 11-11　消化道造影技术评估剩余小肠长度

肠道影像学检查可以了解肠襻扩张程度，有助于实施非移植的外科手术（如 LILT、STEP 等）治疗 SBS。肠镜活检揭示黏膜结构正常但肠襻不扩张，表明肠适应已完成，肠功能已经最大化；反之如果剩余小肠存在慢性炎症，表明剩余小肠需要抗炎治疗。如果合并肠扩张与淤积则表明可能存在肠梗阻，需要外科治疗肠梗阻或肠成形术等。

评估 SBS ITx 等待者胃肠道需要回答的问题如下：

1. 能够确定患者需要无限期的肠外营养吗？能获得解剖方面的信息（手术记录、X 线）与肠内营养实际吸收情况吗？

2. 有内科或外科治疗措施可以改善 ITx 等待者肠内营养耐受而避免 ITx 吗？

3. 受者原有的胃与十二指肠功能能满足 ITx 的要求吗？

4. 受者原有的结肠功能能满足 ITx 的要求吗？

（二）功能性肠衰竭评估

评估功能性肠衰竭远较解剖性肠衰竭更为复杂与困难，决定是否需要接受 ITx 主要是基于是否存在危及生命的并发症，评估主要内容包括肝功能、逐渐减少的静脉通道与肠外营养依赖情况等。

了解肠内营养史、上消化道影像学、既往胃窦十二指肠测压结果以确定是保留原有胃还是移植物包括胃，即实证 LITx 还是 MVTx。

二、肝脏评估

儿童 ITx 等待者中评估肠外营养相关性肝疾病（PN-associated liver disease，PNALD）和肝衰竭非常重要。但临床中清楚地区别肝功能是可逆还是不可逆极为困难，需要结合病史、体格检查、常见的实验室检查与影像学研究，可能还需要组织学确定肝细胞合成功能障碍和门静脉高压症的严重程度（图 11-12）。

从病史的角度来评定，初级考虑的内容是高胆红素血症持续时间和严重程度；次级考虑的内容是剩余肠道状况，因为剩余肠道很短对肠内营养耐受差，提示预后不良且很容易形成不可逆的肝损害。初次

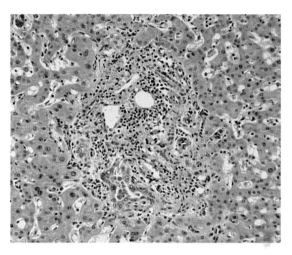

图 11-12　长期肠外营养导致的 PNALD（HE，×200）

肠切除时有严重腹腔感染是肝衰竭预后不良的独立风险因素，可能导致导管反复感染。消化道造口（如胃造口术、肠吻合口和肠造口）散在出血可能预示着严重门静脉高压及肝功能进一步恶化。

评估是否需要行包括肝在内的 ITx 需要回答的问题如下：

1. 应用肠内营养的患儿存在黄疸（胆红素 >3 ~ 6 mg/dl）且不断加重吗？长时间肠外营养的患儿突然出现黄疸吗？

2. 黄疸患儿小肠移植后仍需要长期肠外营养吗？

3. 肠造口长时间没有临床症状后有出血现象吗？

4. 患儿有明显的肝和脾大吗？

5. 近期感染时血小板计数下降（<100 000 ~ 150 000/μl）吗？

三、其他器官评估

（一）血管解剖

ITx 等待者由于长期依赖肠外营养需要反复置管导致中心静脉导管栓塞、反复导管感染等。逐渐消失的血管通路影响此类患者接受长期的肠外营养，也成为 IITx 的常见适应证之

一，大约 50% 的 IITx 等待者中心静脉通路减少，儿童 ITx 等待者多见颈内静脉和锁骨下静脉堵塞，青少年 ITx 等待者多见颈内静脉、锁骨下内静脉和股静脉堵塞。维持良好的血管通路是 ITx 成功所必须的，因此，在术前等待 ITx 时务必对静脉通路进行妥善保护。部分患者由于缺乏标准肠外营养通路，常选用其他备用纤细血管，如在 X 线引导下放置经腰或经肝静脉的置管行肠外营养或静脉输液。因此，术前必须对受者血管进行评估，包括输液静脉通道与需要移植物植入的血管。CT 与 MR 血管成像可以避免多普勒的不足，部分患者需要 DSA，甚至高选择性造影显示细小血管。

（二）肺功能

肺部问题能够增加术中及术后并发症的危险，导致脱机困难，需要术后较长时间的呼吸机支持通气。肠衰竭儿童患者中呼吸功能不全最常见原因为早产儿支气管肺发育不良，其次为先天性畸形，如肺发育不全伴膈疝和中肠肠旋转不良等，增加 ITx 的危险。肺部问题导致的 ITx 禁忌证包括氧依赖、反应性呼吸道疾病及影像学检查显示纤维化和慢性肺不张等。ITx 患者术前需要常规行胸部 X 线、CT 和超声心动图检查，有条件者行肺功能检查。慢性肺疾患导致的慢性氧依赖是影响 ITx 最常见的原因，特别是已导致肺动脉高压或右心室肥厚的患者需要对肺功能进行详细的术前评估。

（三）心功能

长期中心静脉置管会导致导管栓塞及反复发作的导管相关性血流感染，后者会增加瓣膜病的发病率。因此，儿童 ITx 等待者需要常规评估心脏。早产儿可能会有持续动脉导管未闭，需要 ITx 前对其进行修补。严重的肝损害也会影响心脏，需要术前鉴别高动力循环与心室肥厚，因为 ITx 后激素与 FK506 均会导致肥大型心肌病。

（四）肾功能

导致 ITx 等待者肾功能不全的因素包括反复使用肾毒性药物（特别是氨基苷类抗生素）与肠衰竭患者的长期慢性脱水。儿童对尿素氮与肌酐相对不敏感，因此，识别儿童肾功能不全更为困难，严重感染也影响对肾功能的诊断，而手术导致的 SBS 多数有腹腔感染病史。超声和 CT 是评估肾脏最基本的检测，能够诊断肾萎缩、肾钙质沉着症、肾盂积水等。如果检查结果不确定，可选用肾核素成像。有肾衰竭者可以考虑同时行肾移植。

四、神经发育评估

ITx 等待者发育迟缓主要见于极早产儿和慢性疾病患儿，少见的先天性疾病如肠神经节缺如和代谢疾病会导致神经和胃肠道功能障碍（如顽固性腹泻、假性肠梗阻等），应考虑行 ITx。但严重的发育迟缓与神经异常又可能是 ITx 的禁忌证。因此，对于可能存在遗传或代谢疾病的 ITx 等待者应行 CT 或 MR 检查。中枢神经系统萎缩常见于 ITx 等待者，通过测定视觉与听力能够证实是早产还是药物毒性导致中枢系统损伤，此类患者是否可行 ITx 尚有争议，关键看患者能否从 ITx 中受益。

五、心理状态评估

肠衰竭患儿家庭、社会功能往往较差。因此，ITx 团队中要包括一名社会工作者（social worker），其最主要的作用是评估 ITx 等待者家庭照顾 ITx 患儿的能力。

六、输血与感染史评估

肠衰竭患者往往有多次手术史、消化道大出血史、输血史。多次输血可以产生抗 HLA 抗体、淋巴细胞毒试验阳性率高，部分移植中心常规检测淋巴细胞毒试验、群体反应性抗体（PRA）与抗 HLA 抗体。反复导致导管感染的细菌可能在远处器官定居并产生耐药，如 MRSA、VRE、产 ESBL 细菌。鼻腔、直肠与粪便标本筛查有助于选择合适的围手术期抗生素方案与患者隔离方案。

七、免疫状态评估

器官移植中免疫状态评估的重要性不言而喻，常规检查内容见表 11-4 与表 11-5。

表 11-4 肠移植实验室检查

一、常规检查	二、选择性检查
1. 一线检查 　　血、尿、粪常规 　　肝、肾功能及电解质 　　凝血功能 　　血脂、空腹血糖 　　血气分析	1. 免疫学检查 　　HLA 组织配型（A、B、DR 位点） 　　血清 CD4/CD8 及 T 细胞亚群
2. 感染性疾病检查 　　乙型肝炎病毒检查 　　丙型肝炎病毒检查 　　HIV- 抗体检查 　　梅毒抗体检查	2. 微生物学检查 　　结核菌素纯蛋白衍生物（PPD）皮试 　　结核杆菌检查 　　巨细胞病毒（CMV）检查 　　EB 病毒检查 　　体液、分泌物及引流液细菌培养并查真菌孢子
3. 免疫学检查 　　血型检查（ABO 及 RH） 　　淋巴细胞毒试验和群体反应性抗体	3. 营养指标 　　体重 　　机体组成 / 体质分析 　　静息能量测定 　　氮平衡 　　前清蛋白、转铁蛋白、纤维连接蛋白
	4. 剩余小肠吸收功能（超短肠者可免测） 　　肠道连续 3 天氮吸收试验 　　木糖吸收试验 　　粪脂测定

表 11-5　肠移植常规和选择性检查

一、常规检查	二、选择性检查（根据受者情况决定）
1. 心电图	1. 超声心动图
2. 胸部 X 线片	2. 动态心电监测
3. 腹部 X 线片	3. 运动心电图
4. 腹部 CT	4. 核素心脏显像
5. 主要血管多普勒超声	5. 冠状动脉造影
6. 全消化道顿剂（影像学评估剩余小肠形态）	6. 纤维内镜
7. 全腹部 CT，并进行血管成像	7. 纤维小肠镜或胶囊内镜
8. 血管造影（肠系膜上动脉及腹腔干及门静脉相）	8. 纤维结肠镜
	9. 肺功能
	10. 颅脑 CT

第五节　单独肠移植

手术需要重视的几个问题如下。

（一）血管通路建立

许多 ITx 患者均有长期中心静脉置管史，血管通路有限。因此，术前一定要行 MR 静脉成像检查，最好能在膈肌上下分别建立大口径静脉通路，成年 ITx 可考虑用 Swan-Ganz 导管监测右心功能。

（二）腹腔进入与粘连松解

ITx 常选用腹部正中切口，对于肥胖的患者可用"十"字形切口，这种切口有利于门静脉回流与肠道连续性的建立。多数 ITx 患者有多次手术史，腹腔粘连严重，同时 ITx 需要广泛显露手术视野，因此需要广泛分离腹腔。分离腹腔一般不会导致重要器官损伤，但需要注意的是腹腔分离时不能失血太多，否则会导致移植术后凝血功能障碍。

（三）器官切除

需要行 IILx 的患者要切除近端空肠与大部分结肠，保留远端结肠与移植小肠侧侧吻合。在器官切除时需要注意尽可能减少失血（图 11-13）。

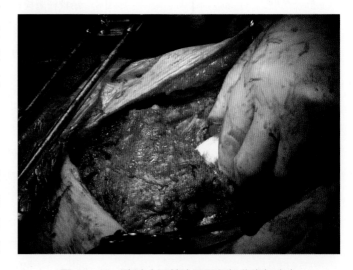

图 11-13　腹腔广泛粘连需要仔细分离与止血

（四）血管吻合

虽然 ITx 有多种类型，但血管吻合技术基本相同，在技术操作上并无特殊要求。

1. 动脉吻合 动脉的主要吻合方式为移植肠 SMA 与腹主动脉端侧吻合，再次移植的患者亦可选用髂内动脉吻合。

2. 静脉吻合 根据移植肠静脉回流方式分为腔静脉回流与门静脉回流，前者是指移植物 SMV 与受体下腔静脉吻合，后者是指 SMV 与受体门静脉或 SMV 吻合。腔静脉回流为部分门腔分流，理论上讲肠道吸收的物质不经过肝脏代谢直接进入体循环，可能会导致部分门体分流，但临床长期随访结果表明腔静脉回流并不影响代谢。

对于下腔静脉或门静脉均不适合吻合的患者可选用其他静脉，如髂内静脉或左肾静脉（图 11-14）。

移植物的 SMA、SMV 可直接与受体血管吻合，也可以通过供体血管搭桥（vascular graft）与受体相应的血管吻合（图 11-15）。

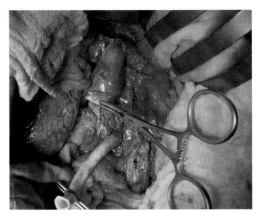

图 11-14 供体 SMV 与受体左肾静脉吻合

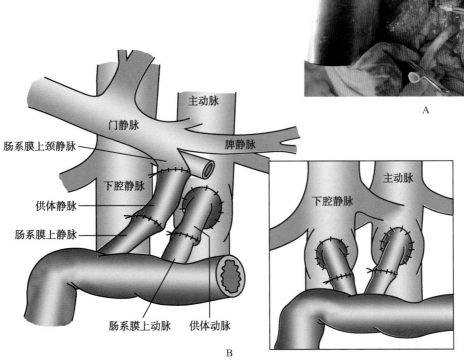

A

图 11-15 在受体动、静脉间移植一段血管，将供体血管吻合向外延伸

A. 实物图；
B. 模式图。

（五）肝胆手术

ITx 受者不需要常规行胆囊切除，但 ITx 等待者在等待供体时长期肠外营养，可能反复发生胆囊炎或明显的胆汁淤积（图 11-16），此时可考虑行胆囊切除术。

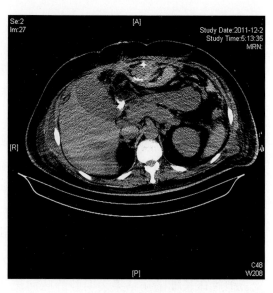

图 11-16　肠移植等待者胆汁淤积的 CT 表现

（六）肠道连续性建立

移植小肠近端与受者小肠端侧或侧侧吻合，移植小肠的远端与受体的回肠或结肠端侧吻合，再将末端提出腹壁造口作为观察窗，观察移植肠黏膜色泽变化，记录肠液流出量，也可以经此造口行内镜检查对移植小肠进行动态监测。根据外科医师的经验决定选用吻合器还是手工缝合，但最好是侧侧吻合。

（七）胃空肠置管造口

部分 ITx 患者需要较长时间的肠内营养，因此不鼓励放置鼻胃 / 肠管，最好分别行胃、空肠置管造口，空肠置管造口应选择移植小肠（图 11-17）。

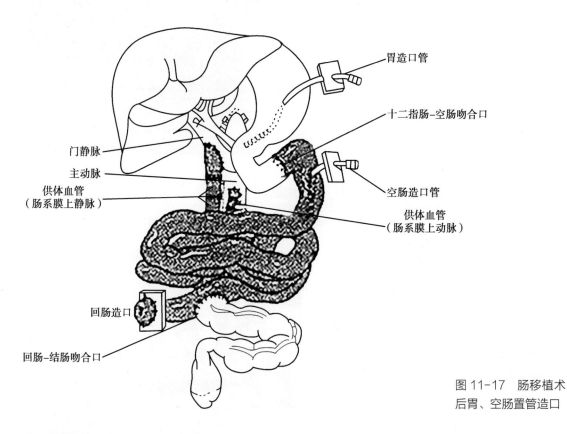

胃造口管

十二指肠-空肠吻合口

门静脉

主动脉

供体血管
（肠系膜上静脉）

空肠造口管

供体血管
（肠系膜上动脉）

回肠造口

回肠-结肠吻合口

图 11-17　肠移植术后胃、空肠置管造口

（八）腹腔关闭

ITx 最后、最重要的一个问题是腹腔关闭。ITx 受者切口复杂、原有切口瘢痕、放置肠内营养管、肠造口及腹壁缺失等因素，导致 ITx 受者关腹复杂，甚至不能一期关腹。除了选择与受者相配的供者（供体略小）外，还可以切除部分小肠以减少供体体积，但仍有很多 ITx 受体者不关闭腹腔，可以选择以下方法：

1. 缝合皮肤，不缝合筋膜（图 11-18）。

2. 采用可吸收补片或不可吸收补片关闭腹腔，待内脏水肿消退后延期关闭腹腔（图 11-19）。

3. 腹壁移植，如果 ITx 患者同时存在大范围的腹壁缺损，可同时移植腹壁。

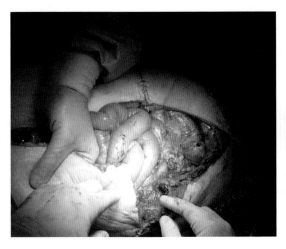

图 11-18　肠移植受者只缝合皮肤关腹

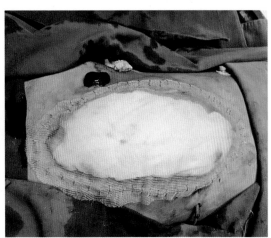

图 11-19　聚丙烯网关闭腹腔

第六节　肝肠联合移植和腹腔多器官联合移植

一、病因

肠衰竭是各种原因引起的小肠吸收面积不足或者功能障碍，在没有肠外营养的情况下，小肠不能维持水、电解质平衡和机体营养发育需求。最常见的原因是广泛小肠切除术后的 SBS。小肠功能异常则由相对少见的一些疾病引起，如慢性假性肠梗阻综合征（chronic pseudo-obstruction syndrome）、巨膀胱 - 小结肠综合征（megacystis-microcolon syndrome）和微绒毛包涵体病（microvillus inclusion disease）。

长期依赖肠外营养的患者只有少部分会发生肝病变。肠外营养造成肝病变的具体发病机制仍不清楚。从幼年就开始接受肠外营养、频繁发生细菌感染、长期造口及不能耐受肠内营养的患者更易发生肝病变。早期的胆汁淤积性肝病是可逆的，当肠道功能代偿、患者脱离肠外营养之后，肝的各项指标均可恢复正常。而当肝病变进展到肝硬化阶段时，则认为病变已不可逆。不过一些严重黄疸、肝硬化的患者，一旦病因消除，肝纤维化可消退，甚至肝硬化也能缓解。因而，在患者脱离肠外营养、肝病变的潜在病因解除之后，只要肝功能代偿良好，推迟进行肝移植也是可行的。相反，如果长期依赖肠外营养的患者出现门静脉高压症状，如消化道出血，则应尽快评估是否需要肝肠联合移植。由于联合移植的等待时间相当长，此类患者在等待过程中死亡率很高。需要永久性依赖肠外营养的患者一旦发现肝病变，最好能够立即转往移植中心。

儿童肝肠联合移植的常见病因见表 11-6。大多数依赖肠外营养的患儿肝病变发展缓慢，然而有些患儿肝衰竭发展很快，通常在 1 岁以内就需要进行移植。

表 11-6 儿童肝肠联合移植的病因

疾病	比例 /%	疾病	比例 /%
肠扭转	16	其他原因导致的短肠综合征	3
腹裂	22	吸收不良	8
创伤	1	肠动力障碍	18
坏死性小肠结肠炎	14	肿瘤	1
肠缺血	1	再移植	8
小肠闭锁	4	其他	4

成人肝肠联合移植的病因和儿童有很大的差别（表 11-7）。成人 SBS 最常见的病因是肠系膜血管血栓。肠系膜血栓患者中有一部分是由血液高凝状态引发，如蛋白质 C 缺乏或抗凝血酶Ⅲ缺乏，但有很多患者病因并不清楚。SBS 的其他病因有 Gardner 综合征 / 硬纤维瘤、创伤和克罗恩病。小肠功能异常在成人相对少见，但也有患者因慢性假性肠梗阻综合征发病。对于肠系膜根部包绕大血管的巨大硬纤维瘤患者，我们的经验是首先尝试肿瘤和小肠整块切除，体外灌洗后分离一段无病变小肠，再将健康小肠进行移植的"自体小肠移植手术"。如果预计术后出现 SBS，可考虑进行异种小肠移植。

表 11-7 成人肝肠联合移植的病因

疾病	比例 /%	疾病	比例 /%
肠扭转	8	肠动力障碍	11
创伤	7	肿瘤	13
肠缺血	24	二次移植	7
克罗恩病	11	其他	9
其他原因导致的短肠综合征	10		

二、术前评估

除肝移植常规检查项目之外，还应了解残余消化道的详细情况和中心静脉通路的状况。特别是对于有多次腹部手术史的患者，需要进行上消化道钡剂造影和钡剂灌肠造影获取精准的解剖信息。

长期肠外营养的患者可能有多处深静脉血栓或频繁出现过静脉通路感染，了解中心静脉通道的状况十分重要。如果常用的深静脉通路已经阻塞，术前可考虑肋间静脉切开、胸腔镜下奇静脉置管或者腰静脉穿刺下腔静脉置管。

长期肠外营养的患者多伴有慢性肾功能不全。移植后免疫抑制药物的肾毒性可能会导致肾衰竭，而透析用的血管通路在这些患者中又十分有限，所以有显著肾功损害的患者可考虑同时进行肾移植。

三、手术步骤

（一）供者选择和移植器官切取

选择供者首先需要考虑血型和移植器官体积的大小。虽然有供者和受者间血型不匹配成功进行移植的病例报道，但此种方法并未得到广泛应用，主要在于相关并发症的风险较高，如移植物含有较多淋巴细胞而可能因过客淋巴细胞综合征（passenger lymphocyte syndrome，PLS）引起溶血。受体腹腔容积因腹腔挛缩缩小，故供者体重应小于受者，两者之比小于50% 为宜。目前，细胞毒交叉配型试验不是选择供体的标准之一。尚未有报道提示细胞毒交叉配型结果会影响联合移植的最终结局。近年来的研究表明，术前 HLA 供体特异性抗体（donor-specific antibody，DSA）阳性或术后新产生的 DSA 会显著增加排斥反应的风险，特别是抗体介导的排斥反应（antibody-mediated rejection），应引起足够的重视。

肝肠联合移植一般是通过整块切除的方法获取器官，再根据受者需要进行分离切取。常用的方法是先游离右半结肠和十二指肠，显露出下腔静脉和腹主动脉的前面。随后自左侧游离脾和胰腺，解剖腹膜后的无血管平面。器官游离完成后用冷藏的 UW 液灌洗，在膈肌以上部位切断食管，将结肠游离至乙状结肠水平；在肠系膜上动脉和肾动脉之间切断腹主动脉。应尽可能获取一段胸主动脉，作为动脉血管重建的血流通道。

（二）肝肠联合移植

肝肠联合移植的传统方法是整块进行移植以便保留门静脉的连续性。在准备台上对肝和小肠移植进行修整，再将胃、胰腺和十二指肠从器官簇上切除。受者自身的门静脉可以吻合到供者的脾静脉或与下腔静脉行端侧吻合。由于该方法需要完成胆道重建，近年来已不常用。

肝和小肠也可以分开进行移植。在分开移植时可以根据需要选择全肝或半肝及不同的小肠长度，移植物的总体积较整块移植大幅减少。门静脉与受体自身的门静脉吻合，仅接受胃、胰腺和脾的静脉回流。小肠部分的移植可以按照单独小肠移植进行。供者小肠的肠系膜上静脉可以与受者下腔静脉或肠系膜上静脉吻合。可以通过"Y"形桥同时将肝和小肠的动脉吻合于肾下腹主动脉。该方法的优点是将肝和小肠完全分开移植，变更其中一方时，对另一方不造成影响；缺点是手术时间长。该方法可用于活体肝和小肠移植。

（三）包含胰腺和十二指肠的肝肠联合移植

美国内布拉斯加州立大学 Langnas 团队完成了第一例保留胰腺和十二指肠的肝肠联合移植。他们最初的做法是保留胰头边缘和十二指肠的完整性，可避免损伤胰头部的小血管，不需要进行胆道重建。该方法在儿童供体中非常实用。随后其他几个大型移植中心也逐渐采用了该术式，并发展成包括全部胰腺在内的联合移植，因为切除部分胰腺存在胰瘘的风险。尽管此类移植包含了多个器官，但仍然被视为肝肠联合移植的改良术式，因为将胰腺包含在内并不是为了替代受体的胰腺功能，而是为了解决技术上的问题。

当移植物仅包含胰头部时，受体自身的门静脉可吻合于供体脾静脉断端。而保留全部胰腺时，受体自身的门静脉可通过门腔分流至下腔静脉。移植物的十二指肠残端关闭，受体十二指肠或空肠残端则与移植肠吻合。下消化道重建可采用回结肠端侧吻合＋回肠末端造口。近年来包含结肠的小肠移植已被弃用，不过若移植物带有含回盲瓣的一小段结肠则有利于形成成形粪便。对于残余结肠过短的患者，可考虑是否一并移植结肠。

（四）多器官联合移植

包含胃、胰腺、小肠和肝的整块移植叫多器官联合移植，以替代受体的相应病损器官。当受体存在严重的门静脉高压和丰富的侧支循环时，可采用"快速血流离断技术"切除病损器官。剖腹后先不切断任何组织结构，而是将脾和胰腺自腹膜后游离，从上腹左侧显露腹腔干和肠系膜上动脉根部。即便对于有多次腹部手术史的患者，也可以相对容易地在少失血的情况下进入腹膜后平面。在离断食管并将胃牵向下方之后，就可以将腹腔干和肠系膜上动脉根部钳夹阻断。当血管蒂被整体阻断之后，腹腔器官就失去了血液循环，机体实际上进入了无肝期。对于粘连相对较少、门静脉高压相对较轻的患者，可保留一部分胃贲门部，预防术后出现反流性食管炎。同时，相对于食管－胃吻合，胃－胃吻合进行消化道重建也更容易。对于保留一部分胃贲门部的患者，应尽可能保留腹腔干和胃左动脉的升支。

长期接受肠外营养的患者，能用于静脉吻合的血管通路很有限，因此受体自身的肝切除应采用背驮式，以保留下腔静脉的连续性和完整性。上腹器官切除之后，将很容易进行下腹部解剖。离断结肠后，腹腔器官即可整块移除。移植器官的动脉可吻合于肾下腹主动脉或肾上腹主动脉前壁，由术者根据供受者的解剖特点决定。由于移植器官置入术野之后血管吻合很难操作，通常需要提前间置一段供者的胸主动脉于腹主动脉上，之后与移植物包含腹腔干和肠系膜上动脉的一段腹主动脉完成吻合。静脉重建和常规的背驮式肝移植一样，是将肝上下腔静脉与受体肝静脉吻合。血管吻合完成后，松开动脉钳使血液进入移植器官，并自肝下下腔静脉流出。器官簇的体积一般很大，如果灌洗不充分，可能发生高钾性心脏骤停。因此，器官灌注前需要提请麻醉医师注意并做好心脏复苏的准备工作。

上消化道重建是食管－胃吻合或胃－胃吻合，由受体自体胃的离断位置决定。当保留一小部分自体胃和胃左动脉的升支时，胃－胃吻合容易进行，吻合口也比较大。保留患者自体的胃食管结合部，能防止出现食管－胃吻合相关的并发症，如胃食管反流和吻合口狭窄。如果保留自体胃食管结合部在技术上不可行，或患者有严重的胃食管反流，则需行食管－胃吻合。由于胃失去神经支配，需行幽门成形术以利于术后胃排空。

四、术后治疗

由于小肠的高免疫原性，急性排斥反应控制不当可能会迅速发展，需要较高强度的免疫抑制。虽然近几年免疫调节治疗或者诱导免疫耐受研究领域进展迅速，初步结果令人鼓舞，但尚需积累更多的资料。

（一）免疫抑制治疗

肝联合小肠移植不同于单独肝移植，激素和钙调神经磷酸酶抑制剂（如他克莫司和环孢素）不足以控制小肠的排斥反应。大多数移植中心主张术前即开始免疫抑制诱导以预防急性排斥反应。目前，常用的药物有淋巴细胞耗竭型（lymphocyte depleting）免疫抑制剂，包括抗人胸腺球蛋白（anti-thymocyte globulin，ATG）和阿仑单抗（alemtuzumab）。抗人胸腺免疫球蛋白是一种纯化的多克隆抗体，采用人胸腺细胞免疫动物（马或兔）获得富含 IgG 的丙种球蛋白。常用推荐剂量是 1.5 mg/kg，术前一天或手术当天开始。阿仑单抗是抗 CD52 的人源化单克隆抗体，能迅速将 T 淋巴细胞完全清除，并同时降低 B 淋巴细胞和单核细胞数量。手术当天静脉给药 0.3 mg，术后 3 天再重复一次。非淋巴细胞耗竭型（non-lymphocyte depleting）免疫抑制剂达利珠单抗是一种白细胞介素 -2 受体拮抗剂，通过与活化 T 细胞表面白细胞介素 -2 受体特异性结合发挥抑制效应。常用推荐剂量是手术当天静脉给药 20 mg，术后 4 天再重复一次。

他克莫司联合激素是术后维持期的标准治疗方案。术后 1 个月内血药浓度应维持在 15～20 ng/ml，以后逐渐减量。大多数移植中心采用吗替麦考酚酯替代激素或和激素联合使用，需要注意该药的胃肠道毒副反应和骨髓抑制作用。另外，近年来推荐使用西罗莫司，特别是在术后出现肾功能不全时。

（二）术后监测

小肠排斥反应发展迅速，对移植肠的密切监测非常重要。由于小肠的解剖生理特点，术后早期对移植肠的监测多采用回肠造口的方式，易于通过内镜进行观察，必要时活检。为了提高内镜监测的效果，目前多个移植中心已经使用可放大内镜，可以更好地了解肠黏膜的细微变化。需要注意的是内镜所及的肠管往往是有限的一部分移植肠，另外由于造口部位的手术创伤和接触外界的原因，邻近造口部位的肠黏膜常常不可靠，需要结合患者的临床表现和实验室检查具体分析。

发热、腹痛和造口排泄量异常增多是小肠移植排斥反应的常见表现。当排斥反应引起肠梗阻时，造口排泄量反而减少。当进展到较晚阶段，常有血性的造口排泄物，以及坏死脱落的黏膜组织。由于小肠的排斥反应可迅速进展至晚期阶段，所以一旦出现典型的临床症状，移植肠可能已经失去了挽救的机会。为了早期发现排斥反应，大多数移植中心已将内镜监测＋活检作为治疗方案的一个重要部分。笔者所在中心的监测方案见表11-8。

表11-8　内镜监测方案

术后时间	频率	术后时间	频率
最初2周	每2~4天一次	2~6个月直至造瘘还纳	每月一次
3~8周	每周一次	排斥反应期	每2~4天一次

肠镜＋活检仅能在整个移植肠的一小段上进行，不能准确反映移植肠的全貌，所以寻找可靠的血清标志物早期诊断排斥反应是小肠移植的重要研究方向。有研究指出，血清瓜氨酸浓度可以作为诊断排斥反应的血清标记物，但其敏感性和特异性有待积累更多的临床资料。在单独肝移植中，肝生化指标升高常常提示需要进行肝活检排除排斥反应。在肝肠联合移植中，转氨酶水平升高则未必是肝活检的指征。在联合移植的患者中单独出现肝脏排斥反应而没有移植肠排斥反应的情况是十分少见的。同时，转氨酶升高可能提示小肠排斥反应或感染。

（三）营养支持

多器官联合移植术后的营养支持十分重要。一般而言，术后早期肠内营养有可能防止细菌移位和肠绒毛萎缩，但复杂的多器官移植患者需要慎重考虑。有报道在肠造口出现排泄物之后就开始给予肠内营养，其中2例患者在术后第7天发生急性腹胀和肠壁积气，临床诊断为坏死性小肠结肠炎。该病的发病机制尚不清楚，可能与肠内营养增加过快有关。我们主张在术后1周之内不给予肠内营养，这样移植肠可以从缺血性损伤中得以恢复。

肠内营养可以使用完全要素饮食（氨基酸型），或包含蛋白水解物的饮食。患者对肠内营养的耐受性各不相同，肠内营养治疗必须根据患者的需要进行调整。我们一般在开始时使用浓度稀释一半的肠内营养液，并逐渐加量至患者需要量的一半左右；之后暂不增加营养液的量，而是在几天之内将营养液浓度加大至原浓度；然后再增加营养液量，直至达到患者的需要量。

术后早期肠造口排泄量大的发生机制尚不十分清楚。一般认为失去自主神经系统支配、黏膜水再吸收能力下降和肠蠕动亢进在一定程度上促进造口排泄量增加。造口高排泄问题可以持续很长时间，但最终会随着移植肠功能代偿而消失。在造口高排泄期，常用洛哌丁胺、复方地芬诺酯和樟脑阿片酊类药物控制排泄量，也可以使用奥曲肽等。

五、术后并发症

（一）排斥反应

小肠移植急性排斥反应的及时诊断和处理是器官联合移植的要点之一。目前术后 1 年急性排斥反应发生率在 60% 左右，轻度排斥反应的发生率略高于单独肠移植。一旦排斥反应进展到严重阶段，则恢复非常困难。

内镜下轻度排斥反应表现为黏膜充血红肿、肠绒毛轻度肿胀圆钝、绒毛间隙增宽，早期还可观察到绒毛内出血。在后期阶段，绒毛长度缩短且长短不一。此外，黏膜及绒毛内充血加重，黏膜脆性增加。在排斥反应严重期，出现黏膜上皮脱落，肠黏膜外观裸露出血（黏膜剥脱），绒毛消失，表面平坦。

在组织学上，急性细胞排斥反应初始表现为肠绒毛的水肿圆钝、混合性淋巴细胞浸润和隐窝细胞凋亡。中度排斥反应表现为肠绒毛水肿圆钝和细胞浸润的程度加重，超过 50% 的隐窝被破坏，隐窝内出现融合性凋亡或隐窝脓肿。当排斥反应继续进展，出现黏膜上皮消失，并可观察到广泛的混合性细胞浸润和隐窝坏死（或隐窝细胞消失），呈肉芽组织样改变。

急性排斥反应的治疗首选激素冲击和提高他克莫司血浓度。由于小肠排斥反应进展迅速，如果其对激素冲击效果不佳，应立即开始 ATG 或者 CD3 单克隆抗体（OKT3）治疗。一般轻到中度排斥反应治疗效果良好，严重的排斥反应往往效果很差。如果排斥反应不能逆转，需要尽快决定是否切除移植肠，否则患者有生命危险。

急性抗体介导的排斥反应是小肠移植领域一个新的概念，近年来愈来愈受到重视。这类急性排斥反应通常发生在术后早期，表现为绒毛充血，黏膜下出血，微血管内血栓形成，中性粒细胞浸润。排斥反应进一步发展，则往往和细胞性排斥反应的混合在一起。研究表明 ABMR 发生在术前交叉配型阳性、高群体反应性抗体（panel reactive antibody，PRA）和供体特异性抗体阳性的患者。对此类排斥反应的处理应强调预防为主，术前通过血浆置换或者免疫吸附等方法降低供者特异性抗体浓度。治疗采用静脉注射用人免疫球蛋白、激素类药物和血浆置换等办法。

目前慢性排斥反应缺乏有效的诊治手段，是制约临床小肠移植发展的瓶颈。其发病是一个渐进隐匿的过程，发病机制不明确，临床表现缺乏特异性，一旦出现绒毛萎缩或消失，则肠管壁僵硬难以扩张，血管狭窄、闭塞，常常在 1～2 年内需要切除移植小肠。我们的一项回顾性研究表明，包括肝的消化道移植，小肠慢性排斥反应的发生率仅为 1.3%；而不包括肝的小肠移植则高达24.3%。近年来，发现供者特异性抗体在慢性排斥反应发生、发展过程中起着至关重要的作用。移植前存在供者特异性抗体且交叉配型阳性患者，特别是移植后新产生供者特异性抗体患者，慢性排斥反应的发生率显著升高，移植小肠的存活时间大大缩短。

肝和消化道器官联合移植中，肝的排斥反应很少见。转氨酶或胆红素水平升高在大多数情况下是由肝以外的原因造成的，肝活检并不能获得更多信息。有时肝酶升高的进程非常缓慢，没有显著的临床意义。

（二）技术性并发症

肝和消化道器官联合移植术后可能出现一些技术性并发症，其中一部分可能是致命性的。这类手术通常术中污染较重，有时可能并发感染性假性动脉瘤或动脉吻合口破裂大出血，危及生命。移植前使用抗生素时间过长、术中肠内容物污染腹腔，以及术后腹膜炎都可能促使此类并发症发生。消化道吻合口瘘也可以是一项致命的并发症。手术团队在整个手术过程中应精细操作，如果手术时间过长，可以考虑更换一组手术成员完成消化道重建。

（三）感染

由于高强度的免疫抑制治疗，感染性并发症是腹腔器官联合移植术后最常见的死亡原因。多种病原体能引起轻重不同的疾病，其中病毒性肠道感染在移植患者特别是婴幼儿中可以引起严重后果。

小肠移植术后腺病毒性肠炎的症状与急性排斥反应十分类似。当肠黏膜损伤达到一定程度时，即便病理评估也很难将二者区分开来。腺病毒感染的诊断可基于组织PCR、免疫过氧化酶染色，或组织、造口排泄物培养。然而，这些检测手段有时不便使用，或者耗时太长。在这种情况下，受体自身小肠的内镜检查有助于帮助鉴别感染和排斥反应。对吻合口的内镜监测特别有用，如自体肠外观正常、移植肠炎症明显且与之分界清楚常常提示排斥反应；而自体肠也出现类似病理变化则提示可能为感染。其他少见的肠道感染有分枝杆菌小肠结肠炎、隐孢子虫感染和单纯疱疹病毒性小肠结肠炎。

（四）移植物抗宿主病

因小肠含有大量的淋巴组织，移植物抗宿主病（graft versus host disease，GVHD）是肝和消化道器官联合移植术后令人担忧的并发症之一。术后GVHD的发病率约为9%，婴幼儿、先天性免疫缺陷、脾切除和多器官联合移植是GVHD的高危因素。GVHD死亡率高达70%，肺部并发症是其主要的死因。目前缺乏特异性治疗措施，激素冲击和免疫抑制剂在一定程度上可以缓解症状，但有增加感染的风险。

六、预后

小肠移植的历史相对较短，根据国际小肠移植登记中心的资料，截至 2013 年 2 月 2 日，全球 82 个参与统计的移植中心累计登记的移植例数共 2 887 例，接受移植的患者 2 699 例，其中肝肠联合移植 898 例，多器官联合移植 539 例，改良多器官移植 141 例。

美国匹兹堡大学器官移植中心 2001 年 1 月至 2010 年 1 月完成的 36 例肝联合消化道移植手术，平均随访时间 43.2 个月，患者的 1 年、5 年和 10 年存活率分别为 82%、58% 和 55%，患者的死亡原因见表 11-9。最主要的死因为感染，以肺部感染居多，其次是排斥反应。技术性并发症主要为术后早期的血管吻合口破裂出血和血管栓塞。原发性移植物无功能和移植物抗宿主病各 2 例。

表 11-9   肝脏和消化道器官联合移植术后死亡原因

死因	例数	死因	例数
感染	20	移植物抗宿主病	2
排斥反应	5	移植术后淋巴增生性疾病	1
技术性并发症	3	淋巴血管性肉瘤	1
原发性移植物无功能	2	原因不确定	2

第七节   活体肠移植

活体器官移植广泛应用于肝、肾移植，甚至活体肾移植的移植物与受体生存优于尸体肾移植。但活体肠移植（LDITx）由于数量有限尚有待进一步评估。LDITx 的优点是减少等待时间、更好地配对、最合适的供受者手术时机、减少冷缺血时间及增加供体数量。

一、活体肠移植的优缺点

与尸体 ITx 相比，LDITx 有其优点（表 11-10），其最大的缺点是供者风险，需要使供受者达到平衡。据 UNOS 报道，131 例为儿童 ITx 等待者中 65% 需要 LITx，其在等待移植期间死亡率特别高（25%～30%）。匹兹堡一组数据显示，在 257 例 ITx 等待者中，120 例在等待移植期间死亡。内布拉斯加大学 47 例等待 IITx 的儿童中，在等待移植期间从 IITx 等待者变成了 LITx 等待者。因此，儿童 ITx 等待者缩短移植等待时间特别重要，可以减少死亡率与避免形成肝衰竭。在美国可能儿童供体数量有限，特别是 ITx 中心追求质量优良的供体，如年龄与体积相配、血流动力学稳定、CMV 阴性，继而导致等待时间延长及死亡率相对较高。

表 11-10 活体与尸体肠移植优缺点比较

活体肠移植	尸体肠移植
优点	缺点
减少等待供者时间	等待供者时间长
最佳 HLA 配型	HLA 配型差
冷缺血时间短	冷缺血时间长
供肠质量好	供肠质量不如活体
能够肠道去污	不能肠道去污
择期手术	急诊手术
缺点	优点
供者风险	供者无风险
供者或受者短肠综合征	全小肠
没有办法提供架桥血管	良好的架桥血管

二、供者评估

供者评估主要目的是确定合适、安全和健康的候选供肠者，在完全知情同意的前提下进行医学评估。

（一）捐赠意愿评估

与其他器官移植捐赠相同，包括：

1. 确认符合法律、法规、医学伦理学和医学原则。

2. 确认活体器官捐赠者本人真实的意愿。

3. 医疗机构应当充分告知供者、受者及其家属摘取器官手术风险、术后注意事项、可能发生的并发症及预防措施等。

4. 供者、受者签署知情同意书。

（二）LDITx 特有评估

医学评估除了活体器官移植共同的评估内容外，LDITx 独特的评估内容如下（表 11-11，表 11-12）。

表 11-11 供者基本要求

年龄 16～65 岁
低手术风险——BMI<30 kg/m^2
ABO 血型相同，RH 血型相同，最好能够有 HLA 配型
最好 CMV/EBV 阴性
没有胃肠道疾患
没有生理 - 社会禁忌证

表 11-12 供者评估项目

病史与体格检查
　　无肠道外科手术史

解剖评估
　　腹部 CT，选择性肠系膜上动脉造影或 CT 血管成像

实验室检查
　　肝肾功能（血糖、BUN、Cr、电解质、胆红素、AKP、AST、ALT、GGT、清蛋白、甘油三酯、氨、
　　甲胎蛋白）、凝血功能检查（PT、aPTT、INR）和维生素浓度（A、D、E、K、B_{12}）

感染性疾病评估
　　肝炎病毒、HIV、CMV（IgG、IgM）、EBV（IgG、IgM）、带状疱疹（IgA、EIA）、粪便培养、尿培养

胸部 X 线

心电图

麻醉学评估
　　术前访视、麻醉与手术史、药物过敏史

心理社会学评估
　　精神病学与心理访视

---

1. 年龄　尽管 LDITx 对体供体年龄没有特别的限制，但供者年龄超过 50 岁影响术后生存率。LDITx 供体最小年龄目前尚没有定论，但多数中心要求 18 岁以上。

2. 供者肠道评估　供者胃肠道病史极为重要，特别是关注有无炎症性肠病（IBD）或肠易激综合征病史。有胃肠道手术史、慢性腹泻、儿童对肠内营养不耐受、慢性吸收不良或便血病史表明供者质量不佳。术前全消化道钡餐可以发现部分没有临床表现的先天或后天性疾病，如肠旋转不良、肠道多发性息室、IBD 等。术前经鼻胃/肠管肠内营养对于术后移植物再生具有积极的意义。

3. 血管造影或 CT 血管成像　SMA/CT 血管成像及血管造影有助了解需要获取回肠的血供与血管解剖，特别是了解血管切断部分的侧支循环情况（图 11-20）。

4. 感染　需要了解近期（30 天）供者或供者家庭成员细菌或病毒的暴露史，特别是要筛查近期胃肠道或呼吸道病毒感染症状。

5. 腹部外伤史　如果供者有腹部外伤史，特别是血管损伤，应常规行腹部 CT 检查，某些外伤可以导致亚临床外伤，特别是 SMA 的创伤。

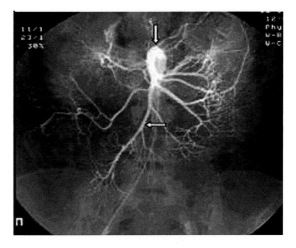

图 11-20　肠系膜血管 DSA

6. 选择性肠道去污（selective digestive decontamination，SDD）　国际上某些中心还坚持在获取供体时行 SDD，但其作用如何尚难以定论。

（三）供肠获取

根据术前设计的供肠获取方案，中下腹正中切口入腹，常规探查腹腔，各器官未发现器质性病变后考虑获取供肠。测量供者全小肠长度。根据动脉造影设计手术方案，术中结合触摸和透光方法判定 SMA 的分支及远端供血情况，分别以肠管及系膜缝针标记线为起点，血管起始部为终点，然后在肠系膜上作"V"形切口，从回结肠动脉分支起始部远端约 2 cm 处解剖分离回肠动、静脉主干，游离 2~3 cm。经周围静脉注入 5 000 U 肝素，横断移植肠襻两端，并无菌封闭。距回结肠血管起始部 1~2 mm 用血管夹阻断，在血管夹下切断血管取下移植小肠（图 11-21）。移去移植物后，残留血管干用 5/0 Prolene 连续缝合，恢复剩余肠道连续性，腹腔用盐水冲洗，按常规关闭切口。

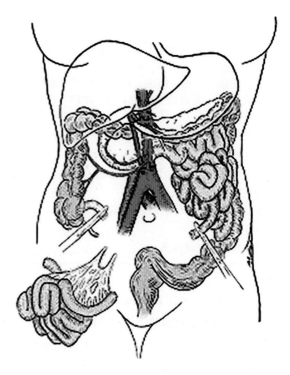

图 11-21　切取供肠示意图

切断游离的回结肠动、静脉及肠系膜，迅速将供肠置入 4℃的 UW 液中，并以 4℃的 UW 液开始重力灌洗供肠动脉，灌注时间 15 分钟、高度 100 cm，灌注至肠壁苍白、肠系灌洗液变清亮为止，共用 UW 液约 500 ml。灌注时仔细检查肠系膜切缘动、静脉分支渗漏，并予以结扎。

三、受者手术

LDITx 又称为节段性肠移植（segmental intestine transplantation）。供者 SMA 与受者 SMA 或肾下腹主动脉吻合，SMV 达不到受体门静脉，SMV 多与受者 SMV 残端或肾下下腔静脉吻合。

少数情况下，移植肠的动、静脉与受者脾动、静脉吻合。由于脾血管口径较小、血液循环量不足，供者和受者血管差异较大，易发生吻合口狭窄或栓塞。目前临床 LDITx 愈来愈少，尤其不适合成人肠移植。

肠道重建同单独肠移植（见本章第五节）。注意事项：活体供肠分离出来的供吻合 SMA、SMV 均较短，因此静脉重建方式只能是供肠的 SMV 与受者下腔静脉端侧吻合，动脉吻合则是移植肠 SMA 与受者肾下腹主动脉端侧吻合。如果有第三者架桥血管亦可应用，可以简化手术操作。

第八节　肠移植术后管理

一、术后早期管理

ITx 术后早期管理可分为受者器官 / 系统功能管理、移植器官监测。

（一）心血管系统

ITx 术后早期最大的挑战是移植器官的灌注，采用多普勒监测肠造口有助于维持血流动力学稳定与液体治疗。氧输送（DO_2）按照下列公式计算：

$$DO_2 = [（Hgb \times 1.3 \times SaO_2）+（PaO_2 \times 0.003）] \times 心排出量$$

血细胞比容应维持在 27% ~ 30%，以保持氧供。术后早期管理另一重要的问题是维持血液呈相对低凝状态。患者能够很好地耐受 INR 在 2.5 ~ 3.5 之间、血小板低至 20×10^6/L 不会出血。$PaO_2 > 95\%$，心排出量应保持正常，液体足量但应确保避免液体后负荷增加。

对于 ITx 患者而言，维护血流动力学稳定性的重要作用在于促进移植小肠的活力与功能，主要内容是维持适当的血细胞比容、氧合与液体平衡以保证良好的心排出量与灌注压，如果需要血管收缩药或心肌收缩药，最好不要应用 α− 受体激动剂。急性期之后部分患者可能出现高血压，产生高血压的主要原因为高血钾、肾功能不全、钙调磷酸酶抑制剂肾毒性与激素等。首选钙离子拮抗剂控制高血压，如果频繁应用可选用长效钙离子拮抗剂，但需要注意移植肠吸收能力对药物的影响，如果患者出现肝衰竭合并左心肥厚可选用 β− 受体阻滞剂。ITx 术后早期某些药物会导致心脏 QT 间期延长，如他克莫司、喷他脒、奥曲肽、大环内酯类抗生素（如阿奇霉素、红霉素）、美沙酮与水合氯醛。

（二）呼吸系统

ITx 受体可能存在明显的呼吸功能的损害或慢性肺功能疾病，如儿童气管肺发育异常、肝肺综合征、复发性肺感染、感染相关性 ARDS。ITx 患者多数可在术后 24 ~ 48 小时去除气管插管，而 MVTx 患者有时需要维持气管置管数日，有些供者由于延迟关腹，术后第 1 周需要多次手术，对呼吸功能监测提出了更高的要求。

为了维持移植物微循环，常输注较多液体，而后者可能导致肺水肿。由于内脏水肿、移植物较大、腹水及胸膜渗出会进一步降低腹壁与胸壁的顺应性，为了维持氧饱和度 > 95% 需要提高吸入氧浓度与增加气道压力，继而加重肺损伤，允许性高碳酸血症（permissive hypercarbia）如潮气量 6 ~ 8 ml/kg、气道平台压 < 30 cmH_2O 有助于减少上述肺损伤。MVTx 患者可能出现瞬态膈功能障碍，超声或透视有助于其诊断且多数经保守治疗缓解，但注意观察膀胱压，对于有腹腔高压甚至腹腔间室综合征（ACS）的患者，应及时开放腹腔。

（三）肾脏

器官移植术后肾功能不全的因素包括术前肾功能不全、短暂低血压（episodic hypotension）、钙调神经磷酸酶抑制剂使用及肾毒性抗体的应用等，10%～25% 的肠移植患者需要暂时透析。此外，移植肝功能不全也影响肾功能。小剂量多巴胺 [2.5～5.0 μg/（kg·min）] 或非诺多泮 [0.03～0.1 μg/（kg·min）] 可能使部分患者从中受益。需要血液透析的患者最好能够连续血液透析或净化，以避免快速血容量转移而影响器官功能。对于代偿性肾功能患者而言，渗出的毛细血管与低蛋白血症、高静脉压可能导致全身水肿并加重第三间隙液体丢失，腹壁水肿可以延迟关腹，亦可用聚丙烯网覆盖，通过利尿减轻组织消肿，然后分阶段关腹。

肠移植术后早期管理指标见表 11-13。

表 11-13　肠移植术后早期管理指标

器官	指标	最佳值	可接受值	可能并发症
心血管系统	1. Hgb/Hct 2. PaO$_2$/SaO$_2$ 3. 灌注	Hct 27%～30% SaO$_2$＞95% MAP 不同年龄的正常范围	Hct ＞22% SaO$_2$＞95% 尽可能避免使用 α- 受体激动剂	移植物缺血与功能障碍移植物灌注不良
呼吸系统	避免高血压与高 FiO$_2$	1. 目标潮气量 6～8 ml/kg 2. 气道平台压 ＜30 cmH$_2$O	允许性高碳酸血症	1. 气压伤 2. 瞬态膈功能障碍
肾脏	良好灌注避免少尿	维持尿量 0.5 ml/（kg·h）	小剂量多巴胺 [2.5～5.0 μg/（kg·min）] 或非诺多泮 [0.03～0.1 μg/（kg·min）]	1. 需要连续血液透析 2. 如果肾功能不良，注意 ACS

（四）电解质

由于大量液体自肠造口丢失，移植小肠会出现镁钙吸收不良，水、钠与碳酸氢盐丢失，上述情况在术后数日经常出现，可能会导致代代谢性酸中毒，低镁血症能够增加他克莫司肾毒性与血液浓度。ITx 患者术后高血糖极为常见，如果同时移植胰腺需要严密观察血糖，低血糖少见，主要见于代偿性肝损害儿童患者、移植物中包括胰腺同时受体胰腺仍存在的患者，根据最近危重患者血糖控制的要求，ITx 患者血糖最好能够控制在 80～150 mg/dl。

（五）血红蛋白

血红蛋白异常包括贫血、低蛋白血症、凝血功能，特别在肝功能不全患者中更为常见。

（六）肠造口高流量管理

影响肠造口流量增加的原因有移植吸收功能、粪便成分、运动功能与运输时间。水样泻可使用洛哌丁胺，肠内营养制剂中加入止痛药与果胶容易堵塞肠内营养导管，脂肪吸收不良可以使用胰酶或肠外营养，考来烯胺能够抑制利胆药物所致的腹泻，生长抑制素能够抑制消化液分泌，可能减少肠造口液体流量，有助于造口管理。不论何种原因导致的腹泻均需要与排斥反应鉴别。

（七）感染

见"肠移植的并发症及处理"。

（八）排斥反应

见"肠移植的免疫监测和免疫抑制治疗"。

二、营养支持

ITx 的目的是让患者恢复不限制的饮食并维持正常的营养、液体与电解质平衡。一般 ITx 术后受者可以在很短时间内由肠外营养转变到经口膳食。

术后早期即可开始肠外营养，但需要注意的是术后肠外营养与术前有很大的区别，术后由于额外液体丢失的减少，不再需要大量的肠外营养液体，肠外营养液体可能只有 1~2 L。肠外营养时可添加谷氨酰胺二肽，有助于肠黏膜结构与功能的恢复，特别是肠屏障功能恢复，减少细菌易位与感染。

术后尽可能早开始肠内营养，我们的经验是术后 48~72 小时内开始肠内营养，由于可能存在胃排空障碍，术后早期肠内营养可经鼻肠管或空肠造口管。肠内营养配方应该逐渐由要素膳向非要素膳过渡，特别是术后早期为了促进肠黏膜再生可分别经静脉与管饲给予谷氨酰胺。此外，FK506 可能导致血钾升高，可选用低钾肠内营养配方。肠内营养剂量可以从 10~20 ml/h 逐渐增加，以使患者能够更好地适应肠内营养。续维持术前额外补充的 n–3 不饱和脂肪酸有助于预防移植小肠慢性排斥反应与移植物慢性失功。

如果移植肠功能恢复好，术后 1~2 周则可以开始经口饮食。尽管恢复了正常的进食但仍需要继续监测患者的营养状况，特别是维生素、微量元素与矿物质等。液体治疗在 ITx 围手术期极为重要，移植小肠可能经肠内营养满足患者的能量与蛋白质的需求，但对液体的吸收可能达不到机体需要量，此时应该适当静脉补充液体。

第九节　肠移植的并发症及处理

随着外科技术的日臻完善和免疫抑制剂的不断发展。ITx 已成为慢性肠衰竭最终而有效的治疗措施。伴随临床 ITx 病例数量的累加，ITx 的并发症也逐渐增加。ITx 常见的并发症有血管并发症（血管栓塞、狭窄，渗漏）、肠道并发症（肠穿孔、出血、吻合口瘘）、免疫并发症（排斥反应、移植物抗宿主病）和恶性肿瘤（移植术后淋巴组织增生病）等。

一、外科相关并发症

（一）动脉血栓形成

动脉血栓形成或栓塞多数出现在术后 1~2 周内，但也可以发生在术后数周。

1. 原因　导致动脉血栓形成的主要原因为灌注供肠时，因置管致动脉内膜损伤；血管吻合技术不佳；吻合口两动脉的口径大小相差较大；供体年龄过大，年龄超过 45 岁或近一年来有心血管病史的供体，术后血栓的发生率明显增加；排斥反应；感染，特别是巨细胞病毒（CMV）和带状疱疹病毒感染均可损伤血管内皮细胞，促使白细胞和血小板黏附，形成血栓。

2. 临床表现　动脉血栓形成主要有以下两种表现：术后早期动脉血栓形成表现为移植小肠坏死、同时合并有肠道坏疽、中毒性休克、发热；术后晚期出现的动脉血栓形成表现为移植小肠缺血坏死、肠道造口有血性分泌物流出，移植小肠造口处肠黏膜苍白、坏死，腹腔冲洗液呈血性。

3. 诊断　术后早期动脉血栓形成在术中即可发现，如果移植小肠色泽改变、动脉搏动减弱或消失应考虑动脉血栓形成和栓塞；术后晚期出现的动脉血栓形成需要与移植小肠缺血再灌注损伤、排斥反应鉴别，有时诊断并不容易。血管多普勒超声、CT 血管增强扫描及血管造影是敏感而有效的诊断方法。

4. 治疗　术后早期动脉血栓形成可以在术中纠正不佳的血管吻合，如果有血栓形成或栓塞则可以考虑行血栓摘除术。术中摘除血栓可挽救 70% 的移植小肠。术后晚期出现的动脉血栓形成和栓塞，切除移植小肠是唯一能够挽救患者生命的治疗方法。

5. 预防

（1）供者的年龄不宜超过 45 岁。

（2）选择 CMV 和带状疱疹病毒阴性的供者。

（3）置管灌注供肠时应尽可能减少动脉内膜损伤。

（4）如果移植小肠来自尸体，应尽量保留肠系膜上动脉周围的腹主动脉壁，在移植小肠动脉吻合时，避免吻合口两动脉的口径大小相差较大。

（5）如果动脉吻合张力过大应采用动脉架桥方法，多因素分析证实采用动脉搭桥方法尽管多行一处血管吻合，但由于降低了血管张力，术后动脉血栓的发生率明显降低。

（二）静脉血栓形成

1. 原因　①ITx 的静脉回流方式如上所述，部分 ITx 患者的 SMA、SMV 曾有病变，移植小肠的静脉不能与已有病变的受体 SMV 吻合。移植小肠的静脉与受体的下腔静脉吻合是一种部分肠腔分流，腔静脉回流对代谢的长期影响目前了解较少。供肠的 SMV 长度不够，与受者的门静脉或下腔静脉吻合张力较大。因此，供肠应保留 SMV 及门静脉，供肠的门静脉与受者的门静脉端侧吻合，这样势必延长移植小肠的静脉长度，术后易发生静脉扭曲，致血流不畅，进而发生静脉血栓。②血管吻合技术不佳可导致静脉血栓形成和静脉栓塞。③继发于其他并发症，如吻合口周围感染、血肿压迫或血肿机化。④排斥反应。⑤供肠保存不佳，静脉血回流不畅，易形成血栓。⑥供者静脉，特别是门静脉缺血，易造成静脉损伤，形成血栓。

2. 临床表现　移植小肠淤血、张力增高，肠壁呈青紫色，肠腔内有大量血性渗出液。术中形成的静脉血栓和静脉栓塞根据临床表现能够及时作出诊断。术后形成的静脉血栓和静脉栓塞有时容易与移植物失活或缺血再灌注损伤混淆，根据临床表现也不难诊断。多普勒超声、CT 和血管造影均有助于诊断。如果高度怀疑静脉血栓形成，应尽早剖腹探查，既可以早期诊断，又可以尽早治疗，切除无功能的移植小肠以挽救受者生命。

3. 治疗　术中发现静脉血栓形成或静脉扭曲应术中取栓或纠正扭曲静脉。术后晚期形成的静脉血栓多数需要切除移植物以保全受者生命。

4. 预防　同"动脉血栓形成"。

（三）腹腔出血

1. 原因　出血是 ITx 最早出现的并发症。其原因也是多方面的：①供肠两端结扎不妥善致出血；②受体剥离广泛，剖面渗血；③移植小肠自发性破裂，造成移植小肠自发性破裂的原因主要是急性排斥反应、供肠严重缺血性损伤、静脉完全阻塞；④动静脉破裂，多继发于感染、吻合口缝合不严密等；⑤移植小肠吻合口出血。

2. 临床表现　ITx 术后出血量较小时仅表现为引流管引流出血性液体增加，严重者出现腹痛、腹胀或腹膜刺激症状；更严重者则表现为急性失血性休克。

3. 诊断　依据病史和临床表现不难诊断。

4. 治疗　术后早期出血多数需要紧急手术探查，根据出血病因治疗。

5. 预防　①良好的血管吻合技术能显著减少血管吻合口的渗血；②由于供肠修整有遗漏，血管再通后会出现供肠和创面的止血，修整完供肠后要仔细检查是否还有出血点，妥善止血；③充分引流并保持引流通畅，腹腔主动引流能有效地预防感染，继而减少感染导致的出血；④积极预防排斥反应。

（四）肠道吻合口瘘

1. 原因　ITx 时需要移植小肠与受者小肠及结肠至少有两处吻合。移植小肠缺血性损伤，使移植小肠肠道吻合后愈合能力差，再灌注损伤时进一步加重移植小肠和原小肠的组织损伤，影响肠道愈合能力。移植小肠肠襻两端血供较差，特别是伴有结肠移植时，结肠血供更差。因此，移植小肠或结肠与原肠道吻合处容易发生吻合口瘘。

2. 临床表现　ITx 患者的肠瘘由于受体应用免疫抑制剂使用其临床表现不典型。腹腔感染的症状不明显，腹腔引流管有肠液或胆汁流出应高度怀疑肠道吻合口瘘的出现。

3. 治疗　与外科肠瘘的治疗无明显差异，但需要注意的是 ITx 的患者应用免疫抑制剂可影响肠道吻合口的愈合，易形成广泛的腹腔感染。因此，一旦出现肠道吻合口瘘需要重视腹腔引流，特别是主动引流。

4. 预防　尽可能地缩短移植小肠的保存时间，减轻供肠缺血性损伤，ITx 要求冷缺血时间最好不超过 9 小时。采用合适的器官保存液（如 UW 液），在保存液中添加某些药物（如前列腺素 E、钙离子拮抗剂、丹参等）减轻移植小肠的缺血再灌注损伤。移植小肠的两端，特别是回肠末端或结肠，血供较差，移植物修整时应切除血供不佳的肠襻，保证移植小肠吻合时血供良好；术后肠外营养时添加谷氨酰胺等，促进肠黏膜再生，增强肠吻合的愈合能力。

二、排斥反应

详见"肠移植的免疫监测和免疫抑制治疗"。

三、术后感染

感染是 ITx 术后极为常见的并发症，也是 ITx 失败及死亡最主要的原因。截至 2000 年 5 月，全球共施行了 446 例 ITx，死亡 215 例，其中 55% 的患者死于感染。

（一）肠移植感染特点与预防

1. 流行病学　Starzl 等报道 29 例 ITx 患者。平均随访 643 天（21 天至 7 年），97% 的患者至少有 1 次感染，每例患者平均感染 5（1~11）次。其中细菌感染发生率为 93%、病毒感染发生率为 69%、真菌感染发生率为 59%。患者平均细菌感染 2 次，细菌来源为静脉导管（43%）、腹腔（19%）、其他（11%）、不知来源（27%）。

根据移植术后流行病学资料可大致分为 3 个时间阶段，即术后 1 个月内、术后 1~6 个月及术后 6 个月以上。

术后 1 个月内的感染，多源于供者的潜在感染或与其他外科患者相似的感染。术后出现感染的概率大小与下列因素有关：血管内留置导管及引流管放置的时间长短、气管插管时间长短、有无放置内支撑管或其他异物、有无坏死组织或积液等。术后 1 个月内不应出现机会感染（如卡氏肺孢菌及星形诺卡菌感染），否则提示患者在移植前即存在严重的免疫功能低下、供者或受者本身存在这些病原体或有特殊的接触史。

术后 1~6 个月多数为机会感染。主要与应用大量的免疫抑制剂有关。持续的免疫抑制加上病毒感染使患者易出现机会性感染，如卡氏肺孢菌、曲菌和产气单孢李氏菌等。

术后 6 个月以上主要为细菌感染，如慢性真菌感染和分枝杆菌感染，此期应用免疫抑制剂剂量较小。

术后 6 个月以上的 ITx 受者可分为 3 类。80% 的患者器官移植后临床效果较好，仅使用少量的免疫抑制剂，移植物功能良好，感染性疾病与常见的外科感染疾病相似，机会性感染并不常见。约 10% 的患者存在病毒感染，如 HBV、HCV、CMV、EBV 或乳头状瘤病毒。这些病毒可以导致感染器官的损害或诱发癌症。约 10% 的患者出现慢性感染或感染复发。此类患者出现机会感染的机会相当大，需要长期预防性应用磺胺甲噁唑，必要时预防性应用抗真菌药物。

2. 病因 正常肠腔内含有大量的细菌用于食物吸收与药物解毒，肠黏膜屏障功能具有防止肠道细菌跨过引屏障进入血液或其他器官的功能。由于肠屏障功能损伤，肠腔内细菌和 / 或毒素易位而进入无菌的其他器官或系统。导致肠屏障功能损伤的因素包括缺血再灌注、抗生素使用、细菌过量生长、移植肠蠕动功能紊乱、肝功能障碍、长期的 TPN、排斥反应及免疫抑制剂等因素。如果血 / 肝活检标本与粪便标本中同时出现同一种微生物，则定义为细菌易位。44% 的 IITx 患者术后出现细菌易位，其中 40% 的患者发生过急性排斥反应。缺血是导致细菌易位另一重要原因，移植肠冷缺血时间在 7 小时以内，细菌易位的发生率为14%；而冷缺血时间超过 9 小时，细菌易位的发生率高达 76%。

小肠含有大量 MHC- Ⅱ 类抗原，ITx 的排斥反应多发且严重，需要长期应用免疫抑制剂，而且剂量也较大。大量的免疫抑制剂导致机体免疫功能下降，易造成全身感染；移植小肠为空腔脏器，含有大量的细菌和毒素。缺血再灌注损伤、排斥反应、长时间的肠外营养等使移植小肠的屏障功能下降，而免疫抑制剂改变肠腔菌群分布，使致病菌过量生长，因此，ITx 受者极易发生细菌和毒素的易位，导致全身感染。ITx 受者术前和术后长时间内需要经中心静脉肠外营养，静脉导管是 ITx 患者感染的重要来源。

3. 肠移植感染特点 与其他移植器官相比，肠移植感染有以下特点：①发生率高：ITx 受者中至少 97% 出现 1 次细菌、病毒的感染。②危害性大：ITx 受者约 85.7% 的死亡与感染有直接或间接关联。③持续时间长：ITx 受者既有术后短期感染，又有术后半年以上的长期感染。Starzl 等统计了 140 例 ITx 受者的感染情况，其中 1 ~ 3 个月、4 ~ 6 个月、>6 个月的感染发生率分别为 10%、16%、44%。

4. 感染分类 详见表 11-14。

表 11-14　肠移植常见的感染分类

细菌感染	病毒感染	真菌感染	其他
导管感染	巨细胞病毒	念珠菌	弓形体病
伤口感染	EB 病毒	曲霉菌	
腹腔感染	带状疱疹病毒	球孢子菌病	
肺部感染	肝炎病毒		
肠道感染（梭状芽孢杆菌感染）			

5. 预防　感染的预防应从术前开始，对供者和受者进行综合评估，有针对性地采用预防措施。

（1）受者评估：术前评估 ITx 受者有助于预估移植术后的感染发生情况。因此，术前需要全面了解患者的易感因素及给予全面的检查，如结核杆菌接触史和 PPD 皮试情况，乙型肝炎、水痘及其他细菌接触史。常用的受者评估病毒学指标见表 11-15。

表 11-15　受者评估病毒学指标与意义

感染	试验	意义
免疫缺陷病毒（HIV）	HIV IFA	HIV（+）为 ITx 禁忌证
巨细胞病毒（CMV）	CMV IFA	受者 CMV（+）、供者 CMV（-）或受者 CMV（-）、供者 CMV（+），术后 CMV 感染的风险明显增加
EB 病毒（EBV）	EBV VCA	受者 EB 血清学试验（-），术后如果应用 ALG/ATG、OKT3 等单克隆抗体治疗，出现移植后淋巴增殖性疾病的风险较高
单纯疱疹病毒（HSV）	HSV VCA	HSV VCA（+）有再次感染 HSV 的风险
乙型肝炎病毒（HBV）	HBsAg	HBsAg（+）有发生慢性肝疾病和 HDV 的风险
丙型肝炎病毒（HCV）	抗 -HCV	抗 -HCV（+）有发生慢性肝炎的风险

注：IFA：免疫荧光法；VCA：病毒衣壳抗原；HBsAg：乙型肝炎表面抗原。

（2）供者评估：与受者一样，术前也要对供者进行评估，各项监测指标见表 11-16。

表 11-16　供者评估病毒学指标与意义

感染	试验	意义
免疫缺陷病毒（HIV）	HIV IFA	HIV（+）为 ITx 禁忌证
巨细胞病毒（CMV）	CMV IFA	供者 CMV（+）术后 CMV 感染的风险明显增加
EB 病毒（EBV）	EBV VCA	供者 EB 血清学试验（+），术后如果应用 ALG/ATG、OKT3 等单克隆抗体治疗，增加受者 EB 血清学试验（-）出现移植后淋巴增殖性疾病的风险较高
乙型肝炎病毒（HBV）	HBsAg	除非受体 HBsAg（+），否则有发生乙型病毒性肝炎的风险
丙型肝炎病毒（HCV）	抗 -HCV	供者抗 -HCV（+）有发生慢性肝炎的风险

注：IFA：免疫荧光法；VCA：病毒衣壳抗原；HBsAg：乙型肝炎表面抗原。

（3）预防措施：由于 ITx 感染的特殊性，ITx 术后预防感染的抗生素既要针对细菌还要覆盖真菌、病毒等。表 11-17 为中国人民解放军东部战区总医院 ITx 围手术期抗生素应用方案。

表 11-17　中国人民解放军东部战区总医院 ITx 围手术期抗生素应用方案

药物	应用方案
氨曲南	1 g，每 8 小时一次，静脉滴注
万古霉素	0.5 g，每 6 小时一次，静脉滴注
两性霉素 B 脂质体	0.5 mg/（kg·d），静脉滴注
甲硝唑	0.5 g，每 8 小时一次，静脉滴注
更昔洛韦	10 mg/（kg·d），静脉滴注
选择性肠道去污	黏菌素、庆大霉素、制霉菌素

（二）细菌感染

细菌感染是 ITx 最常见的感染并发症。ITx 的细菌感染主要包括：导管感染、腹腔感染、伤口感染、肺部感染及其他细菌感染。细菌感染的原因包括：外科操作、静脉置管、其他医源性感染、移植肠已存在细菌。

（三）病毒感染

病毒感染是 ITx 的主要并发症和死因。病毒感染既可以是原发感染，也可以是潜在感染的复发，其临床表现多种多样，可以没有任何临床症状，也可以呈现暴发性，常见的感染病毒见表 11-18。DNA 病毒导致的感染多较严重。

表 11-18　肠移植常见的感染病毒

RNA 病毒	DNA 病毒
流感病毒 A、B	带状疱疹病毒 I 、II
副流感病毒	EBV
呼吸合胞体病毒	巨细胞病毒
甲型肝炎病毒	水痘病毒
肠病毒	腺病毒
疟疾	乙型肝炎病毒
轮状病毒	乳头状瘤病毒
丙型肝炎病毒	细小病毒 B19

1. 巨细胞病毒（CMV）感染　CMV 感染是 ITx 术后 1 个月内最常见的感染并发症，发生率为 30%～70%，其中 10%～30% 的患者有明显的临床症状。Pittsburgh 器官移植中心报道，72 例 ITx 受者中 24 例（83%）发生 52 次（1～8 次／例）CMV 感染。CMV 感染可以是原发感染，也可以是潜在的病毒复发。受者从未感染 CMV，接受 CMV-IgG 阳性的供肠或血液而感染的称为原发感染，约 60% 的患者出现症状。受者在移植前有过 CMV 感染，体内亦有病毒潜伏，在免疫抑制剂的作用下，潜伏的 CMV 重新激活、繁殖或感染新的病毒株，称为继发感染。儿童以原发 CMV 感染为主，成人主要是复发感染。原发感染症状较重，而潜伏的 CMV 病毒复发则症状较轻。

（1）原因：影响 CMV 感染次数和严重程度的因素众多。包括受者免疫状态、供肠情况等；未感染 CMV 的受者接受血清学阳性的供肠或血液；长期接受大剂量抗淋巴细胞球蛋白 / 抗胸腺细胞球蛋白（ALG/ATG）或单克隆抗体（如 OKT3）治疗；CsA 中毒或硫唑嘌呤导致粒细胞减少、免疫功能低下等。不同免疫抑制剂可通过不同环节影响病毒感染的发生，抗淋巴细胞抗体及细胞毒性药物可激活病毒；糖皮质激素、CsA 通过抑制宿主抗病毒免疫反应促进病毒的扩散；免疫抑制剂通过阻断细胞因子的表达，影响宿主抗 CMV 感染的防御机制。

供者 CMV 血清学阳性，则移植肠、受者的生存率明显降低，但受者 CMV 血清学是否阳性对移植肠及受者的生存率无影响（表 11-19）。

表 11-19　供者、受者巨细胞病毒血清学状况与移植肠、受者生存率的关系

供者	受者	巨细胞病毒感染率 /%	4 年生存率 /%	
			受者	移植肠
−	−	0	62	53
−	+	56	43	37
+	−	58	32	20
+	+	44	16	15
合计	−	20	57	49
	+	54	27	11

ITx 术后第 1 次感染 CMV 的危险因素是供 / 受者血清学状况、FK506 每天平均浓度和冲击疗法时激素的剂量；CMV 复发危险因素为：供 / 受者血清学状况和冲击疗法时激素的剂量。

（2）病理：CMV 对机体造成的危害不仅表现为直接的组织损伤，还可产生许多间接作用（表 11-20）。CMV 与排斥反应的作用是双向性的，一方面 CMV 感染可以导致排斥反应；另一方面，排斥反应引起的炎症促进了病毒的复制。

表 11-20　巨细胞病毒对机体的影响

直接作用（急性）	间接作用（慢性）
无症状病毒释放、血清学转化或二者兼而有之	移植肠排斥或损伤
急性症状：流感或单核细胞减少症状（发热、疟疾样临床表现）	表浅细菌感染
白细胞减少或血小板减少	免疫抑制作用：机会感染
肺炎：无分泌物的干咳（肺间质渗出）	植后淋巴增殖性疾病
移植小肠感染	移植肠炎
组织感染：包括角膜、胃肠道、胰腺或脑膜等	

CMV 可以导致各个器官的感染。肾或肝移植患者肠黏膜表面活检标本的 CMV 培养阳性率可高达 30%~50%。免疫缺陷患者胃肠道和角膜是 CMV 最易感染的器官。移植小肠含有大量的供者淋巴细胞、单核细胞和多核白细胞，这些细胞中存在潜在的致病 CMV，使小肠成为 CMV 侵袭的靶器官。缺血再灌注损伤、排斥反应导致的肠黏膜损伤使移植小肠成为 CMV 理想的寄居地，移植小肠发生炎症及黏膜再生时特别容易感染 CMV。

（3）临床表现：CMV 感染可以无任何临床症状，仅表现为白细胞、血小板减少；也可能表现为突然出现的发热、腹胀、腹痛、恶心、呕吐，肠造口流出液突然增加，严重时可表现为发热、大量腹泻、腹痛、腹胀、酸中毒，肠造口有大量血性液体流出或脱落的肠黏膜。移植小肠较原小肠更易受 CMV 的侵害。据 Pittsburgh 器官移植中心报道，ITx 术后 CMV 感染的发生率为 33%，第 1 次出现 CMV 感染的时间为术后 54 天（21~274 天），第 2 次出现 CMV 感染的时间为术后 116 天（70~277 天），第 3 次出现 CMV 感染的时间为术后 113 天（159~186 天）。CMV 可侵袭任何器官，其中 CMV 肠炎最为常见（81%），其次为肝炎、肺炎和病毒感染症状。

（4）诊断：Pittsburgh 器官移植中心将不同类型的 CMV 感染进行分类并定义（表 11-21）。

表 11-21 巨细胞病毒感染的分类及定义

分类	定义
无症状巨细胞病毒感染	无临床症状的血清学转化或巨细胞病毒培养阳性
有症状巨细胞病毒感染	实验室标准：无其他原因的体温＞38℃超过 2 天，并伴随如下临床表现： 非典型性淋巴细胞减少＞3% 白细胞数＜4×10^9/L 或血小板＜100×10^9/L 组织病理学证实或自组织中分离出巨细胞病毒
侵袭性巨细胞病毒病（巨细胞病毒肠病）	检测到巨细胞病毒包涵体 明确的免疫过氧化酶法病毒染色和 / 或脱落病毒培养技术或标准培养技术 巨细胞病毒培养阳性 肠道活检证实有单核细胞浸润

传统的 CMV 感染的诊断包括血清学和组织学诊断：移植术后血清 CMV 抗体增加 4 倍以上或组织标本中证实有 CMV 包涵体，对纤维原细胞致病作用的培养。CMV 病毒血症仍是 CMV 感染可靠而又敏感的诊断方法，但实验室工作量甚大，且至少需要 6 周的时间才能得到结果。近年来采用的快速离心衣壳可以缩短诊断时间至 48~72 小时，有时组织标本中荷病毒较少妨碍了此技术的广泛应用。现代医学的发展为早期快速诊断 CMV 感染提供了有效的方法，其中最常用的是 PCR。定量 PCR 诊断 CMV 感染的敏感性和特异性达到了 100% 和 89% 左右，而且 4 小时内即可得到结果。

（5）治疗：CMV 感染的预防和治疗要有 3 个不同概念，即预防、预防性治疗（pre-emptive treatment）及治疗。

首次感染静脉应用更昔洛韦 10 mg/（kg·d），用 21 天；第 2 次感染给予更昔洛韦

10 mg/（kg·d）或膦甲酸 180 mg/（kg·d），用 28 天。复发的治疗则采用更昔洛韦 10 mg/（kg·d）或膦甲酸 180 mg/（kg·d），用 3 个月；维持剂量更昔洛韦 5 mg/（kg·d）或膦甲酸 90~120 mg/（kg·d），需要根据肾功能调整更昔洛韦和膦甲酸的剂量。

（6）预防：预防 CMV 感染包括常规预防和预防性治疗。常规预防措施包括：选择 CMV 血清学阴性的供体，选用 CMV 血清学阴性的血液制品，慎用抗淋巴细胞抗体，不论是单克隆抗体还是多克隆抗体，均是导致 CMV 感染增加的危险因素。目前已经证实，免疫抑制剂、抗淋巴细胞产品（OKT3，抗淋巴细胞球蛋白，ALG）能激活潜在的 CMV。

预防 CMV 感染的另一重要措施是预防性治疗（表 11-22）。预防性治疗前应首先明确患者是否为 CMV 感染的高危患者，诱发 CMV 感染的高危因素是 D+/R- 患者、使用了 ALG、急性排斥反应发作时。此类患者需接受分子生物学监测，如果检测到 CMV，应立即应用更昔洛韦；在增加免疫抑制剂量时应采取预防性治疗，在应用 ALG 前给予更昔洛韦，耐更昔洛韦的 CMV 可采用泛昔洛韦，后者较更昔洛韦有更好的生物利用度。

表 11-22　肠移植预防 CMV 方案

预防性治疗	术后 4 周	术后 >4 周至 6 个月
更昔洛韦	5 mg/kg，静滴，每 12 小时一次 耐受口服后改为缬更昔洛韦 10~15 mg/kg，口服，每 24 小时一次	缬更昔洛韦 10~15 mg/kg，口服，每 24 小时一次
CMV 免疫球蛋白	100 mg/kg，静滴，每 48 小时一次	150 mg/kg，静滴，每 2 周一次，用 2 个月；然后 100 mg/kg，静滴，每 4 周一次，用 2 个月

2. EBV 感染　EBV 感染是 ITx 的另一严重并发症，其严重性不仅表现为 EBV 直接作用，更在于 EBV 可导致 ITx 患者发生致命性移植后淋巴增殖性疾病。

（1）病因：与感染其他的病毒一样，免疫抑制剂是导致免疫功能低下患者感染 EBV 的主要原因。强有力的免疫抑制剂（如 FK506）的问世，使急性排斥反应的发生率明显下降，但 EBV 感染的并发症也呈现出增加的趋势。Pittsbutgh 器官移植中心在一组研究中报道，以 CsA 为主要免疫抑制剂时儿童肾移植 EBV 感染的发生率为 1.30%，而以 FK506 作为主要免疫抑制剂时 EBV 感染率增加至 12.30%。

（2）临床表现：EBV 的临床表现为多样性，轻重不等。轻者仅表现为血清抗体滴度增加而无临床症状，也可以是肝炎、单核细胞减少综合征的临床表现，重者表现为器官移植术后淋巴增生病，后者可威胁患者的生命，多见于接受 OKT3 治疗的患者。

（3）诊断：原发性 EBV 感染多见于儿童，而成人由于在儿童期已有 EBV 接触史，因此，多为潜伏的 EBV 感染复发。EBV 诊断取决于血清学和组织学，血清学表现为 EBV 核抗原阳性、抗病毒衣壳抗原的 IgM 抗体阳性或恢复期抗病毒衣壳抗原的 IgG 抗体增加 4 倍。组织学则表现为免疫母细胞、淋巴细胞和浆细胞 EBV 核抗原染色阳性。临床中应将 EBV 感染、单核细胞减少症和移植后淋巴增殖性疾病区别开来，后者的治疗与 EBV 感染有很大的区别（表 11-23）。

表 11-23　EBV 相关疾病临床、免疫学和病理学诊断标准

Ⅰ 临床标准	
Ⅰa	长期（>2 周）持续存在 EBV 感染的症状和体征，包括长期低热、疟疾样症状、恶心、腹痛，伴随或不伴随呕吐或腹泻、淋巴结病、皮肤红斑、白细胞减少、血小板减少或不典型淋巴细胞减少；但需排除其他疾病
Ⅰb	儿童患者表现为无全身性感染征象的扁桃体或淋巴结肿大，或扁桃体肿大的轻微症状，如打鼾、讲话方式改变等
Ⅰc	放射学、内镜、脑脊液细胞学证实 EBV 侵犯淋巴结外器官，如胃肠道、肝、肾、脾、肺、中枢神经系统等
Ⅱ 免疫学指标	
Ⅱa	血清学转化，以前血清学阴性患者抗 EBV 衣壳 IgM 和 IgG 抗 EBV 早期抗原或抗 EBV 核抗原抗体增加
Ⅱb	儿童患者术前 EBV 血清学阳性，术后抗 EBV 衣壳 IgG 浓度增加 50% 以上
Ⅱc	术后 6 周时 EBV 浓度增加或≥200 基因组 /10^5 周围淋巴细胞（PBL），不考虑以前 EBV 血清学情况
Ⅲ 病理学诊断标准	
Ⅲa	感染性单核细胞减少的临床症状，包括淋巴组织、扁桃体、腺体肿大或淋巴结肿大
Ⅲb	移植后淋巴增殖性疾病指多克隆或单克隆淋巴外组织浸润，或抑制正常淋巴组织的连拱状形成
Ⅲc	恶性淋巴瘤是指单核细胞淋巴组织增生

（4）治疗：EBV 相关疾病的诊断标准、治疗及监测见表 11-24。

表 11-24　EBV 相关疾病的诊断标准、治疗及监测

疾病	诊断标准	治疗及监测
感染性单核细胞减少症	Ⅰa+ Ⅱa 或Ⅱb，+/- Ⅱc，+/- Ⅲa	口服更昔洛韦 1 500 mg/（kg·d），症状消失后及血清抗病毒衣壳 IgM 下降至基础值或 EBV<200 基因组 /10^5 PBL
	Ⅰb+ Ⅱa，Ⅱb，+/- Ⅱc，+/- Ⅲa	静脉注射更昔洛韦，10 mg/（kg·d），每日 2 次，2 周后改为 6 mg/（kg·d），每日 1 次，2 周后改为口服上述剂量的更昔洛韦；GFR<70 ml/（min·m^2）则更昔洛韦剂量减少 50% 并联合应用 CMV 免疫球蛋白，如果中性粒细胞<1×10^9/L，给予 CMV 免疫球蛋白 150 mg/kg，每 2 周 1 次，直至免疫学或放射学 / 内镜表现正常
移植后淋巴增殖性疾病	Ⅰa 和Ⅰc，+ Ⅱa	治疗同上
	Ⅱb 和Ⅱc，+ Ⅲb	减少或停止已使用的免疫抑制剂，严密监测急性排斥反应，一旦 EBV 感染的症状和体征全部消失，重新应用免疫抑制剂；有关移植后淋巴增殖性疾病的其他治疗见下文
恶性淋巴瘤	Ⅰa 和Ⅰc，+ Ⅱa	同移植后淋巴增殖性疾病治疗和联合化疗
	Ⅱb 和Ⅱc，+ Ⅲc	

（5）预防：EBV 相关疾病的预防措施见表 11-25。

表 11–25　EBV 相关疾病的预防措施

1. 儿童 ITx 的供体必须行 EBV 测定，有助于临床和免疫学指标监测
2. EBV 对机体免疫功能的影响长久，一旦感染则长期存在，特别是术后 12 周对 B 细胞的功能影响更为明显，因此，更昔洛韦一般用至术后 6～12 个月
3. 评估 EBV 感染的系统症状和体征，术后第 1 年应每月监测 EBV 血清学指标，明确血清转化的时间
4. 无症状的血清转化则给予更昔洛韦 1 个月
5. 有症状的血清转化及 QPCR 测定 ≥5 000 基因组 /10^5 PBL；或腹部 X 线，胃肠道内镜、CT 和病理学证实淋巴结、扁桃体大或存在其他肿块；或脑脊液细胞学证实 EBV 感染

（四）真菌感染

真菌感染是 ITx 的主要并发症，也是 ITx 失败的主要原因。国内首例 ITx 即死于真菌（曲霉菌）感染，其中 80% 的真菌感染为念珠菌和曲霉菌，ITx 患者感染真菌的病死率可高达 30%～100%。归其原因不外乎感染早期难以认识、缺乏有效的治疗措施、预防抗真菌感染的经验和资料有限及抗真菌感染药物的副作用限制了其应用。

1. 念珠菌感染　念珠菌感染最常见于口腔黏膜。制霉菌素能有效地预防口腔黏膜的念珠菌感染，应在术后即开始应用。念珠菌性食管炎可使用氟康唑或两性霉素 B 预防。念球菌血症多见于长期应用导管或应用广谱抗生素的患者。念珠菌肺炎并不多见，可能与诊断困难有关。治疗应用氟康唑或两性霉素 B。

2. 曲霉菌感染　曲菌感染主要见于肺和肠道，特别是移植小肠极易感染曲菌。曲菌感染患者细胞免疫功能降低、存在长期的低白细胞血症。曲菌感染常常是致命的，而两性霉素的作用有限。

四、移植后淋巴增殖性疾病

器官移植术后发生恶性肿瘤的危险性明显增加，移植后淋巴增殖性疾病（posttransplant lymphoproliferative disorders，PTLD）是最常见的一种恶性肿瘤，轻者可表现为反应性多克隆淋巴样增生，而严重者可表现为单克隆恶性淋巴瘤。成人肾移植 PTLD 的发生率为 1.4%～2.5%，肝移植为 2.1%～2.8%，心脏移植为 1.8%～6.3%，肺移植为 4.5%～10%，心肺联合移植高达 33%。儿童器官移植术后 PTLD 的发生率高于成人。据 ITR 报道，260 例（273 次）肠移植患者 PTLD 的发生率为 9.5%。Pittsburgh 器官移植中心 ITx 患者 PTLD 的发生率高达 19%，成人和儿童 ITx 植后 PTLD 的发生率分别为 9.3%、26.8%，平均术后 9 个月（24 天至 5 年）出现症状。单独 ITx、肝肠联合移植、腹腔多器官联合移植 PTLD 发生率分别为 10.7%、20%、40%。

（一）病因

ITx 术后长期应用免疫抑制剂，机体内 T 淋巴细胞调节功能受到破坏，不能控制 B 淋巴细胞的增生和受到病毒感染（尤其是 EBV 感染）的 T 淋巴细胞增生。Swerdalow 等采用流

行病学方法研究证实，免疫抑制剂是导致器官移植 PTLD 发生的主要原因。免疫抑制剂干扰了宿主的免疫防御功能，增加了恶性肿瘤的危险性。据 ITR 报道，在 CsA 应用前器官移植后发生肿瘤的危险性为 6%，是正常人的 100 倍，其中 22% 为淋巴瘤，免疫母细胞肉瘤是最常见的非霍奇金淋巴瘤。应用免疫抑制剂（包括 CsA）治疗的癌症患者 41% 为非霍奇金淋巴瘤，而采用传统免疫抑制剂（包括 Aza、激素有 / 无 ATG）治疗的患者 12% 为非霍奇金淋巴瘤。多种免疫抑制剂联合应用、术后应用 ALG、OKT3 均是导致 PTLD 发生增加的危险因素。

移植器官的数量对 PTLD 的发生有一定的影响。多个器官联合移植 PTLD 的发生率明显高于单一器官移植，如肝肠联合移植 PTLD 的发生率高于 IITx，而 MVTx 的 PTLD 的发生率又高于肝肠联合移植。

EBV 在导致 PTLD 的发生中有重要作用。器官移植前 EBV 血清学阳性率为 19%、阴性率为 81%，而出现 PTLD 时再次复查 EBV 血清学发现阳性率上升至 62%、阴性率仅为 34%。采用 PCR 的方法检测肿瘤组织 EBV 发现 91% 的患者肿瘤表达 EBV 阳性。

（二）病理

1997 年，血液病学工作协会（the Society for Hematopathology Workshop，WSHP）从形态学、免疫表现型和克隆型方面总结了 PTLD 的病理学改变（表 11-26），这一分类方案将由世界卫生组织予以公布。PTLD 的临床分期取决于发病部位与病变扩散程度。目前，仍参照恶性淋巴瘤的临床分期执行（表 11-27）。

表 11-26 血液病学工作协会 PTLD 分类

1. 早期损害 反应性浆细胞过度增生 传染性单个核细胞增多症样 2. 多态性 多克隆性（罕见） 单克隆性 3. 单态性（按照淋巴瘤分类方案分类） B 细胞淋巴瘤 弥漫性大 B 细胞淋巴瘤	Burkitt/Burkitt 样淋巴瘤 浆细胞骨髓瘤 T 细胞淋巴瘤 外周 T 细胞淋巴瘤，不另外分类 其他类型 4. 其他（罕见） 霍奇金样损害（与甲氨蝶呤治疗有关） 浆细胞瘤样损害

表 11-27 恶性淋巴瘤的临床分期

Ⅰ	单个淋巴结区累及
Ⅰ E	局限于单个结外器官或部位累及
Ⅱ	横膈同侧的 2 个或更多淋巴结区累及
Ⅱ E	局限于单个结外器官或部位及所属淋巴结，有或无横膈同侧的其他淋巴结累及
Ⅲ	横膈两侧的多组淋巴结区累及
Ⅲ E	横膈两侧的多组淋巴结区累及伴结外器官累及
Ⅲ S	横膈两侧的多组淋巴结区累及伴脾累及

Ⅲ E+S	横膈两侧的多组淋巴结区累及，同时伴结外器官与脾累及
Ⅳ	播散性（多灶性）结外器官及其所属淋巴结累及
Ⅳ E	结外器官累及并累及远处淋巴结（非所属区域）

（三）临床表现

Cohen 等总结了国际上以英文发表的有关文章，发现常见的症状和体征为发热（57%）、淋巴结肿大（38%）、胃肠道症状（27%）、扁桃体炎和咽喉炎（19%）、肺部症状（15%）、中枢神经系统症状（13%）和体重降低（9%）；常见的侵犯器官是淋巴结（59%）、肝（31%）、肺（29%）、肾（25%）、骨髓（25%）、小肠（22%）、脾（21%）、中枢神经系统（19%）、结肠（14%）、扁桃体（10%）、肾上腺（9%）、皮肤和软组织（7%）、血液（7%）、心脏（5%）和性腺（4%）。需注意的是不同器官移植所受累的器官有所不同。

（四）诊断

PTLD 的诊断依赖于活检或尸检组织学检查。采用斑点杂交或 PCR 技术测定免疫球蛋白重链（JH）基因或 T 细胞受体链基因有助于 PTLD 的诊断。血清学在诊断中的作用较小。

（五）治疗

PTLD 的治疗方案如下：减少免疫抑制剂剂量，化疗、生物治疗和单克隆抗体及以细胞为基础的治疗。

1. AST/ASTP 推荐方案

（1）局限性病变：外科根治性切除或局部放疗，免疫抑制剂减少 25%。

（2）广泛性疾病

1）危重症患者：停用免疫抑制剂，泼尼松 7.5 ~ 10 mg/d，为避免排斥反应，应经常活检。必要时给予激素冲击治疗。

2）非危重症患者：减少免疫抑制剂剂量 50%，停用硫唑嘌呤 / 吗替麦考酚酯，维持泼尼松 7.5 ~ 10 mg/d。

3）改变 / 补充治疗：IFN-α 与其他药物联合应用（不能单独应用）3×10^6 U/（$m^2 \cdot d$），连续应用 3 个月。如果治疗后 3 个月达到完全缓解，则继续应用 6 个月，剂量为 3 次 / 周。

以前治疗失败的病例则考虑采用化疗，以蒽环霉素为基础的化疗：CHOP 方案，完全缓解后再采用 ProMACE-CytaBOM 治疗 2 个疗程。

2. 研究中的治疗方法 包括：①抗 IL-6 抗体；②输注 HIA 相配的抗 EBV 细胞毒活性的周围单核细胞；③树突细胞治疗；④抗 CD20、CD21、CD40 抗体治疗。

PTLD 的治疗首先是减少免疫抑制剂的剂量，尽管减少免疫抑制剂的剂量能逆转淋巴细胞增生，但有增加排斥反应的风险。在减少免疫抑制剂的同时需应用阿昔洛韦或更昔洛韦，但其疗效尚难以确定。有人推荐静脉应用免疫球蛋白（IVIG）和 CMV 超免疫球蛋白（CMVIG）治疗 PTLD 能够达到完全缓解，这是由于 CMVIG 含有高浓度的抗 EBV 抗体。有研究采用 CMVIG 与 IFN-α 联合治疗 20 例 PTLD，6 例达到完全缓解。

如有可能则切除肿瘤达到完全治愈，对不能完全切除的肿瘤施行减瘤手术，但达不到 CR。因此，PTLD 手术治疗强调对肿瘤完全切除。对于巨大扁桃体肿瘤可选用肿瘤部分切除达到缓解气道梗阻的目的。

大剂量化疗也是 PTLD 常用的治疗手段。20 世纪 80 年代，化疗后的生存率不足 20%，但近年来研究证实，以蒽环霉素为基础的化疗（如 CHOP 或 ProMACE-CytaBOM）缓解率达到 69%。

多中心前瞻性的研究证实，抗 CD21 和抗 CD24 单克隆抗体治疗的有效率为 61%，另一组研究证实此方法可使 70% 的患者得到缓解。

中枢神经系统的 PTLD 需要特殊的治疗，可选用局部放疗，但成功的经验并不多。

（六）预防

预防 ITx 后 PTLD 发生的措施包括降低 PTLD 诱发因素，移植术后立即应用抗生素抗病毒治疗和可以提高免疫功能的治疗。

1. 减少 PTLD 发生的危险因素

（1）术前 EBV 血清学阴性：①接种疫苗；②评估自 EBV+ 个体或自血液制品感染的可能性。

（2）EBV 病和 / 或 CMVD+R 采取预防 EBV 的有效治疗。

（3）发生 PTLD 高危患者：①停止或减少 ALA 的应用；②应用新的免疫抑制剂替代原有的免疫抑制剂（如抗体等）。

2. 预防性应用抗病毒药　如免疫佐剂的应用。

（吴国生　李幼生）

参考文献

[1] LANGNAS A N, GOULET O, QUIGLEY E M M, et al. TappendenIntestinal Failure: Diagnosis, Management and Transplantation[M]. London: Blackwell Publishing Ltd, 2008.

[2] WEI W, CHEN M, ZHU Y, et al. Down-regulation of vascular HMGB1 and RAGE expression by n-3 polyunsaturated fatty acids is accompanied by amelioration of chronic vasculopathy of small bowel allografts[J]. J Nutr Biochem, 2012, 23(10):1333-1340.

[3]　XU Z, LI Y, WANG J, et al. Effect of omega-3 polyunsaturated fatty acids to reverse biopsy-proven parenteral nutrition-associated liver disease in adults[J]. Clin Nutr, 2012, 31(2): 211-223.

[4]　SWANSON B J, TALMON G A, WISECARVER J W, et al. Histologic analysis of chronic rejection insmall bowel transplantation: mucosal and vascular alterations[J]. Transplantation, 2013, 95(2): 378-382.

[5]　BERGER M, ZEEVI A, FARMER D G, et al. Immunologic challenges in small bowel transplantation[J]. Am J Transplant, 2012, 12(Suppl 4): 2-8.

[6]　O'KEEFE S J, EL HAJJ I I, WU T, et al. Endoscopic evaluation of small intestine transplant grafts[J]. Transplantation, 2012, 94(7): 757-762.

[7]　GERLACH U A, PASCHER A. Technical advances for abdominal wall closure after intestinal and multivisceral transplantation[J]. Curr Opin Organ Transplant, 2012, 11(3): 258-267.

第十二章　肠移植的免疫监测和
免疫抑制治疗

生理情况下大约 80% 的免疫细胞存在于肠道，肠移植后，受者体内的免疫细胞重新在移植肠内集结，移植肠上皮的基因型仍是供者的基因型，这使得移植小肠具有高度嵌合性和免疫原性。

从移植免疫学角度来讲，小肠是一个高度免疫源性器官：首先，肠上皮细胞高度表达Ⅱ类组织抗原，这些细胞在某些特定的环境下，可发挥抗原递呈细胞（APC）的功能，激活供者具有同种异体免疫活性的淋巴细胞；其次，小肠是一个富含淋巴组织的器官，肠系膜淋巴结、派尔集合淋巴结及黏膜固有层含有大量淋巴组织，抗原递呈细胞和受体的淋巴细胞间同种异体抗原的识别可发生在移植小肠所富含的淋巴组织中；再次，小肠始终暴露在肠腔内的外源性抗原和微生物的环境中，而小肠黏膜拥有完善的先天性免疫系统。因此，小肠可不断地发生先天性免疫和获得性免疫的信息交换，导致易发生抗移植物排斥反应。小肠、皮肤和肺这三个器官的一个共同特点是都拥时刻接触细菌微生物，并且这些器官内原居的抗原递呈细胞可能随时被这些细菌微生物激活，非常易于发生排斥反应。因此，肠移植排斥反应的发生频度、严重程度均显著高于肝、肾等实体器官移植，这也是肠移植对免疫监测和免疫抑制治疗的要求远高于其他实体器官移植的原因。

肠腔内含有大量的微生物，而移植肠黏膜屏障功能是防止肠腔内细菌易位导致的全身感染的重要机制，肠移植术后缺血再灌注损伤、排斥反应等均损害移植小肠的黏膜屏障功能。受者机体过度免疫抑制状态是肠移植后感染的另一重要风险因素。

因此，排斥反应和感染成为肠移植术后两大难题，它们相互关联、相互影响。排斥反应不仅损害移植肠功能，而且可因细菌易位而导致全身感染；为控制排斥反应，过量使用免疫抑制剂可导致受者机体过度免疫抑制，也可导致全身感染，同时增加免疫抑制剂的毒副作用。显然，严密监测指导下的合理免疫抑制治疗非常重要。

由于小肠含有大量淋巴组织，因此理论上讲，肠移植不仅可发生宿主抗移植物反应（host versus graft reaction，HVGR），也就是通常所谓的排斥反应，也可发生移植物抗宿主反应（graft versus host reaction，GVHR），甚至移植物抗宿主病（graft versus host disease，GVHD）。肠移植的临床实践表明，GVHD 的发生并不常见，因而排斥反应的控制成为免疫监测和免疫抑制治疗的主要目标。肠移植排斥反应的病理类型包括 T 细胞介导的急性细胞性排斥反应（acute cellular rejection，ACR）和抗体介导的体液性排斥反应（humoral rejection）两类。ACR 免疫攻击的靶细胞是移植肠黏膜上皮细胞，临床发生率较高，其监测、诊断和治疗是肠移植术后主要工作；抗体介导的体液性排斥反应免疫攻击的靶细胞是移植肠血管的内皮细胞，在肠移植术后早期可发生急性血管性排斥反应（acute vascular rejection，AVR），移植术后远期可发产生慢性排斥反应，体液性排斥反应虽然在临床发生率较低，但后果非常严重。因此，ACR、急性血管性排斥反应、慢性排斥反应和 GVHD 都是肠移植免疫监测和免疫治疗重要内容。

一、肠移植急性细胞性排斥反应免疫监测

ACR 是肠移植成功的最主要障碍。移植术后移植物丧失功能和患者死亡与 ACR 的发生密切相关。在 2002—2007 年的全球肠移植登记中心（Intestinal Transplant Registry，ITR）统计的 922 例肠移植受者中，ACR 与移植物丧失和患者死亡显著相关。Miami 大学 Selvaggia 等（2007 年）总结了过去 11 年内完成的 209 例肠移植患者的资料，共发生 290 次病理证实并需临床治疗的 ACR，其中分别经历 1、2、3 次 ACR 的患者分别为 34.9%、17.7% 和 15.3%，首次 ACR 发生的时间平均均为 18 天（3 天至 6.73 年），首次 ACR 发生在术后第 1 个月占 63.4%、术后前 3 个月占 82.4%；在所有的 ACR 中，轻度排斥反应占 44.8%、中度排斥反应占 38.3%、重度排斥反应占 16.9%。由于 ACR 在肠移植术后发生率较高，其监测、诊断和治疗是肠移植术后主要工作，其诊断方法、诊断标准已规范化，免疫抑制方案也主要是针对这类排斥反应。

肠移植急性细胞性排斥反应诊断：

ACR 的早期诊断具有十分重要的意义，仅使用少量的免疫抑制剂便在早期逆转排斥反应，减轻排斥对移植肠功能恢复的影响，降低细菌易位和慢性排斥反应的发生率。然而肠移植的 ACR 诊断缺乏如肝移植和肾移植所具有的可靠的血清学指标，仅能通过临床观察、内镜及病理学检查进行诊断，缺乏早期、特异、敏感的诊断指标。移植肠黏膜活检的组织病理学检查仍然是肠移植 ACR 诊断的金标准。2003 年举行的第 8 届国际肠移植会议确立了肠移植 ACR 诊断的病理学标准，将移植小肠活检的黏膜组织病理学改变按 ACR 的轻重程度分为 5 级：无急性排斥反应（0 级）、不确定急性排斥反应（IND 级）、轻度 ACR（1 级）、中度 ACR（2 级）、重度 ACR（3 级）。目前肠移植的 ACR 仍然是以临床观察、移植肠肠镜检查和移植肠黏膜活检的病理学检查为主要监测手段。

1. 排斥反应的临床观察　观察患者有无腹痛、腹胀、发热、造口肠液突然增多或减少、移植肠腹壁造口颜色改变等排斥反应的临床征象的发生。

2. 移植肠末端肠镜的检查　通过移植肠远端腹壁造口行肠镜检查，特别是肠镜指导下移植肠黏膜活检目前是监测 ACR 的主要手段。肠移植排斥反应的监测在术后第 1 个月为每周 2~3 次肠镜指导下移植肠黏膜活检病理学检查，术后第 2~3 个月检查频次减为 1 次/周，术后第 4~6 个月减为 1 次/2 周，其后减为每个月 1 次。出现临床症状与体征时或抗排斥反应治疗时，应恢复每周 2~3 次。发生急性排斥反应时，内镜显示黏膜水肿、红斑、组织脆、局灶性溃疡，严重者为黏膜广泛溃疡、黏膜坏死脱落、肠蠕动消失。

3. 肠镜指导下移植肠黏膜活检病理学检查 肠镜指导下移植肠黏膜活检病理学检查仍然是肠移植 ACR 诊断的金标准。肠移植后 ACR 的病理学诊断是根据下列 4 个主要形态学改变来评价：①固有层内炎性细胞浸润程度；②黏膜结构改变程度，包括绒毛增宽、变矮、绒毛畸形，黏膜上皮松解、脱落和黏膜溃疡形成；③黏膜上皮和隐窝上皮损伤程度，表现为黏膜柱状上皮细胞变矮、黏液分泌衰竭，隐窝上皮细胞质的嗜酸性变、细胞核增大深染和上皮内的炎性细胞浸润；④隐窝上皮细胞凋亡数目增加的程度。

国际上已将移植小肠活检的黏膜组织病理学改变按排斥反应的轻重程度分为 5 级：①无急性排斥反应（0 级），活检标本中无隐窝上皮细胞损伤，也无明显炎症反应，与正常黏膜结构一致。②不确定急性排斥反应（IND 级），出现 4 种基本急性排斥反应的形态学改变，但这些改变或比较局限，或其程度还不够轻度急性排斥反应的诊断标准。③轻度 ACR（1 级），固有层内有轻度和局灶性的炎性细胞浸润，以淋巴、单核细胞为主，并相对集中在固有腺体和固有层小静脉周围，黏膜上皮完整，但黏膜上皮出现损伤的表现，包括黏液分泌衰竭、上皮细胞高度变矮、细胞质嗜酸性变、细胞核增大深染、上皮内炎性细胞浸润、隐窝上皮细胞凋亡数量增加，可以超过 6 个 /10 个隐窝。由于固有层内炎性细胞浸润增加，累积固有层及固有层下，黏膜皱襞结构发生变矮、分叉等改变，但黏膜依然完整。④中度 ACR（2 级），存在隐窝损伤和破坏，其程度更重、范围更广。绒毛变形更加明显，隐窝损伤和隐窝炎分布也更加广泛，隐窝上皮细胞凋亡的数目明显增多，常常有局灶性的凋亡细胞聚集现象。⑤重度 ACR（3 级），广泛、严重的隐窝损伤和黏膜出现溃疡。

二、肠移植急性细胞性排斥反应免疫抑制方案

（一）免疫抑制剂用药原则

1. 免疫抑制剂的基本用药原则是在有效预防排斥反应的前提下，尽量减少给药剂量，以减少药物的毒副作用。

2. 一般采用免疫抑制剂联合用药方法，选用免疫抑制药物之间的协同作用，增强药物的免疫抑制效果，同时减少各种药物的剂量，降低其毒副作用。

3. 遵循个体化的用药原则，制订个体化的用药方案，即根据不同的个体状态（如免疫状态、感染的风险、肝肾功能、凝血功能等），或同一个体不同时段及个体对药物的顺应性和毒副作用调整用药的种类和剂量。

4. 由于存在个体内的和个体间的药代动力学差异，某些药物如他克莫司、西罗莫司需要通过监测血药浓度及时调整免疫抑制剂的用量。

5. 避免过度使用免疫抑制剂以减少免疫功能而导致感染和肿瘤的发生，同时密切监测免疫抑制剂的药物毒副作用。

一些免疫抑制剂量在免疫抑制方案中作用十分重要，但其治疗窗非常窄，剂量不足可导致排斥反应的发生，剂量过量可导致药物毒副作用、严重感染甚至肿瘤的发生。此外，由于

这些药物存在个体内的和个体间的药代动力学差异，需要通过监测血药浓度及时调整免疫抑制剂的用量。他克莫司、西罗莫司需要在血药浓度监测的指导下调节用药量。值得注意的是肠移植不同于其他大器官移植，肠移植术后早期他克莫司应通过静脉给予，当胃肠功能恢复后，他克莫司的给药途径逐渐由静脉输注改为经胃肠道给予。

（二）免疫抑制方案

目前被普遍接受的肠移植免疫抑制剂方案是以他克莫司基础的方案。20世纪90年代中期开始以他克莫司、激素为基础，并联合应用硫唑嘌呤、吗替麦考酚酯（mycophenolatemofetil，MMF）、环磷酰胺、西罗莫司方案；90年代后期进入IL-2受体抗体诱导时代，方案以IL-2受体抗体+他克莫司+激素+辅助药物（硫唑嘌呤、吗替麦考酚酯、西罗莫司等）为主，术后早期他克莫司血药浓度要求达到20～25ng/ml，并在术后缓慢递减，目前国际上仍有中心延用该方案。到21世纪初，兔抗胸腺细胞球蛋白和CD52单克隆抗体，尤其是近年来阿仑单体诱导、单用低剂量他克莫司、无激素维持方案已被全球最主要的肠移植中心（Pittsburgh大学、Miami大学）采用，而这一方案的术后早期他克莫司血药浓度仅要求达到10～15ng/ml，无须使用激素维持，尤为重要的是这一免疫抑制方案目的是提高移植物被受者接受的可能性，诱导部分免疫耐受，而不是通过强大的免疫抑制剂过度抑制受者的免疫功能。

目前可通过全球两个最大的肠移植数据库了解肠移植免疫抑制方案应用现状。全球肠移植登记中心（ITR）收集了自1985年以来全球已完成的绝大多数肠移植病例，并对肠移植疗效和相关影响因素进行统计分析。ITR资料显示2009年以后，72%的肠移植患者接受IL-2受体阻断剂、抗淋巴细胞抗体或阿仑单抗免疫诱导方案，在目前存活的肠移植患者中，92%应用他克莫司作为免疫抑制剂维持药物，仅15%的患者应用哺乳动物西罗莫司靶蛋白（mammalian target of rapamycin，mTOR）抑制剂维持。美国完成了全球肠移植的绝大部分工作，因此美国的经验最具参考价值。美国器官获取和移植网络/移植受者科学注册系统（Organ Procurement and Transplantation Network/Scientific Registry of Transplant Recipients，OPTN/SRTR）提供了美国的肠移植相关统计数据。2013年，美国完成的肠移植中，54%应用清除T淋巴细胞药物（抗淋巴细胞抗体或阿仑单抗）诱导方案，11%接受IL-2受体阻断剂诱导方案，38%无诱导方案；术后免疫抑制剂维持药物中，他克莫司占95.0%，肾上腺皮质激素（激素）占73.0%、吗替麦考酚酯（MMF）占35.0%、西罗莫司（sirolimus）占15.0%；移植术后1年，仍有70%的受者使用激素。

然而，由于全球最主要的2个肠移植中心——Pittsburgh大学和Miami大学应用阿仑单抗诱导方案，因此，阿仑单抗格外引人关注。Abu-Elmagd教授（2009年）总结Pittsburgh大学医学中心的453例患者接受的500次单独肠移植和腹腔多器官移植的资料，这是目前全球最大的一组肠移植临床资料。这500次肠移植根据免疫抑制方案分成3个阶段：第一阶段（1990—1994年），他克莫司+激素传统方案62例；第二阶段（1995—2001年），环磷酰胺或赛尼哌（IL-2 受体单抗）诱导方案 106 例；第三阶段（2002—2008 年），兔抗胸腺细胞球蛋白或阿仑单抗诱导、术后单用他克莫司维持方案 285 例，其中在 2003 年后将阿仑单抗取代兔抗胸腺细胞球蛋白。第三阶段患者的生存率显著高于前 2 个阶段。第三阶段的患者如果符合移植术后 90 ~ 180 天、并在最近的 60 天内无排斥反应发生条件，可尝试对维持术后免疫抑制状态的唯一用药——他克莫司用药剂量进行递减，减药成功患者的他克莫司的给药次数可减为每日 1 次、隔日 1 次或每周 3 次，甚至为每周 2 次。他克莫司减药成功的患者生存率显著高于减药失败和不符合减药条件的患者，而且没有慢性排斥反应的发生，免疫抑制剂的药物毒性和 PTLD 的发生率显著下降。Pittsburgh 大学报道了第三阶段应用兔抗胸腺细胞球蛋白与阿仑单抗诱导两者间远期疗效比较的结果：到 2010 年 11 月 30 日，首次肠移植后 175 例长期生存受者，阿仑单抗诱导组的移植物 1 年、3 年和 5 年生存率分别为 97%、75% 和 67%，显著高于兔抗胸腺细胞球蛋白诱导组的 77%、55% 和 46%；阿仑单抗诱导组经病理学检查证实并需治疗的排斥反应发生率显著低于兔抗胸腺细胞球蛋白诱导组。

供者特异性的完全免疫耐受一直是移植学家们长期梦寐以求的"圣杯"。然而，在临床上器官移植的完全免疫耐受的诱导仍然不十分令人满意，特异性供者骨髓输注能使少数肾移植受者产生免疫耐受，但是否有广泛的意义值得探讨。探索临床上可行的完全免疫耐受或部分免疫耐受具有十分重大的意义。

Starzl 提出删除供者特异性免疫反应细胞的方法：在移植物植入前耗竭淋巴细胞的抗体，使得受者暴露在供者抗原时绝大多数 T 淋巴细胞均已去除，供者特异性免疫反应处在易于控制的范围内，因而在术后可仅给予少量的免疫抑制剂维持。这一方案的关键有两点，一是耗竭受者淋巴细胞抗体的预处理，二是移植后单用低剂量的他克莫司进行维持。有人也将这一方案称为 prope tolerance，prope 一词来源于拉丁语，prope tolerance 意为几乎或仅需微量免疫抑制剂维持的免疫耐受，所以也称为几乎耐受（almost tolerance）。

部分免疫耐受诱导方案的关键点之一是耗竭受体的淋巴细胞抗体的预处理，可应用阿仑单抗（CD52 单抗）进行受者淋巴细胞的预处理。CD52 是一种糖蛋白，表达于几乎 95% 的外周血中淋巴细胞、NK 细胞、单核细胞、巨噬细胞，但在粒细胞、血小板、红细胞和造血干细胞上不表达，因此，阿仑单抗主要作用于前一类细胞。在前一类细胞中，对细胞的清除作用又以 T 淋巴细胞最为显著，随后依次为 B 淋巴细胞、NK 细胞、单核细胞。阿仑单抗血浆清除的半衰期大约 12 天，但其临床效能却非常持久。单剂量阿仑单抗可立刻耗竭 99% 以上的淋巴细胞，受体淋巴细胞计数可能要经历数月甚至数年才能恢复到正常水平。

部分免疫耐受诱导方案的另一关键点是在术后远期可单用微量的他克莫司维持。根据 Pittsburgh 大学肠移植和腹腔多器官联合移植最新的经验，肠移植术后 6 个月，患者移植器官功能稳定，且连续 60 天未发生排斥反应，便可开始他克莫司的减药过程。整个减药过程是在临床和移植肠黏膜病理学检查严密监测下进行的，是一个缓慢、渐进的过程，最终达到口服他克莫司后 24 小时的血药浓度为 5 ng/ml，48 小时或 72 小时的血药浓度测不出。随着临床研究与应用的增加，对阿仑单抗在各器官移植中诱导方案的疗效及相关问题的认识越来越清楚，如应用阿仑单抗诱导方案在移植术后前 6 个月，ACR 发生率较低，而在 6 个月后排斥反应发生率较其他免疫抑制方案高，最终使得 1 年或 2 年总的排斥反应发生率相当。通常超过术后 6 个月，移植医师不再严密随访患者，提醒移植医师应高度注意，长期严密监测患者的排斥反应。值得一提的是，Pittsburgh 大学分别用供者特异性抗体（DSA）和 Cylex 免疫细胞功能分析仪（immuknow）监测肠移植、肾移植和胰腺移植受者的免疫状态，以指导他克莫司减药方案。

比利时 Leuven 大学的 Jacques 教授（2009 年）则报道通过扩增调节 T 细胞来诱导免疫耐受的初步经验，这一方案的几个关键点为供体特异性血液输注（DSBT）、避免大剂量的激素和大剂量的他克莫司的应用、减少移植时内毒素细菌易位和炎症反应的发生，并初步应用于几例临床患者。

此外，还有一些其他的免疫抑制方案。如来自已完成 300 多例肠移植的 Nebraska 大学的 Grant 等（2009 年）总结该中心 19 年来的 282 例肠移植经验，其免疫抑制剂方案的应用可分为 3 个不同阶段：第一阶段（1990—1999 年），无诱导、大剂量他克莫司 + 激素方案 87 例；第二阶段（2000—2002 年），巴利昔单抗（basiliximab）诱导、大剂量他克莫司（术后第 1 个月 20 ~ 25 ng/ml）+ 激素方案 34 例；第三阶段（2003 以后），巴利昔单抗（basiliximab）诱导、低剂量他克莫司（术后第 1 个月 15 ~ 20 ng/ml）+ 激素方案 161 例。第三阶段的患者生存率显著高于第一阶段和第二阶段，1 年、3 年和 5 年生存率分别达 76%、64% 和 59%。英国的 Birmingham 儿童医院于 2002 年开始应用巴利昔单抗诱导方案，2006 年以来完成 24 例肠移植患者，2 年生存率达 80%。意大利共完成 43 次肠移植，早期移植应用赛尼哌（zenapax）诱导方案，后期应用阿仑单抗诱导方案。

需强调的是免疫抑制剂方案个体化尤为重要，应根据受者的本身的免疫状态、PRA 水平、供者的淋巴细胞毒试验结果、再次移植、机体是否有残余感染和既往抗感染治疗史、移植前病原学调查结果（包括 CMV 病毒等）、凝血功能状态、肝肾功能状态等受者全身情况制订个体化方案。

三、肠移植急性细胞性排斥反应的治疗

轻度 ACR 激素冲击治疗，遂后逐渐递减激素量，并增加他克莫司血药浓度。中度或重度 ACR 应使用 OKT3，甚至重复应用阿仑单抗。Selvaggia 总结肠移植抗排斥反应治疗方法：单用激素治疗 185 次，抗淋巴细胞治疗 101 次，其中 OKT3 为 83 次、阿仑单抗为 8 次、阿仑单抗加 OKT3 为 3 次、ALG/ATG 为 4 次、ATG 加 OKT3 为 1 次。Wu 等总结了 Pittsburgh 大学 2001—2004 年间完成的 48 例肠移植患者的 3 497 份移植肠黏膜活检标本，患者应用兔抗胸腺细胞球蛋白或阿仑单抗诱导的免疫抑制方案，48 次 IND 排斥反应经提高他克莫司血药浓度和 / 或激素，均得到很好控制；36 次轻度排斥反应中 32 次经提高他克莫司浓度和 / 或激素治疗控制，4 次通过 OKT3 或阿仑单抗治疗治愈；11 次中度排斥反应均应用 OKT3 或阿仑单抗治疗，其中 10 次治愈，1 次患者在 3 周内发展为重度排斥反应；21 次重度排斥反

应也均使用 OKT3 或阿仑单抗治疗，其中 17 次重度排斥反应彻底治愈，3 次因难以控制的排斥反应而行移植小肠切除，1 次没有康复，在 3 周内再次发生重度排斥反应。

由于发生排斥反应期间，移植小肠黏膜屏障功能受损，再加上增加他克莫司剂量和大剂量激素冲击治疗，使得细菌易位和全身系统性感染发生的风险显著增加。为预防全身感染和细菌易位的发生，必须经静脉应用分别针对革兰氏阳性、革兰氏阴性菌及厌氧菌的窄谱、强效抗生素，同时加强病毒感染的预防治疗，应用肠道不吸收的抗生素进行选择性肠道出污。应停止肠内营养或口服饮食，给予肠外营养，使肠道彻底休息。

在排斥反应治疗期间，应进行临床和肠镜的严密观察，治疗期间每周 2 次肠镜指导下移植肠黏膜活检病理学检查，直至排斥反应被完全控制。排斥反应控制后，特别是应用大剂量激素冲击的患者，术后一定要注意 CMV 病毒和 EB 病毒的病原学的监测，并给予抗病毒的预防治疗。

肠移植排斥反应治疗的措施如下：①大剂量激素冲击治疗；②增加肠道给药量，增加他克莫司血药浓度浓度；③ OKT3 治疗，剂量为 5～10 mg，静脉给药，7～10 天；④广谱抗生素；⑤选择性肠道出污；⑥临床和肠镜密切随访：治疗期间每周 2 次肠镜指导下移植肠黏膜活检病理学检查；⑦加强抗病毒的预防治疗；⑧停止肠内营养或口服饮食，给予肠外营养。

四、肠移植急性血管性排斥反应免疫监测和免疫抑制治疗

急性血管性排斥反应（AVR）是抗体介导的体液性免疫反应，有学者也将其称为抗体介导的排斥反应（antibody mediated rejection，AMR），免疫攻击的靶细胞是移植肠血管的内皮细胞。AVR 发生时抗体结合移植肠血管内皮细胞抗原，随后主要通过补体通路发生损害，也可通过非补体依赖的抗体依赖细胞毒（antibody-dependent cytotoxicity）作用，最终导致血管内皮细胞的损伤，血管基底膜暴露，进一步激活血小板和凝血系统，血栓形成；血管壁损伤，造成红细胞外漏；血管病变、血栓形成最终导致移植肠血管狭窄、堵塞，移植肠功能丧失。肠移植的 AVR 进展迅速、后果严重，极易导致移植肠的丧失和受者的死亡。有学者认为移植小肠与移植肝相似，相比肾移植和心脏移植，发生严重 AVR 概率较低，AVR 对移植小肠造成的损害程度较轻、发生时间较晚。当然也有严重的超急性排斥反应报道，我们在临床上曾发现 1 例肠移植患者术后早期便发生重度 AVR。

AVR 发生的原因与受者体内预存抗供者特异性抗体有关，可能因受者移植前接受过多次输血、长期透析、多次妊娠或器官移植形成，也可能因感染与移植物抗原存在交叉反应的病原微生物引起。供者受者的交叉配型良好，如淋巴细胞毒试验阴性，特别是供者特异性抗体（donor-specific antibody，DSA）阴性可降低 AVR 发生的风险，群体反应抗体（panel reactive antibody，PRA）在一定程度上也可预测 AVR 发生的风险。Pittsburgh 大学报道 500 例次肠移植中 13 例发生 AVR，其中多数淋巴细胞毒试验是强阳性。但是也有文献报道，PRA 和供受者交叉配型均阴性，肠移植术后也发生严重的 AVR 并导致移植肠切除，这可能

是受者移植前体内预存的抗供者抗体滴度较低、特异性不强和免疫反应性较弱，导致移植前配型时难以检测到。

（一）肠移植急性血管性排斥反应诊断

肠移植的 AVR 进展迅速、后果严重，因此，正确、及时的诊断非常重要。术中发生移植肠血管开放复流后色泽由红润转为暗紫色，首先应排除移植肠严重的缺血再灌注损伤及血管吻合技术并发症，其后方能诊断 AVR。术后移植肠末端腹壁拖出造口黏膜颜色由红润转为暗紫色是 AVR 最典型的症状，排除一些外科技术的并发症后便可确诊。纤维肠镜可迅速排除因腹壁造口狭窄导致造口段小肠供血不足或回流不畅的外科技术并发症，多普勒超声、CT 血管成像、血管造影可排除血栓形成的血管吻合技术并发症。值得一提的是应用超声造影剂增强的床旁多普勒超声，不仅可提供大血管通畅、移植肠襻血流灌注不足典型超声影像进行诊断与鉴别诊断，而且实施检查快速、简便、无创。特别注意的是，移植肠黏膜活检组织病理学检查是肠移植 ACR 诊断的金标准，但对 AVR 诊断价值有限。不同于移植肠切除标本，可获得移植肠全层组织和肠系膜血管，内镜指导下钳夹获取的移植肠黏膜组织通常只包括黏膜和黏膜下层，未能取到肠壁更深层的受免疫攻击的血管，此外，早期、轻度 AVR（如 1 级）仅有部分血管呈现病理改变，黏膜活检可能未能取到病变组织。笔者在 Pittsburgh 大学学习期间观察到有些病例临床 AVR 诊断明确，但移植肠黏膜病理检查报告却正常，临床医师仍果断进行抗排斥治疗并成功救治。AVR 排斥反应期间，部分患者外周血的 DSA 和 PRA 可能会升高，对 AVR 的诊断可能有帮助。

AVR 典型的病理改变为黏膜组织严重充血，小血管内炎症细胞边集、血管内纤维素和血小板样沉积，管腔内有不同程度血栓形成，伴有灶性出血，动脉壁纤维蛋白样坏死。文献报道肠移植的 AVR 可分为 4 级：0 级：无血管改变；1 级：血管轻度病变，少量血管可见炎症细胞聚积；2 级：血管中度病变，50% 以上血管可见炎症细胞聚积；3 级：发生血管透壁性炎细胞浸润的严重病变，伴有部分血管坏死或纤维素沉积。补体 C4 的降解产物 C4d 共价结合在血管内皮细胞或血管基底膜上，并可持续数天至数周，因此免疫组化或免疫荧光检测移植肠血管内膜 C4d 沉积可进一步明确诊断。

（二）兼顾急性血管性排斥反应预防的免疫抑制方案

大多数肠移植免疫方案主要目标是控制 ACR，认为反复发生的 ACR 可能是导致移植肠远期失功的主要原因，但最近对肠移植术后体液性排斥反应越来越被重视，监测和控制体液性排斥反应的发生有助于改善肠移植的远期疗效。一些移植中心的免疫抑制治疗目标兼顾AVR，一些移植中心对 AVR 高危人群也采用兼顾 AVR 的免疫抑制方案。

美国 Indiana 大学移植中心是近年来一个异军突起的肠移植中心，他们的免疫抑制方案就同时兼顾急性血管性排斥反应，具体包括兔抗胸腺细胞球蛋白、利妥昔单抗（rituximab，CD20 单抗）、低剂量他克莫司（10～15 ng/dl）和逐渐递减的激素，其中兔抗胸腺细胞球蛋白总剂量为 10 mg/kg，分别在移植手术后第 0、2、4、6 和 8 天分 5 次给药，每次剂量为 2 mg/kg，利妥昔单抗于术后第 3 天给药，剂量为 150 mg/m²。一次剂量的利妥昔单抗静脉注射能维持较长时间药效，从而降低 AVR 发生的风险。

AVR 发生的原因与受者体内预存抗供者特异性抗体有关，这些可能是受者移植前接受过多次输血、长期透析、多次妊娠或器官移植形成，也可能是感染与移植物抗原存在交叉反应的病原微生物引起。供者与受者的交叉配型不佳，如淋巴细胞毒试验强阳性，群体反应抗体（panel reactive antibody，PRA）≥50%，特别是供者特异性抗体（donor-specific antibody，DSA）阳性，提示移植后发生 AVR 的风险较大，应采用特殊的免疫抑制方案。笔者于 2006—2007 年在 Pittsburgh 大学学习期间，Pittsburgh 大学曾用过如下方案：对淋巴细胞毒试验阴性及 PRA<50% 的受者在移植术中仅给予阿仑单抗和 2 g 甲泼尼龙、术后不再使用激素递减的方案；而淋巴细胞毒试验阳性或 PRA≥50% 的受者，在移植术中不仅给予阿仑单抗和 3 g 甲泼尼龙，同时给予大剂量（2 g/kg）注射用免疫球蛋白（intravenous immunoglobulin，IVIG），术后给予激素递减方案。2010 年后，Pittsburgh 大学进行了改进，并报告了他们的初步应用经验：除给予阿仑单抗，还给予硼替佐米（bortezomib）（起始剂量 1.3 mg/m²）及大剂量 IVIG，术后应用他克莫司和激素维持，同时每周给予硼替佐米 1 次（共 4 剂），初步经验显示该方案能更有效地预防和治疗肠移植术后的 AVR。硼替佐米是一种蛋白酶体抑制剂，可清除受者体内产生抗体的浆细胞，对 AVR 具有良好的预防和治疗前景。

（三）肠移植急性血管性排斥反应的治疗

早期、及时、积极的治疗能使轻度 AVR 完全治愈。因为移植肠腹壁造口的观察能够在 AVR 病程早期就发现并明确诊断，病程早期的积极治疗能及时阻断对移植肠血管的免疫损害，能有效地防止移植肠血管的广泛坏死和血栓形成，这是挽救移植小肠的关键。因此，一旦发现移植肠造口色泽变暗，排除其他外科技术并发症，不需要等待移植肠黏膜病理结果的证实，立刻开始积极治疗。大剂量激素冲击和 OKT3 治疗通常能逆转 AVR，避免移植肠丧失，有报道在术中发生超急性排斥反应，通过其后给予 3 剂阿仑单体（CD52 单抗）、2 剂利妥昔单抗、增加他克莫司剂量及血浆置换而成功救治。蛋白酶体抑制剂——硼替佐米可清除受者体内产生抗体的浆细胞，对 AVR 具有良好的治疗前景，有文献报道应用硼替佐米联合早期血浆置换成功救治移植肝脏的 AVR。此外，抗凝、抗感染和营养支持等辅助治疗也非常重要。然而，2~3 级较重的 AVR 受者移植肠切除率和受者死亡率均非常高，一旦移植肠已失去功能，应切除移植肠，以挽救受者生命，也有报道在其后接受再次移植而获得长期生存。笔者在 Pittsburgh 大学观察到 2 例患者术后发生 AVR，虽经积极大剂量激素冲击和 OKT3 治疗，甚至应用利妥昔单抗，虽然暂时控制 AVR，但反复发生移植肠局灶性坏死、穿孔，经多次剖腹探查手术，最终仍被迫切除全部移植肠。

五、肠移植慢性排斥反应免疫监测和免疫治疗

经过 20 多年的发展，肠移植已成为治疗肠衰竭的临床标准方式，肠移植的近期疗效得到极大提高，但远期疗效没有得到显著提高，移植脏器慢性失功及慢性排斥反应（chronic rejection，CR）等诸多难题困扰着肠移植的发展。CR 是肠移植远期移植物失功能的重要原因，在术后数月至数年内发生，可引起移植物功能不可逆的减退或丧失。以往肠移植免疫方案主要是控制 ACR，认为反复发生难治性 ACR 可能是导致 CR 发生的主要原因。随着对肠移植免疫学的深入理解，最近对肠移植术后发生的体液性排斥反应越来越重视，认为抗体介导的体液性排斥反应才是 CR 的原因，监测和控制体液性排斥反应的发生有助于减少肠移植术后的 CR，改善肠移植的远期疗效。Pittsburgh 大学移植中心曾对 500 例肠移植进行了分析，101 例失功患者除 26 例为不可逆急性排斥反应外，其余 75 例均为重度 CR 患者。与肝肠联合移植（3%）和多器官移植（0）相比，单独肠移植因排斥导致后期移植物失功的风险要大得多，高达 13%，这可能与肝的保护作用有关。

CR 的临床上表现为长期的慢性腹泻、持续的体重下降、间歇性发热、腹痛和/或消化道出血。虽然有时在肠镜下移植肠黏膜显示正常，但通常移植肠表现为管状肠腔，移植肠黏膜褶皱肥厚、假膜形成和/或慢性溃疡。移植肠黏膜的组织病理学表现为移植肠黏膜绒毛低矮、扁平，灶性溃疡，上皮发育不全伴有很少细胞浸润。但是移植肠的慢性排斥反应的确定性诊断只能通过移植肠的全层病理学检查才能确定，然而移植肠的全层标本仅能通过移植肠切除手术才能获得。移植肠的全层的标本病理学显示小动脉内膜增生、增厚，导致小动脉腔闭塞，血管内膜下有巨噬细胞和淋巴细胞浸润。如果发生慢性排斥反应，通常只能通过切除移植肠，进行再次肠移植进行治疗。笔者在 Pittsburgh 大学学习期间，观察一例发生慢性排斥反应的受者接受移植肠切除和再次肠移植而治愈的病例。

随着对肠移植的移植免疫理解加深，如能有效、及时地监测、发现和治疗抗体介导的体液性排斥反应，可减少肠移植 CR 的发生。新的检测方法（如 Luminex 法）应用，供者特异性抗体（donor specific antibody，DSA）的检测价值日益呈现。移植术后新产生的 DSA（de novo DSA）可与 C1q 结合并激活补体最终导致移植物丧失。因此，实时持续检测 DSA 不仅可检测移植前预存 DSA，还可检测移植后新产生 DSA，指导体液性排斥反应干预时机、观察干预结果、调整治疗方案。目前对于体液性排斥反应的治疗，除了血浆置换和大剂量免疫球蛋白（intravenous immunoglobulin，IVIG）外，还包括利妥昔单抗（可清除受者体内 B 细胞）和硼替佐米（可清除受者体内产生抗体的浆细胞）。此外，初步研究表明依库丽单抗（eculizumab，抗 C5 单抗）可逆转肾移植的抗体介导排斥反应。ITR 结果显示影响移植远期疗效的因素中包括应用西罗莫司（sirolimus）免疫抑制维持及移植物中含有肝脏，其机制都与控制体液性排斥反应有关。从控制体液排斥反应角度出发，如移植物中不含肝脏，应严密监测 DSA 变化。免疫抑制剂维持药物常规使用 MMF 或补救使用西罗莫司，可使 CR 的发生率大大降低。

六、肠移植术后移植物抗宿主病的免疫监测和免疫治疗

由于小肠含有大量具有免疫活性的淋巴组织，因此肠移植术后不仅可发生排斥反应，而且可发生移植物抗宿主病（graft-vs-host disease，GVHD），受者的皮肤、自体消化道和肝脏是主要的靶器官，GVHD 甚至在肠移植物已切除后仍可发生，文献报道其发生率在 0 ~ 14%。

GVHD 可发生在移植后 100 天内，其临床表现为手掌、脚掌、耳、躯干红斑及斑丘疹样皮疹，发热，腹泻，全血细胞减少，肝功能异常；严重者出现皮肤全层的皮损、肝衰竭、血便和败血症等。GVHD 的诊断主要依赖于组织病理学及免疫细胞化学方法。应用常规组织学方法对可疑病损组织活检，其诊断标准为角质形成细胞坏死，即自体胃肠道上皮细胞凋亡及口腔黏膜上皮角化细胞坏死。供者移植肠未发生明显的排异反应而自体脏器出现免疫破坏的情况，有助于诊断 GVHD。血或骨髓中供者来源的 HLA 抗原有助于诊断，如应用 PCR 技术、Y 染色体特异性探针的原位杂交技术及供者特异性 HLA 抗原的免疫组织学染色法等识别供者的白细胞，应用短串联重复序列技术，并通过流式细胞术或 PCR 技术可检测出受者外周循环血液中的供者细胞。GVHD 大多数是自限性或通过增加免疫抑制剂用量可控制，增加激素剂量和 / 或升高他克莫司血药浓度可获得治愈，但也有个别死亡病例报道。

（李元新）

参考文献

[1] 李元新. 小肠移植免疫抑制方案的历史、现状和展望 [J]. 中华移植杂志（电子版），2011，5（4）：271-276.

[2] SELVAGGIA G, GAYNORA J J, MOONA J, et al. Analysis of acute cellular rejection episodes in recipients of primary intestinaltransplantation: a single center, 11-year experience[J]. Ame J of Transplant, 2007, 7: 1249-1257.

[3] RUIZ P, BAGNI A, BROWN R, et al. Histological criteria for the identificationof acute cellular rejection in human small bowel allografts: resultsof the pathology workshop at the Ⅷ International Small BowelTransplant Symposium[J]. Transplant Proc, 2004, 36: 335-337.

[4] 李元新，李宁，李幼生，等. 小肠移植术后内镜指导下移植肠黏膜活检的时机及诊断价值 [J]. 中华器官移植杂志，2010，31（10）：584-588.

[5] ABU-ELMAGD K, COSTA G, BOND G J, et al. Five hundred intestinal transplantations at a single center: Major advance with new challenges[J]. Ann Surg, 2009, 250(4): 567-581.

[6] ABU-ELMAGD K M, COSTA G, BOND G J, et al. Evolution of the immunosuppressive strategies for the intestinal and multivisceral recipients with special reference to allograft immunity and achievement of partial tolerance[J]. Transplant Int, 2009, 22(1): 96-109.

[7] 李元新. 关注小肠移植预防排斥反应新措施 [J]. 中华器官移植杂志，2012，33（7）：441-443.

[8] GRANT D, ABU-ELMAGD K, MAZARIOGS G, et al. Intestinal transplant registry report: global activity and trends[J]. Am J Transplant, 2015, 15(2): 210-219.

[9] SMITH J M, SKEANS M A, HORSLEN S P, et al. OPTN/SRTR 2013 annual data report: intestine[J]. Am J Transplant, 2015, 15(S2): 1-16.

[10] SCANDLING J D, BUSQUE S, DEJBAKHSH J S, et al. Toleranceand chimerism after renal and hematopoietic-celltransplantation[J]. N Engl J Med, 2008, 358(4): 362-368.

[11] STARZL T E, MURASE N, ABU-ELMAGD K, et al. Tolerogenic immunosuppression fororgan transplantation[J]. Lancet, 2003, 361(9368): 1502-1510.

[12] 李元新，黎介寿. 人源化 CD52 单克隆抗体在器官移植中的应用 [J]. 中国实用外科杂志，2008，28（11）：984-987.

[13] LI Y X, LI N, LI Y S, et al. Preliminary Experience with Alemtuzumab Induction Therapy Combined with Maintenance Low-dose TacrolimusMonotherapy in Small Bowel Transplantation in China[J]. Transplant Proc, 2010, 42(1): 29-34.

[14] ZEEVI A, BRITZ J A, BENTLEJEWSKI C A, et al. Monitoring immune function during tacrolimus tapering in small bowel transplant recipients[J]. Tansplant Immunol, 2005, 15(10): 17-24.

[15] SHAPIRO R, ELLIS D, TAN H P, et al. Alemtuzumabpre-Conditioning with tacrolimusmonotherapy in pediatric renal transplantation[J]. Am J Transplant, 2007, 7(12): 2736-2738.

[16] THAI N L, BLISARD D, TOM K, et al. Pancreas Transplantation under Alemtuzumab (Campath-1H) and tacrolimus: correlation between low T-cell responses and infection[J]. Transplantation, 2006, 82(12): 1649-1652.

[17] 李元新，李宁，李幼生，等. 小肠移植排斥反应的诊断与治疗四例报告 [J]. 中华器官移植杂志，2009，30（12）：733-736.

[18] WU T, BOND G, MARTIN D, et al. Histopathologic characteristics of human Intestine allograft acute rejection in patients pretreated with Thymoglobulin or Alemtuzumab[J]. Am J Gastroenterol, 2006, 101: 1617-1624.

[19] PATEY M, DE SERR N, CANIONI D, et al. Evaluation of C4d and circulating antibody in small bowel transplantation[J]. Am J Transplant, 2008, 8: 1290-1296.

[20] RUIZ P, GARCIA M, PAPPAS P, et al. Mucosal vascular alterations in isolated small-bowel allograsfts: Relationship to humoralsensitization[J]. Am J Transplant, 2003, 3: 43-49.

[21] 李元新，石炳毅，刘磊，等. 1 例小肠移植术后抗体介导的血管性排斥反应诊断与治疗 [J]. 军医进修学院学报，2012，33（1）：12-15.

[22] VIANNA R, MANGUS R S, FRIDOLL J A, et al. Initiation of an intestinal transplant program: the Indiana experience[J]. Transplantation, 2008, 85: 1784-1789.

[23] 李元新. 小肠移植发展现状、困惑与挑战 [J]. 器官移植，2016，7（1）: 8-13.

[24] TSAI H L, ISLAND E R, CHANG J W, et al. Association between donor-specific antibodies and acute rejection and resolution in small bowel and multivisceral transplantation[J]. Transplantation, 2011, 92(6): 709-715.

[25] BERGER M, ZEEVI A, FARMER D G, et al. Immunologic challenges in small boweltransplantation[J]. Am J Transplant, 2012, 12(Suppl 4): S2-S8.

第十三章 短肠综合征营养支持相关并发症及防治

SBS 患者面临着诸多与其基础疾病、SBS 相关病理生理改变及营养支持等相关的并发症。常见的并发症包括导管相关性并发症、肝胆系统并发症、代谢性并发症、代谢性骨病、泌尿系统并发症及胃肠道并发症等。预防和治疗并发症对于改善 SBS 患者生活质量，减少医疗支出和延长生存期至关重要。

第一节 导管相关性并发症

一、流行病学

脓毒症是接受肠外营养（PN）的患者最常见和严重的并发症。在美国，每年放置的 1.5 亿人次静脉导管中，约有 80 000 人次发生中心静脉导管（CVC）相关的感染；全球范围内，每年有 250 000～500 000 例 CVC 相关的血流感染。初步估计，全美每年因 CVC 相关感染产生的医疗费用可高达 23 亿美元，CVC 相关的血流感染所致的死亡率高达 12%～35%。值得一提的是，患有肠衰竭（IF）的患者往往面临更高的 CVC 相关性感染的风险；此外，在行家庭肠外营养的 IF 患者中，有近一半的患者是因为 CVC 相关性感染入院治疗的。在免疫功能正常的患者中，CVC 相关的感染的发生率为 0.5%～2.0%/1 000 导管 × 天；而存在免疫缺陷的患者，这一发生率可高达 2.0%～3.0%/1 000 导管 × 天。患有 SBS 的儿童 CVC 相关性感染的发生率为 2.1～9/1 000 导管 × 天；而成人的平均 CVC 相关性感染的发生率则相对较低，一项研究报道显示约为 0.48%/1 000 导管 × 天。

一项前瞻性的队列研究报告了长期使用 PN 的成年患者发生导管相关性感染的流行病学和病原学特点。1/4 的感染是由多种病原体共同致病；55% 是由革兰氏阳性菌所致，32% 是由凝血酶阴性的金黄色葡萄球菌所致。22% 的感染属于真菌感染。

二、临床特点

发热和突发的糖耐量下降是发生脓毒症的一个标志，持续的高血糖是发生感染的一个重要危险因素，因此此类患者通常需要紧急处理。其他发生 CVC 感染的标志可能包括寒战、高热及更极端的脓毒性休克等。就儿童患者而言，提示 CVC 相关性感染的一个隐藏的指标是 CRP 和胆红素的快速升高及血小板的下降。

导管相关性感染可发生于三个地方，即置管处、管路连接处和血流中；其中管路连接处是发生导管相关性感染最常见的部位，在护理中需被高度重视。继发于插管处的细菌感染多来自周围皮肤，包括葡萄球菌或者链球菌，这些细菌可以在导管尾部定植形成生物膜并不断繁殖。另一种感染则可能来自于其他部位的播种，包括菌群易位和自然界中的革兰氏阳性菌感染。聚氨基甲酸甲酯和硅胶导管在降低 CVC 相关性感染发病率方面较其他材料更具优势，目前常用这两种材料的导管。

三、诊断

接受 PN 的患者一旦出现了急性、无法解释的发热，通常需要进行血培养。美国感染性疾病协会（IDSA）的指南要求，对于怀疑是静脉导管相关性感染的患者需行双瓶血培养（分别从疑似导管中和外周静脉中采血）；如果无法直接从外周静脉中采血，那么两瓶血样需从两条不同的静脉导管中采集。CVC 相关性感染的最终确诊的条件是在经皮采血的血样和导管尖端中培养出相同的病原体；或者是经皮采血的血样和经导管采血血样中培养出相同的病原体。而血培养阳性的标准是：①经导管与经外周静脉血培养的细菌群落数（每毫升血液）大于 3∶1；②不同的时间点血培养均为阳性（经导管采血的血培养的阳性检出时间至少比经静脉采血的早 2 小时，均为等量血液）。

个别情况下，如果怀疑由于肠外营养液污染导致的感染，应对肠外营养液进行细菌培养；但是因为严格的无菌配制和高糖配方，肠外营养发生污染的可能性不大。CVC 相关性感染仍是接受 PN 患者发生脓毒症的主要原因，降低 CVC 相关性感染发病率的关键办法是置管时的严格无菌操作和管路的良好的护理。

四、治疗

关于 CVC 相关性感染的治疗的指南已由 IDAS 于 2009 年发布。一般而言，发生脓毒症时，非永久性的聚氯乙烯导管应当立即拔除；然而，将近 80% 的采用硅胶导管的患者需要使用抗生素来治疗 CVC 相关性感染。具体的治疗方案需要依据患者病情的稳定程度。严重脓毒症的患者应当进行血培养并及时拔除 CVC 导管。病情中度，且没有低血压和脏器功能衰竭的患者应当进行血培养，临床高度怀疑是 CVC 相关性感染的应当进行抗生素治疗，直到知道血培养阴性为止。对于大多数 IF 患者，需联合使用万古霉素治疗 MRSA 感染和第四代头孢菌素（或者 β 内酰胺酶抑制剂联合氨基苷类）治疗革兰氏阴性菌感染。严重败血症的还需使用氟康唑治疗白念珠菌感染。一旦取得患者血培养结果，应当依据具体的病原体和药敏结果调整治疗方案。

对于试图不予拔除 CVC 的患者，应当在抗生素治疗 72 小时后再次行血培养；如果患者的抗生素治疗失败，则必须拔除 CVC。如果 IF 患者的血管情况不佳，则可在原 CVC 的引导下重新置入新的无菌 CVC。如果怀疑患者有血栓性静脉炎和心内膜炎，CVC 也应当被移除。此外，一旦患者的血培养提示分枝杆菌、金黄色葡萄球菌或者铜绿假单胞菌感染，也需要即时拔除 CVC。

真菌感染的致死率高，即使使用抗真菌药物，CVC 的保存率也十分低；因此，患者一旦考虑是真菌感染，应及时拔除 CVC 导管。特别地，在白念珠菌感染后继续保留原先导管，病死率可高达 25%，而清除感染的可能性只有 13%。在拔除导管后，抗真菌治疗的时间会相对缩短（约需 14 天），但不许保证血培养阴性。患者必须行超声心动图检查以明确是否存在血栓性静脉炎，后者将延长 CVC 拔除后抗真菌的治疗时间。极个别情况下，因为患者可用血管少，可在不拔出导管的情况下进行抗真菌治疗。有一种不常见的真菌感染——糠秕马拉色菌，此类真菌在脂质中易生长，但随着肠外营养液的耗尽，它对抗真菌的敏感性将增强。因此，此类真菌感染也可不拔除导管，但抗真菌治疗的时间需达到 4~6 周。

另一种感染的方式是出口部位感染，感染部位需行细菌培养。初始治疗可行局部护理和局部抗生素软膏擦涂。无效的情况下，可考虑全身使用抗生素。还有一种更严重的感染时皮下隧道感染，这种感染对抗真菌药物不敏感，应考虑拔除导管。

五、预防

预防 CVC 相关性感染对于保留可用于置管的血管、降低致命性感染发生率和改善患者生活质量具有重要意义。选择合适的导管是目前预防 CVC 相关性感染的常规措施，比如选用具有较低感染发生率的皮下输液港。常规的导管护理也非常重要，如严格的洗手、换药时选用 2% 氯己定和 70% 异丙醇消毒、在接触 CVC 之前对导管连接处的仔细消毒。目前已有商业化的浸有氯己定的换药套装，一项前瞻性随机对照研究显示其较普通换药套装有明显优势。尽管此类商业化换药套装还尚未在长期接受 HPN 的患者中进行临床研究，但是其在慢性透析患者中有显著优势。此外，导管的标准化护理对于降低感染的发生也至关重要。静脉用导管在存在静脉脂肪乳剂的情况下应每 24 小时更换；没有静脉脂肪乳剂的应每 72 小时更换一次。导管过滤器也被证明可以降低 CVC 相关性感染的发病。利用同一根 CVC 进行输液、输血及输注肠外营养可增加感染的发生率。PICC 被证明可以降低感染的发生，但其血栓性静脉炎的发病率更高。

六、抗生素涂层导管

近 20 年来，CVC 经过了一系列的改进，部分产品增加了抗生素涂层（管腔内外）；这些新型的 CVC 产品也被一些临床研究证实了其在降低 CVC 相关性感染发病率方面的作用。一项 Meta 分析显示，相比于没有抗生素涂层的 CVC，管腔内壁涂有氯己定或者银离子磺胺嘧啶的 CVC 可轻度降低 CVC 相关性感染的发病率；而涂有四环素或者利福平的 CVC 则比涂有氯己定或者银离子磺胺嘧啶的 CVC 有更强的降低感染发病率的作用。但是，相对于有银离子涂层的 CVC，有肝素涂层的 CVC 则无降低 CVC 相关性感染的作用。但是对于 IF 患者而言，这种含有抗生素的 CVC 有潜在导致细菌耐药的可能。另外，目前尚没有可用于新生儿（体重小于 3 kg）的含有抗生素涂层的 CVC 产品。

七、抗生素封堵技术

静脉用抗生素治疗 7～14 天后，非复杂性感染的治愈率可达 60%～91%；而治疗失败的最主要原因是没有彻底根除细菌形成的生物膜。血浆蛋白、淋巴细胞、血小板和纤维蛋白可以聚集在一起形成纤维膜，进一步帮助细菌形成生物膜，从而阻止吞噬细胞和抗生素的渗透。一旦 CVC 感染与生物膜形成相关，则治疗会比较棘手；但是，抗生素封堵技术（antibiotic-lock technique，ALT）可已治疗并彻底预防此类感染。ALT 主要指通过向 CVC 管腔内注满抗生素溶液并封闭管腔来预防和治疗 CVC 感染的方法。这种方法可以使得 CVC 内侧管壁在较长时间内（几小时至几天）维持相当高的抗生素浓度从而促进抗生素向生物膜内部渗透。部分因为最小抑菌浓度（MIC）过高使得全身使用存在潜在肾损害的药物可以在 ALT 中使用（如萘夫西林和万古霉素）。在最新的 IDSA 关于导管感染治疗的指南中，ALT 被推荐用于 CVC 相关性感染的治疗和预防。在治疗导管感染时，ALT 需要与全身用抗生素联合，以增加保留导管的概率。

ALT 仍存在一些局限。首先它对于管腔远端微生物的杀灭活性低，且对于皮下隧道感染无能为力；此外，虽然制订了关于在有、无肝素存在的情况下抗生素标准浓度，但仍有争议。

八、乙醇封堵技术

使用 ALT 治疗或预防 CVC 相关性感染的一个前提是了解导致感染的致病菌或者可能的病原菌。而且，随着耐药菌的不断增多，ALT 也面临细菌耐药的无奈；因此，为了避免细菌耐药的不断恶化，乙醇封堵技术（ethanol-lock technique，ELT）应运而生，它在降低 CVC 相关性感染发生率和提高保留感染的 CVC 成功率方面存在显著效果，尤其是在可用血管较少的儿童患者中发挥了巨大的作用。与 ALT 类似，ELT 指通过向 CVC 管腔内注满乙醇溶液并封闭管腔来预防和治疗 CVC 感染的方法。ELT 的一大优点是不依赖病原菌对于抗生素的敏感性，从而可以杀灭一些顽固性细菌，这对治疗多重耐药菌感染有重要意义。ELT 的另一个优点是对病原菌无选择性，可以降低光谱抗生素的用量。因为浓度大于 40% 的乙醇就对生物膜内细菌有抑制作用，因此 70% 的乙醇溶液已经足够用来预防和治疗 CVC 感染。为了保证效果，70% 的乙醇必须充满 CVC 管腔至少 2 小时。但是 IDSA 认为目前关于 ELT 的数据仍不足，所以尚未在指南中推荐。

考虑开始使用 ELT 时，需要注意一系列问题。对患者、陪护人员和医务人员的宣教是十分重要的。与 ALT 不同，ELT 并不是适用于所有 CVC 管路。为了防止管路损坏导致乙醇渗漏，ELT 只适用于硅胶材质的 CVC；治疗前了解 CVC 的材质是至关重要的。此外，最常用的 70% 的乙醇不可与肝素和柠檬酸盐溶液配伍，以防止产生沉淀；而与生理盐水混合可导致管路发红。第一次使用 ELT 时，达到医嘱规定的时间后，应及时倒出管路内的乙醇液体，防止被乙醇溶解的生物膜进入患者体内。对于儿童患者而言，ELT 有可能使正在发育的神经系统暴露于乙醇。基于上述原因，一些儿童医疗中心推荐应当根据 CVC 管腔容量决定乙醇的量，并且在每次治疗结束后需要及时倒出管腔内的乙醇。最后，70% 乙醇应当用 98% 注射用无水酒精和注射用灭菌水配制，在室温下可保存 14 天。

目前尚没有针对 SBS 患者和长期接受 PN 患者的关于感染易患性的监测和接种预防的特定指南。在美国，现在已经开始建立关于成人的接种计划，预期将给所有长期接受 PN 的患者进行甲型肝炎和乙型肝炎的疫苗接种，以预防可能的慢性肝病；同时，也在考虑进行肺炎、流感、麻风腮、破伤风、百日咳和带状疱疹的预防接种。一般不常规对真菌和结核暴露进行监测，但是如果患者的冶游史和影像学检查提示患者可能有病原体暴露，仍需进行相关的评估。

第二节　肝胆系统并发症

对于 SBS 等肠衰竭的患者而言，肠外营养（PN）的出现可以说是"拯救生命"式的治疗，是 SBS 治疗的一项重要突破。PN 问世于 20 世纪 60 年代，但从 1971 年就开始出现肠外营养相关的胆汁淤积的报道。而肠外营养相关性肝损害（PNALD）或肠衰竭相关性肝损害（IFALD）是长期以来 PN 的 SBS 患者的常见且严重的并发症，也是这部分患者重要的死亡原因之一。

一、临床表现

IFALD 的临床表现具有多样性，从中度的胆汁淤积到肝纤维化以至于肝衰竭，IFALD 患者最初的血生化改变是直接胆红素（TB）和 γ- 谷氨酰转移酶（GGT）的升高，在 PN 治疗的 1~4 周内就可以出现。IFALD 的临床表现也与年龄有关，儿童一般以胆汁淤积为主且病情进展相对较快；而成人则多见肝脂肪变性。生化检测方面，成人早期以转氨酶升高为主，后期出现明显的黄疸。成人和儿童发生的胆汁淤积均与使用 PN 的时间长短有关。通过经皮胆道造影行胆道冲洗可以在一定程度上改善高胆红素血症。

随着 IFALD 的进展，患者会逐渐出现一些全身系统性脏器功能障碍，脾功能亢进会导致血小板减少和凝血功能障碍。将血清 TB 值达到 100 μmol/L（6.7 mg/dl）作为新生儿终末期肝病的诊断依据，其敏感性和特异性分别可达 94% 和 87%。但是这一指标出现于疾病的后期，因此不适用于肝移植的参考指标。IFALD 除了威胁患者生命以外，也严重影响患者的生活质量；它可延缓 SBS 患儿的肠道适应，并让患者难以彻底摆脱 PN。因为 IFALD 的临床表现与其他原因所致的肝脏胆汁淤积和脂肪变性很相似，因此在诊断 IFALD 之前一定要排除患者其他基础肝疾病或其他诱因。

肝脏活检对于 IFALD 的诊断也有帮助。一般而言，IFALD 的常见组织病理学特点包括细胞内和胆小管内的胆汁淤积和脂肪变性，以及汇管区的纤维化。成人患者的肝脂肪变性很常见，可不伴有肝的炎症，胆汁淤积和坏死；而婴幼儿则以胆小管内胆汁淤积和汇管区炎症为主，肝细胞坏死和脂肪变性少见。其他组织病理学改变可能包括肝细胞气球样变和出现多核巨细胞。

二、流行病学

IFALD 的流行病学较难统计，主要是因为目前尚缺乏对 IFALD 的统一且确切的定义。一些研究认为 IFALD 的诊断应基于持续性的肝酶升高；但是最近 IFALD 的定义则简单的基于 TB 的升高，并且这一标准逐渐被广泛接受。IFALD 定义的不同直接影响其发病率的报道。一项以肝功能异常为依据的研究报道的发病率为 57%；而另一项以 TB 升高为依据的则报道 IFALD 的发病率为 12%。研究发现，IFALD 患者在可耐受全量肠内营养并且 TB 已经正常后，肝酶还会持续升高，提示在高胆红素血症被纠正后，肝的病理学改变仍在继续。基于上述定义，长期依赖 PN 的婴幼儿 IFALD 的发病率为 40%～60%，而行家庭肠外营养的成人患者的 IFALD 发病率为 15%～40%。而终末期肝病的发病率在 SBS 的儿童患者中为 25%，在家庭肠外营养的成人患者中为 15%。对于儿童患者而言，发生终末期肝病往往是致命性的，因为通常没有大小合适的供体行小肠移植。小于 4 岁的儿童死亡原因中 1.4% 是因为 SBS，并且其中大多数与肝疾病有关。

队列研究发现，人口学特点对 IFALD 的发病也有影响。早产儿（特别是体重小于 500 g）的 IFALD 发病风险最高。患有 SBS 的早产儿，发生 IFALD 后进展为终末期肝病的风险高；接受肠外营养超过 3 个月的患者终末期肝病发病率高达 90%。而 SBS 也是接受 PN 的患者发生 ILALD 的高危因素，一项法国的研究发现并发严重腹泻的 SBS 是接受 PN 治疗的婴幼儿发生 IFALD 最大的风险。此外，腹裂和空肠闭锁也可以增加儿童 IFALD 的发病风险。就成人而言，剩余小肠长度、合并肝疾病、女性和没有连续性结肠是 IFALD 发病的危险因素。

三、病因学

除了人口学特点以外，动物实验和队列研究也指出一些病理生理学进程是 IFALD 发病的重要原因。这些危险因素可分为 PN 相关的因素和宿主相关的因素。其中 PN 相关的危险因素包括喂养能量过高（氨基酸过量）、脂质（磷脂聚积、植物固醇、ω-6 不饱和脂肪酸和抗氧化失衡）、矿物质和微量元素。PN 能量过高或者一些大分子营养物质过量可导致肝脂肪变性和慢性胆汁淤积，这可能与营养物质在肝氧化过多导致肝相对缺血有关。而一些特殊的营养物质在 IFALD 的发病中也扮演着重要的角色。宿主因素包括早产（肝功能未发育成熟）、肠衰竭（肝肠循环紊乱、胆汁淤积、导管和细菌易位所致的感染）。

（一）PN 相关因素

尽管葡萄糖没有内在的肝毒性，但是过量的葡萄糖可能导致高胰岛素血症，并进一步上调脂肪酸合成相关的酶的表达，从而导致肝脂肪变性。这个问题在还没有使用脂质作为肠外营养制剂时尤为突出。但是目前随着人们对脂质在 IFALD 的发病中的关注及脂质在 PN 中的限量，高葡萄糖所致的肝损伤应当被再次认识，因为脂质减少所致的能量缺失需要通过提高 PN 中葡萄糖的含量来补足。

PN 中过量的氨基酸可导致新生儿胆汁淤积性黄疸的发生。这与氨基酸的累积效应和剂量有关，接受氨基酸的量为 3.6 g/（kg·d）的早产儿比 2.5 g/（kg·d）的早产儿的胆红素水平升高的更快。但一般认为这与氨基酸的剂量相关的毒性无关。

在生理剂量下，氨基酸的肝毒性可能与牛磺酸和半胱氨酸的缺失有关。这两种氨基酸对于新生儿而言是必需氨基酸，因为新生儿肝中可以通过蛋氨酸合成这两种氨基酸的胱硫醚酶和甲磺酸脱羧酶水平很低。牛磺酸不足使得肝难以合成牛磺酸结合型胆汁酸，从而大量合成有毒性的甘氨酸结合型胆汁酸。动物实验证明，补充牛磺酸可以增加胆汁的排泄，但临床疗效有限，因为增加了牛磺酸的 PN 并不能降低 IFALD 的发病风险。此外，新生儿不能将赖氨酸和蛋氨酸转化为卡泥汀，而后者在肝的线粒体脂肪酸氧化中有重要作用。尽管依赖 PN 的新生儿确实出现了卡泥汀的缺乏，但是血清卡泥汀正常后并不能改善 IFALD 的发生。此外，胆碱的缺乏可能导致肝脂肪变性的发生，研究发现，补充胆碱后成人患者的肝脂肪变性得以改善。

新生儿蛋氨酸代谢通路发育的不成熟是导致 3-甲基丙酸等有毒代谢产物堆积的重要原因，这些代谢产物可能导致 IFALD 的发病。因此，现在认为 PN 中蛋氨酸过量是 IFALD 发病的危险因素。

脂质被认为在儿童和成人 IFALD 的发病中都扮演着重要的角色。就成人而言，脂质的·用量超过 1 g/（kg·d）就有导致 IFALD 发病的风险；而在儿童中，研究发现胆汁淤积的发生与脂质用量相关。最近的研究发现，脂质用量超过 2.5 g/（kg·d），严重 IFALD（血清 TB＞100 μmol/L）的发病风险是原先的 1.04 倍。这个风险看起来是微不足道的，但是每天的这种脂质用量使用 60 天后，严重 IFALD 的发病风险将会是原先的 10 倍。

脂质导致 IFALD 的发病机制比较复杂，可能与磷脂的堆积、过量的植物固醇、ω-6 不饱和脂肪酸所致的促炎状态和抗氧化失衡有关。植物来源的脂质（如大豆油）是 PN 的中脂肪乳的主要来源，但最近北美批准了非植物来源脂肪乳的使用。这种植物来源的脂肪乳中植物固醇和 ω-6 不饱和脂肪酸含量高，而抗氧化的成分较少。因此，静脉滴注这种脂肪乳剂是 IFALD 发病的重要原因。IFALD 患者血中植物固醇的含量是升高的，并且植物甾醇的水平和 IFALD 的严重程度成正比。植物固醇导致 IFALD 的原因可能是其能导致胆石形成及可影响胆小管内胆汁流动。最新的分子机制研究发现，植物固醇可拮抗与胆汁酸稳态相关蛋白的 mRNA。

脂肪乳中的长链不饱和脂肪酸（LCPUFA）以剂量依赖的形式进入细胞膜的磷脂双分子层和其他组织，并参与机体相关代谢活动，包括：细胞信号转导，产生参与免疫反应的类花生酸类物质，影响血管健康，血小板的聚集和免疫反应的调节等。LCPUFA 还可以影响基因转录和脂质代谢；它为类花生酸类物质的产生提供底物，而来自于 ω-6 LCPUFA 的类花生酸类物质（血栓素 A_2，白细胞三烯 B_4、C_4、D_4，前列腺素 D_2、E_2、F_2，环前列腺素 I_2）具有促炎作用，可以导致 IFALD 的发生。此外，在动物模型中发现，ω-6 LCPUFA 还可以影响胆汁流动及导致肝脂肪变性。

最后，脂质促进 IFALD 的发生与其所致的抗氧化失衡有关。维生素 E 的主要作用是预防脂质过氧化和减少自由基的产生。但是大豆油来源的脂肪乳中抗氧化物质的浓度很低，特别是维生素 E 这种具有最强生物活性的抗氧化物质。这将直接使得其在血清脂蛋白中水平下降及抗氧化保护能力的下降。临床中关于富含维生素 E 的脂质的研究发现，抗氧化能力的增强可明显改善患者肝功能。另一种在 PN 中提供抗氧化物质的方式是在 PN 中加入锌和硒。

微量元素（特别是锰）也被认为与 IFALD 的发病有关。在一项研究中，57 例长期依赖 PN 的患者中，45 例患者的血清锰是超标的。锰在神经系统的聚积可以产生神经系统毒性；而 IFALD 也与高锰血症有关。将锰在 PN 中的用量减少或者清除后，患者的肝功能将得到改善。锰是通过胆汁排泄的，在胆汁淤积性疾病中锰的聚积很常见。因此，一些医院已经不再向有 IFALD 发病风险的患者使用的 PN 中添加锰。虽然铝被认为与 PN 相关的代谢性骨病的发病有关，但是尚没有证据认为其与 IFALD 的发病有关。同样的，虽然有证据显示铬可以在肝脏中沉积，但是并没有证据认为其与 IFALD 的发病有关。铜离子也有潜在的肝脏毒性且在胆道中被清除，因此建议密切检测血清铜离子浓度以防止肝脏损伤。

（二）宿主相关因素

儿童更容易发生 IFALD，特别是年龄小的儿童。研究发现小于 34 周胎龄，体重小于 2 kg 的儿童 IFALD 的发病率最高。这可能与婴幼儿的肝发育还没有成熟有关，婴幼儿肝合成和代谢胆汁酸盐及胆汁酸肝肠循环的能力较差。此外，婴幼儿肝的其他一些生理功能的发育也没有完善，比如胱硫醚酶和谷胱甘肽的缺乏及代谢有毒性作用的胆汁酸盐（如石胆酸）的能力较差。

因为肠衰竭（比如 SBS）而接受 PN 治疗的患者面临更高发生 IFALD 的风险。Stanko 等研究发现，一群接受 PN 治疗的患者中，只有 SBS 患者发生了 IFALD。对 SBS 患者而言，没有完整的结肠是又一发病危险因素。完全不能耐受肠内营养的儿童比能部分耐受肠内营养的患者更易发生 IFALD。剩余小肠的长度也与 IFALD 的发病有关，剩余小肠长度小于 50 cm 的儿童面临的肝衰竭的风险是最大的。

IF 患者面临更高的 IFALD 发病风险的原因可能与无法进食、肝肠循环的破坏及由于肠黏膜机械屏障和免疫屏障的破坏所致的脓毒症有关。进食的减少使得肠道分泌的可以促进胆汁排泄和肠蠕动的激素减少。禁食所致的胆汁流量降低是发生胆道淤滞和胆石症的危险因素；进食减少使得肠道动力减弱并进而导致小肠细菌过度增生。在肠功能障碍的情况下，由于肠壁通透性增加，过度增殖的细菌会发生易位并引起脓毒症。肠腔内增殖的细菌还可以把鹅脱氧胆酸转化为有毒性作用的石胆酸。

IFALD 也被认为与反复发生的脓毒症有关。接受 PN 的患者发生脓毒症的原因主要有两点：一是导管相关性感染；另一是小肠内细菌易位。脓毒症常可导致进展期 IFALD 患者的死亡。发生脓毒症时，释放的促炎因子和内毒素可对胆汁酸转运产生重要影响。SBS 被认为使得机体处于促炎状态，此时的脓毒症释放的炎症因子将加重促炎反应的发生。由于 ω-6 LCPUFA 可以产生大量促炎因子，因此传统的脂肪乳制剂可能增强肝脏对内毒素介导的胆汁淤积的过度反应。

四、治疗和预防

治疗和预防 IFALD 主要包括营养干预、预防脓毒症、药物治疗、经皮胆道引流和肝移植等。

对依赖 PN 的患者进行营养干预最基本的原则是避免与 PN 相关的可能增加 IFALD 发病风险和导致不良预后的因素，比如避免 PN 中能量过量等。研究表明，如果可以在肝发生明显的纤维化和肝硬化之前逐渐恢复经口饮食，那么肝的病理改变是可以被逆转的；因此，促进肠康复治疗，尽快恢复肠内喂养在 IFALD 的预防和治疗中就显得尤为重要。对存在近端肠管造口的患者，尽早恢复其肠道的连续性也能帮助 IFALD 的治疗。而肠道延长术被证明也对 IFALD 的治疗是有利的。接受肠道延长术的患者术后血生化指标逐渐正常，即使部分患者已经存在肝病理的纤维化；但是，术后恢复肠内喂养是非常关键的，如果依然依赖 PN，即便行肠道延长术治疗，患者的胆汁淤积仍仍将持续发展。

对于肠道无法适应，或者需较长时间完成肠适应的患者，周期性使用 PN 可能具有保护作用。这种使用方法可以降低胰岛素水平，避免肝肿大和改善血生化指标。周期性使用 PN 可以在 PN 使用的间歇期动员机体储存的游离脂肪酸，从而通过促进更有效的能量利用降低肝的毒性应激，保护肝。

考虑到脂质在 IFALD 发病中的重要作用，大家试图通过降低 PN 中脂质的含量来降低 IFALD 的发病风险。Colomb 等发现暂时中断 IFALD 患者 PN 中脂质的供应可以降低血清胆红素水平，改善血小板减少症。同样地，Rollins 发现减少 PN 中脂质的量可以明显改善高胆红素血症。但是需要更多的高质量临床试验来验证通过减少脂质含量来改善 IFALD 的安全性和有效性。

富含 ω-6 不饱和脂肪酸和植物固醇脂肪乳剂由于可以干扰胆汁酸的分泌和产生大量的促炎因子而造成肝的损伤。因此，治疗 IFALD 的一个重要方面就是减少富含 ω-6 不饱和脂肪酸的脂肪乳剂的使用，改用富含具有抗炎作用的 ω-3 不饱和脂肪酸的脂肪乳剂——鱼油。

目前，在欧洲被批准使用的含有鱼油制剂的脂肪乳剂包括 SMOFLipid、Lipoplus 和 Omegaven。鱼油富含 ω-3 不饱和脂肪酸，包括 α-亚麻酸（ALA），二十碳五烯酸（EPA）和二十二碳六烯酸（DHA）。因为 EPA 和 DHA 的含量高，鱼油的抗炎作用主要是基于其可干扰花生四烯酸的代谢通路，从而减少前列腺素 E_3、白细胞三烯 B_5 和血栓素 A_3 的产生。尽管鱼油具有抗炎作用的优势，但是使用鱼油作为主要的 PN 脂肪乳剂还有一定的不确定性，主要是考虑的问题是它是否可以为患者提供足够的脂肪酸而不至于引起关键脂肪酸缺乏或者影响儿童的生长发育。

鱼油早期主要是作为大豆油来源的脂肪乳剂的补充来使用；直到 2005 年，Gura 首先使用 Omegaven 作为唯一的脂肪乳剂给一位对大豆油严重过敏的患者使用。随后，单用 Omegaven 开始作为依赖 PN 的胆汁淤积患者的补偿性治疗。2006 年，波士顿儿童医院报道了使用 Omegaven 治疗两个患有严重终末期肝病的 IFALD 患儿，治疗后患者的终末期肝病被成功逆转。波士顿儿童医院随后又报道了单用 Omegaven 后 IFALD 的缓解率可达45%；而使用传统的大豆油来源的脂肪乳剂，IFALD 的缓解率只有 5%。而 Diamond 等发现 Omegaven 治疗 IFALD 的缓解率可达 63%。但是波士顿儿童医院是单用 Omegaven，剂量为1 g/（kg·d）；而 Diamond 等则联合使用 Omegaven 和 Intralipid，剂量均为 1 g/（kg·d）。后者同时使用两种脂肪乳剂的主要考虑是，在保证营养和能量平衡的状态下，同时可以补充有抗炎作用的 ω-3 不饱和脂肪酸。

尽管鱼油治疗 IFALD 方面取得了成功，但是临床使用鱼油还有一些顾虑，主要是凝血功能障碍，EFAD 和感染的增多。临床上凝血功能障碍和 EFAD 在依赖 PN 的患者中发生还没有定论。但波士顿的研究发现使用鱼油的患者，其 INR 和血流感染率比使用大豆油脂肪乳剂的患者要低。此外，单用鱼油也被质疑缺乏人体所需的必需脂肪酸，甚至限制儿童的生长发育。在波士顿儿童医院进行的一项 RCT 研究表明，与以大豆油为基础的脂肪乳剂相比，以鱼油为基础的脂肪乳剂的安全性和降低新生儿胆汁淤积发病率的有效性。2014 年，研究团队发表了中期研究结果，相比于大豆油组，鱼油组的生长受限、凝血功能障碍、感染、高脂血症和神经发育不良等的发病风险并未升高，而且鱼油组没有患者出现 EFAD。但由于所有入组患者的胆汁淤积的发病率显著低于预期，因此中期研究结果并未发现两种鱼油在降低胆汁淤积发病率方面的作用。

此外，鱼油在减少视网膜疾病、骨骼健康和神经系统发育等方面也有优势。研究表明，饮食中摄入的 ω-3 不饱和脂肪酸增多可以降低视网膜疾病的发病率。特别地，EPA 和 DHA 可以通过促进损伤血管的重生，减少病理性的新生血管形成，提示补充 ω-3 不饱和脂肪酸可以预防增殖性视网膜疾病的发病。此外，补充鱼油后，可以增加骨密度，减少骨转换并增加钙的吸收。进一步的研究发现，ω-3 不饱和脂肪酸对婴幼儿的神经系统发育也是有益的。

考虑到脓毒症在 IFALD 发病中的重要作用，预防脓毒症的发生对于预防和治疗 IFALD 可能是相当重要的。预防脓毒症的关键在防治导管感染和预防小肠细菌过度增生和细菌易位。导管感染的预防需要个人和团队的共同努力。对于家庭 PN 的患者的宣教是至关重要的。Meta 分析显示，氯己定比聚维酮碘在预防导管感染方面更有效。此外，抗生素和乙醇浓度对于预防导管相关感染也有很好的作用。专业的导管护理团队护理的儿童其感染发生率也是较低的，有个案报道指出，患有 IFALD 的儿童在更换更有经验的导管护理团队后，其导管相关的感染发病率显著下降，并进一步促进了其肝功能的改善。

通过抗生素治疗 SIBO 也可显著降低脓毒症和相关的 IFALD 的发病率。一项随机对照研究发现，给低出生体重新生儿预防性使用红霉素可以有效降低脓毒症和肝脏疾病的发病；但这项研究的主要目标是研究红霉素的促肠动力作用，因此尚不清楚脓毒症和肝脏疾病发病率的下降是由于红霉素的促动力作用还是抗菌作用。但 SBS 患者通常是肠道蠕动过快，因此不推荐给 SBS 患者使用红霉素。一般不推荐预防性使用抗生素，但需要使用抗生素治疗肠道细菌过度增生。动物实验证明，口服谷氨酰胺可以已知细菌易位，谷氨酰胺还可以逆转内毒素所致的肝细胞线粒体代谢障碍。但是，临床研究表明，谷氨酰胺对于婴幼儿并无相关益处。另外，益生菌在预防肠道细菌过度增生和易位方面也有一定作用。

可用于治疗 IFALD 的药物比较有限。通常可选择熊脱氧胆酸治疗 IFALD，RCT 研究发现熊脱氧胆酸可以降低血清 GGT，但没有使得血清胆红素水平下降。但对于 SBS 患者而言，用药后严重的腹泻限制了这个药物的使用。有研究报道使用 N- 乙酰半胱氨酸可以使得血清谷胱甘肽的浓度恢复正常。但这一治疗方案仍需进一步评估，可作为在没有其他方法时，中重度 IFALD 的治疗。另外一些被认为可能有益的药物有胆囊收缩素和牛黄脱氧胆酸，但仍需大规模的临床对照研究来证实其疗效。

对于难治性的 IFALD，可以考虑进行肝移植。但是对于婴幼儿而言，移植非常具有挑战性，特别是进行肝肠联合移植，主要原因是很难找到大小合适的供体。1 年和 5 年的供体存活率分别是 80% 和 50%，预后不良的原因主要是小肠移植使用的药物的并发症所致。因此，有人建议对经过治疗可能摆脱 PN 的患者进行单独的肝脏移植。

第三节　代谢性并发症

代谢性并发症在 SBS 患者中十分常见，主要包括水和电解质代谢紊乱、D- 乳酸酸中毒和微量元素（矿物质和维生素）缺乏。

一、水和电解质紊乱

水和电解质代谢紊乱主要与大量水和电解质的丢失及后续补充相关液体有关。经造口和粪便的液体丢失相当严重，因此需要及时补充水和电解质以防止脱水和肾功能障碍。病情严重的 SBS 患者往往处于两难的境地——他们既需要避免摄入高渗液体，也要限制低渗液体摄入，因为这两种液体都可以加重机体水分丢失。每天需要的液体总量应当在一天中被分散摄入，避免某一段时间内集中摄入过多液体。同时，患者也需要避免饮用有利尿作用的酒精、咖啡等食物。SBS 患者应当增加食盐的摄入，可以口服包有食盐的胶囊。口服补液盐（ORS）是糖盐平衡液体，与低渗液体和纯水相比，在提高肠道水分吸收方面有更多优势，是 SBS 患者补充水分，避免脱水的上佳选择。因为严重的吸收不良，机体为吸收更多的氯化钠，部分患者会出现继发性高醛固酮血症。尽管存在这些口服禁忌和口服推荐，SBS 患者仍然需要通过静脉输注生理盐水来补充足够的水分和盐分。

部分 SBS 患者需要经 PN 补充营养物质和能量，对此类依赖 PN 的患者，高糖血症或者低血糖是常见并发症。此外，低镁血症也是一个棘手的问题，因为口服镁难以吸收且有导泻作用。因此对于重症患者，纠正低镁血症是治疗中很重要也很困难的一个方面。低镁血症主要与镁离子被未吸收的脂肪酸螯合及继发性高醛固酮血症有关；甲状旁腺激素的分泌减少和功能降低，将使得镁离子从尿中丢失增加；维生素 D 水平的下降可以减少空肠对镁离子的吸收。纠正水钠失衡可以改善继发性高醛固酮血症；夜间口服氧化酶胶囊也可以被患者很好地耐受；避免食物中过量脂肪的摄入也是纠正低镁血症的一个方法。此外，通过口服 1-α 胆钙化醇来调节维生素 D 水平及周期性静脉注射镁离子，也可以将血镁水平恢复正常。

二、D-乳酸酸中毒

D-乳酸酸中毒是 SBS 患者少见的一种中枢神经系统并发症，多发生于有完整结肠的 SBS 患者。其发病的主要机制是过量摄入糖类以后，肠道内的部分种类的乳酸杆菌可以发酵未被吸收的营养物质（特别是单糖）并进而产生 D-乳酸，有完整结肠的 SBS 患者吸收过量的 D-乳酸后可能并发 D-乳酸酸中毒。机体对 D-乳酸代谢障碍也可能导致 D-乳酸酸中毒。发生 D-乳酸酸中毒的主要临床表现包括嗜睡、意识模糊和共济失调。实验室常规检查的乳酸水平是 L-乳酸，D-乳酸并不是检查项目。当 SBS 患者出现上述症状，血气分析提示 AG 增高型代谢性酸中毒但是血清乳酸水平正常，此时应高度怀疑 D-乳酸酸中毒。预防 D-乳酸酸中毒的关键是限制口服糖类的量。抗生素治疗也是一种有效的方法，通常选择甲硝唑；但是治疗的疗程仍不清楚。通过静滴醋酸盐进行替代治疗也是可行的办法。文献报道，口服益生菌（双歧杆菌和干酪乳杆菌）和卡那霉素（400 mg/d）可以治疗 SBS 患者的 D-乳酸酸中毒；特别注意的是，此时不可选择嗜酸乳杆菌，因为它属于产 D-乳酸的乳酸杆菌类型，可加重 D-乳酸酸中毒的病情。

三、微量元素缺乏

对于 IF 患者而言，微量元素的需求是根据对摄入微量元素的吸收来估算的，但是，目前各种微量元素的吸收率很难判断。例如铬的吸收率只有 1%，而硒的吸收率接近 75%。在补充推荐剂量的微量元素时，一般不会出现毒性作用。但是，元素的化学形式、拮抗或促进吸收的配体及元素之间竞争性吸收可能是影响 IF 患者胃肠道对微量元素吸收的关键。

由于严重的腹泻，锌（Zn）的缺乏在 SBS 患者中很常见，因此一般需要每天补充 3~4 mg 的锌。但对于腹泻严重、瘘或者造口液体丢失量大的患者，锌的补充需要额外增加，最好可达到每丢失 1 L 肠液补充 12 mg 锌。目前尚没有比较好的可以评估患者锌的状态的方法，尽管可以检测其血锌浓度，但是对指导临床治疗没有意义。

SBS 患者硒（Se）的缺乏并不常见，但可见于腹泻严重且没有行 PN 的患者。一般而言，成人补充硒 30~70 μg/d，婴幼儿补充硒 3 μg/（kg·d）可以满足机体所需，但是接受 PN 超过 4 周的早产儿，硒的补充量至少需要 30 μg/d。PN 中没有添加铜（Cu）会引起 SBS

患者铜的缺乏，但补充铜的同时要避免过量引起中毒。有胆道梗阻和严重肝病的患者，铜应该被严格限制。一项研究发现，长期依赖 PN 的患者，其肝中铜的浓度大多数都是升高的，有将近 30% 的患者其肝中铜的浓度甚至和 Wilson 病相当。

铬（Cr）和锰（Mn）的缺乏也可见于一些个案报道中。但是，SBS 患者中铬和锰缺乏的状态还未完全被认同。一般而言，SBS 患者的血清铬和锰的浓度都要高于正常值的数倍。依据现有的微量元素补充配方，更应担心的是铬和锰的过量而不是缺乏。铬和锰的中毒屡见不鲜，主要是由于肝脏胆道淤积和重金属胆汁转运时的浓缩造成的。澳大利亚的一个研究报道了 SBS 患者锰中毒的特点，由于锰在中枢神经系统的沉积，可导致帕金森样的临床症状。铬的神经系统毒性也是接受 PN 的 SBS 患者面临的一个问题。美国肠内肠外营养协会（ASPEN）提出了目前肠外营养配方可能导致的铬中毒，并委托 FDA 改进微量元素补充药品的配方。表 13-1 列出了肠外营养中推荐的微量元素剂量。

表 13-1　肠外营养中推荐的微量元素剂量

微量元素	膳食营养素参考摄入量	每日肠外营养剂量		评价指标
		成人	儿童	
铬	35 µg	10～15 µg； 20 µg（ICU）； 5～10 µg（长期 PN）	0.14～0.2 µg/kg； 0.05 µg/kg	血清铬
铜	0.9 mg	0.3～0.5 mg； 1.3 mg（肠道丢失量大）	20 µg/kg	血浆铜；血清铜蓝蛋白联合 CRP
铁	8 mg	0～1.0～1.2 mg	200 µg/kg； 3～4 mg/kg（低体重新生儿）	血清铁蛋白
锌	11 mg	2.5～5 mg； 另加 2.5～4 mg（ICU）	400 µg/kg（早产儿，小于 3 个月）； 250 µg/kg（大于 3 个月）； 100 µg/kg（年长儿）	血浆和血清锌，清蛋白，CRP
硒	55 µg	30～70 µg； 250～400 µg（ICU）	3 µg/kg； 30 µg（ICU）	血浆和血清硒
锰	2.3 mg	0～55 µg	1～1.5 µg/kg（不超过 50 µg）	全血锰 MRI
碘	150 µg	70 µg	4～5 µg/kg（早产儿）； 5～15 µg/kg（足月儿）； 1 µg/kg（长期 PN）	血清 T_3，T_4，TSH
钼	45 µg	100～200 µg	0.25 µg/kg	尿次黄嘌呤，黄嘌呤亚硫酸盐氧化酶
氟	4.0 mg	0.95 mg	1 µg/ml PN； 500 µg（长期 PN）	血清氟；尿中氟排泄量

四、维生素缺乏

因为水溶性维生素多在近端小肠被吸收，因此，此类维生素的缺乏在 SBS 患者中并不常见。研究报道，长期依赖 PN 的患者出现维生素 B_1 缺乏的情况。最近的研究又发现，接近49%的胃转流 Roux-en-Y 术后的患者出现血清维生素 B_1 浓度异常，伴随叶酸水平升高和提示 SIBO 的氢呼气试验异常；随后通过抗生素和维生素 B_1 替代治疗可以纠正，提示 SIBO 可能是维生素 B_1 缺乏的原因。在所有小肠切除长度超过 60 cm 的患者中，维生素 B_{12} 是必须要补充的；而切除长度小于 20 cm 的可以不补充。维生素 B_{12}– 内因子复合体在末端回肠与特殊的受体结合后被吸收。其他水溶性维生素（维生素 B_3，B_6，H 和叶酸）的缺乏比较罕见。

脂溶性维生素的缺乏在 SBS 患者中则相对比较常见。SBS 患者中常并发夜盲症；维生素 E 缺乏也常出现于间断使用 PN 的患者中，但是每晚在 PN 中补充维生素的患者则很少并发维生素 E 缺乏。脂溶性维生素缺乏的患者可通过口服维生素 A 10 000 ~ 15 000 U/d 和维生素 E_{30} U/d 来补充，如果患者吸收不良则需要提高剂量。而每晚均通过 PN 补充维生素的患者则不必再口服维生素，但是维生素 D 是例外。这是因为目前尚没有静脉维生素 D 制剂，且维生素 D 在 SBS 患者的肠道中吸收差。因此，SBS 患者中骨软化和佝偻病的发病率持续升高，而维生素 D 补充不足可能是发病的重要原因。患者每天一般需要补充 1 600 U 的DHT 并且应增加日照。部分患者每天需要补充 DHT 的量可能高达 50 000 ~ 100 000 U。血清 25–OHD 是反映维生素 D 水平的较好的指标，应定期检测。表 13–2 列出了肠外营养中推荐的维生素剂量。

表 13–2　肠外营养中推荐的维生素剂量

维生素	膳食营养素参考摄入量			每日肠外营养剂量		
	婴幼儿	儿童	成人	婴幼儿	儿童	成人
维生素 A	400 ~ 500 RAE	400 ~ 500 RAE	900 RAE（男）；700 RAE（女）	150 ~ 300 2 µg/kg	15 µg	1 000 µg
维生素 D	5 µg	5 µg	5 ~ 15 µg	0.8 µg/kg	10 µg	5 µg
维生素 E	4 ~ 5 α–TE（mg）	6 ~ 7 α–TE（mg）	15 α–TE	2.8 ~ 3.5 mg/kg	7 mg	10 mg
维生素 K	2.0 ~ 2.5 µg	30 ~ 55 µg	120 µg（男）；90 µg（女）	10 µg/kg	200 µg	150 µg
维生素 B_1	0.2 ~ 0.3 mg	0.5 ~ 0.6 mg	1.2 mg（男）；1.1 mg（女）	0.35 ~ 0.5 mg/kg	1.2 mg	3.0 ~ 3.5 mg
维生素 B_2	0.3 ~ 0.4 mg	0.5 ~ 0.6 mg	1.3 mg（男）；1.1 mg（女）	0.15 ~ 0.2 mg/kg	1.45 mg	3.6 ~ 4.9 mg

维生素	膳食营养素参考摄入量			每日肠外营养剂量		
	婴幼儿	儿童	成人	婴幼儿	儿童	成人
维生素 B_3	2 ~ 4 mg	6 ~ 8 mg	16 mg（男）；14 mg（女）	4.0 ~ 6.8 mg/kg	17 mg	40 ~ 46 mg
维生素 B_5	1.7 ~ 1.8 mg	3 ~ 5 mg	5 mg	1.0 ~ 2.0 mg/kg	5 mg	15 mg
维生素 B_6	0.1 ~ 0.3 mg	0.5 ~ 0.6 mg	1.3 ~ 1.7 mg（男）；1.3 ~ 1.5 mg（女）	0.15 ~ 0.2 mg/kg	1.0 mg	4.0 ~ 4.5 mg
叶酸	65 ~ 0 μg	150 ~ 200 μg	400 μg	56 μg/kg	140 μg	400 μg
维生素 B_{12}	0.4 ~ 0.5 μg	0.9 ~ 1.2 μg	2.4 μg	0.3 μg/kg	1.0 μg	5.0 ~ 6.0 μg
维生素 H	5 μg	8 ~ 12 μg	30 μg	5.0 ~ 8.0 μg/kg	20 μg	60 ~ 69 μg
维生素 C	40 ~ 50 mg	15 ~ 25 mg	90 mg（男）；75 mg（女）	15 ~ 25 mg/kg	80 mg	100 ~ 125 mg

注：RAE：视黄醇活性当量；α-TE：α-生育酚当量。

第四节　代谢性骨病

一、流行病学及病因学

代谢性骨病（MBD）发病率在 SBS 及 IF 的患者中不断上升，特别是在接受 PN 治疗的 SBS 患者中高达 84%。MBD 主要指骨质疏松和骨质软化，MBD 的发病是饮食、环境和基础疾病等各种因素共同导致的结果。主要包括饮食中维生素 D、钙、磷和其他成骨矿物质不足或者吸收不良，缺乏日晒和体育锻炼不足等。其中，维生素 D、钙和磷不足是发病的始动因素。

维生素 D 缺乏可以通过多种方式影响患者的骨骼健康。除了经典的减少钙吸收以外，严重的维生素 D 不足可导致甲状旁腺激素（PTH）水平升高，并进一步导致甲状旁腺功能亢进。维生素 D 不足与小肠对维生素 D 吸收不良和脂肪泻导致的粪便中维生素 D 和钙离子大量丢失有关。在儿童 SBS 患者中，维生素 D 不足还与维生素 D 的肠肝循环减弱有关。长期住院的患有 IF 的婴幼儿，日照不足也可导致维生素 D 缺乏；而喂养不足则导致维生素摄入不足。在成人 IF 患者中，微量元素和维生素的摄入通常也是不足的。

维生素 D 是 PN 的成分之一，目前仍不清楚 PN 中最佳的维生素 D 浓度，一般给予的维生素 D 的量是 400 U/d，低体重婴儿给予 160～200 U/d。对于儿童而言，维生素 D 缺乏导致的 PTH 升高和甲状旁腺功能亢进比维生素 D 过量所致的 PTH 降低危害更大。法国的一项研究发现，PN 中维生素 D 浓度达到 1 200 U/d 可导致肾脏钙质沉积和骨痛，但是脱离 PN 后上述症状消失。因此，PN 中维生素 D 的最佳量还不清楚。

把 PN 作为初始能量来源超过 2 周的婴幼儿，他们摄入的钙和磷通常是不足的。这主要与 PN 中微量元素的溶解度有限和能给予的婴儿的 PN 量有限相关。但是增加钙和磷的浓度可以增加矿物质的获取。就 PN 而言，新生儿的 PN 需要能满足其 80% 的生长所需能量；但是在实际操作中，新生儿往往无法耐受这么大量的 PN。特别是感染和腹部疾病发生时，通常需要减少液体的摄入量或者降低 PN 中钙的浓度。

使用利尿剂，特别是呋塞米等可影响髓袢矿物质转运体的药物，将增加尿中钙的丢失，同时也增加了肾脏钙沉积的风险。呋塞米的使用将使尿中钙的丢失增加 3～5 mg/（kg·d）；尽管这个丢失的量仍是比较多的，但仍小于每日获取的钙的 10%。而一旦因为肺部疾病而将 PN 的量比常规剂量减少 20%～40%，这时丢失的钙将比使用呋塞米时更多。因此，考虑到骨骼矿物质的丢失，适当减少袢利尿剂而增加噻嗪类利尿剂是有益的。目前还没有临床研究来比较不同的降低儿童尿中钙流失方法的利弊。

未强化人乳中的钙和磷是不能满足体重低于 1 800～2 000 g 的新生儿的正常骨骼矿物质沉积速度和骨质矿化的，也无法满足体重较大的 IF 婴幼儿所需；而且磷的不足程度较钙更严重。未强化人乳喂养的早产儿尿中有大量钙离子流失，提示磷的严重不足。但是，当钙和磷都不足时，人乳喂养的同时补充这两种矿物质可以改善发育状况，增加骨质矿化，并使得血清钙、磷和碱性磷酸酶的水平恢复正常；同时矿物质的净获取和骨骼矿物质含量也将增加。人乳中钙的吸收率约为 60%，配方奶粉来源的钙更重要，但吸收率只有 30%～60%。在 IF 患者中，诸多的因素可降低被吸收钙的生物利用度和骨矿化率降低。为了减少 PN 的用量，儿科医师通常会给患儿可耐受的最大量 EN 并增加其浓度。这种方法可保证足够的液体摄入从而减少 PN 量；同时通过给予模块化的大分子营养物质来提供足够的能量。但通过这种方法摄取足够的钙是相当困难的。

相比于给早产儿设计的配方奶粉，特殊的基本配方奶粉（通常是脱水整蛋白）中矿物质含量较低，可能导致钙的摄入不足，并且提高浓度并不能改善钙离子的吸收。目前尚没有关于食用整蛋白奶粉的 IF 患者的矿物质生物利用度和矿物质浓度关系的数据。在总液体量不变的情况下，通过增加配方中矿物质的浓度来增加钙和磷的摄入量是否更好仍不得而知。就婴幼儿而言，单独增加钙和磷而不增加镁和锌等元素是否合适仍是一个问题。

不论肠内还是肠外营养的儿童，铝等重金属元素与骨骼疾病的关系一直是一个备受关注的问题。现有的一些个案报道和临床研究都没有很好地解决这个问题。目前铝含量极低的 PN 方案仍在大量使用。铝一直被认为与骨痛和骨骼代谢异常有关。有研究认为，铝可通过多种途径导致 PTH 和 1-α，25- 羟维生素 D 的水平下降。IF 患者的骨矿化异常的程度与铝离子毒性的关系仍不清楚。最近，Fewtrell 等发现，骨密度的下降与幼年时通过 PN 摄入过量的铝有关。

IF 患者机体运动的减少也是其 MBD 发病的原因之一。充足的矿物质和适当的运动是保持骨骼健康的重要途径。长期接受 PN 的患儿因为导管的限制，其户外活动显著减少。但目前还没有关于这一方面的专门研究。

骨的矿化除了需要矿物质以外，还需要大量的微量元素和蛋白质。只关注与钙和磷，可能导致对成骨所需的其他物质的忽视。在微量元素中，最可能补充不足的是镁和锌。在依赖 PN 的 IF 患者（特别是回肠造口的患者），锌的丢失是十分严重的；但可以通过在 PN 中补充锌来纠正。锌是骨的重要组成成分，因此可以需要经常检测其含量来预防骨质软化。此外，维生素 C 和 K 的缺乏也可见于儿童 IF 患者并导致骨矿化不全。

二、临床诊断

血生化检验，骨密度检测及影像学检查是评估 IF 患者骨矿物质不足的主要手段。在众多的检查中，X 线检查依然是评估婴幼儿骨矿化程度的标准方法；通常扫描的部位是膝关节或者桡骨。X 线扫描应当由有经验的影像科医师完成，能够对骨骼的形态和佝偻病及 MBD 的典型特点进行评价。同时，应当仔细评估 X 线片以明确有无已愈合的骨折，并对胸片进行评估判断有无肋骨骨折。阅片是需要谨慎以防止对影像学结构过度解读。仅通过 X 线片很难对骨质软化进行确认，至少需要有 20% 的骨矿物质丢失才能在 X 线片上做出诊断，这使得 X 线片对骨矿化不足的诊断敏感性较低。

影像学检查对于早产儿和其他长期以来肠外营养的婴幼儿有特殊的优势。影像学上对明显佝偻病的诊断与儿童典型的维生素 D 缺乏性佝偻病一致。一旦骨折或者佝偻病被确认与骨软化有关，应当积极进行干预以纠正血清钙、磷和维生素 D 水平。对于确诊骨软化或者佝偻病的儿童，不必频繁进行影像学检查，一般 6~8 周一次即可。血清碱性磷酸酶活性、25- 羟维生素 D（25-ODH）浓度和血磷水平应当经常检测已评价干预治疗的效果。对于确诊为骨软化的患儿应当加强护理，防止骨折的发生。

目前，越来越多的研究开始评价双能 X 线吸收法在儿童骨矿物质成分和骨密度测定方面的作用。已经建立了依据性别的标准数据库，可适用于大多数的检查仪器，问题在于尚没有标准的解释图像的软件。一般而言，全身扫描用来评估儿童骨矿物质成分和骨密度的方法是最常用的。一个国际工作小组的指南推荐对患儿进行除了头颅和脊柱以外的全身扫描来评估其骨密度。指南还指出，骨软化的诊断不应该完全依靠双能 X 线吸收法的结果，还应结合既往骨折的病史。年轻人的正常参考值（T 评分）不能用于儿童，应当对年龄、性别和种族校正后才能用于儿童的判断。

临床上常用骨转换生化标志物来检测成人骨形成和骨吸收的过程。血清碱性磷酸酶（ALP）的活性是检测早产儿骨矿化状态的一个高度特异和敏感的指标。此外，其他骨转换生化标志物，如骨钙蛋白和 N- 端肽也是儿童的常用指标。通常，成骨标志物骨钙蛋白可以提示骨矿化状态。但是这些指标对于 IF 患者骨密度检测的敏感性仍不确定。目前还没有证据表明可以利用血清骨钙蛋白和 N– 端肽来指导治疗。

血清骨特异性 ALP（BS-ALP）是反映骨矿化的更为重要的指标。合并有肝功能障碍的 IF 患儿，ALP 通常没有 BS-ALP 敏感。BS-ALP 可以反映慢性疾病的状态，但它在儿童中的正常值尚无定论。

对于没有肝功能障碍的患者，通常监测其血清总 ALP 活性和磷的浓度。血清钙离子浓度也可检测，但是除了判断有无高钙血症外，其临床意义并不大。影像学诊断为佝偻病的患儿，其 ALP＞800 U/L 且血磷水平低下。但作为佝偻病的监测指标，ALP＞600 U/L 时就需注意，当 ALP＞800 U/L 时，应当行影像学检查。

检测 IF 患儿的血清维生素 D 水平也是十分有用的。由于没有相关的临床指标可以反映维生素 D 不足，因此有必要常规检测其血清的水平。对大多数儿童而言，检测血清 25-OHD 和 PTH 水平是首选。尽管实验室检测 25-OHD 的方法有很多，但一般推荐采用有国家标准的方法以保证其准确性。使用正确的检测方法可以同时测定 25-OHD$_2$ 和 25-OHD$_3$ 的水平。

另一个常见的问题是 1, 25-OHD 是否应该检测。尽管 1, 25-OHD 是维生素 D 的活性形式，但一般认为如果没有肾脏疾病，或者没有使用骨化三醇及其类似物，检测 1, 25-OHD 既昂贵且没有多大的临床价值。这可能是因为 1, 25-OHD 是一个急性期指标，即使在维生素 D 缺乏的情况下，也会因为 PTH 的水平升高而升高。尽管 PTH 的检测对于儿童是有价值的，但是其临床意义的解读仍不确定。一般而言，PTH 的升高可能意味着维生素 D 的缺乏。但是在合并肾疾病或者不确定的情况下，最好咨询小儿肾脏科和内分泌科医师。

关于 25-OHD，有一个尚未被解决的问题，即 25-OHD 的正常值是多少及其水平达到何种程度时需要进行干预，至于采取何种干预又是另一个具有挑战性的问题。一些医师推荐成人 25-OHD 的正常值下限是 80 nmol/L（32 ng/ml），但这一标准并没有在美国被其他医师或者政府卫生机构接受。但是我们仍习惯性把 25-OHD＜32 ng/ml 作为成人和儿童维生素 D 不足的诊断依据。

25-OHD 在儿童的参考标准更不清楚，一项指南推荐把 25-OHD 小于 20 ng/ml 作为维生素 D 不足或缺乏的指标。目前全世界已达成共识，20 ng/ml 是需要引起注意的临界点，特别是 IF 患儿。

25-OHD 的水平升高（比如超过 80 nmol/L）是否一定有利也尚未可知。因为还没有关于这方面的临床研究，因此高维生素 D 水平对 IF 患儿骨骼健康的影响仍不好判断。Misra 等将 25-OHD＞250 nmol/L 作为维生素 D 过量的标准。但是 IF 患儿很难达到如此高的维生素 D 水平，除非被每天给予高剂量的维生素 D。已经脱离 PN 的 IF 患儿面临微量元素和维生素 D 的高风险，因此在脱离 PN 4～6 周后应定期检测相关微量元素和维生素 D 水平。

三、治疗和预防

对于 IF 患儿，适度增加运动量和经常日照对于维持骨骼健康当然是十分重要的。但是对大多数 IF 患儿来说，更应强调补充合适的营养物质来保持骨骼健康。

对于接受 PN 治疗的小儿 IF 患者，最重要的就是最大可能增加其对钙和磷的吸收。但要达到这一目标是相当困难的，需要临床医师、营养师和药剂师的密切配合。为了增加 PN 钙和磷的吸收，需要采取一系列措施，比如选用易溶的矿物质剂型，适当改进 PN 的配方（如增加半胱氨酸）和维持合适的室温，从而最大限度地增加矿物质在 PN 中的溶解度。

对于可以适当经口进食的患儿，可以在可耐受的情况下喂养一些钙和磷制剂。对于早产儿，喂养富含钙和磷的特定的配方奶粉和强化的人乳都是理想选择。但是对于大多数有骨生成问题或者肠道障碍的婴幼儿，往往不能耐受这些补充剂，或者可耐受量很小无法满足生长所需。

许多 IF 患儿通常使用的是元素化或者半元素化的配方奶粉，但这些配方奶粉中钙的生物利用度仍不清楚。乳糖的缺乏可能会影响钙离子的吸收。但是，与基础矿物质摄入不足和肠道功能障碍及维生素 D 水平不足所致的钙和磷吸收不足相比，配方奶粉相关的钙磷吸收问题并不大。

人乳对于婴幼儿有很大的好处，在可能的情况下不要放弃人乳喂养。但是，正如前述的人乳中钙和磷的含量并不高，因此正常婴幼儿喂养人乳后对钙磷的生物利用度并不能应用于 IF 患儿；对于长期接受 PN 的患儿和早产儿而言，人乳中钙和磷并不足够。此外，人乳中的钙容易与脂肪结合，可能部分钙残留于容器中而没有被人体吸收。

因此，给予这些患儿单独补充钙和磷是相当重要的。但在实际操作中仍有一些问题。首先，商品化的液体钙磷补充剂由于渗透浓度过大，可能不适合过小的婴儿，并可能大致坏死性小肠结肠炎。此外，即便不缺乏维生素 D，由于溶解度较差，这些钙磷补充剂的吸收并不好。特别是碳酸钙制剂在酸度较低的环境（比如新生儿肠道）中溶解度差，钙离子吸收不良。

除了钙和磷，也可通过多种方式给 IF 患儿补充维生素 D。最好的方法是把维生素 D 的补充作为日常补充多种维生素的一部分。但是，很多患者并不能很好地以此来维持正常的 25-OHD 水平，此时可考虑适当增加维生素 D 的浓度。通过肠外的方式给予也是可以的，但不同的国家之间可获得的剂型有差别。对于一些患儿，有必要补充 1, 25-OHD 及其类似物，但需要在有相关用药经验的药剂师的指导下使用。补充维生素 D_2 还是维生素 D_3 尚没有定论。虽然维生素 D_3 可能更好一些，但两者都可使用。

对于有严重骨矿物质缺乏的患者，还可以考虑使用二膦酸盐等抗骨吸收制剂的治疗。但是其疗效不高，也没有在 IF 患儿中使用的数据支持。

第五节　泌尿系统并发症

肾结石和肾衰竭是 SBS 患者泌尿系统的常见并发症。SBS 患者的肾结石以草酸钙结石为主，特别是有完整结肠的 SBS 患者。结肠吸收过量的草酸入血导致高草酸血症是 SBS 患者并发草酸钙结石的一个可能机制。草酸通常在小肠内与钙离子结合形成不溶性的草酸钙结晶，从而阻止草酸的过量吸收；SBS 患者由于胆汁酸不足和脂肪吸收不良，导致钙离子在肠道内与大量的游离脂肪酸结合，而 SBS 患者钙离子摄入的不足进一步造成钙离子缺乏；进入结肠的草酸由于没有与钙离子结合，被大量吸收入血，并进一步在肾脏中形成草酸钙结石。肾结石在肠切除后空肠造口的患者中不常见，但是约有 1/4 的肠切除但有完整结肠的患者在术后 2 年内会并发肾结石。草酸结晶在肾中的慢性沉积导致肾小球玻璃样变和小管间质纤维化，这些病变将逐渐导致肾功能障碍，相当一部分患者会发展至终末期肾病。

低草酸摄入对于预防草酸钙结石具有重要意义，咖啡、茶、可乐、菠菜、芹菜、胡萝卜等蔬菜草酸含量较高，应当避免或减少摄入。口服钙离子补充剂也是一种有效方法。通过补充胆汁酸可以增加肠道内脂肪酸的吸收，从而减少草酸在结肠的吸收，并进一步减少草酸经肾的排泄，这样可以降低肾结石的发生。增加富含柠檬酸盐食物的摄入也可降低草酸钙结石的发病风险，因为柠檬酸盐在尿液中可与草酸盐竞争性结合钙离子。考来烯胺可以结合结肠内的草酸，因此也是一种潜在的治疗方法。而维生素 C 的摄入则需要慎重，理由是维生素 C 可以代谢为草酸，增加草酸钙结石发病风险。当然，适当增加尿量也可以减少肾结石发病。

尿酸结石在 SBS 患者群中的发病率也在上升，但与草酸结石不同的是，尿酸结石多见于消化液丢失较多的肠造口患者。这可能与患者尿量减少和尿 pH 降低，从未使得尿酸的溶解度下降有关。预防尿酸结石的方法主要是限制高尿酸食物（如啤酒、红肉、贝壳类动物）的摄入和碱化尿液，以此来增加尿酸在尿液中的溶解度，减少尿酸结晶析出。

第六节　胃肠道并发症

SBS 患者常常会并发胃肠道相关的并发症。胃液高分泌状态是 SBS 患者早期出现的常见并发症。肠道菌群的改变，特别是小肠细菌过度增殖（SIBO）是 SBS 患者胃肠道的重要改变。

一、胃液高分泌状态

胃液高分泌状态在成人和儿童 SBS 患者中都很常见，约有 1/4 的小肠大部切除患者会发生此种并发症。小肠大部切除后的胃液高分泌状态主要是由壁细胞的增生和高胃泌素血症引起的。但是这种高过分泌的状态不会持续很长时间，一般几个月后会好转。胃液高分泌状态的病因目前尚不明确，可能与来自小肠的抑制因子减少有关。而胃部高酸状态可引起吸收不良和腹泻，并可能引起消化性溃疡。治疗和预防胃液过度分泌不仅可以促进消化吸收，还可以防止消化性溃疡的发生。在小肠切除术前就应该开始使用组胺 H_2 受体抑制剂和质子泵抑制剂（PPIs），术后也应维持用药直至胃酸过度分泌被控制。但也有一些患者即便在用药的情况下仍不可避免地出现严重的消化性溃疡，甚至需要手术干预，但是对这类患者行胃大部切除术应非常谨慎并尽量避免。

二、肠道菌群过度增殖

（一）临床特点

肠道菌群过度增殖（SIBO）是 SBS 患者非常常见一种胃肠道并发症。在健康状态下，小肠内的细菌数量是非常低的，而小肠内细菌数量的异常增多是 SIBO 诊断的必要条件；一般而言，每毫升肠液中菌落数大于 10^5 CFU/ml 是诊断 SIBO 的下限。但是这种这个诊断标准对于 SBS 患者而言过于苛刻。就 SBS 患者而言，SIBO 通常指 SIBO 综合征，强调本应在结肠定居的细菌（如大肠埃希菌、肠球菌和革兰氏阳性厌氧菌）在小肠内过度增殖，并进一步导致营养物质吸收不良，或者细菌代谢产生过多对机体有毒的物质（如 D- 乳酸，乙醇和氨等）。因此，SBS 患者的 SIBO 综合征不同于单纯的小肠菌群过度增殖。

SIBO 综合征患者通常有腹胀、早饱、餐后痉挛性腹痛、脂肪泻和腹泻。但是就 SBS 患者而言，上述症状通常很难与小肠蠕动过快或结肠发酵相鉴别。因此，SBS 患者早期往往不会被诊断为 SIBO 综合征，直至细菌产生的代谢产物对机体产生有毒作用。SIBO 是小肠内定植的细菌产生的代谢产物，往往具有神经系统毒性，比如常见的 D- 乳酸酸中毒、高血氨和乙醇中毒等。上述这些产物还会导致患者嗜睡、痴呆、共济失调、惊厥甚至昏迷，还可能导致神经发育异常。因此，一旦有发生 SIBO 风险的胃肠道疾病患者出现神经系统症状，一定要及时检测血中 D- 乳酸、氨和乙醇水平。

（二）病因学

SIBO 的发病与肠道正常生理功能的破坏有关，如感染、自身免疫性疾病和手术等。各种胃肠道疾病所致的胃酸分泌的抑制，胰酶产生的减少和肠蠕动的减弱是引起 SIBO 的重要原因。SIBO 可出现于各种胃肠道疾病中，比如 SBS、术后盲襻综合征、假性肠梗阻、放射性肠损伤、硬皮病和克罗恩病等。此外，急性胰腺炎、肝硬化、非酒精性脂肪肝和肠易激综合征的患者也可并发 SIBO。

正常的肠蠕动是避免肠麻痹的必要条件，一旦发生肠麻痹，肠道内细菌会过度增生并发展为 SIBO。目前认为，肠蠕动正常是调节肠道内菌群维持在正常数量的最重要因素。而胃酸和胰酶可以维持肠道内的正常 pH，从而阻止有害菌的进入和定植，维持肠道微生态平衡。胃酸可以防止经口进入的细菌的过度生长，避免其在上消化道的定植，因此，滥用 PPIs 可能导致 SIBO 的发生。组胺 H_2 受体拮抗剂和 PPIs 常被用来治疗小肠切除后胃液高分泌状态，因此一定要注意此类患者肠道菌群的紊乱和 SIBO 的发生。

肠道内定植的细菌与肠上皮细胞数量接近，并广泛参与了宿主肠道内各类重要的代谢活动，对维持宿主健康至关重要。这些代谢过程包括消化和吸收难消化的物质（如氨基酸、复杂的糖类、植物细胞壁多糖和脂质等），胆汁酸结合，维生素代谢（维生素 K 和 B_{12}），维持肠上皮完整性和肠黏膜免疫的平衡。肠道内的细菌通过分解肠道内的营养物质赖以生存，SIBO 时某种菌群的过度增殖不仅可与宿主竞争营养物质，还可以异常上调菌群参与的代谢过程。肠道内不可吸收产物浓度的异常增高可引起多种临床症状，如腹胀、腹泻、脂肪泻、吸收不良和维生素缺乏。因此，SIBO 患者可出现多种并发症，如厌食、营养不良，依赖TPN，体重下降和生长发育迟缓。

（三）临床诊断方法

诊断 SIBO 的方法包括小肠抽吸物培养、呼气试验和抗生素诊断性治疗。目前尚不知道何种方法诊断的敏感性和特异性更高，因此通常几种方法联合使用。SIBO 诊断的金标准是小肠抽吸物培养的菌落大于 10^5 CFU/ml，并且发现结肠定植菌。这个诊断标准的细菌群落数下限是基于胃大部切除后毕 II 吻合的患者，此类患者如果出现吸收不良，其十二指肠液的细菌培养菌落通常大于 10^5 CFU/ml。但是十二指肠液内培养的细菌菌落数与是否出现脂肪泻的关系尚不明确。因此，可以发现依赖十二指肠液培养来诊断 SIBO 有其局限性。通常利用上消化道内镜来获取十二指肠抽吸液，尽管这种方法直接且安全，但仍存在一些可能干扰抽吸物获取和最后培养结果的技术性问题。比如：内镜和抽吸管可能被上段消化道和口咽部细菌污染，取样的部位，以及通过导管抽吸相对困难。此外，取样的重复率、培养结果的重复率及对缺乏具体细菌与 SIBO 临床表现和并发症的对应关系是小肠内容物培养的另一局限。最后，缺乏正常对照也限制了此种方法的使用。

作为更加简便且无侵入性的检查，呼气试验在 SIBO 的诊断中更受欢迎。呼气试验的原理是基于肠道内细菌分解糖类的氢气。理论上来说，肠腔内细菌的增加可直接导致其消化和分解肠道内摄入的糖类的能力增强，从而增加肠道氢气的产量。不论是基础状态还是在摄入某指定量的碳水化合物（如葡萄糖、果糖、乳糖和木糖）以后，作为细菌代谢的副产物，患者呼出的氢气很容易且很安全地被获得和检测。

但是，呼气试验在诊断 SIBO 是也有一定的局限性。过快（如 SBS）或过慢（如假性肠梗阻）的肠蠕动可影响检测的准确性。在普通人群中，有 15%～25% 的人肠道中定居的细菌更倾向于产生甲烷，因此检测这类人群呼出的氢气可能会低估其肠道内细菌的量和活性。相比于金标准的小肠内容物培养试验，呼气试验的敏感性和特异性的变异度较大，且其与金标准的确认试验尚未有报道。尽管如此，因为操作方便且价格低廉，呼气试验仍被广泛用于SIBO 的诊断和治疗后疗效的评价。

葡萄糖呼气试验在诊断 SIBO 中应用最为频繁，因为葡萄糖大部分在近端小肠被吸收且价格便宜。基础状态（空腹）时呼出的氢气大于 20 mg/L 或者在摄入 50 g 葡萄糖后呼出的氢气较基础状态升高超过 12 mg/L 就被认为是异常的。该试验在肝硬化患者中的检测结果有一定偏移，且患者肠蠕动过快使得底物（葡萄糖）被结肠中细菌分解后易出现假阳性结果。

木糖呼气试验是另一种常见的方法，不同于葡萄糖试验的检测氢气，本方法检测同位素标记二氧化碳（^{14}C-D-xylose）或稳定的化合物（^{13}C-D-xylose）。木糖被小肠内细菌发酵后产生 $^{14}CO_2$ 或者 $^{13}CO_2$，进而被收集和检测。最初的研究显示，尽管木糖呼气试验的敏感性和特异性只有 42%～100% 和 40%～100%，但仍优于葡萄糖呼气试验。因为放射性的原因，^{14}C-D-xylose 不能用于儿童和孕妇，但可用 ^{13}C-D-xylose 替代。

其他一些非侵入性且敏感性高的试验也可用于 SIBO 的诊断。尿糖苷试验就是一种具有前景的诊断方法。糖苷是细菌代谢色氨酸的副产物，可用来反映肠道内细菌的定植情况。但是和其他方法检测代谢副产物的方法类似，这种方法在肠蠕动过快的患者中假阳性率高。因此，糖苷试验在诊断 SIBO 方面并不可靠，且缺乏与金标准的确认试验，故并没有被广泛使用。

在无法进行小肠内容物培养和呼气试验的单位，临床医师通常通过临床症状来判断 SIBO，并用经验性的用抗生素进行诊断性治疗，如果症状缓解则说明 SIBO 的诊断成立。这种方法越来越常用，特别是在 SIBO 高发的患者中。

此外，关于组织活检和 SIBO 的相关性也值得一提。儿童 IF 患者常伴有肠道炎症且与无法摆脱 TPN 有关。一些研究发现，SIBO 的患者肠上皮细胞有淋巴细胞浸润，但这对诊断 SIBO 既无特异性也无敏感性。目前尚没有严格的试验证明肠黏膜的组织学改变是由 SIBO 所致的菌群紊乱引起的。

（四）治疗和预防

SIBO 的治疗包括抗生素、益生菌、益生元、改善肠动力药物。

1. 抗生素使用 抗生素治疗 SIBO 的原则是药物可以改善/缓解相关症状或抑制过度增长的菌群。尽管区分某种症状是由于 SIBO 综合征所致还是由于 IF 本身引起几乎是不可能的，但是临床医师仍可通过一些线索来尽早使用药物治疗 SIBO。在小肠大部切除术后早期，肠蠕动虽然加快，但是肠道管径没有改变。因此，近端小肠内不太可能有过多的细菌增殖，肠道内细菌也不太会引起相关症状。但是几个月甚至几年之后，随着肠腔的扩张，肠道蠕动逐渐减慢，或者合并其他并发 SIBO 的因素，此时如果出现相关症状就可以考虑使用抗生素治疗。如果症状改善，那么 SIBO 的诊断是成立的；如果症状无改善，那么相关症状可能是由于 IF 所致。

治疗 SIBO 不局限于改善吸收不良，腹胀和腹泻等症状。一旦患者出现神经系统症状，或者有 D-乳酸酸中毒证据（如阴离子间隙升高）、血氨或者血乙醇水平升高，应立即使用抗生素治疗直至有毒物质从血液中清除。因为不可能长期使用抗生素来永久清除小肠中过度增殖的细菌，因此抗生素治疗的目的是减少小肠内细菌的载量和循环中细菌产生的毒素。

如果患者有肠道菌群易位或者反复的肠道菌群所致菌血症的证据，即使患者并未表现出

SIBO 综合征的临床表现，也应用抗生素治疗单纯性 SIBO。考虑患者出现肠道菌群易位的间接证据是 IF 患者常发生血流感染，并且导致感染的细菌来自肠道。尽管 IF 患者的血流感染有可能是因为中心静脉导管接触到粪便被污染所致，但是如果即使在非常谨慎的操作和护理下，患者仍频发肠道菌群所致的血流感染，就应该考虑肠道菌群易位。

如果抗生素治疗的目的是改善能量平衡或者减少血中有毒物质的量，那么应当选择杀灭厌氧菌的抗生素。为了减少耐药菌的选择性，选择对需氧菌不敏感的抗生素更比广谱抗生素更好。因此，大多数临床医师会选择甲硝唑治疗 SIBO。甲硝唑十分有效，但也会有一些副作用。它会影响钙离子抑制剂和抗痉挛药物的代谢；还可能引起头痛和痉挛等中枢神经系统副作用和感觉异常等周围神经系统副作用。当它和乙醇同服时会引起戒酒样作用。因此，一般服用甲硝唑两周后停用一周，随后再继续使用，会有比较好的效果和相对少的副作用。对于不能服用甲硝唑的患者，可以服用预期有相同抗菌谱的硝唑尼特治疗 SIBO。尽管没有大规模的临床研究证明硝唑尼特在治疗 SIBO 方面的作用，但是理论上它和甲硝唑是一样安全有效的。

利福昔明也被证明可以治疗合并 SIBO 的肠易激综合征患者。作为不可吸收的药物，它有其独到的优势。利福昔明制作用于肠腔内的细菌，对于鼻咽部、泌尿生殖道和皮肤的菌群没有作用。因此，它不会有真菌感染或者其他副作用。此外，尽管它是对厌氧菌和需氧菌都有效果的广谱抗生素，但它仅仅是抑菌剂并非杀菌剂。因此，尽管长期使用也不会影响细菌的敏感性。

另一种颇具优势的抗生素是阿莫西林克拉维酸钾。它对肠道内超过 90% 的细菌有杀灭作用，还具有促动力作用，可以加快肠道蠕动；但长期使用该药可出现多重耐药菌，部分服用阿莫西林克拉维酸钾的患者会出现消化不良或者腹泻等副作用。

通过"选择性去污"的方法来减少血流感染是很难被接受的；特别是，对于 SBS 患者而言，尚没有文献证明这种方法的有效性。如果把肠道去污作为治疗方案，那么治疗的目的应当是减少革兰氏阴性的需氧菌，特别是经常发生易位的肠球菌，而不是杀灭很少发生易位的革兰氏阳性的厌氧菌。因此具有抗大肠埃希菌和抗肠球菌活性的抗生素是首选。环丙沙星在进行肠道去污方面比治疗 SIBO 更有优势；因为它对肠球菌和肠杆菌的抗菌活性强，但对厌氧菌的效果较差，仅对产气荚膜梭状芽孢杆菌和痤疮丙酸杆菌有活性。但环丙沙星会引起头痛、易怒、嗜睡和头晕，并可与一些药物相互作用。

为了减少抗生素对全身菌群稳态的影响，常选择不可吸收的抗生素进行鸡尾酒疗法肠道去污。通常选择的鸡尾酒疗法包括多黏菌素、妥布霉素和制霉菌素（或者两性霉素 B）。

2. 益生菌和益生元　在健康志愿者中进行的研究发现，抗生素对于肠道菌群的作用只是暂时的，最终会恢复到基础状态。因此，除了抗生素治疗，还可以通过向肠道引入某些特定的非致病菌来改变肠道菌群的构成，从而纠正菌群失衡的状态。选择一些特殊的有益菌可以起到与抗生素相同的治疗效果，但是没有抗生素的副作用，也不会导致耐药菌的产生。

益生菌是指服用足够量后对宿主健康有益的活的微生物。这类微生物无致病性，在人类肠道中定居与宿主共生；并且长期以来被用作食品生产和食品添加剂。常用的商业化的益生菌包括乳酸杆菌、双歧杆菌和酵母菌。特别指出的是，利用益生菌治疗 SIBO 的临床证据十分有限。Vanderhoof 等的研究发现，乳酸杆菌 299 可以减慢或者预防儿童 SBS 患者 SIBO 相关症状的复发。此外，益生菌还可以促进肠蠕动，并增加维生素及微量元素的吸收。

另一种替代服用益生菌的方法是促进有益菌在肠腔的生长。益生元指通过选择性促进宿主肠道内有益菌生长从而有益于宿主健康的，不易消化的但可发酵的物质。研究发现益生元可以促进肠道内乳酸杆菌和双歧杆菌的生长，不被小肠吸收，但可在结肠内被发酵。常见的益生元包括人乳中的低聚糖、果聚糖和果糖寡聚体。尽管理论上益生元可以促进有益菌的生长，但是其在治疗 SIBO 方面的作用还没有被证实，也没有相关的临床研究。

3. 改善肠动力药物 在小肠大部切除后，肠道会发生"肠适应"来代偿其生理功能。其中，增强肠道吸收能力的一个机制是增加吸收面积，即微绒毛长度延长和肠腔管径增大。但研究发现，随着肠腔的增粗，肠道的蠕动收缩能力是下降的，从而延长肠道排空时间。当肠道动力被破坏以至于出现排空障碍时，很有可能发生 SIBO。因此，促动力药物可以维持肠道正常的蠕动和收缩，预防 SIBO 发生。

目前，很少有数据支持伴有胃肠动力障碍的 SBS 患者服用促动力药物。一项研究发现，奥曲肽对 SIBO 伴脂肪泻的患者有益。但随后的研究并没能重复这个发现。尽管奥曲肽可以促进游走肌电复合波，但是它似乎可以延长（而不是缩短）肠排空时间。因此，奥曲肽更适合用来治疗肠蠕动过快而不是过慢。

其他可用于促动力的药物包括阿莫西林克拉维酸、甲氧氯普胺和红霉素。阿莫西林克拉维酸可以增加空腹状态下小肠收缩的振幅和持续时间；其可能的机制是胃动素样作用，或者它可以竞争性抑制中枢神经系统和肠肌神经丛的 γ 氨基丁酸。

红霉素可以在饱餐和空腹状态下促进肠动力。在低剂量状态下（1~2 mg/kg），红霉素可以促进胃排空和增强肠动力；但提高剂量后，胃窦收缩振幅显著增强以至于导致胃痉挛和呕吐。红霉素很容易发生药物快速耐受，因此服用几天后应停药几天以恢复药效。

甲氧氯普胺同时具有中枢神经系统和肠神经系统的作用。在中枢神经系统，它通过与多巴胺受体结合抑制多巴胺作用；在外周神经系统，它可以增加突触前膜乙酰胆碱的释放并抑制 5- 羟色胺的释放，从而促进食管和胃排空，增加肠动力。但甲氧氯普胺可能引起张力障碍，这种迟发性运动障碍在停药后也可长期存在，因此用药时应特别注意此种副作用的发生。此外，老年患者使用甲氧氯普胺后可出现严重嗜睡；而婴儿使用后可出现易激惹。同红霉素类似，快速耐药也限制了甲氧氯普胺的长期使用，需要适时停药。

SBS 患者肠道菌群的改变除了前述的 SIBO 之外，还存在着结肠和粪便菌群的异常，包括菌群的群落构成、相对丰度和多样性等改变。随着新一代高通量测序技术的不断发展，人类对肠道菌群的了解日益深入。肠道菌群广泛参与机体的代谢过程，包括免疫调节、肠道生物屏障、营养物质的代谢分解等。因此，我们推测 SBS 患者肠道菌群的紊乱对其肠功能适应可能产生影响，但目前尚无动物实验或临床研究涉及。对于 SBS 患者肠道菌群的临床研究十分有限，下面仅就已有的一些研究结果进行初步讨论。

Joly 等的研究发现，Ⅱ型（空肠结肠吻合型）SBS 患者的粪便菌群较正常人群有明显的不同，主要是乳酸杆菌的增多，以及柔嫩梭菌、球形梭菌和拟杆菌门的减少。因为乳酸杆菌可以发酵肠道内未被吸收的糖类，因此乳酸杆菌的增多可以被认为是 SBS 患者肠适应的过程。

Engstrand Lilja 等比较了 11 例 SBS 患儿（5 例尚未脱离 PN）与 7 例健康儿童之间的差异。结果表明，未脱离 PN 的 SBS 患儿较脱离 PN 的 SBS 患儿的粪便菌群的多样性（香农指数）显著减少。此外，4 例依赖 PN 的患儿的肠杆菌科（属于变形菌门）是过度增殖的。这些结果提示，SBS 患者肠道菌群失调与 PN 的使用有关，但不清楚菌群改变和疾病状态的互相因果关系。应当指出的是，这 4 例患儿在提供粪便标本的时候正因为 SIBO 而接受抗生素治疗。抗生素的使用是一个混杂因素，因为它可以通过增加肠黏膜的炎症反应减弱对肠杆菌科的定植抵抗。

另一个研究利用基于系统发育的基因芯片分析技术深入分析了 IF 患儿肠道菌群的变化。结果发现，IF 患儿肠道乳酸杆菌属、变形菌门和放线菌门均过度增殖，且肠道菌群的整日多样性和丰度是下降的。分析还指出，作为主要的革兰氏阴性菌，变形菌门与 SBS 患者的肝脂肪变性和纤维化、长期肠外营养相关性和肝及小肠的炎症相关；这可能与革兰氏阴性菌产生的内毒素有关。

此外，临床研究表明，健康儿童粪便中不足 1% 的变形菌门在 SBS 患儿粪便中的相对丰度高达 22%，芽孢杆菌纲在 SBS 患儿中的相对丰度也明显升高；而放线菌门的相对丰度则显著低于健康儿童。结合患儿的临床表现进一步研究发现，伴有腹泻的 SBS 患儿其粪便中乳杆菌属的相对丰度显著高于无腹泻的 SBS 患儿和健康对照儿童。

目前，对 SBS 患者的肠道和粪便菌群的研究还处于起始阶段，各个临床研究之间也存在一些结论的冲突。但是，SBS 患者存在肠道菌群的紊乱是明确的，现有的研究也表明，菌群的紊乱可能是导致 SBS 患者处于"促炎状态"的原因之一。尽管如此，如何精确地操纵 SBS 患者的肠道菌群（如改变肠适应过程中肠道定植菌，肠道菌群改变的生理及病理生理学作用，以及针对菌群的安全可靠的药物治疗），从而改善 SBS 患者的预后并使其临床获益仍有很长的路要走。

（黄雨桦）

参考文献

[1] PITTIRUTI M, HAMILTON H, BIFFI R, et al. ESPEN Guidelines on Parenteral Nutrition: Central venous catheters (access, care, diagnosis and therapy of complications)[J]. Clin Nutr, 2009, 28: 365-377.

[2] LEVY I, KATZ J, SOLTER E, et al. Chlorhexidine-impregnated dressing for prevention of colonization of central venous catheters in infants and children: A randomized controlled study[J]. Pediatr Infect Dis, 2005, 24: 676-679.

[3] BESTJL M B, VANDENBUSSHE H L. Antibiotic lock technique: Review of the literature[J]. Pharmacotherapy, 2005, 25: 211-227.

[4] MOUW E, CHESSMAN K, LESHER A, et al. Use of an ethanol lock to prevent catheter-related infections in children with short bowel syndrome [J]. J Pediatr Surg, 2008, 43: 1025-1029.

[5] COBER M, TEITELBAUM D, KOVACEVICH D. Ethanol-lock therapy for the prevention of central venous access device infections in pediatric intestinal failure patients[J]. JPEN, 2011, 35(1): 67-73.

[6] KELLY D A. Intestinal failure-associated liver disease: What do we know today?[J]. Gastroenterology, 2006, 130: 70-77.

[7] CARTER B A, SHULMAN R J. Mechanisms of disease: Update on the molecular etiology and fundamentals of parenteral nutrition associated cholestasis[J]. Nat Clin Pract Gastroenterol Hepatol, 2007, 4: 277-287.

[8] PUDER M, VALIM C, MEISEL J A ,et al. Parenteral fish oil improves outcomes in patients with parenteral nutrition-associated liver injury [J]. Ann Surg, 2009, 250: 395-402.

[9] HARDY G, MENENDEZ A M, MANZANAREDS W. Trace element supplementation in parenteral nutrition: Pharmacy, posology and monitoring guidance[J]. Nutrition, 2009, 25: 1073-1084.

[10] DE LUCA H F. Vitamin D[J]. Gastroenterology, 2009, 137: S79-S91.

[11] ESTIVARIZ C F, LUO M, UMEAKUNNE K, et al. Nutrient intake from habitual oral diet in patients with severe short bowel syndrome living in the southeastern United States [J]. Nutrition, 2008, 24: 330-339.

[12] THOMPSON J S, ROCHLING F A, WESEMAN R A, et al. Currentmanagement of short bowel syndrome[J]. Curr Probl Surg, 2012, 49: 52-115.

[13] CARROLL R E, BENEDETTI E, SCHOWALTER J P, et al. Management and complications of short bowel syndrome: an updated review[J]. Curr Gastroenterol Rep, 2016, 18: 40.

[14] CORAZZA G R, MENOZZI M G, STROCCHI A, et al. The diagnosis of small bowel bacterial overgrowth. Reliability of jejunal culture and inadequacy of breath hydrogen testing[J]. Gastroenterology, 1990, 98: 302-309.

[15] UCHIDA H, YAMAMOTO H, KISAKI Y, et al. D-Lactic acidosis in short-bowel syndrome managed with antibiotics and probiotics[J]. J Pediatr Surg, 2004, 39: 634-636.

[16] CATNACH S M, FAIRCLOUGH P D. Erythromycin and the gut[J]. Gut, 1992, 33: 397-401.

[17] SAFDAR N, MERMEL L, MAKI D. Catheter Related Infections in the Critically Ill[M]. New York: Kluwer, 2004.

[18] KURKCHUBASCHE A G, SMITH S D, ROWE M I. Catheter sepsis in short-bowel syndrome[J]. Arch Surg, 1992, 127: 21-25.

第十四章 短肠综合征的护理

第一节 心理护理

肠道被称为人体的第二大脑，肠道功能不佳和肠道菌群失调会通过"肠－脑轴"对神经传递信号产生影响，导致压力增大、焦虑等不良情绪，并改变人的情绪和行为；反之大脑又调节着胃肠道的蠕动、消化分泌、营养物质的吸收和分布，并调控菌群平衡。因此，焦虑、抑郁等不良情绪会影响肠道功能，并加重肠功能障碍。SBS 患者病情重、病程长、经济负担重，普遍存在抑郁、焦虑、情绪不稳定和睡眠障碍等，又因严重腹泻、体重下降、营养不良、贫血等而感到恐惧，担心疾病的预后及生活质量。因此，对于 SBS 患者尤其需要注重其心理护理。

1. 多与患者沟通　医护人员要同情和理解患者，与患者加强沟通，了解患者的烦恼，并给予安慰和解释，以缓解患者的不良情绪。良好的心态是战胜疾病的动力，鼓励患者间互相交流治疗心得，分享治疗成功的经验；鼓励患者培养良好的生活习惯，保持豁达开朗的心情，多听音乐，注意休息。医护人员需耐心倾听患者叙述，给予疾病康复知识宣教，对于带有小肠造口的患者，应早期对患者进行相关知识的讲解，让患者知道造口的目的、使用方法和注意事项，让患者了解造口可以回纳，恢复正常生活，鼓励患者主动配合，积极治疗。

2. 鼓励患者适当参加户外活动　告知患者剩余小肠通常可通过代偿和适应，使其吸收各种营养素、水、电解质等物质的能力接近或恢复至肠道手术前水平，这一过程需数月至数年不等，但在此期间必须保持愉快的心情和良好的运动。因此患者可根据个人体力情况制订活动计划，在家属和医护人员的监督下完成运动计划，参加力所能及的户外活动，比如散步、打太极拳、做操、游泳等。适当参加病友联谊会和短期的旅游等活动，与病友交流康复心得，在与病友的交流中增进感情。

3. 做好患者家属的思想工作　对患者家属进行疾病及相关康复知识的宣教，让患者及其家属了解治疗方案、药物、营养、运动、情绪等的重要作用，以增加患者对医护人员的信任；告诉家属良好的家庭与社会支持是患者康复的重要因素，能够增强患者战胜疾病的信心，鼓励家属、亲友给予患者更多的支持与关爱，让患者感受到家庭温暖，提高患者生活质量，从而更加积极主动地配合治疗和护理。劝解家属平时加强与患者的沟通，让患者感受家庭的温暖，树立战胜疾病的信心。一般只要避免重体力劳动、注意劳逸结合、不要熬夜，造口者术后半年即可恢复原有的工作，而且无须担心因造口影响工作。造口者在体力恢复后同样可以外出旅行，外出时要带足造口用品，途中无法清洗可丢弃，旅途中要防止腹泻。

第二节　肠造口局部护理

SBS 多数为后天性手术切除肠襻所致，为了尽可能保留肠管或解决排便问题，大多肠造口术可有效挽救 SBS 患者的生命，手术成功与否不仅与手术本身之间存在关系，还与术前医患沟通和护理等具有密切关系。因此，医护人员可采用针对性的护理措施对患者进行护理，指引患者正确认识肠造口，使其对肠造口术有充分了解，并在一定程度上掌握肠造口的护理措施，这将有助于减少肠造口并发症的发生，提高患者对护理服务的满意度，帮助患者恢复健康，找回自信，提高生活质量。

一、肠造口袋的更换

1. 揭除原有造口袋　将患者造口袋的底座轻轻揭开，使其脱离皮肤，并用软卫生纸对造口及其周围皮肤进行擦拭，之后，用温水对造口及其周围皮肤进行清洁，动作轻柔、避免损伤肠黏膜。每天用温水对患者造口及其周围皮肤进行清洁，确保清洁卫生。在患者干燥的造口周围皮肤上撒上皮肤保护粉，15~20 分钟后将其清扫。

2. 选择、更换造口袋　尽可能选择两件式造口袋，更换时根据患者肠造口的形状和大小剪好造口底盘尺寸，通常底盘裁剪面积比造口黏膜直径大 0.5 cm 左右，避免因造口袋底盘修剪过小出现造口受压现象，或因造口袋底盘修剪过大出现粪液外漏现象等。造口周围不平整的用防漏膏填平，小肠造口需在造口周围涂抹防漏膏，注意防漏膏不要太厚，涂抹均匀。粘贴底盘时叮嘱患者腹部鼓气，将造口底盘稍稍向外对折，粘贴底座于造口周围，用手旋转抹平，轻轻按压片刻。

3. 教会患者自我管理　让患者自己掌握造口袋的使用方法，更换时要求患者及家属学习造口袋的选择、裁剪底盘、更换方法、保护措施等。

4. 叮嘱患者注意个人卫生，避免食物中毒出现腹泻现象，同时，避免食用过多的粗纤维食物，减少不可溶性膳食纤维的摄入，以免造成肠管损伤和频繁更换造口袋。有效调节饮食，使粪便成形，逐步养成规律的饮食习惯；对于需要的患者可口服收敛药。且在使用造口袋之前应对周围皮肤进行清洁，随时对造口袋进行清洗，避免出现感染等现象。

5. 注意事项　切勿用消毒药水清洁造口及周围皮肤，这样会刺激造口及引起皮肤干燥。造口本身是肠的一部分，只有一块薄膜包裹，它的表面布满很多微细血管，故在清洁的过程中很容易受损。若造口少量出血只需用湿纸巾轻按渗血地方，一会儿便可；但若排泄物有血，或血从造口内流出，应就医诊治。

二、造口黏膜的观察

手术后尽量选择透明造口袋，便于观察造口黏膜及颜色，每天观察患者造口肠黏膜血液循环，黏膜红色即为血运良好，造口黏膜呈深红色、紫色或黑色则反映组织缺血，应提示医师评估处理。注意查看造口是否出现回缩、出血和黏膜破溃等现象。

三、刺激性皮炎的观察与护理

刺激性皮炎是一种皮肤接触肠液、除臭剂或溶剂而产生的慢性刺激性炎症，也可能是裸露的皮肤对泄漏的肠液、胶和溶剂过敏所致，如不合适的造口袋或造口袋裁剪，孔径太小或太大，老年患者、儿童过度出汗或活动使得皮肤与底盘松动等。另外，涂抹过多的防漏膏或揭除造口袋时动作不够轻柔造成机械创伤，对造口周围皮肤不恰当护理，比如使用的清洗巾毛糙、动作过硬、清洁剂不佳、清洁技术不良等操作都会导致造口周围皮炎的发生。SBS 患者大都为回肠造口，造口底盘裁剪不合适、粘贴不牢固造成斑片状红斑，揭除时未边按压皮肤边揭除造成表皮剥离，以及频繁更换造口底盘导致皮肤问题的进一步加重。当体重明显增加或减少时，造口底盘开口的形状和大小都需要重新进行评估、调整，否则就会不合适。

第三节　造口患者饮食指导

肠梗阻、肠系膜血管栓塞、腹腔感染等行小肠造口术后 SBS 患者，术后将逐渐从肠内营养恢复至口服饮食，特别是回肠造口，它是在小肠末端做的，且遗留小肠较短，进食时注意食物要干净、卫生、新鲜，少吃生冷、油炸、刺激性食物；多食新鲜水果蔬菜，保持大便通畅，同时可增加酸牛奶以调节肠道菌群。康复期饮食应定量进行，细嚼慢咽，饮食护理原则上不需要忌口，摄入的食物类型多样化且应均衡。少量多餐，防止暴饮暴食，少吃或不吃不易消化、产气较多或有刺激性的食物。

1. 多种食物　应包括五大类。第一类，谷类及薯类，包括米、面、杂粮、土豆、主要提供糖类、植物蛋白质、膳食纤维和 B 族维生素。第二类，动物性食物，包括禽、蛋、鱼、奶等，提供动物蛋白质、脂肪、矿物质和维生素 A。第三类，豆类，包括大豆及豆制品，主要提供植物蛋白质、B 族维生素。第四类，蔬菜和水果，主要提供膳食纤维、矿物质、维生素和胡萝卜素。第五类，纯热能食物，包括植物油、淀粉类，主要提供能量，植物油可提供维生素 E 和必需脂肪酸。

2. 避免引起腹部不适症状的膳食　容易胃肠胀气的食物萝卜、豆类、牛奶、洋葱、啤酒及含碳酸的饮料、坚果类等。容易产臭气的食物葱、蒜、洋葱、萝卜、韭菜、八角等。可多饮新鲜果汁和脱脂酸奶减少排泄物臭气的方法。容易造成造口堵塞的食物为高纤维的食物及种子、芹菜、玉米、果皮、干果等。食用适量的水果、蔬菜可缓解便秘。

第四节 营养支持与康复的护理

蛋白质、糖类、脂肪、维生素、矿物质、微量元素和膳食纤维等营养素是机体代谢功能的基本物质（代谢底物）。SBS患者由于大量的肠管被切除，剩余小肠吸收的营养物质无法满足机体能量及代谢的需求。久而久之，将会引起机体营养素的缺乏造成饥饿相关性低体重（starvation-related underweight）、恶病质/疾病相关性营养不良（cachexia/disease-relatedmalnutrition）、肌肉减少症（sarcopenia）及虚弱症（frailty）等类型的营养不良。营养支持是SBS最主要、最基本的治疗方法。营养支持可分为肠外营养（PN）与肠内营养（EN），途径选择的主要依据为SBS患者剩余小肠的长度和功能情况，若剩余肠道具有一定代偿功能，可安全进行EN支持时，首选EN；若剩余肠道仅能支持少量EN，营养不足部分可通过补充性肠外营养（supplement parenteral nutrition，SPN）补足能量。

一、肠外营养的护理

目前，临床常采用经外周静脉置入中心静脉导管及中心静脉置管实施PN，但无论是哪种导管均需严防导管脓毒血症的发生。SBS患者在代偿期、恢复期短时间实施PN时，可采用周围静脉输注。采用经中心静脉置管途径实施PN时护理上注意：置管操作须严格无菌操作，用浸有聚维碘酮的敷料覆盖置管口，以延长杀菌时间，更换无菌敷料2次/周或1次/2 d；输液管道每天更换，导管末端以肝素帽、可来福接头连接输液管；在导管的交换器，无针连接器及注射端口连接导管前，用氯己定、70%的酒精冲洗。与酒精的活性相比，酒精性氯己定可能有额外的残余效应。为了增强消毒效果，机械摩擦应不少于5秒。

肠外营养液在10 000级层流室环境中配制，以三升袋配制营养液可预防输注过程中的空气污染。导管衔接处须固定牢固，避免发生空气栓塞；营养液输注完毕时用0.1%肝素5~10 ml脉冲式正压封管，以防导管堵塞。如发生导管相关性感染，须及时拔管，并留取导管尖端及抽血做细菌培养。每天做好患者皮肤清洁，导管周围皮肤每天用0.5%氯己定擦洗。

二、肠内营养的护理

1. 妥善固定鼻肠管 妥善固定鼻肠管，每天测量鼻肠管体外部分长度，定时检查是否有脱管现象。固定鼻肠管的胶布如出现潮湿、脏、脱落等应及时更换。防止患者意外拔管。Y形固定法：备12 cm×2 cm的胶布一根，患者置管结束后，将备好的宽胶布纵向剪开2/3成Y形，从鼻根粘贴至鼻尖，撕开端的2条胶布，分别按顺时针及逆时针方向反复缠绕在鼻肠管上，胶布与管壁的接触面积大大增加，不易分离滑脱。

2. 选择适合的营养制剂 先用短肽类半要素膳，逐渐向整蛋白多聚体配方过渡，用恒温器将营养液温度加热至35~37℃输注为宜，防止温度过低刺激肠蠕动而引起腹泻；配制营养液时须严格无菌操作，以免发生肠道感染。

3. 营养液输注时注意事项 护理上可实行"六度"管理，即速度、浓度、温度、角度、清洁度、舒适度。SBS患者实施EN时，营养制剂输注速度过慢会造成营养补给不足，过快则会刺激肠道引起痉挛、腹泻、腹胀等不适；可使用EN输注泵24小时匀速输注，以提高患者的耐受性。对于营养管的护理，应每天测量营养管体外部分长度，观察营养管有无脱出。以输液加温器使营养液温度保持37℃左右，避免营养液过凉刺激肠道。营养液滴速的控制：以肠内营养输注泵控制速度50 ml/h，全天24小时持续滴注，可避免过慢输入营养液造成营养补给不足或过快刺激肠道引起痉挛，腹泻，腹胀等不适。由于SBS患者的小肠吸收面积小，在实施EN时易出现胃肠道并发症。因此，营养制剂的输注须遵循"浓度从低到高、量由少到多、速度由慢到快"的原则，首先20~25 ml/h；待适应后，增加至30~35 ml/h，以后再逐渐加至目标量，先增量后增浓度，两者不可同时增加。

4. 保持肠内营养管通畅 堵管最常见的原因是频繁经导管给药为碾碎和冲洗不充分。加上经皮内镜下胃/空肠造口管管径较细、鼻/空肠管细长。肠内营养期间定时冲管是最简单有效的预防方法。为防止营养液结块堵塞营养管，每次喂养前后均用20 ml温开水脉冲式冲管，喂养期间每隔2~4小时用20~30 ml温水或生理盐水冲管。每天喂养完毕后可用10 ml 2% $NaHCO_3$ 封管，次日喂养前用20 ml温水冲管即可。根据患者情况选择合适的营养液，如营养液过于黏稠可用温水进行适当稀释再输注或加大冲洗力度。如需用药，与医师沟通尽量选择液体剂型；若是固体剂型，饲入药物前应充分研磨、碾碎呈粉状，溶解后再注入，注药前后用温开水20 ml冲洗管腔，以预防药物和营养液在管腔内凝结成块造成堵管。不应将不同的药物混合在一起，亦不应将药物与营养液混合在一起灌注。如注入的是口服钾，容易与营养液产生反应形成凝块。喂养过程中给药的正确顺序为：暂停营养液滴注→冲洗→给药（液体形式）→再冲洗→营养液滴注。另外，尽量避免使用奥美拉唑，其较易堵塞营养管，但可换用其他同类药物。

5. 堵管处理 一旦导管堵塞，应尽快处理，提高再通率，只要及时冲管一般都可解决。堵管处理可采用一抽、二冲、三等待、四重复的原则；不能疏通时，不应轻易拔管，也不应强力冲管，以免冲爆管道，可以尝试以下方法：①用碳酸氢钠（$NaHCO_3$）冲洗：先用5 ml/10 ml的注射器交替使用温开水及5%碳酸氢钠溶液反复冲洗管道，后用20 ml注射器重复此操作，如抽吸到较多的絮状物表示管道即将复通，继续冲管至完全通畅；②用胰酶溶液冲洗：将胰酶溶液10 ml注入管内保留30分钟，待沉淀物溶解后，再用温开水反复冲洗管道；③如仍不能通畅，则需拔管进行体外疏通，如已使用超过42天，则建议更换新管。

三、营养支持的监测

监测患者体重、血清总蛋白、血红蛋白浓度等营养指标的变化，1~2次/周，以评估营养治疗效果。肠外营养期间患者表现为严重的水样腹泻，导致大量的水、电解质及营养物质丢失，患者可出现脱水、电解质紊乱、酸碱失衡、低蛋白血症等。治疗上为保证吻合口愈合，采用禁食、胃肠减压、全肠外营养、抗炎治疗。此期患者病情变化大，应密切监测患者的生命体征，同时准确记录患者24小时液体出入量，及复查各项实验室检查，如血糖、血气分析、肝功能、肾功能等。及时掌握患者的情况并相应调整营养液的浓度、剂量和成分。根据患者情况给予相应护理。

四、康复护理

1. 饮食指导 SBS 患者的小肠被大部分切除，脂肪和蛋白质等营养物质的消化吸收障碍，易引起脂肪泻。因此，需注意避免 SBS 患者因饮食不当导致的肠道功能失代偿：扰乱消化吸收功能，肠蠕动加快，排便次数增多。让患者及其家属了解肠道代偿的过程与所需时间，了解由 EN 过渡到日常饮食需要循序渐进，逐渐减少营养制剂量、增加日常饮食量。部分患者的消化吸收功能代偿不完全、日常饮食不能满足营养需求时，需添加以短肽制剂为主的 EN，或增加 EN 比例。日常膳食需以高糖类、高蛋白质、低脂肪和低渣饮食为主，并按医嘱添加维生素、微量元素，补充电解质和钙剂。注意饮食卫生，避免生冷和刺激性食物起或加重腹泻。若稀便且次数达 3 次 /d 以上，可口服复方苯乙哌啶等止泻药予以控制；若腹泻严重或体重下降明显，应及时就诊。

2. 家庭 EN 指导 SBS 患者在口服饮食的同时大多需长期进行 EN 支持，因此，患者出院前需做好家庭 EN 的指导：告知、指导患者及家属掌握营养制剂的配制方法、注意事项、输注方法、输注速度和浓度的控制、加温方法等；注意预防胃肠并发症及鼻肠管移位或堵塞、鼻咽部损伤等并发症的发生；在患者 EN 过程中，要遵医嘱定期监测或检查血生化和各项营养指标等。

第五节　手术治疗的护理

对于带有小肠造口的患者在治疗原发病的基础上，应该重视造口患者身心的护理。术后观察与护理：突然有腹痛、脉搏加快、体温升高等腹膜刺激征，说明有吻合口瘘的可能，一般多见于术后 5~8 天。

一、术后常规护理

1. 病情观察术后 24 小时严密观察病情，监测生命体征。记录出入量及监测水和电解质的变化。观察伤口及造口情况，造口狭窄及周围皮肤的并发症在术后任何时期均会发生，所以从术后就应给予重视，减少并发症的发生。

2. 呼吸道管理及时清除呼吸道分泌物，定时翻身、叩背，必要时给予雾化吸入。

3. 引流管的护理观察引流液的颜色、性质及量，如有异常及时汇报，并妥善固定引流管，防止折叠或滑脱。

4. 基础护理提供良好的休息环境，麻醉清醒后给予半卧位，提供生活护理。

5. 并发症的观察护理严密观察引流管及听取患者主诉，鼓励患者早期下床。

二、严密观察内稳态变化和治疗效果

围手术期密切观察患者内稳态变化、肠道功能代偿与吸收情况。实施肠外肠内营养过程中，观察患者有无恶心、呕吐、腹胀、腹痛等胃肠道反应；注意观察患者排便的频率、量和性质，精确计算出入量，包括胃肠引流液量和大小便量，避免发生脱水或组织水肿；电解质、酸碱平衡每 1~2 天监测 1 次，必要时随时监测。做好木糖吸收试验，在测试当天禁糖 6 小时，按时间要求在口服木糖前排尽尿液，口服木糖后 5 小时留取尿液送检。

针对患者在治疗过程中出现的不适或悲观、焦虑等不良情绪，给予耐心细致的解释及开导，不断增强患者抗病的信心，使其积极配合医疗及护理工作。

三、并发症的观察和预防

1. 防治深静脉长期置管的并发症   长期锁骨下静脉插管的患者易出现一系列并发症。护理过程中应注意严格遵守无菌操作原则，加强局部消毒及血管保护。每 5~7 天或立即更换透明敷料，以及使用氯己定进行消毒，每 2 天或更频繁更换纱布敷料。如果透明敷料弄脏，松散，或潮湿，随时更换，并用氯己定或 2% 碘酒消毒局部、75% 酒精消毒，用透明封闭式敷料覆盖，如果导管出口处出现渗液，使用纱布敷料代替透明敷料直至渗液结束。且每天更换输液管道、三通接头、延长管、中心静脉输液袋及引流袋，注意先用 2% 络合碘消毒其接头再更换，同时观察及记录患者的体温及插管部位有无红、肿、热、痛等情况。一旦出现感染征象并确诊，应及时拔管，同时做血和导管尖端细菌培养，给予相应的抗感染治疗。为避免导管移位、错位或堵塞，导管须妥善固定，嘱咐患者及家属翻身时动作要轻柔，避免导管滑脱、受压或扭曲。同时中心静脉置管每日以 0.01% 肝素盐水或生理盐水 20 ml 脉冲式冲管，每 4 小时 1 次，以保持管道通畅。使用输液泵恒速滴入肠外营养液，防止因输注速度过快或过慢而造成的不良后果。如冬天输注全肠外营养液宜应用医用恒温器，防止溶液过冷刺激血管，引起痉挛，从而影响营养液入。

2. 预防肠黏膜萎缩及肠源性感染   患者由于长期禁食，易出现肠黏膜结构及屏障功能受损，引起失用性肠功能低下及肠源性感染。为避免该并发症并为随后的进食期打下基础。在全肠外营养期间，仍须坚持每天给患者用 5% 的葡萄糖盐水 500 ml，经胃管灌入。1 小时后再用负压吸出。同时注意保持肠道通畅，减轻腹胀，可视情况给予开塞、灌肠、扩肛。

3. 做好基础护理   患者在此期间需长期卧床，而且由于营养不良，免疫力低下，我们应注意做好基础护理，尤其是做好皮肤及黏膜的护理。患者因长期卧床及营养不良，易发生压疮。应注意保持患者皮肤和床单的清洁干燥、定期给患者翻身及全范围关节运动。同时由于患者长期腹泻，易导致肛周皮肤发红、溃疡，应需注意做好肛周皮肤的护理。每日用温水清洗肛周 1~2 次，必要时可口服减缓肠蠕动的药物，以减少排便次数。

4. 术后饮食护理   由于患者小肠广泛切除，机体失去了大部分吸收营养的肠管，食物很快由胃进入结肠，发生顽固性腹泻，失去了大部分营养物质，使机体处于负氮平衡，导致严重营养不良，如不及时防治很快出现消瘦、贫血、水肿，进入恶病质状态。术后安排合理的饮食，控制腹泻，加强营养极为重要，胃肠道营养素全面，符合生理，并发症少，方便易行，故从胃肠道补充营养仍为主要途径。①手术 48～72 小时后，肠鸣音恢复，腹软不胀，无腹痛，已排气者，按流质饮食原则，首先给少量饮水，每次不超过 30 ml，如无副作用，次日可进易消化，不胀气，高能量的流质饮食，每次在 200 ml 以下，1 次 /2～3 h，即每天 5～6 次，不可超量，以免胃肠负担过重。每天能量为 5 020～6 694 J，根据患者食欲情况，少食多餐，不要引起饱胀不适感，若进食后出现恶心、饱胀不适感，则应减少或改为流质饮食；若腹痛、腹胀加剧，并有腹膜刺激征，可能为吻合口瘘或胃穿孔，应立即禁食，行胃肠减压，报告医师处理。②小肠切除的患者易发生营养性巨幼细胞性贫血和腹泻，故嘱患者饮食要有规律，指导患者掌握饮食疗法，如营养性巨幼细胞性贫血的患者要常吃含叶酸及维生素 B_{12} 高的食品，缺铁性贫血者要吃含铁丰富的食品。根据伤口愈合情况，一般术后 2～3 个月可适当增加饮食量，进行活动锻炼。

5. 心理护理和功能锻炼　在患者卧床期间，除帮助患者被动运动外，还需鼓励患者进行循序渐进的主动运动，预防肢体失用性肌萎缩和肌无力。每天行四肢被动和主动功能锻炼，以被动锻炼为主，鼓励主动锻炼。由护士给予被动肢体锻炼，包括：挤捏小腿腓肠肌，活动四肢关节，踝关节活动背屈 60°～90°，髋部活动屈曲 130°～140°，每天 60～80 个，2 次 /d，每次 20～30 分钟；同时指导患者行床上主动功能锻炼：包括练习抬腿，练习股四头肌等长收缩及小腿肌肉静态收缩，协助和鼓励患者每天做上肢外展和扩胸运动各 30 个，2 次 /d，每次 20～30 分钟，病情允许每天床上坐起 2 次，每次 15 分钟左右，或借助仪器的功能锻炼。由于受到疾病及手术的打击，患者易失去治疗的信心而产生不良情绪。针对患者在治疗过程中出现的不适或悲观、焦虑等不良情绪，给予患者耐心细致的解释及开导，不断增强患者抗病的信心，使其积极配合医疗及护理工作，对直接治疗起到促进作用。

第六节　并发症的预防及护理

一、早期并发症的预防及护理

SBS 早期并发症主要有腹泻、进行性营养不良等。

1. 腹泻　腹泻是 SBS 患者最常见的并发症之一，发生的原因包括：患者小肠吸收面积小，胃肠蠕动快，食物通过快；营养制剂的温度、速度、浓度不合适；营养制剂被污染或饮食不当。因此，若 SBS 患者发生腹泻，在营养支持过程中，需注意减慢营养制剂的输注速度、降低营养制剂浓度、加温或遵医嘱使用止泻药等；对于发生腹泻的患者，应密切观察患者生命体征、意识状态、皮肤黏膜状况、排便次数和量、尿量，保持静脉通路的通畅。若为饮食不当引起的腹泻，则需调整饮食结构或减少饮食量，甚至禁食。SBS 患者腹泻停止重新给予营养支持时，仍然需要遵循营养制剂的输注原则。

SBS 患者排便次数多，便后用温水洗净肛周皮肤，保持会阴部皮肤的清洁、干燥；腹泻患者肛周可涂凡士林或鞣酸软膏，防止稀便直接刺激肛周皮肤。

2. 进行性营养不良 SBS 患者小肠的吸收面积不足，发生消化吸收障碍会导致患者发生进行性营养不良、代谢紊乱，因此需注意避免 SBS 患者因饮食不当导致的肠道功能失代偿：扰乱消化吸收功能，肠蠕动加快，排便次数增多。对此，医护人员应让患者及其家属了解肠道代偿的过程与所需时间，了解由 EN 过渡到日常饮食需要循序渐进，逐渐减少营养制剂量、增加日常饮食量。部分患者的消化吸收功能代偿不完全、日常饮食不能满足营养需求时，需添加以短肽制剂为主的 EN，甚至增加 EN 比例。日常膳食需以高糖类、高蛋白质、低脂肪和低渣饮食为主，并按医嘱添加维生素、微量元素，补充电解质和钙剂。注意饮食卫生，避免生冷和刺激性食物引起或加重腹泻。若稀便且次数达 3 次 /d 以上，可口服复方苯乙派啶等止泻药予以控制；若腹泻严重或体重下降明显，应及时就诊，以免加重营养不良。

二、远期并发症的预防及护理

SBS 患者远期并发症主要是骨质疏松和尿路结石。

1. 骨质疏松 由于 SBS 患者脂肪吸收不良，肠腔大量脂肪酸与钙结合形成不溶于水的钙盐，妨碍了钙的吸收，同时患者维生素 D 的吸收障碍也进一步减少了钙的吸收，血钙降低，又引起甲状旁腺功能代偿性亢进，加剧骨骼脱钙和骨质疏松。对此种患者应控制脂肪摄入，减少草酸盐的摄入，补充钙剂和维生素 D，指导患者进行规律的运动训练，增强肌肉力量，同时指导患者及家属注意活动时的安全防护，避免发生骨折。

2. 尿路结石 SBS 患者泌尿系统结石主要为草酸钙结石。回肠大量切除后，打断了胆盐的肠肝循环，引起胆盐缺乏，影响脂肪消化吸收。肠腔内脂肪酸比草酸对钙更具有亲和力，所以草酸钙形成减少，转而形成较多易溶于水的草酸盐，草酸吸收增加，尿中草酸盐浓度也随之增加。当尿中草酸和钙达到饱和时，析出沉淀，逐渐形成草酸钙结石。草酸结石的预防可以通过控制脂肪摄入，增加补液量，碱化尿液，增加钙的摄入，以及减少含草酸高的食物的摄入，如豆类、菠菜、咖啡、巧克力等。应指导患者合理选择食物，多饮水，一旦形成结石，可以给予冲击波碎石和排石治疗。

SBS 对患者身体危害大、病情重、病程长，在护理过程及时发现与纠正患者腹泻、水和电解质紊乱，针对患者不同时期的病情给予及时、正确有效的护理措施与健康指导，能够帮助患者改善营养，避免并发症的发生发展，促进患者的康复，提高患者的生活质量。

（叶向红）

参考文献

[1] 谢冰洁. 肠造口护理与进展的几点心得体会 [J]. 世界最新医学信息文摘，2016，16（44）：292-294.

[2] KELLY D G, TAPPENDEN K A, WINKLER M F. Short bowel syndrome: highlights of patient management, quality of life, and survival[J]. JPEN, 2014, 38(4): 427-437.

[3] MATARESE L E. Nutrition and fluid optimization for patients with short bowel syndrome[J]. JPEN, 2013, 37(2): 161-170.

[4] PETER D, ROBINSON P, JORDAN M, et al. Reducing readmissionsusing Teach-Back: enhancing patient and family education[J]. J Nurs Adm, 2015, 45(1): 35-42.

[5] 孙明旭，孙宏博. 肠造口患者并发症的观察及护理分析 [J]. 中国卫生标准管理，2016，7（13）：241-242.

[6] SULKOWSKI J P, MINNECI P C. Management of short bowel syndrome[J]. Pathophysiol Official J Int Soc Pathophysiol, 2014, 21(1): 111-118.

[7] WALL E A. An overview of short bowel syndrome management: adherence, adaptation, and practical recommendations[J]. J Acad Nutr Diet, 2013, 113(9): 1200-1208.

[8] 江方正，吴莉莉，叶向红，等. 短肠综合征患者的护理进展 [J]. 解放军护理杂志，2016，33（7）：36-39.

[9] 熊建玲. 皮肤保护粉和防漏膏在肠造口护理中的运用效果 [J]. 实用临床医学，2015，16（10）：88-90.

第十五章　短肠综合征的饮食指导

营养治疗在 SBS 患者的康复中起到重要的作用。患者的营养状况取决于小肠切除的范围和部位、回盲瓣和结肠的保留与否，以及剩余小肠的功能状况和代偿程度。

当患者能耐受肠内营养，而且营养状态在逐渐改善后，可逐渐减少肠外营养，直至全部应用肠内营养。待肠内营养能很好适应后，根据患者剩余肠段的长度和代偿的情况，再在肠内营养的基础上增加日常经口食物营养。由肠内营养过渡到日常饮食同样需要循序渐进，肠内营养制剂逐渐减量，经口膳食逐渐增加，直至完全食用普通膳食。合理饮食搭配，有利于机体康复，增强代偿过程，提高剩余肠道吸收能力，促进小肠自主功能的恢复。在代偿过程中，也可因饮食不当，又出现失代偿的现象，消化、吸收功能被扰乱，肠蠕动加快，排便次数增多，甚至出现失水的现象，治疗又要重新开始。因此，合理饮食指导对于调节术后代偿过程，维持机体需要具有重要作用。只有在经口饮食能够提供机体所需能量达到 80% 以上，并且在维持体重的基础上能够保持电解质平衡的患者，才能够脱离肠外肠内营养。

研究发现，进行小肠切除术的患者最好在手术结束后尽早开始经口饮食或者肠内营养喂养。完全肠外营养（TPN）虽能维持生命，但费用昂贵。在美国，因 TPN 每年花费近 10 万美元，而且并发症多，长期使用容易导致肝损伤及肠道细菌易位，不仅不利于肠道正常功能的维持，而且 TPN 的长期应用会使患者失去了进食食物所带来的满足和幸福感，影响患者生活质量。因此，治疗的主要目标是防止或减少对 TPN 的需要。患者尽早开始经口饮食，一方面能够及时补充机体丢失的水分及营养素，促进剩余小肠维持原有的代谢功能；另一方面可以防止过度依赖肠外营养制剂。同时，针对患者制订的饮食治疗，可以有效地减轻患者内心的忧患意识，从而使得心理上得到一种认可，给予他们更多的信心，在一定程度上能够促进患者的康复。因此，饮食治疗的意义不仅仅体现在术后患者的营养需要上，更是在经济、生活质量，以及心理上都起到重要的作用。

一、饮食治疗的目的

SBS 患者的治疗最终要能恢复到经口膳食，提供机体所需的能量和各类营养素，以维持机体代谢，在肠功能许可的情况下，尽早开始经口饮食。饮食治疗主要目的有以下几个方面：一是通过合理膳食营养调整，改善临床症状。小肠是营养素消化吸收的主要场所，但小肠的不同部位对各种营养素的吸收程度不同，因此患者切除小肠的范围和部位、回盲瓣保留与否及剩余小肠的功能状况和代偿程度，对患者营养状况影响很大，合理调整营养素有利于减少或减轻腹泻等的不良症状。二是提供足够的能量和营养素的摄入，提高机体抵抗能力，预防营养不良的发生，促进疾病康复。三是减少如感染、血管栓塞及肝损害等并发症的发生。

二、饮食治疗的原则

小肠广泛切除后小肠黏膜可吸收面积大量减少，引起水、电解质和营养物质吸收障碍，出现腹泻、体重下降、进行性营养不良等临床表现。因此，SBS 患者的饮食应当注意营养素的供给形式和数量。为了降低其发生并发症的风险，饮食治疗的总原则是采用适量能量、低脂肪、少渣饮食，并且采用少量多餐的方式，以期尽快恢复并维持肠道功能。SBS 患者的术后情况复杂，提供的膳食应该根据他们的胃肠道结构和剩余肠道的具体情况来制订，给予能够满足该患者的最优的方案（表 15-1）。

表 15-1　短肠综合征患者营养素供给（根据剩余肠道状况）

	保留结肠	不保留结肠
碳水化合物	总能量的 50%~60%； 复合碳水化合物为主 减少单糖的摄入	总能量的 40%~50%； 复合碳水化合物为主 避免单糖的摄入
脂肪	总能量的 20%~30%； 同时供给充足的必需脂肪酸、 中链脂肪酸和长链脂肪酸	总能量的 30%~40%； 同时供给充足的必需脂肪酸、 中链脂肪酸和长链脂肪酸
蛋白质	总能量的 20%； 供给高生物价蛋白质	总能量的 20%； 供给高生物价蛋白质
膳食纤维	可溶性膳食纤维	可溶性膳食纤维
草酸	完全限制	不需要限制
水分和无机盐	口服补液盐（ORS）或者低渗液 （视情况而定）	口服补液盐（ORS）

1. 能量　总能量摄入每天 30~40 kcal/kg（12.6~16.7 kJ/kg）理想体重，以维持良好的营养状况。SBS 患者的饮食供给应根据患者的性别、年龄、身高、体重、疾病的具体情况确定能量供给，防止排便量的增加，通常安排每天进食 5~6 餐，以少量多餐的方式来达到，使患者更能耐受。除了经口进食之外，还可以通过管饲提供缓慢、持久、夜间的喂养方式来补充。

2. 碳水化合物　推荐保留结肠的患者糖类的摄入量占总能量的 50%~60%，而不保留结肠的患者适宜摄入碳水化合物占总能量的 40%~50%。合理使用碳水化合物能够有效地减少腹部疼痛、胃胀气及造口的排出。SBS 的患者应当严格控制简单碳水化合物的摄入（如蔗糖和果糖），因为这些糖会加重胃肠道的腹泻。将复合碳水化合物作为能量的主要来源，有助于 SBS 患者逐步适应日常膳食。复合碳水化合物通常存在于主食和根茎类食物中，如大米、面包、面条、土豆、麦片等。

据统计，超过65%的SBS患者出现不同程度的碳水化合物吸收不良。保留结肠的SBS患者，低脂高碳水化合物饮食有助于代偿作用，没有被完全消化吸收的碳水化合物在回肠还能够被发酵出有益的肠道菌群，从而使机体获益。Nardaard等证实了高碳水化合物（60%）低脂饮食（20%）与高脂（60%）低碳水化合物（20%）饮食相比，明显增加了能量的吸收，同时还降低粪便中能量的丢失；而无结肠的患者，高碳水化合物与高脂肪饮食的能量吸收相似。

以往研究认为SBS患者应选用不含乳糖的饮食，但只要空肠的末端没有被切除，可以不必严格限制乳糖的摄入，因为含乳糖的食物更能引起人们的食欲，同时还是蛋白质、钙及维生素D的良好的来源。Marteau等比较了14例SBS患者，分别给予不含乳糖的饮食和含乳糖（20 g）的饮食，结果发现两组患者在乳糖的吸收、呼吸商、肠胃胀气及腹泻状况都没有显著差异。另有研究认为，酸奶中的乳糖比牛奶中的乳糖更容易被患者吸收利用。

3. 脂肪 过多的脂肪摄入会导致脂肪泻，相比高脂肪饮食，低脂肪饮食的SBS患者营养素吸收利用率较高，且水分和无机盐丢失较少。根据SBS患者小肠切除部位不同，脂肪的推荐摄入量不同，对保留结肠的患者适宜的脂肪摄入量占总能量的20%~30%；而不保留结肠的患者适宜的脂肪摄入量占总能量的30%~40%。中链甘油三酯（MCT）不需要胰脂肪酶就能被机体分解利用，给予MCT饮食能够提高总体脂肪吸收率，而长链脂肪酸则不能。如果一个SBS患者每天摄入能量为10 450 kJ，其中1 504~3 009 kJ的长链甘油三酯最好能够被中链甘油三酯所替代。但是由于必需脂肪酸中亚油酸是长链甘油三酯的组成成分，而中链甘油三酯中不含有，所以饮食中也要包含适量的长链甘油三酯，避免发生必需脂肪酸缺乏。

4. 蛋白质 蛋白质摄入应当占总摄入的20%左右。饮食中的蛋白质经过胃、胰腺、小肠中蛋白酶的作用消化成为二肽或者三肽后可被机体吸收利用。然而蛋白质的吸收受小肠吸收面积大小变化影响不大，因此，给予预消化的蛋白质对于改善SBS患者的营养状况效果不显著。McIntyre等进行的一项研究，分别给予7例SBS患者经过处理预消化的多肽类口服制剂，其他因素保持不变，结果发现能量、碳水化合物、蛋白质、脂肪、电解质、水分及无机盐的吸收和产生粪便情况与正常口服制剂的患者情况无明显差异。利用食物可以提高患者的食欲，通常建议患者选用含生物价高的蛋白质，主要的食物来源是畜肉、禽肉、蛋类、鱼虾类等。当饮食中需要限制脂肪时，食物的选择中应注意避免肥肉的摄入而选择一些瘦肉，同时应注意选择合适的烹调方法。

5. 维生素 由于大部分水溶性维生素在近端空肠被吸收，SBS患者应该及时补充水溶性维生素。例如，维生素B_1的吸收部位是近端空肠，进行过空肠切除手术的患者容易缺乏维生素B_1；广泛小肠切除手术合并部分结肠切除术患者，由于回肠被切除，导致胆汁酸与维生素B_{12}吸收不良；近端空肠切除后，容易出现叶酸缺乏。

SBS患者由于不能进行正常的脂肪代谢，从而会影响脂溶性维生素正常吸收，同时患者胆盐的重吸收也会受到一定程度的影响，考来烯胺与胆盐结合，进一步导致脂溶性维生素的吸收障碍。应注意及时补充维生素 A、D、E、K。维生素 D 来自食物中的比例很小，大部分人体所需的维生素 D 来源于紫外线的照射，经过肠肝循环被机体所利用。SBS 的患者回肠切除术后肠肝循环不能正常进行，维生素 D 的吸收利用出现障碍，易导致维生素 D 缺乏。大约 60% 的维生素 K 在结肠壁细菌的作用下生成，只有 40% 的维生素 K 来自于食物，因此，对于保留完整结肠的 SBS 患者来说维生素 K 不易出现缺乏，但对于结肠保留不完整或者结肠切除的患者来说，维生素 K 很容易出现缺乏，故每天推荐这类患者补充 1 mg 左右的维生素 K。

6. 矿物质 腹泻是 SBS 患者常见的症状之一，因此会造成锌的流失，平均每升小肠液中丢失 12 mg，每升粪便中会丢失 16 mg，每天推荐补充锌的量为 220～440 mg。另一个可能缺乏的矿物质是镁，研究表明，SBS 患者 24 小时尿液中镁的含量比正常人低得多。镁的缺乏可能同时影响钙的吸收利用，因为低镁血症会引起甲状旁腺分泌激素出现障碍，造成钙的缺乏。

7. 水 研究表明，SBS 患者小肠切除后剩余空肠不超过 100 cm 的患者出现脱水的风险较大，因为空肠能够重吸收钠和氯离子，空肠切除后钠和氯离子无法通过正常途径被机体重吸收，造成 NaCl 和水分的丢失，从而引起机体脱水。虽然水和钠能够从低渗透浓度（区）向空肠输送，但高渗透浓度环境下，水和钠能够被更好地重吸收。因此，低浓度（低渗透浓度）的液体可能会造成 Na 的丢失增加，高浓度（高渗透浓度）的液体更有利于 SBS 患者维持体内电解质的平衡。市面上应用最多并且最经济的方法是口服补液盐溶液 ORS——将 NaCl（2.5 g）、KCl（1.5 g）、NaHCO₃（2.5 g）及葡萄糖（20 g）溶于 1 L 水中制成的溶液。由于低渗透浓度溶液会导致钠离子进一步丢失，为了确保 SBS 患者维持正常的电解质平衡，所以应当进食一些盐水。对于残存结肠超过一半的患者，因为他们能够吸收足够的钠盐，所以不建议使用口服补液盐溶液。

8. 其他因素

（1）膳食纤维：研究发现可溶性膳食纤维有利于 SBS 患者营养治疗，因为可溶性膳食纤维能够促进粪便形成，增加结肠排空时间，同时可溶性膳食纤维在结肠中可被厌氧菌迅速酵解，生成短链脂肪酸，主要是乙酸盐、丙酸盐和丁酸盐。丙酸盐和乙酸盐能够合成结肠上皮细胞或者外周组织，丁酸盐可能作为结肠细胞的能量来源，为调节结肠细胞的繁殖提供能量，能够作为 SBS 患者的另一个能量的来源，但结肠中的细菌同样可以将膳食纤维转化为氢气和甲烷，从而导致胃胀气的现象，不宜过多摄取。通常可溶性的膳食纤维存在于燕麦、大麦、豆类、干果、草莓、葡萄柚、南瓜等食物中。

（2）草酸：通常情况下，草酸在肠腔内容易与钙结合，形成草酸钙，草酸钙不能被机体消化吸收，最终随粪便排出体外。然而，由于 SBS 患者存在脂肪的消化吸收不良，未吸收的游离的脂肪酸和草酸在结肠内竞争性地与钙结合，形成皂钙，同时草酸与钠结合形成可溶性草酸钠。另外，结肠中未被吸收的胆盐增加了肠黏膜对草酸的通透性，从而使肠道对草酸吸收增加，且尿中草酸的排泄也增多，易导致肾结石，约 75% 的 SBS 患者有草酸钙结石。因此，保留结肠的 SBS 患者应该尽量避免含有草酸的食物，或者在烹调加工过程中通过焯水去掉食物中的草酸。特别是剩余小肠短于 200 cm 且保留结肠的患者，有 25% 合并草酸性肾结石，因此需要严格限制草酸的摄入。另外，可以通过低脂饮食配合口服钙片的方法，让钙与草酸相结合形成草酸钙，从而减少机体对草酸盐的吸收。

三、不同阶段的饮食治疗

SBS 的饮食治疗应该遵从循序渐进的原则，坚持逐步添加经口膳食，每次只添加一种，从清流质饮食逐渐过渡到半流质饮食，直至正常饮食。在逐渐添加食物的过程中，通过观察粪便的情况来判断该食物是否被患者耐受。在饮食治疗期间，做好营养监测，观察和记录患者的相关指标变化，及时调整饮食治疗方案。根据患者具体情况，尽早开始肠内营养和经口饮食非常重要，饮食治疗分为三个阶段：试用期、适应期和稳定期。

1. 试用期　术后数日至数周，以水与电解质丢失，腹泻、感染为主。患者出现明显失水，血浆蛋白质低下，吻合口易裂开，胃酸分泌亢进，因钙、镁等元素丢失而引起抽搐，体重明显下降，呈现营养不良，此时应用肠外营养，只要胃肠功能恢复，就应及早进食流质。流质饮食为液体状食物或在口腔可融化为液体的食物，如稀米汤、淡果汁、生理盐水、低浓度葡萄糖液等，由 20～30 ml 开始，观察患者有无胃肠道反应，如能耐受，可逐步增量。必要时可采用管饲营养作为从肠外营养到经口摄食的过渡。开始时禁用一切含蛋白质和脂肪的食物。

【食谱举例】（由 20 ml 开始，逐渐加量）

早餐：小米汤

加餐：葡萄糖水

午餐：米汤

加餐：橙汁

晚餐：稀藕粉

2. 适应期　接受过渡饮食一周后，如无明显的胃肠道不适，逐步添加食物。一般按照以下顺序：先添加以淀粉为主的食物，如米粥等；而后逐步增加易消化的含蛋白质较高的食物，如脱脂酸奶等；如患者能够耐受，无明显胃肠道副作用，可谨慎地添加少量含脂肪的食物，也可以使用中链甘油三酯，因其溶解度大、代谢快，在没有胰脂酶的情况下，亦能消化吸收，进入毛细血管，不需再行乳化。添加过程中如果出现腹胀就停用。此期一般持续 8～10 周。

这个阶段饮食可采用少渣半流或软饭，并逐步增加蛋白质、糖类和脂肪的摄入，但仍应坚持少量多餐的原则，同时应避免含粗纤维多的食物、粗粮、大块的肉和其他咀嚼吞咽不便的食物。饮食宜采用少量多餐，达到高能量和高糖类膳食，并注意补充脂溶性维生素 A、K、B_{12} 和铁剂，防止贫血。

【食谱举例】

早餐：米粥（大米 25 g）、蒸鸡蛋（鸡蛋 50 g）、豆腐乳 10 g

加餐：脱脂酸奶（200 ml）

午餐：虾仁（150 g）、西红柿（50 g）、烂面条（干面条 75 g）、油 5 g

加餐：冲藕粉（30 g）、蛋糕（30 g）

晚餐：碎青菜（50 g）、瘦肉末（50 g）、面片（面粉 100 g）

加餐：橙汁（200 ml）、蒸鸡蛋（鸡蛋 50 g）

全天总能量为 5 534 kJ，糖类 220 g（66%），蛋白质 67 g（20%），脂肪 20 g（14%）。

3. 稳定期　在术后 11 周左右进入稳定期，小肠已有较好的适应能力。若食欲好，无腹泻现象，食量正常，饮食可从半流质饮食逐渐向少渣、低脂肪软饭饮食和普通饮食过渡。原则采用高能量、高糖类、足量蛋白质、适量脂肪的饮食。软饭在加工和烹制过程中要细、软、烂；在食物选择过程中应尽量避免含粗纤维多的蔬菜，且清淡、少盐；在主食方面以发酵类面食为主。若 SBS 患者长期采用软饭，因蔬菜切碎、煮软过程中水溶性维生素和矿物质损失较多，应注意适当加以补充。

【食谱举例】（保留结肠的患者）

早餐：大米粥（大米 25 g）、蒸鸡蛋（鸡蛋 50 g）、蛋糕 50 g、豆腐乳 10 g

加餐：馄饨（小麦粉 25 g，猪瘦肉 25 g）

午餐：软饭（稻米 75 g）、蒸鲈鱼（鲈鱼 150 g）、豆腐鸡蛋汤（豆腐 25 g，鸡蛋 10 g）、油 5 g

加餐：脱脂酸奶（200 ml）、蒸鸡蛋（鸡蛋 50 g）

晚餐：鸡片（50 g）、西红柿（50 g）、面条（50 g）、油 5 g

加餐：橙汁（200 ml）、面包（50 g）

全天总能量为 6 646 kJ，糖类 240 g（60%），蛋白质 80 g（20%），脂肪 35 g（20%）。

【食谱举例】（不保留结肠的患者）

早餐：稀粥（大米 25 g）、蒸鸡蛋（鸡蛋 50 g）、豆腐乳 10 g

加餐：蜂蜜豆花（蜂蜜 20 g，豆花 100 g）

中餐：软饭（稻米 100 g）、芙蓉鸡片（鸡脯肉 100 g）、炒青菜（青菜 100 g）、油 15 g

加餐：牛奶（200 ml）、蒸鸡蛋（鸡蛋 50 g）

晚餐：烂面条（小麦粉 60 g）、肉末豆腐（猪瘦肉 50 g，豆腐 100 g）、炒冬瓜片（冬瓜 100 g）、油 10 g

加餐：橙汁（200 ml）

全天总热能为 6 680 kJ，糖类 199 g（50%），蛋白质 79 g（20%），脂肪 54 g（30%）。

四、饮食治疗的注意事项

为了使 SBS 患者更好地适应经口膳食，在给患者制订营养饮食方案时要及时调整食谱，减少腹泻的风险，尽快适应饮食摄入，饮食治疗应该注意以下事项（表15-2）。

表15-2 短肠综合征患者饮食宜忌

食物种类	宜多吃的食物	不宜多吃的食物
主食	烂米饭，面条，面片；燕麦；去皮土豆，红薯，紫薯等	经过加工过后的淀粉类主食，如薯条、薯片等
蔬菜	熟烂的蔬菜，或者蔬菜汁	生冷蔬菜
豆类	豆腐、豆干等制品	整粒豆子
畜、禽肉、海产品	牛羊肉、去皮鸡肉、鱼、虾等	腌肉、动物内脏、鱿鱼、鸭肉、鹅肉、蛋黄等
奶类及奶制品	去脂牛奶或酸奶	全脂牛奶或酸奶、奶酪等
水果	稀释后的水果汁、新鲜香蕉、柑橘等	其他水果、任何水果果皮、椰子或者椰汁
饮料	稀释后的新鲜果汁	含咖啡因、酒精的饮料
油脂类	中链脂肪酸	饱和脂肪酸或人工脂肪
零食	苏打饼干、低脂饼干等	坚果类、爆米花、脂肪含量高的膨化食品、膳食纤维含量高的其他食品
其他	调味料可适量选用	刺激性的香料，如黑胡椒、辣椒、花椒等调味料

1. 选择易消化吸收的食物 SBS 的患者吸收功能下降，宜选择易消化吸收的食物，如软烂的面条、碎蔬菜等，尽量避免体积大、质地硬、不易咀嚼的食物。过硬的食物会损伤胃黏膜，造成不同程度的胃损伤，不利于食物进一步在小肠内的消化吸收，增加小肠的负担。

2. 每天少食多餐 保证在摄入总能量不变的情况下，SBS 的患者应当尽量做到少食多餐，过多的饮食会使肠道负担加重，少食多餐一方面可以减轻胃肠道的负担，切除小肠的患者由于小肠面积大幅减少，一次性过多的食物进入小肠后不能及时消化吸收，会产生对机体不利的有害物质堆积，每天分 5~6 次，甚至 6~8 次进食。另一方面，由于消化吸收功能出现障碍，会导致患者不能有效利用营养素，造成不同程度的营养不良，进餐的时候尽量增加食物在口腔内停留的时间，延长食物咀嚼的次数和时间，一旦肠道适应了食物的消化吸收的过程，少食多餐可以改为每日三餐。

3. 减少就餐前后摄入水量 餐前 40 分钟至 1 小时不喝水或者饮料，进餐的同时减少水的摄入，如果进餐前后摄入水分，会增加食物通过小肠的速率，不利于营养素被人体的吸收。

4. 不喝含有咖啡因的饮料，不饮酒 小肠切除术后第一年内，SBS 患者应当控制乙醇的摄入，尽量做到不饮酒，不喝含有咖啡因的饮料（如茶、咖啡）。

5. 不吃含有人工添加剂的食物　人工添加的甜味剂（如甘露醇、山梨醇）会导致 SBS 患者出现持续性腹泻，严重者可能造成患者不能正常进食。因此，在挑选经加工处理的食品时应认真阅读商品包装上的食物成分表，不吃任何含有人工添加剂的食物。

6. 尽量减少高糖类食物　如精制糖、蜂蜜、糖浆、糖果、巧克力、碳酸饮料、果汁饮料。

（郑锦锋）

参考文献

[1] LAURA E. Nutrition and Fluid Optimization for Patients With Short Bowel Syndrome[J]. JPEN, 2013, 37: 161.

[2] BRIET F, FLOURIE B, ACHOUR L, et al. Bacterial adaptation in patients with short bowel and colon in continuity[J]. Gastroenterology, 1995, 109: 1446-1453.

[3] COSNES J, EVARD D, BEAUGERIE L, et al. Improvement in protein absorption with a small peptide-base diet in patients with high jejunostomy[J]. Nutrition, 1992, 8: 406-411.

[4] JEPPESEN P B, HOY C E, MORTENSEN P B. Deficiencies of essential fatty acids, vitamin A and E and changes in plasma lipoproteins in patients with reduced fat absorption or intestinal failure[J]. Eur J Clin Nutr, 2000, 54: 632-642.

[5] JEPPESEN P B, MORTENSEN P B. The influence of a preserved colon on the absorption of medium chain fat in patients with small bowel resection[J]. Gut, 1998, 43: 478-483.

[6] OVESEN L, CHU R, HOWARD L. The influence of dietary fat on jejunostomy output in patients with severe short bowel syndrome[J]. Am J Clin Nutr, 1983, 38: 270-277.

[7] WILMORE D W. Indications for specific therapy in the rehabilitation of patients with the short bowel syndrome[J]. Best Pract Res ClinGastroenterol, 2003, 17(6): 895.

[8] LEITZMANN M F, WILLETT W C, RIMM E B, et al. A prospective study of coffee consumption and the risk of symptomatic gallstone disease in men[J]. JAMA, 1999, 281: 2106-2112.

第十六章 胃肠道疾病与短肠综合征

第一节 肠梗阻与短肠综合征

任何原因引起的肠内容物通过障碍统称肠梗阻，是常见的外科急腹症之一。急性肠梗阻病情复杂多变，若诊治不当将造成肠坏死、穿孔和腹膜炎。如果发生大部分肠管坏死，被迫行肠切除，就会导致 SBS。本章介绍了肠扭转、腹内疝和慢性小肠假性梗阻这三种临床上最常引起 SBS 的肠梗阻。

一、肠扭转

肠扭转（intestinal volvulus）是一段肠管及其系膜沿系膜轴顺时针向或逆时针向扭转 360°~720°，使扭转两端的肠管发生完全的或部分的闭塞，形成闭襻性肠梗阻，肠系膜血管受压，血液循环中断，出现肠绞窄。如果大部分小肠发生扭转并坏死，甚至累及回盲部和结肠，使得大量肠管被迫切除，就可能造成 SBS。大约 2% 的肠扭转患者发展成 SBS。随着现代诊疗技术的提高，绝大部分肠扭转患者在没有出现大量肠坏死前得到及时救治，降低了发生 SBS 的风险。

（一）病因

肠扭转占小儿 SBS 病因的三分之一，1~18 岁肠扭转发病率为 5.3/1 000 000，新生儿肠扭转常合并腹裂（gastroschisis）、脐膨出（omphalocele）和膈疝等其他先天性发育畸形。肠旋转不良是小儿肠扭转的常见原因，患儿多在 1 岁以内发病。在胚胎发育期，中肠（midgut）发育快于体腔发育，孕 4 周时中肠向脐环突出，孕 10 周回纳入腹腔，以肠系膜上动脉为轴心按逆时针方向从左向右旋转，正常旋转完成后升降结肠由结肠系膜附着于后腹壁，盲肠降至右髂窝，小肠系膜从 Treitz 韧带开始由左上方斜向右下方附着于后腹壁，形成足月儿形态的小肠与结肠。中肠发育分为 3 个阶段，如果肠旋转异常或中止于任何阶段均可造成肠旋转不良。第一阶段发生在腹壁闭合前，表现为脐膨出合并肠旋转不良。第二阶段发生在腹壁闭合后，此时肠管已经进入腹腔。如果肠管不旋转，十二指肠的第三和第四部分沿着肠系膜上动脉的右侧垂直分布，小肠在右侧腹腔，结肠在左侧腹腔，十二指肠和结肠的肠系膜包绕 SMA 彼此融合成一系膜蒂，中肠即以此为轴发生扭转。如果旋转不全，回盲部不在右侧髂窝，位于上腹部或左侧腹，附着于右后腹壁至回盲部的宽广腹膜索带可压迫十二指肠第二段引起梗阻，也可因位于十二指肠前的盲肠直接压迫所致。如果发生反向旋转，十二指肠跨越肠系膜上血管前方，盲肠和结肠位于肠系膜上血管的后面，出现结肠梗阻。第三阶段发生在中肠旋转之后，如果中肠和盲肠系膜不能通过束带固定在后壁和髂窝，肠管活动度增大，容易发生扭转。多数情况下，肠旋转不良的小肠系膜不是从左上至右下附着于后腹壁，而是凭借狭窄的肠系膜上血管蒂悬挂于后腹壁，小肠活动度大易以肠系膜上动脉为轴心发生扭转，造成肠系膜血液循环障碍，可引起小肠的广泛坏死。新生儿肠扭转也可能在没有肠旋转不良的情况下发生，特别对于早产儿，腹壁松弛可能是一个重要因素。

成人肠扭转和小儿肠扭转不同，一般很少发展成 SBS，仅占成人 SBS 病因的 13%。虽然少数肠旋转不良患者一直到成年时才发病，但是成人肠扭转主要病因是腹部手术后粘连或炎症后腹腔粘连。通常肠管以粘连束带为轴心发生顺时针或逆时针的轻度旋转，当旋转角度过大不能自行复位时引起急性肠扭转。一般发生这种情况与肠管重量容量增加和肠管蠕动增强有关，如饱餐后，特别有较多不易消化的食物涌入肠腔内，或是肠管有较大新生肿物，乙状结肠内潴留大量干涸的粪便等都是造成肠扭转的潜在因素。肠扭转发病前往往有体位的突然改变，使肠襻产生了不同步运动，造成已有轴心固定位置且有一定重量的肠襻发生扭转。一般成人肠扭转很少发生 SBS，除非因广泛肠管坏死而行大量肠切除。但是孕妇是一类特殊人群，21% 的妊娠期肠扭转发生 SBS，而且患病孕妇的病死率为 7%，胎儿的死亡率为 22%。妊娠期肠扭转发病率为 1/66 000 ~ 1/1 500，占所有妊娠期肠梗阻病例的 25%。有半数患者有腹部手术史，子宫增大挤压肠襻，使原本无症状的肠粘连因受压和扭转而形成梗阻。然而，仍有不少患者无腹部手术史或长期腹痛等慢性病史，其中可能有一部分患者存在先天性肠旋转不良。结肠扭转在老年人多见，与长期便秘和结肠冗长有关，因结肠扭转行切除对小肠功能影响较少，不会出现 SBS。

（二）临床表现

肠扭转是闭襻性肠梗阻加绞窄性肠梗阻，发病急且发展迅速，及时诊断和治疗可以有效降低死亡率和并发 SBS 的风险。如果新生儿中肠扭转合并腹裂和脐膨出等其他先天性发育畸形，诊断不难，一般都能够得到及时的救治；但是，仍有不少情况下临床表现不典型，与其他类型肠梗阻常难以区分。新生儿中肠扭转常伴有十二指肠受压，表现为高位肠梗阻，呕吐为最早出现症状，呕吐频繁，呕吐物含胆汁在 1 岁以上患儿更为常见。由于腹痛腹胀，患儿表现极度烦躁不安。如果诊治不及时，等到晚期出现肠绞窄和全身中毒症状时，患儿表情淡漠，极度腹胀，排出血便。在年长小儿，肠扭转引起痉挛性腹痛，局部有压痛，患儿多被动取蜷曲位以缓解腹痛。肠扭转刺激副交感神经兴奋，引起腹泻，排出梗阻远端肠腔内容物，而梗阻部位以上胃和十二指肠扩张，体检时可发现上腹部膨隆，可及扭转肠管形成的包块，下腹部空虚呈舟状。对于疑似病例，腹部平片和肠系膜上血管的彩色多普勒检查有助于确诊。由于肠扭转多数需要外科手术，延误手术时机将造成 SBS 和患儿死亡的后果，所以对于高度疑似病例采取剖腹探查或腹腔镜探查以明确诊断是最安全有效的选择。

成人肠扭转的好发部位是小肠和乙状结肠，以小肠扭转最多见，最可能引起 SBS。约半数成人小肠扭转有腹部手术或腹腔感染史，发病前常有暴食和剧烈活动史，也有不少病例病因不明，但一般都起病急骤，腹痛剧烈，呕吐频繁，腹胀明显，早期即有压痛，但无肌紧张，肠鸣音减弱，可闻及气过水声。上述症状持续发展逐渐加重，且无间歇期。腹部 X 线片可因小肠扭转的部位不同而有不同的显示。全小肠扭转时，可仅有胃十二指肠充气扩张，但也可是小肠普遍充气并有多个液面。部分小肠扭转时，可在腹部的某一部位出现巨大胀气、扩张的肠襻，且有液气面。CT 检查可显示肠管扩张，肠壁增厚，伴有肠道积气，如果出现小肠扭转典型的"漩涡征"可确诊。肠扭转患者一般病情进展迅速，大量肠内和腹腔内渗液和出血加之肠道细菌异位，使得患者很快出现低血容量休克和感染性休克。一般术前仅能做出绞窄性肠梗阻的诊断，手术中才能确定肠扭转的情况。

妊娠期肠扭转多发生在妊娠晚期，腹痛、恶心和呕吐为常见症状，其中腹痛容易被宫缩痛所掩盖，需要仔细辨别。宫缩痛位于下腹部，呈间歇性阵发性疼痛，肠扭转的腹痛呈持续性，无间歇期，位于上腹部。子宫增大也可以影响体征，仅 43% 的病例有压痛，26% 的病例有肠鸣音减低，甚至有 13% 的病例没有肠鸣音改变，肠扭转所致局部腹膨隆和腹部包块等阳性体征也不易被发现，因此往往需要借助影像学检查明确诊断。彩色多普勒超声和 MRI 没有产生电离辐射的副作用，可以作为首选辅助检查手段。超声检查容易受到肠腔扩张积气的影响，诊断价值不大。MRI 每次扫描时间较长，图像质量容易受到呼吸干扰，影响诊断的准确性。CT 和腹部平片可以弥补 MRI 的不足，但是存在电离辐射致畸的问题。妊娠期患者接受 CT 和 X 线检查是有争议的问题。目前没有循证医学证据表明辐射剂量< 50 mGy 导致胎儿畸形，一次腹部平片和 CT 检查的辐射剂量是 1.4 ~ 4.2 mGy 和 8 ~ 49 mGy，均低于 50 mGy。而且妊娠晚期胎儿发育趋于成熟，相比妊娠早期，电离辐射的副作用减少。因此，对于高度疑似肠扭转的危重孕妇，选择 CT 和腹部平片检查不失为一种权宜之计。

（三）治疗

一旦明确肠扭转的诊断，应立即剖腹探查。尽早剖腹探查是为了尽可能地保留肠管的生机和保留更多的肠段，任何拖延都可进一步加重肠管的缺血甚至广泛的肠坏死。进入腹腔后应该首先复位扭转的肠管，小肠扭转 80% 为顺时针方向，可扭转 180° ~ 720°，甚至 1 080°，所以解除其扭转必须是将小肠逆时针方向旋转才能复位，复位后应细致观察肠管血液循环恢复情况，切除坏死的肠管，切除端应明确有良好的活力，可以行一期吻合，也可作外置造口，然后再行二期手术。对有疑点的长段肠襻宜设法解除血管痉挛，如热敷、系膜血管周围或血管内注射血管解痉剂，将其留在原位并临时关腹，送回 ICU 治疗，待 24 小时后行计划性再次手术，判断肠管活力，决定是否切除。总之，外科手术治疗肠扭转力求降低死亡率，减少小肠扭转坏死大量切除后的 SBS，避免给患者带来终身的健康障碍。成人小肠扭转复位后除了松解粘连条索外，如果无其他导致肠扭转的原发疾病，少有再扭转者，无须做固定手术。对于肠扭转的危重孕产妇，普外科通常需要请妇产科医师协助诊治，决定是否需要终止妊娠。对于新生儿中肠扭转，常需要加做 Ladd 手术，手术关键步骤是松解附着在右侧腹壁至盲肠升结肠之间的 Ladd 束带，使得盲肠移开至左侧腹部，同时解除因受到束带压迫而导致的十二指肠梗阻，然后将肠系膜展开，发现任何异常的纤维束带或膜状粘连组织，均应一一分离，以免遗留其他肠梗阻因素，一般将肠管置于右侧腹腔而结肠置于左侧腹腔，不做预防性肠固定术。Ladd 手术长期疗效满意，极少病例再次发生肠扭转。

二、腹内疝

腹内疝（internal abdominal hernia）是指腹腔内容物离开正常解剖位置，通过腹腔内先天性与手术后所造成的孔道、间隙，进入邻近腹腔。疝内容物主要是肠管，嵌顿性腹内疝属于闭襻性肠梗阻，在临床上较为少见，约占肠梗阻的 2%，但是病情进展迅速，可累及大量肠管绞窄坏死，是成人 SBS 的重要原因之一。

（一）病因

按照构成腹内疝孔道、间隙的形成机制，将腹内疝分为先天性和腹部手术后两大类。先天性腹内疝与中肠旋转和固定不正常有关，常见的两种类型是十二指肠旁疝和网膜孔疝。十二指肠旁疝是腹膜隐窝疝中最常见的一类，可分为左侧和右侧两种，都是因为胚胎发育时中肠旋转不良，使部分小肠或肠襻被包绕在邻近十二指肠的腹膜后隐窝内。左侧十二指肠旁疝是指肠管进入十二指肠升部左侧 Landzert 隐窝而形成，疝囊后方有腰大肌、左肾或输尿管，疝囊前方近疝囊颈部有肠系膜下静脉；右侧十二指肠旁疝形成自 Waldeyer 隐窝，位于肠系膜上动脉后方的空肠系膜起始部，疝囊的前方为升结肠系膜，邻近疝囊颈部有肠系膜上动脉通过。网膜孔疝源于扩大的 Winslow 孔。Winslow 孔的前界是肝十二指肠韧带，后界是紧贴下腔静脉前壁的腹膜，上界是肝尾状叶，下界是十二指肠，一般孔径大小仅可容纳 1 指，孔径扩大为内疝形成提供了条件。此外，患者常合并中肠旋转不良，使小肠、盲肠和升结肠活动度增大，在暴饮暴食、体位突然改变和腹内压突然增大等诱发因素作用下，肠管由 Winslow 孔疝入小网膜囊内形成网膜孔疝。手术后内疝是指腹部手术后所造成的孔道、间隙形成的疝。如胃切除术后选择 Roux-en-Y 吻合重建消化道，横结肠与位于其前方的 Roux 桥襻构成了一个间隙，存在腹内疝的风险。如果输入襻保留过长，活动度增大，就有可能疝入形成输入襻梗阻。此外，肠切除术后的系膜裂孔，回肠造口、乙状结肠造口与侧腹壁间留下的间隙，盆腹腔内粘连形成的纤维束带等都可能是形成腹内疝的孔道和间隙。

（二）临床表现

腹内疝临床少见，无特异症状，有时甚至无症状，或因其他疾病行手术时发现，因此，当腹内疝发生嵌顿表现为急性肠梗阻时，很难短时间内联想到该疾病并做出准确诊断。

长期慢性腹痛是十二指肠旁疝患者常见症状，腹痛呈间歇性、痉挛性并反复发作，躯干伸直或过伸及进食后加重，蜷曲体位或空腹缓解，伴恶心呕吐、腹胀等不完全性肠梗阻症状。腹部查体可触及包块，形状和大小因疝入肠管多少而不同，肿块叩诊呈鼓音，有轻压痛，可闻高调肠鸣音。当疝入肠管发生嵌顿时，梗阻转变成完全性，甚至因出现肠绞窄而行手术探查，如果发现部分或大部分小肠在结肠系膜和后腹膜形成的囊袋内，即可明确诊断。网膜孔疝多以急性肠梗阻为临床表现，腹痛呈急性发作性剧烈绞痛，患者被动取蜷曲体位以缓解腹痛，此时位于疝环前壁的肝十二指肠韧带相对松弛，对嵌顿肠管的卡压减轻。恶心、呕吐为常见伴随症状，呕吐频次和呕吐物性状可随梗阻部位高低而变化，对于高位梗阻患者，腹胀可不明显。腹部查体上腹偏左常可触及质软的囊状肿块，肿块固定有压痛。有时疝内容物为大网膜，患者梗阻症状不明显，仅表现为反射性恶心呕吐；少数患者可因疝环前壁的胆总管受压迫而出现梗阻性黄疸。

与先天性腹内疝不同，手术后腹内疝患者有腹部手术史，当出现肠梗阻症状时，临床医师容易考虑到腹内疝的存在。手术后腹内疝临床表现随着术式和梗阻的部位不同而发生变化。Roux-en-Y 吻合术后因内疝可致输入襻梗阻和输出襻梗阻。输入襻梗阻患者因胆汁和胰腺分泌潴留于输入襻内常表现为干呕，呕吐物不含胆汁，如果输入襻内压力持续升高，就可能导致消化液反流至胆管和胰管内，诱发胆管炎和胰腺炎，加重腹痛和全身中毒症状。输出襻梗阻表现为高位梗阻，呕吐频繁，呕吐物含胆汁。与一般粘连成角而形成的梗阻不同，腹内疝形成闭襻性梗阻，腹痛持续剧烈，腹痛和体征表现是不相符的，值得警惕。明确腹内疝的诊断一般要借助影像学检查。腹内疝在腹部平片上的阳性表现是充气的肠襻聚集一团并可有液平面，在 CT 上表现为肠管聚集成团，肠系膜血管走行异常。对于反复发作的慢性梗阻患者，可行全消化道钡餐检查，如果有一团肠襻聚集在某一部位而不易推挤分离，即提示腹内疝。有时疝内容物不是肠管而是大网膜等组织，影像诊断的阳性率有所下降，因此，对于那些症状反复发作的疑似腹内疝患者，应做重复检查。

（三）治疗

手术是治疗腹内疝的唯一方法。对于嵌顿性腹内疝，手术不及时将可能造成 SBS 的严重后果，甚至危及生命。因此，对于高度疑似腹内疝患者，影像学检查又无法确诊时，有必要选择腹腔镜或剖腹探查。术中找到内疝后先设法将嵌顿的肠襻复位，然后缝闭疝环口，松解和闭合疝环时注意勿伤及邻近的重要血管，如右侧十二指肠旁疝疝环前方的肠系膜上动脉，网膜孔疝疝环前方的肝十二指肠韧带和后方的下腔静脉。若疝囊颈部结构不清或含有重要血管，松解疝环时不宜全部切开，可选择疝囊前壁无血管区切开，将疝入肠管穿刺减压后回纳。肠襻复位后观察肠管活性，切除坏死肠管。若疑似肠管仍有活性，尤其对于大段肠管，盲目切除可能导致患者 SBS 的，可暂不处理，临时关腹，待 24 小时后再次探查决定是否切除。

三、慢性假性肠梗阻

慢性假性肠梗阻（chronic intestinal pseuo-obstruction，CIP）是肠道的神经和肌肉病变引

起的一类肠道运动功能障碍性疾病，临床表现为慢性反复发作肠梗阻而无机械性梗阻的证据。CIP可以是原发性，也可以继发于某些疾病，病因、病变部位和病变程度不同，临床表现也各异，因此，有人认为将CIP表述为一种综合征更加准确。CIP发病率低，美国每年有大约100例婴儿发病，但是最终都发展成SBS，约三分之一的患儿出生后一年内死于营养不良、感染或水、电解质紊乱，大多数患儿必须接受小肠移植术。

（一）病因

CIP属于一种少见的特殊类型的肠梗阻，成年患者常继发于系统性疾病（如系统性硬化症、系统性红斑狼疮等、硬皮病、淀粉样变性）和恶性肿瘤（如支气管肺癌），原发性CIP在小儿多见，有先天性遗传因素。小儿CIP也见于一些罕见的综合征和线粒体疾病，如巨膀胱小结肠肠蠕动缓慢综合征、线粒体脑肌病伴乳酸酸中毒和卒中样发作、线粒体神经胃肠型脑肌病。还有研究发现CIP与病毒感染（如EB病毒）有关。尽管CIP病因复杂多样，但是病理上都表现为肠壁神经和肌肉受损，病损加重直到出现严重不可逆性损害，发展成SBS。

（二）临床表现

慢性肠梗阻是CIP的主要临床表现，患者反复出现恶心、呕吐、腹痛和腹胀。腹痛多以脐周或全腹为主，呈持续性胀痛，呕吐或腹泻后减轻但不消失。腹胀与病因、病变程度和累及范围有关。呕吐大多发生于餐后，呕吐频次和呕吐物性状与梗阻部位有关。CIP患者出现腹泻主要与继发性肠道吸收不良和小肠细菌过度生长有关，大多表现为稀水便或糊状便。当结肠受累及时，患者表现为顽固性便秘，或者便秘和腹泻交替。营养不良是CIP患者的重要特点。由于慢性肠梗阻，患者都存在摄入不足和营养吸收障碍，而且随着病程的延长，梗阻发作的频次和程度加重，患者对肠外营养依赖性逐渐增强，最后发展成SBS。

继发性CIP临床表现常与其他原发病重叠，需要注意甄别。部分小儿原发性CIP与肠旋转不良和先天性排尿功能障碍有关。有28%～40%的小儿CIP病例在出生时发现有肠旋转不良。有33%～92%的小儿CIP病例存在排尿功能障碍，表现为巨膀胱症、肾盂积水、尿潴留和泌尿系感染。尿流动力学发现患儿膀胱逼尿肌收缩乏力，膀胱容量和顺应性增大。组织病理活检证实膀胱逼尿肌菲薄和纤维化，与临床表现一致。这部分患儿容易反复泌尿系感染，而且由于此时胃肠功能障碍往往达到失代偿阶段，所以病情很重。

消化道测压是诊断CIP的金标准，内镜和影像学检查多用于排除机械性梗阻因素。对于部分难以诊断的病例，可考虑外科手术探查，术中进行肠壁全层活检。分子病理学检查可以发现肠壁神经和肌肉系统中神经递质和信号分子异常，还可以深入探索自身免疫系统和线粒体功能异常在CIP发病机制中的作用。

（三）治疗

继发性CIP在治疗原发病的基础上，结合营养支持、促动力药和抗生素等支持治疗，通常病情可以得到控制，预后较好。原发性 CIP 多见于小儿，尤其是出生不久的婴儿，营养支持是首要治疗措施。营养方式首选肠内营养，如果患儿能够耐受肠内营养并且肠内营养可以满足大于 50% 需求量时，患儿 5 年存活率可以达到 100%；否则，5 年存活率只有50%，其中许多患儿死于肠外营养相关并发症。然而，有一半患儿必须依赖全肠外营养，其中出生时就患病、有巨膀胱症或接受多次手术治疗的占多数。红霉素、西沙必利、奥曲肽、替加色罗、氯贝胆碱等促动力药可用于对症治疗，口服不可吸收性抗生素和益生菌有利于抑制肠道细菌过度繁殖。除了小肠移植外，外科治疗主要目的是肠减压和建立肠内营养通路，包括用于减压和肠内营养的胃造口和近端空肠造口，用于规避结肠梗阻的远端小肠造口，还可以通过远端小肠造口逆行灌肠促进排便。尽管如此，小肠移植目前仍是治愈原发性 CIP 的唯一方法。

（魏威）

第二节　肠系膜缺血性疾病与短肠综合征

急性肠系膜缺血性疾病（acute mesenteric ischemia，AMI）及急性肠扭转导致大范围小肠切除是成人 SBS 的重要病因。AMI 又称肠卒中（intestinal stroke），是一种发病率较低却极其危重的腹部血管急症，指血栓形成、栓子阻塞、血管狭窄或受压等各种原因引起的肠系膜动脉或静脉血流障碍，直接导致肠道缺血的一组临床病症，主要包括肠系膜上动脉栓塞（acute mesenteric artery embolism，AMAE）、肠系膜上动脉血栓形成、肠系膜上动脉夹层动脉瘤、肠系膜上静脉血栓形成（acute superior mesenteric venous thrombosis，ASMVT）、非阻塞性肠系膜缺血性疾病（nonocclusive mesenteric ischemia，NOMI）等。AMI 发病率仅占急腹症患者的 1% ~ 5%，如果处理不当，极易造成广泛肠坏死，整体死亡率高达 50%，其危重程度及诊治难度超过急性心肌梗死和脑卒中。由于 AMI 起病隐袭，尚无特异性的临床症状、体征及血清学诊断标志物，诊断极易延误，处理不当极易出现广泛肠坏死，需要大面积切除小肠，引起 SBS，继而可出现多器官功能障碍或衰竭，危及患者生命。AMI 的早期诊断需要医师有敏锐的意识、全面的思考及充分的临床经验，主要依靠高分辨率腹部增强 CT 检查及血管三维重建图像明确诊断。目前 AMI 的治疗原则为：去除病因，尽早恢复肠道血供，避免或减少肠道缺血性坏死，防止 SBS 发生。

近 10 年来，血管外科腔内治疗技术快速发展，伴随微创外科、临床营养支持、重症医学等新兴学科的不断成熟，针对 AMI 临床特点而制订的早期血管腔内治疗快速再通肠系膜血管，联合重症监护支持、新型腹部手术理念和技术、临床营养支持的多学科综合诊疗模式已经在美国麻省总医学院、梅奥医院、约翰霍普金斯医院、克利夫兰医学中心等世界顶级医疗机构取得良好的治疗效果。但该诊疗模式对外科医师技术水平及医疗设施配备要求很高，需要医师有精湛的胃肠外科、血管外科及血管腔内治疗技术，能熟练完成经颈静脉门静脉穿刺置管和腔内成形、经皮经肝门静脉穿刺置管和腔内成形、肠系膜上动脉置管和腔内成形，以及经导管取栓、吸栓、碎栓等复杂操作。治疗科室也需要配备先进的介入治疗复合手术室及相关技术人员、外科重症监护病房及多器官功能支持团队、临床营养支持专家及专业肠造口护理团队。法国、瑞典等欧洲国家则整合相关资源，组织各科室相关专家形成多学科团队，设立专门的治疗中心，配备专业设备及临床营养、护理团队，设立肠缺血康复病房，同样取得了良好的临床疗效。

目前 AMI 诊治在国内尚未得到重视，属于病死率极高的腹部疑难杂症。临床诊治措施较混乱，胃肠外科医师只能针对缺血肠道采取相应外科处理，无法解除血管病因。血管外科医师又无法处理复杂的缺血肠道。重症医学专家只能解除、改善相关症状及器官功能支持，无法治愈 AMI。临床同样缺乏合理有效的 AMI 治疗规范和共识，多数医师只能凭借个人的技术、经验及所在医院的设备条件开展治疗，疗效不佳。国内尚未有医疗中心能够成熟开展针对 AMI 的综合治疗。

一、肠道血供的评估

AMI 治疗中肠道血供的评估贯穿始终，指导治疗手段的不断进阶，评估手段本身也由无创到有创，间接到直接不断进阶。腹部 X 线平片及血液学指标评估价值有限，肠坏死时乳酸可升高，腹部 X 线平片可出现"指压征"。血管增强 CT 显著提高了患者早期诊断水平，将症状出现至确诊时间从 1978—1995 年的 1 周降至 1995—2003 年的 1 天，已成为最可靠的无创诊断技术。肠系膜血管造影检查仍是 AMI 诊断金标准，准确评估血栓范围及阻塞程度的同时可行门静脉、肠系膜上动脉置管溶栓、取栓、扩张、支架植入等腔内治疗。治疗过程中，可反复行造影检查评估血管再通情况。磁共振血管成像尽管普及范围及速度不及 CT，其敏感性及特异性接近 100%，诊断率超过 CT 或者血管造影。

早期剖腹手术，术后行二次剖腹是 AMI 的经典探查模式。术中肠道血供及肠道活力的评估除肉眼判断色泽外，还可通过超声多普勒检查、荧光素注入等方式，一项前瞻性研究证实荧光素注入法准确性最高，肉眼判断其次，均优于多普勒超声。随着微创技术的发展，腹腔镜代替剖腹行早期及二次探查已经得到广泛接受。腹腔镜探查具有快速、准确、直观、安全、微创、可重复性好等优势，可在 ICU 床边、局部麻醉下就完成整个探查，避免手术给患者带来额外的打击。早在 1996 年，腹腔镜探查结合局部溶栓的微创方法用于肠系膜动脉阻塞的诊治。2013 年，Fatih Yanar 等回顾报道了 76 例肠系膜缺血患者，证实与早期切除及取栓相比，CT 血管成像联合腹腔镜探查及局部溶栓治疗有更好的疗效及安全性。目前腹腔镜探查更多应用于术后二次探查，一系列临床观察表明腹腔镜二次探查更加安全、准确，操作时间更短，对机体干扰更小。有学者提出腹腔镜二次探查可完全代替二次剖腹探查成为常规手段。但 2006 年欧洲有关腹腔镜应用于急腹症诊治的指南中指出既然影像学检查能够准确诊断出绝大多数肠缺血患者，腹腔镜探查很难避免不必要的剖腹探查。有研究指出，腹腔镜手术频繁的操作也是导致肠系膜血栓的重要原因。目前尚无临床对照研究证实腹腔镜二次探查能否改善患者预后，腹腔镜代替剖腹探查尚存争议。同时值得注意的是行腹腔镜时腹内压不应超过 20 mmHg，避免肠系膜动脉血流减少，肠缺血加重。无论剖腹或者腹腔镜探查，均局限在肠管浆膜层。随肠腔内压力增加血液从黏膜转流至浆膜层使得黏膜及黏膜下层缺血难以察觉，有条件时可配合小肠镜行腔内观察。

二、肠系膜缺血性疾病的多学科综合治疗

近十几年来，血管腔内治疗蓬勃发展，在 AMI 治疗中的应用与日俱增。与传统手术相比，其损伤小、并发症少、围手术期病死率低，为手术风险大的患者提供了一个新的选择。目前腔内治疗技术主要包括腔内血栓切除/吸取术、导管溶栓术、经皮血管成形术及支架置入术。Beaulieu 等进行的一项涵盖 679 例 AMI 患者的回顾性分析显示：自 2005 年至 2009 年使用腔内治疗的患者比例从 11.9% 上升至 30.0%。相比于传统开放手术，腔内治疗病死率低，住院时间短，肠切除率小，术后肠外营养使用率少。诚然腔内治疗的诸多优势已被广大临床医师所认可，对于已有肠坏死明确证据的患者，腔内治疗为禁忌证。肠系膜上动脉开口隐秘或解剖结构复杂，存在严重动脉迂曲、动脉瘤者，腔内治疗操作难度大、成功率低。肾功能不全者，虽非绝对禁忌证，但其治疗预后较差，也应慎重使用。

由于患者多样、病情多变，部分接受腔内治疗的患者可能需要二次手术，而某些病情复杂的患者无论腔内还是手术均难以实现有效治疗。因此集二者之所长的杂交手术成为未来治疗的新方向。逆行肠系膜动脉支架植入术（retrograde open mesenteric stenting，ROMS）既可以开通病变严重的肠系膜动脉，又能直接观察肠管，必要时进行肠切除. 是一种很有前途的治疗方式。ROMS 作为一项新技术，现有循证医学证据相对较少。Blauw 等研究显示，对于无法实施常规顺行支架植入术的患者，ROMS 是一种有效补充，具有可行性且临床缓解率尚佳，病死率相对较低。

AMI 患者一旦出现腹膜炎体征，呕吐物、排泄物为血性或腹腔抽出血性渗出物往往提示出现透壁性肠坏死或穿孔，手术是唯一有效的处理方式。直到 20 世纪 90 年代，切除缺血肠段行一期吻合为 AMI 的主要手术方式。随着对 AMI 病理生理改变认识不断深入，缺血坏死周围正常肠段静脉内被发现同样存在大量血栓，且吻合口处血栓再发率极高，有学者提出应该行扩大范围肠段切除，这往往导致肠管切除过多形成 SBS。另有学者提出对可疑肠管尽量保留，24~48 小时内行二次（second-look surgery）甚至多次探查评估肠管血供决定是否切除。在一项 31 例 ASMVT 再手术临床报道中，14 例于一期术后 24 小时行二次探查均出现肠坏死需再次切除，体现二次探查的必要性及一期术后再次肠坏死的高风险。但过多的手术无疑会严重扰乱患者的生理平衡从而增加并发症发生率，另一项研究中二次探查阳性率仅为 23.5%，目前二次探查的必要性仍存在争议。

损伤控制性外科（damage control surgery，DCS）最初是针对严重创伤患者进行阶段性修复的外科理念，目前已拓展至非创伤层面。Freeman 等于 2005 年报道在急性肠系膜缺血

的处理中应用 DCS 理念，在首次手术中采用 DCS 处理的 3 例患者全部存活，DCS 措施包括急诊切除坏死肠管，不试图恢复肠道连续性，开放腹腔及有计划地进行二次或三次手术探查。类似的研究说明在急性肠系膜缺血等腹部重症的救治中，DCS 理念有很好的指导意义。DCS 理念应用于 ASMVT 治疗的具体措施可分为三个阶段。阶段 1：迅速切除坏死肠管、并行术中取血栓、对活力可疑肠管予以保留，放弃一期吻合而行两端造口，必要时实施腹腔开放，术前或术后行血管造影明确血栓范围及程度并放置导管行局部抗凝、溶栓、动脉解痉治疗；阶段 2：将患者送回 ICU 进行有效复苏和营养支持，继续全身或局部置管抗凝、溶栓促使血管再通，反复多次行血管造影评估血栓溶解情况，通过造口或开放的腹腔直接观察肠管血供，必要时行增强 CT 或腹腔镜探查评估其余肠管血供；阶段 3：确定性手术恢复肠道连续性和生理功能，推荐侧侧吻合方式行肠道重建以保证吻合口血供，减少瘘的发生。

将 DCS 应用于 AMI 治疗，术前经导管局部抗凝、溶栓、动脉解痉治疗促进血管再通，最大限度地使缺血的肠管免于坏死，避免肠管过度切除。一期手术时小肠残端的处理，Freeman 等主张将小肠残端封闭后留置在腹腔内，无须行肠造口。但近端肠管形成盲襻，压力增加后易造成细菌易位，术后肠管血供也难以评估。而对已坏死的肠管一期手术切除后行小肠双腔造口或腹腔开放，对可疑肠管予以保留，减少一期手术时间和过度操作，最大限度降低了手术对患者生理状态的干扰，又避免了坏死肠管毒素吸收导致的全身脓毒症，同时外置肠管可作为观察窗，解决了肠管血供难以反复评估的难题，又可防止腹腔间隔综合征发生。术中取栓术能够有效避免血栓蔓延而再次出现肠坏死。返回 ICU 后及时纠正可能出现的多器官功能障碍、酸中毒、凝血功能障碍和低体温，继续抗凝、溶栓治疗，进一步溶解血栓同时可以预防手术操作带来的腹腔炎症导致的血栓再发。留置的导管还可反复行造影检查评估溶栓情况。术后应给予积极的肠内营养，对于近端造口丢失的大量肠液。可采用造口袋收集再经远端造口回输以维持内稳态稳定。生长抑素可减慢门静脉血流，有增加血栓复发的危险，应避免使用。对于已渡过急性期，行抗凝、溶栓治疗肠道血供恢复，肠管坏死界限清楚的病例可切除坏死肠管，一期肠吻合术，可行预防性空回肠造瘘，或者于术后 48 小时内有计划地再次评估肠道血供。如需再次剖腹，可先行选择性肠系膜血管造影以便选择最佳的外科治疗或介入治疗手段。重点明确吻合口肠管活力，如继续坏死则做二次切除，重新行肠吻合术。术后尽快恢复肠内营养，积极行肠康复治疗。

（一）急性肠系膜动脉栓塞

AMAE 确诊后，除了年老体弱合并严重的心、脑、肺血管疾病及重要器官功能障碍不能耐受手术，同时未发现肠坏死迹象者，均应立即行手术治疗，未能确诊但出现腹膜炎、腹腔抽出血性液体也是手术的指征。术前应积极抗休克治疗，给予液体复苏稳定循环，纠正酸中毒及离子紊乱，改善患者的全身状态，但不能延误进行手术的时间，可在麻醉的同时进行。手术的方式主要有以下三种：

1. 肠系膜上动脉取栓　AMAE 患者手术时应首先考虑取栓，由于术前的 3D-CTA 已提示血栓的部位及相关侧支循环的情况。因此，手术的目的性及目标性会很明确。剖腹后应首先检测肠管的颜色、蠕动情况及边缘动脉的搏动情况，即使是最严重的肠坏死也会在 Treitz 韧带处残余良好血运的肠管，通常救治这部分肠管尤为重要。肠系膜根部用利多卡因封闭，局部持续的温盐水热敷下操作，肠管翻向体外时的动作及拉力都将决定这些肠管的存活情况。之后即应检查肠系膜上动脉，如首先寻找肠系膜根动脉则应在横结肠根部切开后腹膜，在胰腺下缘显露肠系膜上动脉，血管如呈条索状无搏动，证明动脉已栓塞，应避免过度挤压使血栓破碎脱落阻塞细小的血管分支。患者有较严重的动脉粥样硬化、管腔狭窄，应同时行动脉内膜切除血管成形术，但近来由于难度大和效果不佳而很少采用。临床统计资料证明，动脉取栓后再次发生肠坏死的机会低于单纯肠切除。肠系膜上动脉血栓形成还可反复取栓，较肥胖的患者不易显露肠系膜上动脉时，可经回结肠动脉取栓。也有人主张取栓术后在病变部位逆行置入支架。对于无肠坏死的取栓术，肠系膜血管主干的检查也应该十分小心。首先寻找肠系膜血管主干或主要分支（可以在灯下观察血管走行，用手触摸搏动情况等方法）。小心纵行切开系膜，找到目标血管，一般情况该血管无搏动，内有血栓，直径应在 3 mm 以上。解剖出 3 cm 左右，纵行或横行切开血管，应用 3、4 号 Fogarty 导管取栓，近端可将导管送至腹主动脉中，抽拉血栓时球囊直径不应超过血管直径，轻拉、缓拉，遇到阻力时少量放水，使球囊变小拉出，可多次抽拉血栓，直到有鲜血喷出，远端取栓应少量进取栓导管，以免戳破血管及肠管，适可而止。缝合血管要细致，以免手术后血栓再发形成，取栓后的肠管血运立即改善，蠕动增强。对于已有肠坏死的血管取栓，应首先切除坏死肠管，切断系膜时可见粗支主干或侧支，应用同样的方法取栓。上述手术方式被各医院外科医师广泛使用。

2. 肠系膜上动脉血管旁路术　该手术方式早期用于一些肠系膜上动脉根部完全栓塞或狭窄的患者，常用术式有肠系膜上动脉 – 右髂动脉侧侧吻合、肠系膜上动脉 – 腹主动脉侧侧吻合及肠系膜上动脉 – 腹主动脉架桥术，其中最后一种技术上更为可行，应用较多，其他术式鲜用。这些术式也可分为顺行或逆行旁路移植术。顺行旁路技术上更具挑战性，但能通过上腹部的腹主动脉流提供血流，这部分血管条件较好，动脉粥样硬化病变程度较低。逆行旁路在技术上更容易和更快捷，因此，适合生命体征不平稳或体型肥胖的患者。然而，广泛的髂动脉钙化和移植物过于屈曲是潜在的棘手问题。自体静脉是最理想的移植物，不推荐使用人工血管，因为如果发生肠管坏死很可能发生感染。血流重建后肠管灌注的评估可结合临床观察、分支动脉触诊、多普勒超声检查或静脉注射荧光素等多个方面。如果重建成功可发现一些灌注障碍已开始好转，但所得的任何积极的肠道活力评价都不能排除二次手术可能。

3. 血管腔内介入治疗　既往 AMAE 的主要治疗方法是药物治疗和开放手术，但近十几年来，随着血管腔内治疗的发展，使年老体弱、手术风险大的患者有了新的选择，在一定程度上使该病的病死率有所下降。需要强调的是，介入治疗的选择与开放手术是有相关性的，以免因只重视技术而延误患者病情。介入治疗的手术适应证：①肠系膜上动脉主干阻塞、无明确肠管坏死证据、血管造影可见肠系膜上动脉开口者，可考虑首先采用介入技术开通阻塞，如果治疗技术成功（完全或大部分清除栓塞）、临床症状缓解，可继续保留导管溶栓、严密观察，不必急于手术。如果经介入治疗后症状无缓解，即使开通了肠系膜上动脉阻塞，亦应考虑手术治疗。②存在外科治疗的高风险因素（如心脏病、慢性阻塞性肺气肿、动脉夹层等）、确诊时无肠坏死证据，可以选择介入治疗。③外科治疗后再发血栓、无再次手术机会者，有进一步治疗价值者。目前主要的介入治疗方法有 3 种：局部导管溶栓术、球囊血管成形术和支架置入术。导管溶栓术适用于临床症状相对较轻，同时术中造影发现分支血管部分栓塞，远端侧支代偿较好的患者，溶栓的同时密切观察患者病情变化，每隔 12～24 小时造影，考虑部分血栓机化难以溶解，并且减少出血风险，溶栓治疗最久不超过 3 天，如发现肠系膜上动脉充盈良好，则可拔管。如 3 天以后发现管壁有残留血栓，可尝试行吸栓、取栓，再采取快速的血管成形术，对于同时患有腹主动脉瘤或主髂动脉硬化，严重不适合搭桥手术的患者，可在病变处逆行植入人工支架支撑血管，以避免肠缺血的再次发生。虽然介入治疗发展迅速，但其还有很多局限之处。第一，介入治疗有一定的禁忌证：①就诊时已有肠坏死的临床表现。②导管不能找到肠系膜上动脉开口者。③存在不利的血管解剖因素，如严重动脉迂曲、合并腹主动脉瘤 - 肠系膜上动脉瘤，预期操作难度大、风险高、技术成功率低。④存在肾功能不全，不是绝对禁忌证，但介入治疗后预后较差。最重要的是，溶栓对一些陈旧血栓或心脏赘生物是无效的。因此，术前应通过 3D-CTA 判断血栓的性质，并短期内决定是否中转手术，避免拖延剖腹探查术和肠管评估，这样可能会造成肠坏死的恶果。第二，实行介入治疗需要医师拥有专业的设备和丰富的经验来评估肠道情况，同时具备手术和介入治疗的能力，这就使其只能在比较大的临床中心开展。第三，容易发生再狭窄和需要二次腔内治疗。有报道称，肠系膜动脉内置入支架后再狭窄的发生率略高于肾动脉和冠状动脉，与局部血栓形成、内膜增生和基础病变发展有关，绝大多数需再次介入治疗。第四，不能直观地观察肠管的病变情况，在介入术后应密切观察患者的病情变化，如果症状和体征加重，需要紧急剖腹探查。杂交手术融合了手术与介入治疗的优点，既可以代替旁路移植术开通动脉硬化严重的肠系膜动脉，又可以观察肠管，必要时进行肠切除，是治疗 AMAE 的新方向。

（二）急性肠系膜静脉血栓形成

早期手术切除缺血肠管曾被认为是 MVT 唯一有效的治疗方式，自 Abdu 等首次证实肠切除辅助抗凝治疗明显降低病死率，以及进一步认识到未发生透壁性坏死的肠道缺血可通过抗凝治疗逆转，抗凝治疗开始受到重视。和其他部位血栓治疗目标一样，ASMVT 抗凝治疗主要为了防止血栓的延伸并给机体自身纤溶提供机会和时间，一旦确诊即需开始全面抗凝治疗。早期动物实验证明肝素抗凝能够阻止血栓播散、促进侧支形成，临床研究进一步发现其能够帮助栓塞的内脏血管实现再通并降低复发风险。有研究显示，80% 经抗凝治疗的肠系膜上静脉 / 门静脉血栓患者 5 个月内可获得血管再通，非抗凝患者再通比例低于 10%。Condat 等报道 27 例门静脉及肠系膜上静脉血栓患者，25 例获得血管再通均接受抗凝治疗，2 例非抗凝治疗未能实现再通。

对于尚未发生肠透壁性坏死、未出现腹膜炎体征的早期患者，首选保守性抗凝治疗还是早期手术探查一直备受争议。早期抗凝实现血管再通，促进侧支代偿，可避免手术治疗带来的打击，缩短治疗周期，减少 SBS 等并发症的风险。Laurent Brunaud 等回顾比较了 14 例首选手术治疗和 12 例早期单纯抗凝治疗的 ASMVT 患者，两组病死率、二次手术、门静脉高压、2 年生存率等无明显差异，抗凝组住院时间更短，避免肠段的切除。另一项回顾性研究中，13 例早期手术探查与 28 例早期抗凝治疗的 ASMVT 患者相比，后者平均住院日更短，手术率、死亡率及 SBS 发生率均较低。2004 年和 2009 年的另两项临床回顾性分析得到类似的结论。对于可疑肠透壁性坏死，有轻至中度腹膜炎表现者，Hyung-Kee Kim 等认为同样可先行抗凝治疗，待坏死肠段局限后行延期部分肠段切除可避免早期广泛肠切除引起的 SBS。另有一系列临床观察证实，ASMVT 术后抗凝同样能够明显降低病死率，减少血栓复发可能及复发后再次治疗患者的病死率。抗凝已成为 ASMVT 进阶式治疗的基石，进阶化治疗模式的第一级治疗。

传统观点认为全身抗凝 48～72 小时后腹痛仍进一步加重或入院时有高度肠坏死风险尚未出现腹膜炎表现的患者需进阶至介入治疗。随着介入置管溶栓技术及各种取栓、碎栓、支架置入、血管成形等腔内操作发展成熟，当前即使已发生局部肠管缺血坏死，只要患者一般情况允许，均可行介入治疗迅速再通血管，恢复肠道血供，最大限度地挽救剩余肠道。坏死肠管可形成局限包裹，待肠管血供完全恢复，侧支循环充分建立后再行手术切除，避免了过度肠管切除及早期手术给患者的打击。2005 年，Michael Hollingshead 等回顾分析 11 年中单中心介入溶栓治疗 20 例 ASMVT 患者，其中 75% 获得部分或者完全血管再通，85% 症状得到缓解，无一例需手术切除，作者认为经导管局部溶栓能早期促进血栓溶解、解除症状，避免了肠切除风险。介入治疗正逐步成为 ASMVT 进阶式治疗核心手段。目前介入溶栓药物为链激酶、尿激酶及 rt-PA，腔内机械操作有经导管抽吸、取栓、碎栓、球囊扩张、支架置入等，主要途径有 3 条：经颈静脉直接穿刺门静脉即 TIPS 途径，经皮经肝直接穿刺门静脉途径，经肠系膜上动脉间接途径。Feng-Yong Liu 等报道的 46 例介入溶栓 ASMVT 患者中 26 例经 TIPS 途径，6 例经皮经肝穿刺途径，10 例经股动脉、4 例经桡动脉行肠系膜上动脉间接溶栓治疗，45 例症状消除，其中 34 例于治疗后 3～13 天血管获得再通，11 例侧支循环充分建立，仅 1 例发生肠坏死需手术切除。

TIPS 术主要用于门静脉高压治疗。目前，门静脉系统血栓已不再是这一手术禁忌证。美国麻省总医院 S. Mitchell Rivitz 等最早于 1995 年报道经 TIPS 途径肠系膜上静脉尿激酶溶栓治疗 ASMVT。2000 年，斯坦福大学 Sze 等系统介绍了 TIPS 途径用于 ASMVT 介入治疗。2007 年，Carlo Ferro 等首次报道经 TIPS 途径导管血栓抽吸及局部溶栓治疗 ASMVT。2011 年 Wang 等应用同样方法治愈 12 例 ASMVT 患者。2009 年，该小组报告了经 TIPS 途径局部溶栓治愈 6 例脾切除术后 ASMVT 患者。TIPS 途径不经腹腔，尤其适用于腹水、凝血功能障碍者，局部溶栓同时辅以腔内机械操作可短时间内疏通血管。将溶栓药物直接注入肠系膜上静脉或留置溶栓导管溶栓可提高溶栓效率，减少溶栓药物用量，降低出血风险，操作完成后无须对穿刺途径进行特殊处理。但 TIPS 穿刺门静脉技术难度较大，穿刺不当容易引起腹腔出血等并发症。经皮经肝穿刺门静脉途径操作相对简单，可较快清除肠系膜上静脉内血栓，恢复血液供应，减少受累肠段坏死的发生。但 ASMVT 常合并门静脉血栓，X 线引导下较难判断穿刺针是否进入门静脉，超声引导下直接穿刺可提高成功率。穿刺成功后可行机械血栓清除术或静脉内留置溶栓导管直接溶栓。Hyun S 等回顾分析了 11 例经皮经肝门静脉穿刺行血栓清除或溶栓治疗患者，90.9% 的血流快速恢复，临床症状早期消除，并在随访的 42 个月内未发生血栓再发或者死亡。血栓清除术与留置导管溶栓联合应用比仅采用一种方式治疗的临床效果显著。还有学者提出可经该途径行血栓清除术后再经肠系膜上动脉间接给予 t-PA 溶栓治疗。经皮经肝途径不适于腹水、凝血功能低下、肝被膜下血肿及腹腔内出血的患者，并需对穿刺道行栓塞处理。经桡、股动脉行肠系膜上动脉间接溶栓途径更为简便，更易操作，并可在剖腹探查术中放置导管用于术后抗凝、溶栓。该途径中溶栓药物随血液循环进入毛细血管、肠系膜小静脉分支，同时给予罂粟碱缓解动脉痉挛，理论上对肠系膜小静脉血栓形成的治疗最为理想。但溶栓药物在血液循环中被稀释、降解或经侧支回流可能难以达到有效血药浓度使溶栓效果不理想，同时还增加肠道出血的风险。因而该途径仅适合于病程较短且血栓形成范围不大的患者，溶栓时间不宜太长，一般为一周左右。目前有关该途径报道也多为个案报道，缺乏系统研究。近两年还有报道通过胃网膜静脉途径置管溶栓治疗 ASMVT 患者。

（三）急性非阻塞性肠系膜缺血性疾病

NOMI 的病死率很高，过去 20 年中报道的病死率为 50%～80%，这与患者老龄、诊断及治疗的延误有关。早期的诊断和干预是良好预后的基础。肠缺血的耐受能力有限，3～6 小时后可能会出现肠坏死。由于 NOMI 后伴随着严重的微小血管的收缩，早期行血管造影以确立诊断及早期治疗是提高远期存活率的唯一方法。与阻塞性肠缺血疾病不同，早期的 NOMI 并不需要手术治疗。但肠系膜动脉痉挛在其因素解除之后依然会持续，这会加重 NOMI，并会使肠系膜血管的再通困难。其具体机制尚不清楚，但腔内血管扩张剂的使用对肠系膜上动脉痉挛有效。1967 年，Aakhus 和 Braband 曾报道采用妥拉苏林治疗 NOMI；1977 年，Boley 采用罂粟碱对急性肠系膜缺血进行诊断和治疗，其中 NOMI 的病死率仅为 40%。目前，肠系膜血管造影在怀疑肠系膜缺血且尚无腹膜炎的患者中应用较为普遍。如果 NOMI 诊断成立，应开始进行血管扩张剂的治疗，最常应用的是罂粟碱和前列腺素类药物。如果治疗没有效果，或者各项检测指标提示肠坏死或腹膜炎，应手术探查。血管扩张剂治疗应持续到血管痉挛解除 72 小时后。例如采用前列腺素类，开始剂量 20 μg，之后给予 2.5～5.0 μg/h，最长期为 3 天。

三、肠系膜缺血后的肠康复治疗

小肠黏膜对缺血特别敏感，在急性肠系膜缺血后，不可避免地发生肠功能障碍。患者术后早期反复发生全身感染，血培养可检出革兰氏阴性菌。我们认为，这是由肠黏膜缺血，黏膜屏障功能受损，肠道细菌移位所致。此外，患者术后发生大量腹泻和肠液丢失，一方面与大段小肠切除、肠道吸收面积减少有关，另一方面还与肠黏膜受损后，对营养物质吸收障碍有关。近年研究表明，一些肠道特殊营养物质如谷氨酰胺（Gln）、膳食纤维（DF）及一些生长因子如生长激素（GH）可以促进肠黏膜增生修复，促进肠功能恢复。胃肠道黏膜广泛存在生长激素受体。研究表明 GH 可以促进肠黏膜细胞增生，抑制肠黏膜细胞凋亡，维护肠黏膜形态结构与屏障功能。Gln 是小肠黏膜的特异性营养物质，可提供氮、碳参与蛋白质和核酸的合成，促进小肠黏膜细胞的分裂增生。感染后肠道 Gln 主要利用酶的活性降低，GH 可恢复其活性，促进肠道对 Gln 的利用。GH 不仅能维持肠黏膜正常结构，而且和 Gln 一起具有协同作用，共同促进肠黏膜细胞增生。在补充适当营养物质的前提下，通过给予一定的外源性生长因子将会更好地改善肠道的适应和再生。DF 根据水溶性可分为可溶性 DF（SDF）和不溶性 DF（IDF）两类。DF 对小肠、结肠黏膜生长和细胞增生均有促进作用。肠内营养中缺乏 DF，会使正常肠黏膜细胞和产生黏液的杯状细胞（goblet cell）萎缩，导致黏膜表面缺乏黏液保护层。SDF 在上段肠腔内部不被消化吸收，在结肠内被厌氧菌分解代谢，产生短链脂肪酸（SCAF），包括乙酸盐、丙酸盐和丁酸盐。SCAF 对结肠黏膜生长和细胞增生有促进作用，并有防治肠内营养时腹泻和便秘的作用。DF 对维持肠道的形态学、胃肠蠕动及营养吸收等都具有重要作用。给予 SBS 特异的生长因子（GH）、肠道特异性营养素（Gln）及某些非营养性饮食成分（SDF），对剩余肠道产生营养性和再生性作用，促进剩余肠道适应性代偿，增加肠管的功能和营养吸收，被称为肠康复治疗（bowel nutritional rehabilitation）。Byrne 等报道 47 例 SBS 患者接受肠康复治疗，平均随访 2 年，40% 的患者完全脱离全肠外营养。

广泛肠切除后，肠管可以发生适应性代偿，一般发生在术后 2 个月至 2 年内。在这段时间里，进行积极的治疗，将能有效促进肠黏膜的生长，使肠道从吸收面积和吸收功能上发生最大限度地代偿，超过这一时限，即使进行康复治疗，效果也极其有限，甚至无效。因此，对于急性肠系膜缺血、术后肠功能障碍应尽早进行肠康复治疗。营养治疗是关乎患者远期生存的关键，肠道缺血时，其神经丛、黏膜损伤，肠组织需较长时间修复，长期的摄入不足可增加感染风险、机械通气时间及死亡率，而一些继发 SBS 的 AMI 患者甚至需要终身营养治疗。Alhan 等研究表明，术后肠外营养是降低 AMI 病死率最重要的保护性因素，可大大改善疾病预后。一项针对 ICU 患者的大型随机对照研究表明，在结合自主进食及肠内营养的基础上。晚期应用肠外营养较早期应用肠外营养更能促进患者恢复。因此，笔者认为对于 AMI 患者，早期应以肠外营养为主，但应尽早开始使用肠内营养。

随着"以腔内介入治疗为核心的阶梯式 AMI 治疗流程"的实施，AMI 患者整体死亡率和 SBS 发生率可进一步降低。随着各个诊疗中心对 AMI 临床病例治疗经验的进一步积累，一系列深入的临床及基础研究也将围绕展开，AMI 病理生理机制研究、AMI 导管溶栓规范化治疗方案、缺血肠道的活力判断和保护措施研究都有望取得突破性进展，打破现有 AMI

治疗的瓶颈。同时，随着 AMI 治疗的进一步规范，具备条件的治疗中心还可整合相关资源，创立"肠卒中治疗病房"，为 AMI 患者带来更大的获益。

（杨硕菲）

第三节　克罗恩病与短肠综合征

克罗恩病（Crohn's disease，CD）是胃肠道一种慢性、进展性的炎症紊乱疾病。尽管可使用强有力的免疫抑制剂，但仍有超过一半的 CD 患者，在确诊后 10 年内需行肠切除术，并且其中 1/3 的患者在术后 5 年内可能需要再次手术。由于多次切除、进行性肠道长度减少、肠道上皮细胞缺失，可能最终导致 SBS。

CD 患者肠道功能不良，因而需要高于正常人的液体和营养摄入来维持水、电解质和营养平衡。而且，CD 患者由于肠衰竭或者 SBS，往往需要静脉水化或者肠外营养（parenteral nutrition，PN），并协调营养与药物干预来优化每天的能量和宏量、微量营养素需要量。随着肠衰竭（intestinal failure，IF）研究的发展和营养治疗的广泛推广，家庭肠外营养（home parenteral nutrition，HPN）经常成为 CD 的治疗方式。不幸的是这些患者不能避免 HPN 相关的一系列并发症，包括脓毒症、中心静脉导管血栓、肝脏损伤和其他代谢性精神错乱疾病。

（一）病因学

CD 的病因目前仍不清楚，目前认为 CD 是一种复杂的多因素疾病，发生于有遗传易患性个体，而免疫功能紊乱、环境与微生物能启动有害的慢性免疫反应。

1. 遗传因素　许多动物实验表明，在多个转基因模型中能启动 CD 的炎症反应。位于染色体 16q21 的胱天蛋白酶募集域家族 15（caspase recruitment domain family member 15，CARD15）基因，在 CD 发生中起重要作用。CARD15 的富亮氨酸重复区域被证实具有唯一的配体，称为胞壁酰二肽，肽聚糖一种特殊形式，能激活 NF-κB 通路，促进炎症反应。该区域的突变将导致与胞壁酰二肽结合不完全，引起 NF-κB 通路和细菌识别失调，最终使得肠腔细菌增加，减少上皮侵袭菌的清除，减少抗菌肽如 α 防卫素。编码支架蛋白的 DLG5 基因突变，影响肠上皮细胞完整性，最后也发展为 CD 病。编码 P 糖蛋白 170 转运子的 MRG1 基因，与 CD 病的发生相关，该基因缺失使得上皮细胞生长失调，白细胞渗入固有层。

一些研究提出 CD 的多基因效应，CD 患者编码炎症细胞因子的基因存在突变，尤其是 TNF-α 和 IL-1β 启动子区的多态性导致细胞因子表达受损，与 CD 发生相关。全基因组关联研究（genome-wide association studies，GWAS），确定了许多 IBD 的易感基因座。一项研究在 75 000 例 IBD 患者中发现了 163 个易感基因座，包括约 300 个候选基因。其中针对 CD 的有 30 个基因座，而这些基因座在免疫功能、CD 发生发展中的作用，仍需进一步解读和研究。表观遗传学研究指出，细胞有丝分裂可遗传基因表达修饰，在不改变DNA序列的情况下，潜在逆转DNA甲基化和染色质结构。DNA甲基化被研究得最多，在CD患者中DNA甲基化模式与正常人有显著差异。此外，TNF-α和IL-1β基因的转入相关因子对DNA甲基化敏感，因此表观遗传在CD中可能扮演重要作用。

2. 微生物因素 自从首例CD被描述后，一直认为共生菌或致病菌是其病因。事实上，CD主要的受损部位是末端回肠和结肠，此区域有大量的微生物，而减少微生物、粪便转流或广谱抗菌治疗均能诱导CD临床缓解。在基因Meta分析中发现CD患者肠道保护性菌群与有害菌群失衡，伴随大量厚壁菌群（梭菌属和芽孢杆菌属革兰氏阳性菌）和变形菌（埃希菌属革兰氏阴性菌）的增加。撇开菌群失调不讲，一些特殊微生物已被怀疑是CD的导火索，包括鸟型结核分枝杆菌、副结核菌、侵袭性大肠埃希菌和酵母菌。其中侵袭性大肠埃希菌呈现致病菌的特点：能黏附侵袭肠上皮细胞，并在巨噬细胞内存活、复制，诱导分泌大量的TNF-α。CD患者菌群失调和大肠埃希菌非正常定植的准确原因仍需进一步阐明。

3. 免疫因素 B细胞能通过分泌IgA和IgM保护上皮细胞，防止共生菌和致病菌渗入组织引起炎症，在人体胃肠道免疫平衡中扮演着重要角色。B细胞功能失调能通过抑制T细胞调节功能和产生上皮细胞特异自身抗体来加剧炎症反应。研究证实，CD患者组织B细胞活性增加，表面TLR2表达增加，并且自发分泌IL-8。TLR2表达与CD活动度相关，使得病原配体暴露，促进细菌易位，导致CD患者肠道透壁性炎症。

肠腔细菌抗原能诱导和促进结肠黏膜免疫球蛋白，主要是IgA和IgG。IgA是肠黏膜表面主要同型抗体和黏膜免疫反应的关键介质。肠道免疫系统使高亲和力IgA突入肠腔，识别病原菌，与其绑定或覆盖，防止其渗入和感染。在IBD患者粪便菌群分析发现有35种菌种覆盖了大量IgA，而在正常机体，这些菌群没有覆盖，这也证实潜在的抗菌治疗的作用。同样成熟B细胞缺乏及IgA减少能使细菌侵入、黏膜失衡，促进CD发生。CD与Th1反应相关，其IgG1，IgG2和IgG3水平增加。这些IgGs作用于共生菌的胞质，但共生菌与肠道免疫球蛋白关系复杂，其在慢性肠炎中的病原学作用尚不清楚。

4. 外部因素 21世纪以来CD发病率有所增加，外部环境因素被认为是重要因素。这些因素包括饮食、吸烟和应激。吸烟增加2倍的CD风险，并与术后复发、药物反应差呈正相关。虽然吸烟与CD直接的机制尚不清楚，近期研究显示，吸烟能改变肠道微生态、通透性、固有免疫和获得性免疫。在CD发病机制研究中，饮食因素是个难点，因其随着时间变化，且难以坚持单一的饮食模式。有调查发现大量糖摄入会增加CD风险，而大量纤维消耗会降低CD风险。

（二）流行病学

IF和SBS相对不是常见的疾病，因而它的流行病学不是很清楚。尽管如此，在长期接受HPN个体或者接受小肠移植的病例中可以大致了解IF的发病率。1992年，美国有约4万HPN患者（161例/百万居民），其中主要病因为CD、缺血性肠病、放射性肠病和肠梗阻。各病因平均年龄从 36 岁至 53 岁，男女分布大致相当。1997 年，一项由欧洲 9 个国家（比利时、丹麦、法国、波兰、西班牙、瑞典、英国、荷兰和德国）进行的回顾性调查，报道了 494 例新发 HPN 患者，每百万居民发生 0.5～3 例。在这些患者中，SBS 占 34%，肠梗阻或假性肠梗阻占 35%，肠瘘占 7% 及其他病因占 24%。虽然有人推测美国行 HPN 的门槛比欧洲低，欧美 HPN 队列流行率较大差异的原因仍不清楚。

　　CD 是 IF 的主要因素，在 2 个大的北美 HPN 中心从 1990 年起，CD 患者分别占 HPN 的 11% 和 17%，仅次于肿瘤患者（29% 和 41%）。而在英国的一个中心显示，1979—2003 年 188 例 HPN 患者中，CD 是最常见的病因占 32%，肠系膜血管梗死占 16%，假性肠梗阻为 14%，放射性肠病为 11%，手术并发症为 11%。英国另一中心 1981—1988 年期间的 300 例 IF 患者中，CD 患者占 42%，其他疾病如溃疡、胰腺炎、系膜血管疾病等均不到 10%。仍是该中心，2002—2005 年，CD 降为第二病因，占 21%，而手术并发症成为首要病因，占 32%。1990—2014 年，美国小肠移植患者中，75% 为 SBS 患者，其中 CD 占 13%，肠系膜血管疾病占 24%。CD 首次行手术治疗后，IF 发生率为 0.8%（5 年），3.6%（10 年），6.1%（15 年）和 8.5%（20 年）。而近 20 年的 CD 患者，IF 发生率未见明显下降。

　　目前罕有国内数据，笔者于 2015 年对国内单中心近 10 年 335 例 SBS 患者进行回顾性队列研究，最主要的病因是肠系膜血管疾病，占 25.4%，其次是 CD，约 24%（图 16-1）。近 5 年肠系膜血管疾病因素较前 5 年明显下降，而放射性肠病较前增加，CD 因素保持稳定。

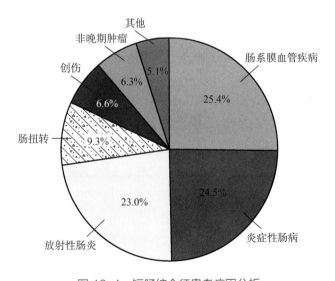

图 16-1　短肠综合征患者病因分析

（三）CD 患者 SBS 的风险因素

　　CD 的进程有高度的异质性，较难预测 CD 患者是否发生 SBS。但一些因素与 CD 的严重度相关，包括确诊的年龄、初次手术时间、回结肠位置、肛周疾病、家族史、吸烟和激素起始时间。重度肠炎潜在的下游效应和损伤，需要行肠切除术且进一步减短小肠长度。

较小年龄就被确诊为 CD 的患者总体上预示着疾病严重程度较重。法国一项调查发现确诊 CD 时在 40 岁以下的患者更易患有 SBS（小于 100 cm）。英国一项对 82 例肠衰竭 CD 患者的回顾研究中，并未发现确诊年龄与 IF 相关，但初次手术年龄与 IF 相关，10 年约能降低一半 IF 的风险。

与其他病变位置相比，回结肠受累的患者大大增加了。回肠狭窄往往导致回盲瓣的切除，而缺乏回盲瓣的 CD 患者增加 HPN 的依赖性。肛周受累的 CD 患者可能要切除更多的小肠，并且透壁性或穿孔性 CD 往往要切除更多的小肠，并在 HPN 依赖的 CD 患者中多见。

在一项研究中发现，有家族史的 CD 增加 IF 风险，但在其他 IF 研究中并未特意进行评估研究。

吸烟的 CD 患者与非吸烟的 CD 患者相比，确诊时间较早，被切除更多的小肠。有吸烟史的 CD 患者 IF 风险是非吸烟患者的 3 倍左右。有研究并未发现吸烟与肠衰竭的相关性，但该研究只针对 IF 发生时是否吸烟，对既往吸烟史未予调查。

不同药物治疗 CD 所产生的 IF 风险不同。频繁应用皮质激素治疗 CD 加重期与 IF 早期发生相关，还增加术后并发症，如吻合口瘘和脓毒血症，需要急诊再次手术并且进一步切除肠管。另一方面，非皮质激素免疫抑制剂和生物制剂虽然对 IF 风险的实际疗效尚不清楚，但能减少手术率。

CD 患者经历的手术次数是造成 SBS 的主要原因，有研究发现 SBS 中的 CD 患者平均接受 4 次手术，而只接受 1～2 次的 CD 患者，往往不会造成 SBS。起初误诊、确诊延时和围手术期并发症使得 CD 患者需要多次手术，导致 IF 的发生。术后肠外瘘仍是难题，但多个研究建议 6 个月内再次手术会使并发症处理困难。并需要重复切除。此外，末端造口的 CD 患者需要多次造口修复，虽然每次修复可能只减少 5～10 cm 小肠，但 CD 患者 SBS 风险逐次增加，因此，应该避免不必要的操作。

手术意外是显著增加 CD 患者 IF 风险的因素。有系列研究报道，在研究的 41 例 IF 的 CD 患者中 61% 由手术并发症导致大量小肠切除造成。另一项 82 例 IF 的 CD 患者中发现其中 29% 是吻合口问题、术后肠瘘或缺血造成。此外，24% 合并有围手术期并发症和活动期 CD 造成 IF。一项关于 170 例成人 SBS 的 CD 患者队列研究中发现，19% 是术后并发症造成 SBS，但 1/3 的再次手术是处理术后并发症。

（四）并发症

CD 合并 SBS 的患者主要并发症包括水、电解质和营养缺乏，HPN 的副作用和外科并发症。

脱水是常见的并发症，因此需要周密的口服或静脉补水计划。大量的腹泻能使电解质丢失超出肾的调节能力，导致低镁、低钠、低钾、低磷血症。粪便中不成比例的 HCO_3^- 丢失能导致代谢性酸中毒。其他营养并发症包括蛋白质不足、肌肉减少、微量营养素缺乏。如有脂肪泻，脂溶性维生素（维生素 D、A、K、E）可能缺乏，尤其是 HPN 的患者。具体水和电解质缺乏的处理参照 SBS 的营养支持章节。

SBS 患者肝胆功能异常有许多因素，包括 PN、营养缺乏、细菌过度增生、脓毒症等，该并发症的 CD 患者与其他 SBS 患者相比无特殊性。

导管相关感染是长期肠外营养患者的另一重要并发症，每千日发生 0.44～11 例次。有针对 CD 合并 SBS 患者的研究发现，在 101 例患者中，平均随访 7.9 年，57% 的患者出现过导管感染，4 例因导管感染去世，每千日发生 2.4 例次。皮下隧道式导管能提高无菌技术，乙醇封管能显著降低导管相关感染率。

代谢性骨病在成人肠衰竭患者中的发生率为 40%～100%。虽然它与钙质不足、炎症、维生素 D 缺乏、低甲状旁腺激素相关，但具体病因尚不清。而 CD 患者长期伴有慢性炎症，部分患者应用皮质激素更是代谢性骨病的高危因素。

总体肠衰竭患者的 1 年存活率是 94%，4 年存活率是 80%。有研究报道接受 HPN 的 CD 患者 5 年存活率为 92%～98%。在英国的一项调查中，随访 82 例肠衰竭的 CD 患者，平均随访 4 年，5 例感染致死，1 例肝衰竭致死。而法国调查的 38 例 CD 患者中，平均随访 4.5 年，4 例死亡患者中，2 例腹腔感染、1 例导管感染、1 例肝衰竭。日本的 101 例肠衰竭 CD 患者中，平均随访 7.9 年，12 例死亡患者中，4 例导管相关感染、2 例肝衰竭、4 例肿瘤、1 例穿孔和 1 例自杀。总体上似乎肠衰竭的 CD 患者，长期 PN 支持的存活率高于整体肠衰竭的存活率，而且死亡病例中往往与其腹腔感染相关，笔者分析，虽 CD 患者接受多次手术，但其剩余肠道往往较其他病因的肠衰竭患者多，对 PN 的需求量可能会相应减少，因而长期支持的存活率相对较高。

（五）营养支持

CD 患者往往有营养不良，而且营养在疾病的发病机制中也扮演着一定作用。造成 CD 患者营养不良有几方面原因，包括厌食、吸收不良（由于慢性炎症、肠切除或者短路手术），肠道丢失和系统性炎症对代谢的影响，治疗潜在的炎症对预防营养不良明显很重要，但应用药物控制炎症的同时，也可能造成营养不良。

20%～85% 的 CD 患者有蛋白质能量营养不良，并伴有低体重。它是 CD 患者临床第三大特征，仅次于腹泻和腹痛。一些病例表现为易发生感染和伤口的不易愈合，也可归因为营养不良。CD 患者也常缺乏维生素、微量元素和矿物质。一般这些与慢性失血（如缺铁）、慢性腹泻（如低镁）、缺乏特定的吸收部位（如维生素 B_{12}）及弥漫性营养吸收不良（大部分微量元素）相关。CD 患者普遍发生维生素 D 的缺乏，伴随一系列骨质疏松的风险，增加骨折发生率，降低生活质量。

现今评价 CD 治疗方法是否有效，取决于营养不良的发生率和严重程度。有报道称，抗 TNF-α 治疗能成功减少营养支持，如一项为期 6 个月的抗 TNF-α 治疗后，发现 CD 患者血浆叶酸增加，呼吸商和体重增加。

一般评价营养不良的筛查适用 CD 患者，但这些方法没能将低蛋白血症和液体潴留放到足够重视的地位，而仅是单纯比较体重指数（BMI）。一项研究比较缓解和复发CD患者的机体成分，按BMI标准，14%的患者营养不良，但有超过50%的患者肌肉缺失。缓解期CD患者身体成分分析结果稍低，但复发期患者脂肪含量显著缺失。另有研究也发现，传统的营养评估标准四分之三的患者被认为是营养良好，但身体重和握力显著低于常人。

虽然CD的起始抗原尚未明确，但它与多数常见的自身免疫病有共同的特点，多数认为食源性可能大。CD患者禁食期间明显的临床获益支持这个观点。临床上发现，在病变肠管近端造口后，在没有进一步其他治疗的情况下，疾病获得了缓解，但行造口还纳后，CD复发。因此，产生了"营养干预"的概念，也就是所谓的"营养治疗"，通过肠内途径来治疗CD（无论是否伴有营养不良）。值得注意的是，观察发现CD患者要素饮食与多聚合物饮食未见显著获益。

有许多证据表明单一的肠内营养，无论经口还是管饲，对黏膜的细胞因子谱均具有正面作用并且积极减少肠道炎症。肠内营养配方主要考虑脂质和蛋白质含量，相关配方添加是否获益尚未有力证据，且各个研究结果也不一致。

营养支持有许多形式，从经口、管饲到肠外营养，但均能产生2方面作用。首先是用于治疗营养不良，其次是调节潜在疾病进程，以此来控制外源性抗原来获得维持缓解的目标。

CD患者贫血受营养和非营养因素影响，发生率可达80%。CD患者一旦营养不良发生，较难通过营养宣教来逆转，往往需要实施经口或管饲EN。在生长受阻的小儿患者中，给予EN约1 000 kcal/d（4 186 kJ/d）加上正常饮食维持4~6周能明显获益。

不良的营养状态也是CD患者一个术后并发症高风险因素。有报道称，术前3~6个月体重丢失>10%，BMI<18.5 kg/m^2，或血浆白蛋白低于<30 g/L术后效果明显较差，如果接受营养支持后，手术效果能改善。进行营养干预的标准没有绝对，但体重丢失超过5%，BMI<18.5 kg/m^2，药物治疗下仍体重持续丢失的患者应该接受营养干预。不推荐将清蛋白作为单一的指标来决定是否进行营养支持，因其更主要反映的是疾病的活动度和细胞因子释放而非营养状态。后续的营养治疗和进展监测，成人主要强调去脂体重，儿童监测身高、体重。

EN对CD的治疗作用首先在术前进行营养支持期间被发现，进行营养支持的CD患者疾病临床活动性获得改善。随后的研究也陆续证明这点，因此，营养支持能潜在诱导CD炎症缓解。有报道称缓解率超过50%，但其作用机制尚不清楚。肠上皮细胞与食物成分相互作用，继而改变黏膜相关免疫反应可能是其机制，不过EN减少食物抗原可能也起到重要作用。此外，EN改变肠道内微生态可能直接产生治疗作用。虽然有研究报道益生菌和益生元对CD有治疗作用，但目前已有的对照研究并未证实这点，说明肠道微生态不是EN起作用的最重要机制。EN的抗炎作用起效远比营养状况改善早。应用第3天，能显著降低血沉、C反应蛋白和白细胞介素-6，并且增加胰岛素样肽-1。但目前为止，尚无EN治疗的对照研究，主要是该临床研究实际应用上和伦理上均难以实现。因此，在各个指南中强调EN治疗CD的作用，但未明确提倡将EN作为CD的主要治疗手段。临床经验上认为EN治疗对以回肠病变为主的CD反应较好，有研究发现EN对单独回肠病变临床诱导缓解率为

91.7%，回肠 – 结肠病变缓解率为 82.1%，单独结肠病变缓解率最差，只有 50%。当然，单独回肠病变的 CD 疾病严重程度较轻，治疗难度也较低。而结肠型 CD 治疗不应保留 EN 治疗，建议 EN 治疗后未见明显治疗反应时予以停止。CD 缓解期，EN 维持缓解，防止复发的证据较为充足，CD 活动评分、CRP 和 BMI 在 EN 维持期间均有明显改善。此外，内镜评分和黏膜炎症因子也均有改善。

糖皮质激素，如泼尼松、氢化可的松常被作为 CD 患者急性期常规治疗措施，它能帮助超过 80% 的 CD 患者缓解症状和体征，但不能促进黏膜愈合，甚至个别病例出现激素依赖。因此，开始寻求营养支持替代激素治疗，正式的评估正在成人和儿童患者中实施。在 20 世纪 90 年代就有 Meta 分析两者对 CD 的疗效，认为 EN 对活动期 CD 患者的疗效比激素治疗差。一项更近的系统综述证实，激素治疗的 CD 患者比 EN 为主的治疗缓解率更高。但值得注意的是，其中最高 EN 诱导的缓解率可达 80%。这些研究均伴有混杂因素，例如使用柳氮磺胺吡啶或者抗生素，并难以进行双盲试验。从依从性来讲，比起液体饮食，CD 患者更愿意服用药物，但许多患者会强烈要求避免激素治疗，此时可建议 EN 治疗。EN 治疗期间，患者依从性差，尤其是口服要素饮食，这也严重影响了治疗效果。据报道，EN 治疗患者退出率达 39%，接受管饲的患者退出率约为 20%。

目前没有令人信服的证据证明要素剂型（低抗原性）与多聚物剂型（整蛋白，高抗原）有多少差异。Meta 分析也证实，这两种剂型均适用于成人和儿童 CD 患者。然而，在儿童 CD 对照研究中，多聚物 EN 比要素 EN 可显著增加体重，因而在儿童患者中多聚物 EN 更佳。Meta 分析不同含量的脂肪治疗的差别，并未发现差别，也未发现疗效与长链脂肪酸有相关性。富谷氨酰胺 EN 被认为能改善肠道通透性，防止肠黏膜萎缩，但活动期 CD 的临床试验未能获得正面结果，PN 中添加谷氨酰胺也是如此。

CD 患者住院期间给予 PN 或者 EN 治疗，两者并没有差异。而对于对 EN 不能耐受的，或者经过尝试 EN 后失败的，或者 SBS 患者，需要给予 PN。并没有良好的证据证明 PN 对 CD 患者围手术期治疗有效，即使是伴随有 CD 严重并发症的患者。不过，毋庸置疑的是对于严重营养不良的 CD 患者，PN 支持在帮助患者度过围手术期中起到极为重要的作用。

CD 合并肠外瘘患者的处理仍有争议，临床上缺乏相关数据指导。目前文献报道的主旨均是 PN 或禁食并不会增加瘘口非手术闭合比率，但很可能减少自发闭合瘘口所需的时间。

对于其他药物治疗的选择受限的或者目前手术相对禁忌的，HPN 是考虑可行的治疗手段。有研究报道，HPN 对 80% 的 CD 患者安全、有效，并且超过 20% 的患者可以避免手术治疗。

（六）手术治疗

CD 除了营养与 SBS 密切相关外，另一相关因素就是手术治疗。手术方式主要有两种，一种是狭窄成形术，它能预防 SBS 的发生；另一种是切除病变肠段。两种手术方式均能在剖腹或者腔镜下进行。狭窄成形术不能在 CD 活动期、蜂窝织炎期、感染性瘘管和十二指肠狭窄时进行。此外，如果狭窄处是之前手术吻合口，并且在术后 1 年以内，该狭窄也不适合做狭窄成形术。穿孔和严重的营养不良（白蛋白＜2.0 g/dl）也是成形术的禁忌证。如无上述禁忌证，并估计剩余小肠小于 2 m，应考虑狭窄成形术，以避免 SBS。成形术方式有许多种，最常用的是 Heineke-Mikulicz 狭窄成形术（图 16-2）。这种方法相对简单，是治疗十二指肠溃疡的常用手术方法，易被外科医师采用。此法适用于狭窄节段小于 10 cm 的小肠。

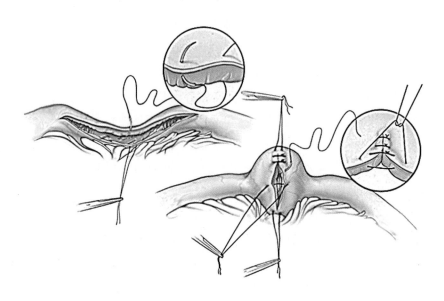

图 16-2　Heineke-Mikulicz 狭窄成形术

对于狭窄节段长度 10 ~ 25 cm 之间的适合做 Finney 成形术或者 Jaboulay 成形术（图 16-3）。Finney 成形术将狭窄节段叠成 U 形。狭窄段行肠切开，并行侧侧吻合术。如 U 形狭窄段两头行侧侧吻合，则为 Jaboulay 成形术。

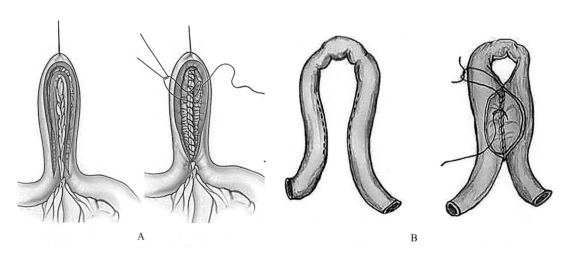

A　　　　　　　　　　　　　　　　B

图 16-3　Finney 成形术（A）和 Jaboulay 成形术（B）

Michelassi 成形术适合于狭窄节段大于 20 cm 的 CD 患者。首先切除狭窄段中部的小肠，然后，重叠两端狭窄段，行侧侧吻合（图 16-4）。

如果狭窄成形术技术上不成熟或者指征上不适合，应切除病变肠段。微创手术可用于 CD 的治疗，腹腔镜治疗能减少住院时间和手术切口外观。但如果出现以下情况，腹腔镜手术实施将受限：严重的系膜炎症，肠内瘘，腹

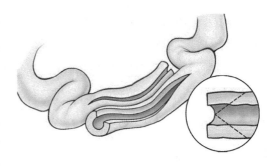

图 16-4　Michelassi 成形术

腔脓肿或者严重的纤维粘连。因此，腹腔镜手术经常中转剖腹。机器人手术与腹腔镜一样也是微创手术方法，但因高昂的费用被人诟病，目前尚无 CD 机器人手术的相关报道。

（七）小肠移植

小肠移植是大范围小肠切除后 CD 患者的拯救措施，与其他病因 IF 患者一样，限于不再能进行 HPN 维持的 CD 患者。CD 是 IF 的主要因素之一，是成人小肠移植的第二大病因，占 11%～18%。CD 患者小肠移植的结果罕有报道，器官共享网上数据显示 1 年和 5 年生存率为 79% 和 43%。最大单中心的 CD 小肠移植结果于 2015 年报道，根据 25 年的随访结果，CD 患者小肠移植 1 年存活率为 90%，5 年存活率为 59%，10～20 年存活率为 41%。

（孔文成）

第四节　放射性肠损伤与短肠综合征

首个放射性肠损伤病例由 Walsh 报道，出现在 1872 年——伦琴发现 X 线的第二年，该患者因意外暴露而导致。放射性肠损伤的原因包括放疗，意外暴露和核战争等。目前，放射性肠损伤最常见于腹腔和盆腔器官放疗后，作为放疗并发症出现。在盆腔肿瘤放疗患者中约 50% 会出现急性放射性肠损伤，20% 会出现慢性放射性肠损伤，而这其中又有 1/3 的慢性放射性肠损伤患者需要接受手术治疗，切除病变肠管，SBS 便是手术并发症之一。一项欧洲的多学科调查数据显示，放射性肠损伤是成人 SBS 的第三大病因，放射性肠损伤患者占 SBS 患者总数的 9.7%。约 10% 的放射性肠损伤患者术后发生 SBS。放射性肠损伤伴 SBS 的患者有其特点，应与其他原因导致的 SBS 患者区别对待。

（一）流行病学

慢性放射性肠损伤是 SBS 的重要病因之一，盆腔肿瘤接受放疗的患者数量正在逐年增

加，而这一趋势仍在继续。据估计，每年全球大约有 30 万盆腔肿瘤患者接受盆腔放疗，需要指出的是，与单独放疗相比，联合化疗是慢性放射性肠损伤的独立危险因素。80% 的患者接受盆腔放疗后长期遭受排便习惯改变的影响，20% 的患者症状为中 - 重度，患者的生活质量受到了严重的影响，其中进展为慢性放射性肠损伤的比例各文献报道并不一致，0.5%～2.5% 不等，主要危险因素为放疗剂量大于 45 Gy、既往接受过腹部手术、瘦型体质、高龄、女性、血管疾病及联合放疗。

（二）病理生理学改变

放射性肠损伤可分为急性损伤与慢性损伤，其时间界限为 3～6 个月或 7～12 个月，各文献界定标准不同，其原因是急慢性损伤之间的病理生理学改变的时间节点并不明确，在急性期也可有慢性损伤的改变，不应教条地通过时间进行区分。肠道黏膜细胞更新迅速，对放射线敏感，受照射的肠黏膜细胞因双链 DNA 结构破坏，氧化应激等原因导致肠黏膜细胞凋亡、坏死从而引起肠道对胆盐、脂肪、糖类、蛋白质和维生素的吸收功能障碍，同时，肠道的分泌功能与运动功能也受到损害，进而导致肠黏膜溃疡、肠壁纤维化、增厚。

病理学表现：急性期表现为广泛黏膜炎症、黏膜下嗜酸性粒细胞浸润、黏膜缺失、腺窝萎缩及脓肿形成。急性放射性肠损伤常可自愈。

慢性放射性肠损伤发生于放疗后数月，其发生的主要病理学改变为闭塞型动脉内膜炎及有功能肠黏膜面积减少，这可能与氧化应激有关。血管内膜下纤维化导致动脉狭窄，毛细血管及毛细血管后静脉扩张、内皮细胞凋亡、血小板血栓形成从而引起黏膜下纤维化及腺窝变形，上皮细胞改变及成纤维细胞增生。这些改变逐渐导致血管退化、黏膜溃疡、肠壁坏死及浆膜层粘连。大体上可见肠壁溃疡、肠壁增厚纤维化甚至穿孔。镜下的特征性表现为黏膜下非典型成纤维细胞及胶原沉积，从而导致腹痛、腹泻、体重下降、吸收不良、肠道狭窄、梗阻、假性肠梗阻及肠穿孔。

近年来，肠道间充质细胞的作用逐渐受到重视，在正常情况下，这些细胞参与肠道收缩及维持细胞外基质的稳定，一旦被放射线活化后，它们参与细胞外基质及胶原的过度沉积，从而导致肠道功能紊乱。与正常的肠道平滑肌细胞相比，受照后的平滑肌细胞表现为独特的细胞骨架结构和促分泌型。另外，在成纤维细胞和肌成纤维细胞上也能观察到相似的变化，反映了间充质细胞在放射线介导的纤维化过程中有共同的通路在维持。间充质细胞激活在放射线介导的纤维化过程中起重要作用。

由于肠道在腹腔内是活动状态，盆腔放疗后，其病变可为节段性损害，病变既累及空肠、回肠，也累及结肠和直肠；也可为连续性损害。损伤范围较广，涉及多部位，对慢性放射性肠损伤患者进行手术治疗的过程中，如何确定切除病变的范围与患者的预后有着密切联系，既往由于放疗方案不当或未采取有效预防措施，部分患者需要切除大部分肠管导致 SBS。

分子机制的研究主要集中于转化生长因子（transforming growth factor β_1，TGF-β_1）。TGF-β_1 具有多种功能：调节不同细胞间的稳态，调节其他细胞的生长、分化和凋亡。

TGF-β_1 通过多种信号通路发挥作用，主要通过受体调节 Smad 信号通路介导。TGF-β_1 与 TGF-β_1 受体 II 结合激活 TβR I 蛋白激酶，后者磷酸化 RSmad（主要为 Smad2 和 Smad3），激活的 Smad 易位至细胞核与启动子结合调节多种纤维化靶基因的表达。结缔组织生长因子（Connective tissue growth factor，CTGF）为 TGF-β_1 下游介导成纤维细胞激活过程中的主要递质，CTGF 在慢性放射性损伤的回肠及结肠中高表达。

Rho 蛋白家族的小 G 蛋白控制着细胞增生的多个方面，包含细胞周期进程、细胞分裂等，起着分子开关的作用。活化的 GTP 蛋白酶与活化的 Rho 蛋白相关激酶（Rho-associated kinase，ROCK）相互作用，在移植物纤维化过程中扮演重要角色。Rho 蛋白与 ROCK 在小肠纤维化过程中，对小肠平滑肌细胞 CTGF 及 I 型胶原的产生起重要作用，其机制目前尚未明确。

（三）短肠综合征与功能性短肠综合征

放射性肠损伤所致的功能性 SBS 有多种机制。在健康的个体，氨基酸、糖类、脂肪在空肠的前 150 cm 被吸收，但由于放射性肠损伤患者的肠绒毛丢失，大部分营养物质没有被吸收。空肠内分泌功能的降低可能会损害其控制肠道蠕动的能力，因而促进肠道快速运动。健康人体内的水主要在回肠吸收，失去这部分肠道易导致水样便和脱水。电解质吸收功能障碍及镁缺乏在临床上较为常见。维生素 B_{12} 及胆盐主要在末端回肠吸收，SBS 患者对这两种物质的吸收也存在障碍。另外，摄入高渗食物后，近端小肠会分泌大量水导致脱水。

结肠在小肠缺失的情况下具有较强的代偿能力，但所需代偿时间也较长。结肠也是水分重吸收的重要部位，结肠缺失会加重脱水。健康人结肠中肠道菌群可分解肠道中的糖类提供能量。缺失正常功能的结肠导致能量吸收减少。结肠是镁离子吸收的重要部位。在无结肠的放射性肠损伤患者中，低镁血症更常见。有无正常功能的结肠与慢性放射性肠损伤患者是否需要肠外营养直接相关。另外，结肠缺失会导致小肠传输时间缩短。

功能性 SBS 发生于虽具有足够长度的小肠，但肠黏膜损伤导致上述吸收功能障碍的患者。放射性肠损伤是功能性 SBS 的一个主要原因。既手术又放疗的肿瘤患者在有较长剩余肠道时也可能发生 SBS。这与其手术联合放疗导致肠道吸收功能下降和重吸收代偿功能不良有关。慢性放射性肠损伤患者内瘘形成旁路也会导致 SBS。功能与解剖均异常在慢性放射性肠损伤所致 SBS 患者中最多见。

（四）临床表现

急性放射性肠损伤主要表现为放疗后数小时到数天出现恶心、呕吐、腹痛、腹泻、里急后重等，数周之内常可自愈。

慢性放射性肠损伤发病时间可出现于放射线暴露后数月至数十年，其临床特点多样，主要是由于消化道的损伤程度受多种因素的影响。放射性损伤可间断累及肠道多个部位，慢性放射性肠损伤的临床表现差异很大，可表现为腹痛、腹胀、腹泻、胃肠胀气、营养不良、也可表现为出血、梗阻、穿孔及肠瘘等。

（五）诊断

放射性肠损伤的诊断标准：放射性肠损伤需要结合临床表现，放疗病史并排除其他潜在疾病进行诊断。有推荐意见指出应按上消化道、小肠、结直肠的顺序进行评估。应将放射性肠损伤作为一个综合征进行对待，因为放疗导致盆腔与腹腔内器官的损伤往往是多系统、多部位的损伤，在诊断时应综合评估各个系统器官的功能。需要着重评估泌尿生殖系统的功能。

非侵入性的检查如炎性标志物 C 反应蛋白并不作为慢性放射性肠损伤的常规检查，而血浆瓜氨酸、粪便中钙卫蛋白及乳铁传递蛋白的作用仍需要进一步的研究来证实，目前，上述标记物在对诊断慢性放射性肠损伤的临床作用还未确立。

上下消化道的内镜检查可用于慢性放射性肠损伤的鉴别诊断，此外，结肠镜检查也能发现放射性结直肠损伤的相关证据。

影像学检查也可用于可疑病例的检查，其中磁共振肠道成像能够显示慢性放射性肠损伤患者的病变部位，病变部位多数位于末端回肠。胶囊内镜可发现肠黏膜水肿，充血及新血管的形成，但对于肠道狭窄的患者，使用胶囊内镜存在嵌顿的风险，一旦嵌顿则需要紧急手术治疗。CT 可发现肠壁增厚，肠梗阻等放射性肠损伤的间接征象，CT 肠造影可用于评估肠道长度。CT 和 MRI 的另一重要功能是判断患者有无肿瘤的复发和转移。对于肠瘘的患者可行窦道造影检查，判断肠瘘的部位。

（六）治疗

1. 药物治疗 他汀类的药物能够抑制 Rho/ROCK/CTGF 通路，目前可作为治疗慢性放射性肠损伤的抗纤维化的手段。他汀类药物的多项作用通过抑制类异戊二烯产生并由此调节翻译后蛋白质的异戊烯化，其中就包括 Rho 蛋白。体外与体内实验均显示他汀类药物能够减少小肠放射损伤的纤维化，主要药物包括普伐他汀与辛伐他汀。

减缓肠道传输速度是治疗慢性放射性肠损伤伴 SBS 患者的主要目标。洛哌丁胺和磷酸可待因是减缓肠道传输速度的主要药物，二者均作用于肠肌间神经丛的 μ- 阿片类受体。洛哌丁胺由于其不具有可待因的全身作用，因而是更合适的选择。洛哌丁胺会增加体内乳糖及胆汁酸的重吸收并减轻腹泻。地芬诺酯及阿托品也可用于治疗腹泻，但患者对这两种药物的耐受性不如洛哌丁胺。对于严重腹泻或造口液较多的患者可使用生长抑素、奥曲肽等减少肠液分泌的药物以减少体液丢失。

电解质及微量元素的缺乏在慢性放射性肠损伤患者中是需要重视的两个相关问题。钾和镁的需要经口或静脉补充，硒和锌也需要额外补充。另外需要肌内注射维生素 B_{12}。

慢性放射性肠损伤相关并发症治疗包括使用抗生素（如甲硝唑或四环素类用于治疗小肠内细菌过度增殖）及螯合剂（如考来烯胺用于胆汁酸吸收不良），现已证明抗生素能够减少放疗后腹泻。小样本的实验证明抗炎药物（柳氮磺吡啶、皮质激素、维生素 E 和己酮可可碱）对于已经确诊慢性放射性肠损伤的患者有益，但需要大样本的额随机对照研究进一步确认。

高压氧治疗能够使体重显著减轻的患者获益但由于其需要特殊的条件，限制了它的使用。

肿瘤患者治疗后的抑郁状态需要进行抗抑郁及社会心理支持，同样也适用于慢性放射性肠损伤的患者。

2. 饮食调整　大量造口液及严重的腹泻引起脱水可能是慢性放射性肠损伤患者的特点。目前缺乏针对慢性放射性肠损伤患者的液体治疗指导方案，以及针对饮食干预的高等级别证据随机对照研究。但 SBS 的指南建议限制摄入高渗溶液在 500 ml/d 左右，若患者有口渴的症状，可给予口服糖盐水（含钠 100 mmol/L）补液。有观察性研究指出，慢性放射性肠损伤患者对脂肪的吸收能力下降，减少脂肪的摄入能够减少腹泻的发生，但这些研究同时应用了止泻药，同时减少乳糖及甘油三酯的摄入，因而他们的结论并不能完全归结于减少脂肪摄入而使患者获益。建议慢性放射性肠损伤患者限制乳糖摄入也是一个治疗策略。但有研究认为，限制乳糖摄入与对照组间的排便次数及止泻药物的使用并无显著差异。要素饮食能保护急慢性放射性肠损伤，这一结论在动物模型中已被确认，但至今还没有在人体中还没观察到阳性结论。有个研究认为肠道炎症的主客观指标均无显著差异，许多受试者只能耐受小容量的要素饮食。腹泻患者应避免摄入高纤维或高残渣食物例如生鲜蔬菜，但这一推荐意见仍缺乏证据。有一项针对慢性放射性肠损伤女性患者的研究指出，自我指导减少纤维及生鲜蔬菜的摄入能够改善患者症状。需要指出的是在给患者建议减少以上食物摄入时，需要慎重考虑食物摄入量以满足生理需求。

3. 益生菌　在动物模型中，放疗前使用益生菌能够减少放射性肠损伤的严重程度，且没有副作用。放疗前，与对照组相比，使用 VSL#3 益生菌能够减少腹泻发生频率严重程度。鼠李乳糖杆菌能够放疗后腹泻患者的减少排便次数，并改善粪便稠度和自觉症状。

4. 肠内营养　对于 SBS 的患者，肠内营养常作为肠外营养的补充，其优点在于：易于实施、安全、性价比高并有其代谢及生理学的优点。肠内营养能够防止肠黏膜萎缩、减少内毒素易位、保护肠功能及减少肠外营养相关肝损伤的发生等。在肠康复治疗中是重要的一环，推荐对 SBS 患者进行持续或多次喂养，连续管饲（或合并口服）与单独口服相比能够摄入更多的蛋白质、脂肪及能量。对慢性放射性肠损伤合并 SBS 的患者可从低剂量开始肠内营养，逐渐加量。再逐步摆脱肠外营养，过渡至正常饮食。

5. 肠外营养　不能耐受单独口服补充营养的患者需要长期肠外营养。肠外营养实施的难点在于需要长期静脉置管，不考虑营养状况，静脉置管部位的感染显著增加病死率。慢性放射性肠损伤患者长期肠外营养所致肝损伤限制了肠外营养的长期应用，慢性放射性肠损伤患者进行长期肠外营养更容易并发肝损伤。96% 的患者需要进行肠外营养，肠外营养的中位时间为 1.2 年，随着肠康复治疗的进行，近半数患者可摆脱肠外营养。摆脱肠外营养的主要影响因素包括：剩余小肠长度＞ 100 cm，非永久性造口和自适应多食。家庭肠外营养静脉导管相关感染率为 59%。

6. 手术治疗

（1）围手术期处理：约有 2/3 的慢性放射性肠损伤存在营养不良，表现为低 BMI、贫血及低清蛋白血症，甲状腺功能损害和免疫功能低下，对于 SBS 患者可能并发有水、电解质和酸碱平衡紊乱。需对患者进行营养风险筛查及营养状况评定，及早制订营养支持方案，低蛋白血症者输注白蛋白纠正低蛋白血症，重度贫血者可输血改善贫血状况，以减少手术并发症的发生。对 SBS 患者应常规行血气分析，判断酸碱平衡状况，纠正酸中毒，保持体内水、电解质平衡。

营养支持的过程中应尽可能利用患者的肠道，力争将 EN 作为营养支持的主要途径，以患者耐受量为佳，不足部分由 PN 进行补充。EN 的途径可经鼻胃管，鼻肠管，PEG 和 PEJ。对于完全性肠梗阻的患者，可先行小肠减压管减压以改善肠管血供，减轻水肿，利于术后恢复，另小肠减压管放至梗阻部位远端可行 EN 支持。

慢性放射性肠损伤患者的手术指征主要包括：肠梗阻（74.26%），肠瘘（19.80%），游离穿孔（0.99%）及严重的直肠炎（4.95%）。

（2）慢性放射性肠损伤并发肠梗阻的外科治疗：肠梗阻是最常见的手术原因，既往文献论述慢性放射性肠损伤并发肠梗阻的部位几乎均针对小肠，而临床上直肠与小肠均有梗阻并不少见，因此术前需评估结直肠的通畅性，制订合理的手术方案，否则仅切除病变的小肠仍不能解决肠梗阻的问题。针对小肠梗阻的主要手术方式：视患者肠道情况行一期肠吻合或肠造口＋二期肠吻合术，针对肠管扩张明显的患者，可试行小肠减压管减压以减轻肠道水肿，部分需二期手术的患者也能行一期吻合。吻合时需要注意两点：选择两端健康的肠管进行吻合。如果一端肠管健康，另一端有轻微放射性损伤，吻合相对安全，如果两端均有严重的放射性损伤，则吻合口瘘的发生率较高。Lefevre 总结 107 例慢性放射性肠损伤患者外科治疗经验表明：回盲部切除是降低吻合口瘘发生率、再手术率最重要的因素。侧侧吻合较端侧吻合能够为吻合口提供更多的血供，更为安全，吻合器侧侧吻合是首选。因而手术方式一般选择病变肠管＋回盲部切除，回肠／空肠与升结肠侧侧吻合。Galland 和 Spencer 报道回盲部切除＋回肠升结肠吻合将吻合口瘘发生率由 50% 降到 7%。对于全身情况差或近端肠襻明显扩张有缺血的小肠梗阻患者可选择肠造口术、Ⅱ期肠吻合术、直肠梗阻的患者选择近端结肠造口是较为明智的选择。肠造口术要避开放射性损伤的肠段及皮肤，以免发生坏疽、狭窄、脱落及出血。短路手术近来应用越来越少，主要是由于该术式并没有消除病变肠管，仍然存在病变肠管出血、穿孔（瘘）、梗阻、感染及盲襻综合征的危险，需要再次手术治疗。

（3）慢性放射性肠损伤并发肠瘘的外科治疗：肠瘘主要包含 4 类：肠外瘘、肠内瘘、肠膀胱瘘和直肠阴道瘘。肠外瘘少见，常见于医源性肠外瘘，慢性放射性肠损伤并发瘘主要为肠内瘘，无症状的肠内瘘不需要手术治疗，对于出现 SBS 或盲襻综合征等临床症状肠内瘘需要手术治疗。最理想的手术方案应该是将肠瘘所在病变肠段切除并恢复肠道连续性，对难以切除的病变肠襻或患者全身情况差者亦可选择肠造口、Ⅱ期肠吻合术。盆腔放疗容易导致肠道及膀胱损伤，因此慢性放射性肠损伤合并肠膀胱瘘并不在少数。由于膀胱挛缩（小膀胱）、膀胱储尿功能下降，此类患者不需要切除肠和膀胱瘘口及肠襻，分别于瘘口的近、远端离断并关闭，残存的肠襻替代部分膀胱，能够有效解决"小膀胱"的问题。近年来，宫颈癌不手术而直接行放疗的患者越来越多，部分患者应用外照射与内照射相结合的放疗方法，所带来的直肠阴道瘘的病例数也明显增加，此类患者主要手术方式是近端造口。

（4）慢性放射性肠损伤合并肠穿孔的外科治疗：肠穿孔多需急诊手术，由于腹腔污染，术前未行肠道准备，手术的目的在于控制感染、挽救患者的生命、为再次手术重建消化道连续性创造条件。对生命体征稳定的患者，如果能术中迅速定位单发穿孔部位且该肠段可以方便地切除，并可以争取到至少一次没有放射性损伤的肠管吻合，则可考虑一次完成确定性手术，但急诊手术吻合的并发症发生率与病死率明显高于择期手术。对于生命体征不稳定的患者，宜在穿孔近侧做肠造口，远端另作一造口以灌洗引流远端肠道，如果造口近端的小肠较短，肠吸收不足以满足机体的营养需求，可考虑将为吸收的肠内容物再自远端肠造口灌入。

（5）慢性放射性肠损伤合并肠出血的外科治疗：对于急性肠道出血的患者，外科治疗原则是止血，最理想的方案是切除出血肠襻，是否行肠吻合视患者全身情况而定。

Yuhuang Huang 对 404 例手术病历进行统计后发现，术后小肠长度小于 200 cm 的患者占 20.30%（82 例），肠梗阻术后 SBS 的发生率在 10% 左右。手术及放疗使腹腔病变肠管形成致密粘连，增加了手术难度，尤其是"冰冻盆腔"，肠管之间、肠管与腹膜之间难以分离，术中容易损伤肠管造成二次损伤，甚至需要切除大部分肠管，术后易并发 SBS。在有经验医师的指导下可进行肠管间及肠管与腹膜的钝性分离，该操作是相对安全的，腹腔内的严重粘连并不是术后发生并发症的独立危险因素，因而不能因严重粘连推迟手术时机。

由于手术并发症较高，既往手术治疗肠梗阻存在争议，手术并发生症总体发生率高达 30% ~ 50%，病死率达 10% ~ 15%，另有 60% 的患者需要再次接受手术治疗。但由于手术技术的改进及营养支持的发展，并发症及病死率有下降的趋势，国内有学者有报道病死率在 2.5% 左右，但中 – 重度并发症发生率在 33.3% ~ 61.7%。

（6）腹腔镜：既往由于腹腔粘连，腹腔镜技术在放射性肠损伤患者中的应用并不能广泛开展。2013 年，王剑开展了首例慢性放射性肠损伤并肠梗阻的完全腹腔镜手术治疗并取得成功，在此基础上开展了大量的实践操作，对患者进行分析后发现，腹腔镜手术由于能够避开放疗部位，切口长度及感染率较低，术中出血少，手术时间短、术后能较快过渡到全肠内营养。但需要对患者的腹腔粘连情况进行分析，根据术前 CT 及 MRI 检查结果判断腹腔粘连情况，并选择合适的手术方式，对于可行腹腔镜手术的患者，该手术方式是安全并对患者有益。

（7）小肠移植：小肠移植技术较少应用在放射性肠损伤的患者，除非患者是超短肠，无法摆脱肠外营养。对于 SBS 伴肠外营养相关肝衰竭的患者，可行肝肠联合移植。对于无法行小肠移植手术的患者，LILT 及 STEP 也能在一定程度上延长肠管，改善吸收功能。

（七）预后

Aurelien Amiot 对 107 例患者进行随访后发现，慢性放射性肠损伤并发 SBS 患者进行随访发现，这类患者的 1 年、5 年、10 年生存率分别为 93%、67%、44.5%。96% 的患者需要进行肠外营养，肠外营养的中位时间为 1.2 年，随着肠康复治疗的进行，近半数患者可摆脱肠外营养。摆脱肠外营养的主要影响因素包括：剩余小肠长度＞100 cm，非永久性造口和自适应多食。家庭肠外营养静脉导管相关感染率为59%。有趣的是，慢性放射性肠损伤伴SBS很少直接因SBS、肠外营养及手术而死亡。死亡的主要预测因素为年龄大于60岁，首次ASA麻醉评分大于3分，以及残余肿瘤。值得注意的是，放疗后患者次生肿瘤的发生率较高，达12%，好发于直肠、乙状结肠，因此，建议放疗后10年进行系统的结肠镜检查。男性慢性放射性肠损伤的患者少于女性，但其预后明显差于女性，其原因是男性的原发肿瘤多为直肠癌或前列腺癌，其死亡的主要原因为肿瘤复发转移，而女性原发肿瘤多为宫颈癌，其放疗效果较好，发病后存活数十年的患者不在少数，而慢性放射性肠损伤的患者随着放疗后时间的延长，更容易进展为慢性放射性肠损伤。

（八）预防

放射性肠损伤为医源性疾病，多数为对肿瘤患者进行治疗的过程中出现，SBS既可单发于放疗后，也可发生于放疗叠加大范围肠管切除术后。因此，需要在两个环节上进行预防。而其首要的预防措施便是制订合理的放疗方案，以最大杀伤肿瘤组织，最小损伤正常组织，随着技术的进步，三维适形放疗，调强放疗在临床上的应用取得了良好的效果。但由于放射性的直线穿透特性，正常组织还是不能完全避免受照，因而新型放疗技术并不能完全避免放射性肠损伤的产生。肠梗阻是慢性放射性肠损伤患者最常见的手术原因，也是SBS的主要病因，而多数患者的梗阻为粘连性肠梗阻，因此避免肠粘连就显得尤为重要。除了上述放疗方案的制订外，原发肿瘤切除手术操作过程中应彻底止血，操作轻柔以免破坏肠管的血供，关腹前可用大量生理盐水冲洗术区以减少腹腔粘连，预防感染也是避免腹腔粘连的重要措施。对肠系膜缺损的处理要慎重，尽量避免内疝形成，后者是超短肠的一个重要病因。另外，多次手术也是慢性放射性肠损伤患者发生SBS的重要原因，在制订手术方案时，需尽量切除病变肠管，否则，多次手术不但增加了肠管切除的范围，同时病变肠管遗留腹中也会损害小肠的总体吸收能力。对于需要再手术的患者，手术时机是另一个需要重视的问题，对于既往是冰冻腹腔或冰冻盆腔的患者，最好将手术时间推迟至12个月以后，给炎症消退及粘连软化充足的时间以保证手术的安全。

（陈勇）

第五节　肥胖和减重代谢手术与肠功能障碍

减重术后的肠功能障碍并不是罕见的或者新的临床问题，但减重手术与肠功能障碍之间存在严重的脱节状态，随着医学界对于肠道功能认识的深入及对于手术安全性研究的逐渐重视，肠功能障碍逐渐走入减重代谢外科临床医师和研究者的视野。

一、肥胖和减重代谢手术

（一）肥胖的流行病学

肥胖（obesity）是指体内脂肪细胞数目增多或体积增大，脂肪（主要是甘油三酯）堆积过多，体重超过标准体重的 20% 的病理状态。世界卫生组织（WHO）对超重和肥胖的定义是"可损害健康的异常或过量脂肪积累（abnormal or excessive fat accumulation that may impair health）"。肥胖是一种由多因素引起的慢性代谢性疾病，早在 1948 年世界卫生组织已将它列入疾病分类名单，直到 2013 年，美国医学会（the American Medical Association，AMA）才正式将肥胖纳入美国医疗保险支付范围，但我国至今仍未将肥胖纳入疾病范畴。

目前，肥胖在全世界呈广泛流行趋势。1980 年以来，世界肥胖人数已翻了一番。据 WHO 官方数据，到 2014 年，18 岁及以上的成人中逾 39%（19 亿人）超重，其中超过 13%（6 亿人）为肥胖，一半以上的肥胖人群分布在 10 个国家。2016 年，中国首次超越美国雄居于榜首，印度列第三位，俄罗斯、巴西、墨西哥、印度、德国、巴基斯坦、印度尼西亚紧随其后。

1975 年，我国体重过轻的成年男女分别为 2 960 万和 3 570 万，全球排名第二，仅次于邻国印度。而 40 年以后，2016 年，*Lancet* 发布的研究指出，我国肥胖人口已近 9 000 万，其中男性 4 320 万，女性 4 640 万，占世界总人口的 8% 左右，高居全球第一；青少年肥胖也增长迅速。一系列数据表明，我国肥胖形势不容乐观。WHO 将之表述为："中国人用了近 12 年的时间，完成并超过了西方人在过去 30 年平均增长的体重，是世界上体重和腰围增幅最大的国家之一"，并且，肥胖人口数量在未来 20 年还可能增加一倍。

肥胖既是一个独立的疾病，又是 2 型糖尿病（type 2 diabetes mellitus，T2DM）、阻塞性睡眠呼吸暂停低通气综合征（obstructive sleep apnea hypopnea syndrome，OSAHS）、心血管病、高血压、脑卒中和多种癌症的重要诱因和危险因素，被 WHO 列为导致疾病负担的十大危险因素之一，是全球引起死亡的第五大风险，每年至少有 280 万人死亡可归咎于超重或肥胖，死于超重和肥胖的人数大于死于体重不足的人数。各个年龄阶段超重、肥胖者患糖尿病、心血管疾病及癌症概率都高于同年龄阶段体重正常的人。特别值得注意的是，中国人肥胖的类型与西方国家不同，属于腹部型肥胖（又称为中心性肥胖、向心性肥胖、男性型肥胖、内脏型肥胖、苹果型肥胖），这种类型脂肪主要沉积于腹腔内和腹部的皮下，身体最粗的部位在腹部，腰围往往大于臀围，而四肢则相对较细。腹部型肥胖患并发症的危险性要比臀部型肥胖大得多。有人观察一组白人女性，发现肥胖者患糖尿病的危险性是普通人的 3.7 倍，而腹型肥胖的女性患糖尿病的机会则高达普通女性的 10.3 倍。因此腹型肥胖的特点是：体型小，指数小，肚皮大，危害大。

（二）肥胖的病因及可能的发病机制

肥胖的发病是由于能量摄入增加和 / 或能量消耗减少导致能量正平衡，过剩的能量以脂肪的形式逐渐积存于体内。肥胖症有家族聚集倾向，节俭基因（thrifty gene）假说认为，处于饥荒时代的人类祖先为适应贫穷和饥饿的环境，逐渐形成储存剩余能量的能力，在长期进化过程中，遗传选择能量储存关联基因使人类在食物短缺的情况下生存下来，在难得的饱餐中能更有效地将食物中的能量转化为脂肪。当能量储存基因型暴露于食物供给丰富的现代生活方式时，即转化为对机体损害的作用，引起（腹型）肥胖和胰岛素抵抗。绝大多数肥胖者并非单基因肥胖病，而是一种多基因和环境因素共同参与的复杂疾病。此外，内分泌、代谢、中枢神经系统等因素也参与了肥胖病的发病过程。

（三）减重代谢手术适应证及其演变

减重代谢手术是治疗重度肥胖最为有效的方法，不仅能达到持续减轻体重的目的，同时还能治愈和改善各种肥胖并发症及延长患者寿命。

1991 年，美国国立卫生研究院（National Institutes of Health，NIH）达成了第一个减重手术共识，限定了肥胖患者接受手术治疗的条件为：① BMI＞40 kg/m² 或 35～40 kg/m² 同时伴有严重的并发症（如 T2DM、高血压和 OSAHS 等）且能耐受手术。②通过加强锻炼、节食和药物等治疗手段无法有效降低体重。③ BMI＞60 kg/m² 和 60 岁以上重度肥胖患者需根据手术医师经验评估手术益处和风险，并最终决定是否接受手术。④对于年龄＜18 岁的青少年重度肥胖患者，手术治疗无疑是有效的，患者选择标准同成人。这一共识在规范临床手术适应证、评判手术治疗效果及风险等方面具有重要作用。该共识以 BMI 作为是否手术治疗的标准，并限制手术治疗仅能用于重度肥胖患者。越来越多的循证医学证据表明，手术治疗是使肥胖症患者获得长期、稳定疗效的唯一方法。随着对减重手术研究的深入，更多的证据表明，减重手术不仅能减重和控制肥胖，同时可改善甚至治愈肥胖症相关的多种代谢性疾病，特别是 T2DM 和 OSAHS。

2013 年，美国临床内分泌医师学会（American Association of Clinical Endocrinologists，AACE）、肥胖学会（The Obesity Society，TOS）、美国代谢与减肥外科协会（The American Society for Metabolic and Bariatric Surgery，ASMBS）共同发布新的减重手术临床实践指南，该指南是对 2008 年版指南的更新，并将减重手术（bariatric surgery）更名为减重代谢手术（metabolic and bariatric surgery），标志着减重手术从单纯的减重功能阶段过渡到既减重同时又治疗代谢性疾病阶段，是减重手术的重要的里程碑。

该实践指南提出的减重手术指征为：① BMI≥40 kg/m² 或 BMI≥35 kg/m²，有并发症如 T2DM、高血压、高脂血症、OSAHS 的患者。新版指南增加了 BMI 30.0～34.9 kg/m² 合并糖尿病或代谢综合征的患者。②非手术的保守治疗无效。③排除内分泌紊乱所致的严重肥胖。④心理精神状态稳定，了解手术减肥基本原理并认识手术本身并不能导致体重减轻；无酗酒及滥用药物史，无控制不良抑郁症。

我国肥胖症和糖尿病外科治疗始于 2000 年，无论是最初的 NIH 共识，还是 ASMBS 的减重手术临床实践指南，其关于减重手术患者的选择标准，主要是根据欧美地区重度肥胖患者的特点制订的。但亚太地区人群的肥胖和西方人有明显差别，例如亚太地区的肥胖者主要以腹型肥胖为主，该型肥胖对患者的危害更严重。为此，在郑成竹等减重代谢外科专家组织下，中华医学会外科学分会制订并发布了《中国肥胖病外科治疗指南（2007）》，该指南建议以外科治疗肥胖病的关键——由单纯脂肪过剩引起的伴发病（代谢紊乱综合征）为选择患者的手术适应证，有以下①~③之一者，同时具备④~⑦情况的，可考虑行外科手术治疗：①确认出现与单纯脂肪过剩相关的代谢紊乱综合征，如 T2DM、心血管疾病、脂肪肝、脂代谢紊乱、OSAHS 等，且预测减重可以有效治疗。②腰围：男≥90 cm，女≥80 cm；血脂紊乱：甘油三酯（TG）≥1.70 mmol/L；和 / 或空腹血高密度脂蛋白胆固醇：男性 < 0.9 mmol/L，女性 < 1.0 mmol/L。③连续 5 年以上稳定或稳定增加的体重，BMI≥32 kg/m^2。④年龄 16~65 岁。⑤经非手术治疗疗效不佳或不能耐受者。⑥无酒精或药物依赖性，无严重的精神障碍、智力障碍。⑦患者了解减肥手术术式，理解和接受手术潜在的并发症风险；理解术后生活方式、饮食习惯改变对术后恢复的重要性并有承受能力，能积极配合术后随访。

其后，陆续制定了《中国糖尿病外科治疗专家指导意见（2010）》《手术治疗糖尿病专家共识》及《手术治疗糖尿病适应证及禁忌证专家共识（2013 版）（讨论稿）》，为我国减重代谢外科事业的发展提供了重要的依据和规范。为适应我国减重代谢外科发展的需要，2012年，成立了中国医师协会外科医师分会肥胖和糖尿病外科医师委员会（chinese society for metabolic & bariatric surgery，CSMBS）。尽管我国目前手术治疗各种代谢性疾病的循证医学Ⅰ类证据不足，然而从临床实践经验可见，此类手术对于我国肥胖症和各种代谢性疾病的疗效与国外报道相似。2014 年 11 月，CSMBS 制定了《中国肥胖和 2 型糖尿病外科治疗指南（2014）》，旨在规范应用减重外科手术方式治疗 T2DM 等代谢性疾病。该手术适应证为：① T2DM 病程≤15 年，且胰岛仍存有一定的胰岛素分泌功能，空腹血清 C 肽≥正常值下限的 1/2；②患者的 BMI 是判断是否适合手术的重要临床标准；③男性腰围≥90 cm、女性腰围≥85 cm 时，可酌情提高手术推荐等级；④建议年龄为 16~65 岁。该指南的重要更新在于：①强化了减重手术治疗肥胖合并 T2DM 的意义，强调了减重手术对代谢性疾病的治疗作用，并细化了选择条件；②淡化了减重手术对单纯肥胖的治疗。上海市医学会普外科专业委员会减重和糖尿病外科学组同期也发布了《上海市 2 型糖尿病外科手术管理规范（2014试用版）》，所有明确诊断为 2 型糖尿病且 BMI≥27.5 kg/m^2 的患者，经规范的非手术治疗后效果不佳或不能耐受者，无明显手术禁忌证，均可考虑行减重手术治疗。该管理规范还强调了我国肥胖患者多属腹型肥胖，发生心脑血管意外及其他并发疾病的风险更高。因此，当男性腰围≥90 cm、女性腰围≥85 cm 时，应更加积极地考虑手术治疗。对于 BMI<27.5 kg/m^{2}的 2 型糖尿病患者，虽然目前的初步数据显示手术治疗在此类人群也有较好的效果，但仍须进一步研究及论证，暂不宜推广。此类患者应先选择内科治疗，若内科治疗效果不佳或不能耐受，且患者强烈要求手术治疗，可在充分告知后，依据临床试验的路径行手术治疗。对于BMI<24 kg/m^2 的患者，一般不考虑手术治疗。

（四）常用减重代谢手术介绍

减重手术开始于 20 世纪 50 年代，最早用于肥胖症的治疗，历经几十年的发展出现了多种术式。1995 年，Pories 等发现减重手术不仅可使肥胖患者体重减轻，还能改善肥胖患者合并的 T2DM。减重手术可分为（表 16-1）：限制摄入型、吸收不良型及混合型。限制摄入型减重手术的原理是通过各种方法减少胃容积，限制患者的进食量，从而达到减重效果。该类手术不改变消化道的结构，故手术操作相对简单，手术风险较小。吸收不良型减重手术的原理是通过重建消化道，旷置部分小肠导致营养物质吸收不良来达到减重效果，该手术基本不涉及胃容积的改变。混合型减重手术是指手术既减少胃容积，又通过胃肠重建影响营养物质的吸收。目前普遍被接受的标准术式有 4 种：腹腔镜可调节胃绑带术（laparoscopic adjustable gastric banding，LAGB）、腹腔镜胃袖状切除术（laparoscopic sleeve gastrectomy，LSG）、腹腔镜胃旁路术（laparoscopic Roux-en-Y gastric bypass，LRYGB）和腹腔镜胆胰转流及十二指肠转流术（laparoscopic Bilio-pancreatic diversion with duodenal switch，LBPD-DS）等。其他改进术式仍缺乏长期证据支持。微创手术在术后早期的病死率及并发症发生率方面明显低于剖腹手术，因而腹腔镜手术是首选。上述手术方式各有优缺点，评价各手术方式时应综合考虑手术的可操作性、对代谢性疾病的疗效、减重效果、并发症发生、术后恢复、手术创伤及医师的学习曲线等因素。

表 16-1 减重手术分类

分类类型	手术方式
限制摄入型	LSG，LAGB
吸收不良型	—
混合型	LRYGB，LBPD-DS

1. LAGB Kuzmak 等于 20 世纪 80 年代创立，Belachew 等于 1993 年首次将 LAGB（图 16-5）用于治疗重度肥胖患者，并取得了理想效果。不过，直到 2001 年，美国 FDA 才正式批准 LAP-BAND 系统进入临床，除该系统外 REALIZE 也是可调胃绑带的一种。该术式原理主要是在胃的上端建立一个小于 15 ml 的胃小囊以控制饮食量。由于该手术具有可调节性、可逆性和创伤小等诸多优点，且不改变食物正常消化吸收顺序，因此，很快就得到了广泛应用。在 2008 年之前，LAGB 曾是使用最为广泛的减重手术，其在所有减重手术中的比例为 42.3%。由

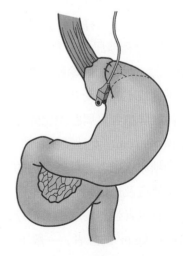

图 16-5 LAGB 手术示意图

于 LAGB 术后减重失败（EWL 降低比例小于 50%）比例和其他主要减重手术相比仍较高，其术后约 25% 的患者不能达到理想减重效果。同样，LAGB 也能使重度肥胖患者合并的 T2DM、高血压、OSAHS 和脂肪肝等得到一定程度缓解，不过疗效较其他常用减重代谢手术如 LRYGB 和 LSG 等差，因而该术式逐渐趋于淘汰。

2. LSG LSG（图 16-6）是以限制胃容积为主的手术类型，保持原胃肠道解剖关系，可改变部分胃肠激素水平。对 T2DM 患者的糖代谢及其他代谢指标改善程度较好，可作为独立手术应用，也可作为重度肥胖（BMI>50 kg/m^2）患者第一阶段的减重手术。根据西方国家大样本荟萃分析报道，LSG 术后 1 年额外体重减轻百分率为 30%~60%，T2DM 缓解率约为 65%。术后消化道漏、胃食管反流等并发症的发生率约为 3.3%，手术相关病死率<0.5%。

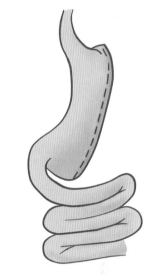

图 16-6 LSG 手术示意图

LSG 手术先完全游离胃底和胃大弯，应用 32~36 Fr 球囊胃管作为胃内支撑，距幽门 2~6 cm 处作为胃袖状切除起点，向上切割闭合，完全切除胃底，完整保留贲门，建立容积为 60~80 ml 袖状胃。

3. LRYGB LRYGB 是最常见的混合型减重代谢手术（图 16-7），该手术是由 Mason 等于 20 世纪 60 年代创立，Wittgrove 等在 20 世纪 90 年代初将腹腔镜应用于该手术。该减重手术是使用最为广泛的术式之一，2008 年该手术占总减重手术量的比例为 45.4%（开放和腹腔镜比例分别为 5.7% 和 39.7%）。不过，不同地区该手术的使用情况不尽相同，该手术是美国/加拿大最常用的减重手术（占 51%），被誉为减重代谢手术金标准，而在欧洲该手术要少于 LAGB，占 39%。从发展趋势来看，世界范围内该手术在 2003 年至 2008 年间出现了明显下降趋势，其比例从 2003 年的 65.1% 降低至 2008 年的 49.0%。近年来，在欧美，LSG 手术量逐渐超越了 LRYGB。

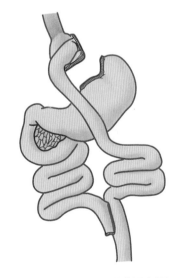

图 16-7 LRYGB 手术示意图

该术式方法：首先建立容积<50 ml 的胃小囊，旷置全部胃底，食物襻与胆胰襻长度之和应>200 cm，可根据患者 BMI、T2DM 发病程度及具体情况调整（临床经验表明，旁路肠襻越长，术后效果越好）。建议胃空肠吻合口直径<1.5 cm。

二、减重代谢手术与肠功能障碍

（一）概述

减重代谢手术是微创手术，但同时也是胃肠道手术，虽然，随着技术不断的完善，手术并发症发生率显著降低，围手术期死亡率仅为 0.09%，但胃肠道手术的并发症仍旧在所难免。随着随访患者数量的增长和随访时间的延长，逐渐开始有报道患者减重术后出现不同程度的肠功能障碍，逐渐引起了临床医师的重视。以下部分主要介绍减重代谢手术引起肠功能障碍的主要原因、临床表现及治疗方法。

（二）病因和流行病学

从病因学角度分类，减重术后肠功能障碍主要可以分为三类：

1. 消化道丢失型 此类型的肠功能障碍非常接近传统认识中的肠衰竭。最近的研究，非减重手术的肠功能障碍在女性患者妊娠过程中较为多见，主要见于孕中晚期及分娩后，可能主要与子宫体积的快速变化相关，也可能与妊娠期间激素和血流动力学改变有一定的关系。而减重手术造成的肠功能障碍，主要表现为 SBS，即减重术后出现的肠系膜血管栓塞、绞窄性肠梗阻（内疝、切口疝、吻合口梗阻、吻合口肠套叠等）等严重并发症可造成广泛的消化道缺血坏死，手术切除过多功能型小肠是其主要原因。

2. 技术性并发症型 此类型的肠功能障碍主要由各种短期或长期术后并发症引起，包括术后的腹腔内感染、消化道瘘、吻合口狭窄、吻合口瘘、吻合口肠套叠、消化道出血、肠粘连及少见的肠系膜上动脉综合征。腹腔镜下减重代谢手术总体的并发症发生率约为 3.4%，临床医师对于术后吻合口瘘、吻合口狭窄与梗阻、消化道出血等并发症并不陌生，但是由于外科医师对于肠功能障碍的理解相对滞后，长期以来未将此类并发症定义为肠功能障碍。

3. 单纯功能异常型 此类型的肠功能障碍基本没有肠道丢失或者明确的机械性术后并发症，小部分患者在接受了成功的减重代谢手术后面临长期的不同程度营养不良，主要表现为术后肠道运动功能或吸收功能的异常。此类肠功能障碍主要与减重手术本身相关，减重手术改变了消化道容积和 / 或消化道连续性，但是目前对于术后消化道运动功能、肠道菌群、吸收功能、相关激素和酶的代谢等方面的改变还缺乏足够的认识和研究，因此很难明确指出此类型肠功能障碍的具体病因。研究发现，此类型肠功能障碍常表现为维生素 D、铁离子及叶酸的缺乏，因而常出现贫血；另外，腹腔镜下胃旁路手术术后出现此类肠功能障碍的发生率和严重程度往往高于腹腔镜下胃袖状切除术，这可能与胃旁路手术改变消化道连续性相关，但具体的机制仍待进一步的研究。

按照术后出现肠功能障碍的时间进行分类，可以分为早期肠功能障碍和远期肠功能障碍，早期肠功能障碍主要发生在围手术期，多是技术并发症型；而远期肠功能障碍可以发生在术后几个月甚至十余年后，多是消化道丢失型或单纯功能异常型。

由于相关文献较少，减重术后肠功能异常的发病率并没有权威的流行病学统计。目前认为上述三种类型的肠功能障碍中技术并发症型和单纯功能异常型发生率略高，而常见的减重代谢手术方式中，腹腔镜下胃旁路手术术后肠功能障碍的发生率较高，该结论还需要更多临床研究的支持。

（三）临床表现

减重术后肠功能障碍的临床表现与其分类有一定的关系。

消化道丢失型肠功能异常往往有急性绞窄性肠梗阻、肠系膜血管栓塞的病史，有两次手术切除过多消化道的手术史，往往是诊断明确的短肠综合征，早期可表现为大量腹泻和水、电解质平衡紊乱，长期症状主要是营养不良引起的水肿、贫血、周围神经炎、出血倾向、夜盲症等，严重时出现肝肾衰竭、恶病质等，还可能引起消化道溃疡、泌尿系统结石等疾患。

技术并发症型肠功能障碍主要表现为各类并发症本身的症状，早期包括腹痛、腹胀、发热、呕血、黑便和全身感染等，长期也可主要表现为营养不良。不同病因有不同的临床特点，如肠粘连引起的肠功能障碍主要表现为反复发作的腹胀腹痛，而患者为了避免粘连性肠梗阻的发生而减少进食可以进一步引起或加重营养不良。

功能异常型肠功能障碍主要表现为不同程度的腹胀腹痛和营养不良，由于没有明确的术后并发症，有时可能起病隐匿，特别是单纯消化吸收功能障碍往往很难被及时发现。有研究者认为，减重手术术后出现连续的腹泻，特别是伴随非主观的进食减少时，要高度警惕肠功能障碍发生的可能性。

（四）诊断与治疗

随着对肠功能障碍认识的逐渐深入，诊断减重术后肠功能障碍并不困难，典型的术后并发症病史和 / 或灾难性肠丢失手术史，结合营养不良和 / 或全身感染即可对肠功能障碍进行诊断和分类。部分功能异常型肠功能障碍起病隐匿，因此减重术后需要进行长期的随访，及时发现和诊断营养不良。

对于减重术后肠功能障碍，首先是要针对已经明确的并发症进行相应的治疗，如消化道瘘的引流、感染的控制、消化道出血的止血、必要时手术纠正内疝和切口疝等，一部分肠功能障碍在及时有效的病因治疗后就能够迅速地改善和恢复。对于长期、慢性的肠功能障碍，治疗方法主要分为三大类：

1. 营养支持　临床营养支持被誉为 20 世纪最伟大的医学进步之一，尤其是要素营养支持的应用，挽救了大量肠功能障碍患者的生命。临床营养支持主要包括肠外营养（PN）和肠内营养（EN）。PN 和 EN 各有优点，各种类型的肠功能障碍早期往往需要接受一段时间的 PN，而何时能够终止 PN 也是评价治疗效果的重要因素之一。

PN 往往通过深静脉埋管进行，研究表明，肥胖患者深静脉埋管相关的感染发生率要显著高于普通患者，也有研究发现肥胖患者 PN 可能引起严重的肝功能异常甚至肝衰竭，主要原因是严重的脂肪肝。

营养支持治疗时要特别注意对消化道屏障功能的保护，消化道屏障功能的维持依赖于微循环的通常，因此在早期治疗过程中对于循环和呼吸的维持比较重要。另外，肠黏膜细胞在接触食糜后才能够修复再生，因此尽早恢复 EN 是非常重要的，同时在 EN 治疗过程中要注意谷氨酰胺和益生菌的补充。在整个营养支持治疗过程中都要注意避免滥用广谱抗生素和抑酸药以最大限度地保护肠黏膜的屏障功能。

对于减重术后肠功能障碍患者，由于患者的肥胖，营养支持有着一定的特殊性，需要专业的外科营养专家协助治疗。

2. 重建与逆转手术　对于部分消化道丢失型肠功能障碍和部分经久不愈的技术并发症型肠功能障碍，当患者无法脱离 PN 时，可以考虑进行重建手术重建消化道。Kareem M. Abu-Elmag 博士在 2015 年总结了目前常用的消化道重建手术术式（图 16-8），而具体如何选择手术方式仍缺少临床研究支持。需要指出的是，选择重建手术时要特别注意评估患者的剩余肠功能，尤其是对于 SBS 的患者而言，灾难性不可逆的肠功能缺失往往通过单纯的重建手术不能得到良好的效果，可以在营养支持的基础上进行为小肠移植做准备的一期消化道重建手术。

由于不同患者个体差异性大，手术方式可能远不止文中所列举的类型，选择也可能更加困难和复杂，对于少数极其复杂的术后并发症或者消化道丢失患者，可能需要进行分期手术来完成消化道重建，而手术的最终目的都是重建消化道连续性及消化吸收功能，使患者能够尽可能地避免 PN 治疗，恢复正常的生活。

对于腹腔镜下胃旁路手术术后出现的单纯功能型肠功能障碍，如果持续的营养不良无法纠正，患者无法脱离 PN，那么可考虑进行逆转手术，但也有报道指出，部分患者接受逆转手术后仍存在明显的肠功能障碍。考虑到逆转手术的复杂性，以及二次手术对消化道的创伤和对腹腔粘连的不利影响，选择逆转手术也应当慎重。

总而言之，单纯功能异常型肠功能障碍的手术治疗效果（包括重建和移植）优于消化道丢失型和技术性并发症型肠功能障碍，但有待进一步临床研究的证实。

3. 移植　对于灾难性不可逆的肠功能缺失，小肠移植可能是有效的选择之一。但是由于小肠肠系膜淋巴结众多，小肠移植后排异、感染等并发症的发病率高，术后死亡率较高。小肠移植术整体的 5 年生存率尚不足 50%。

部分患者同时伴有严重的脂肪肝和肝衰竭，因此有时需要进行肝肠联合移植，其成功率和 5 年生存率进一步降低。另一方面，随着肠内肠外营养的发展，尤其是长期家庭肠外营养成功经验的积累，部分严重肠功能障碍患者，尤其是 SBS 可以在家中自行接受 PN 联合 EN 治疗，达到长期存活并且有较高的生活质量。因此，小肠移植治疗的选择要更加慎重。

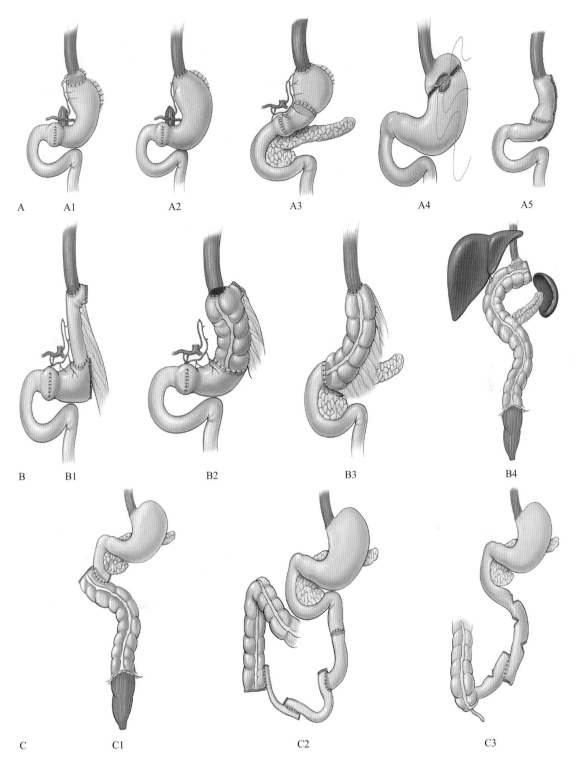

图 16-8　重建和逆转手术

A. 前肠重建：A1～A3 为合并幽门成形术的胃胃吻合、食管胃吻合，并保留胃左动脉；A4、A5 为胃袖状切除术后的胃成形术，A4 用于胃分区明显时，A5 用于角切迹狭窄时。B. B1 为使用空肠作为导管；B2～B4 为使用结肠作为导管（A 和 B 描述的四种术式可用于多器官移植的术前准备）。C. 中肠重建和小肠延长术：C1 为十二指肠结肠吻合，用于 SBS；C2 为多重肠肠吻合；C3 为连续横向肠成形术，用于剩余小肠长度小于 100 cm 时。

近年来随着移植技术的发展和抗排异药物的更新，小肠移植和肝肠联合移植的成功率也有了较大的改善，移植手术的选择还需要更多临床研究的支持。

（五）总结

近年来对于肠道功能认识的深入，使得减重外科医师开始关注减重术后患者的肠功能，并开始系统地研究减重术后肠功能障碍的治疗方法和疗效。虽然目前仍然没有针对这一临床疾病规范化诊疗的指南性文件，但相信随着临床和基础研究的不断深入，能使得更多的患者受益。

对于减重术后肠功能异常而言，预防、早期诊断和早期干预对于良好的预后也有着重要的作用。减重代谢手术的微创化使得切口疝的发生率大大降低，切口疝梗阻造成的消化道丢失型肠功能障碍大大减少；而近年来减重代谢外科对于系膜裂孔关闭的共识达成，也使得减重术后内疝发生率降低，继发的肠功能障碍也相应减少。因此，减重手术本身的安全和规范就是预防术后肠功能障碍的重要部分。围手术期对于腹部体征、生命体征、腹腔引流等的关注也有助于及早发现技术性并发症，及时处理以达到更好地预后。对于特定术后人群，诸如减重术后孕期妇女、体重下降速度或腰围减少速度特别快者，要更加注意观察和评估。

近年来对减重术后肠道适应性的研究逐渐开展和深入，目前认为减重手术术后肠道适应性改变主要体现在五个方面：消化道激素的改变（主要是生长激素释放肽和胰高血糖素样肽）、肠道胆汁酸改变、肠道菌群改变（主要是拟杆菌、厚壁菌群和变形杆菌）、调节糖异生和自主神经功能改变。这些研究除了进一步解释减重手术的治疗效果以外，也可能对于预测和早期诊断部分类型的肠功能障碍有一定的作用，例如肠道菌群改变就认为与炎性结肠病和消化功能障碍有关，具体仍待进一步的研究。

（王兵）

第六节 小儿短肠综合征

小儿 SBS 的发生大部分集中在新生儿期，而新生儿阶段的小肠正常长度是随胎龄不同而有明显差异的，如 27 周胎龄新生儿的小肠长度大约为 115 cm，正常足月新生儿平均小肠长度为 250 cm。因而 Galen 等定义新生儿 SBS 时的剩余空回肠与孕周有关，最长可耐受的剩余空回肠长度是平均长度的 25%+1SD，即孕周 27～35 周的新生儿，剩余小肠＜50 cm；孕周＞35 周，剩余小肠＜72 cm。剩余肠道的代偿和适应能力个体差异悬殊，因而，临床上很难准确定义究竟剩余小肠多少即属于短肠。最近又有作者将新生儿 SBS 定义为：接受剖腹术并确定剩余小肠短于相同胎龄预计长度的 25%，或者术后由于胃肠道不能耐受喂养需要肠外营养超过 42 天者。

随着新生儿外科、新生儿重症监护、临床营养技术水平的不断发展，临床上收治新生儿 SBS 的病例数呈现日益增多的趋势。据报道，美国儿童 SBS 的发生率要比成人翻倍，加拿大新生儿 SBS 的发病率在活产儿中估计是 2.45/10 000，然而我国新生儿 SBS 发病率尚无准确统计数据。

一、小儿胃肠道疾病与短肠综合征

小儿 SBS 的病因近 25 年来有了很大变化。先天性胃肠道解剖发育异常是新生儿 SBS 的主要病因，如肠闭锁、肠旋转不良继发肠扭转、消化道型无神经节细胞症、腹裂、先天性短肠等。新生儿尤其是早产儿因肠道不成熟而继发的坏死性小肠结肠炎（necrotizing enterocolitis，NEC）也是导致小儿 SBS 较为常见的获得性原因，占小儿 SBS 病因的 14% ~ 43%。较大儿童的常见病因则为克罗恩病术后所致等，国内报道甚少。

因导致 SBS 的原发疾病不同，使剩余小肠肠段的功能、代偿能力与预后亦存在较大差别。与肠扭转相比，腹裂与小肠闭锁患儿术后剩余肠道的功能与代偿能力往往较差，可能最终需要小肠移植的概率更高。一项来自美国波士顿的回顾性临床研究将脱离肠外营养（45 例）与未脱离肠外营养（64 例）的两组新生儿 SBS 的临床资料进行比较，统计分析结果表明：SBS 实现肠道代偿的独立预测因素包括原发病是否为 NEC、有无空回肠造口、血清瓜氨酸水平高低及剩余小肠长度占期望小肠长度的百分比高低。因此，了解原发疾病的发病机制及其肠管功能特点对 SBS 的治疗与预后有着非常重要的意义。

（一）先天性胃肠道疾病与胚胎发育

先天性胃肠道疾病的发病机制与胚胎发育异常息息相关。肠胚胎发育至 3 周时扁平细胞盘发育为 4 个褶，并将关闭形成体腔。其中两个侧褶向前部中线处汇合形成胸腹膜管；头褶中包含有原始横膈组织，向后延伸，将胸腹膜管分为胸腔和腹腔。腹壁在孕 4 周时由圆盘样的三胚层胚胎的侧褶内翻和腹侧屈曲共同形成。卵黄囊在腹侧分为胚内体腔和胚外体腔，胚内体腔从卵黄囊顶部发育起源，形成原始消化道，并通过卵黄管或脐肠系膜管与胚外体腔相连。孕 5 周时，肠管在脐腔内开始沿着胚胎长轴延长并发育，并在脐部与卵黄囊相交通；卵黄囊最终将消失，如果连接管道持续存在，发育中的消化道或伴随的卵黄管残留物则导致畸形。随着胚胎的发育，羊膜向四周延伸，包绕胚胎并覆盖发育中的脐带组织。在胚胎 6 ~ 10 周，肠管快速生长，中肠的发育位于腹腔外。随着体腔壁的持续发育，至孕 10 周时，肠管由脐腔返回至腹腔，并旋转和固定。正常情况下，肠管返回腹腔时需沿肠系膜上动脉完成逆时针旋转，使十二指肠远端穿过中线朝向左上腹部，其空肠曲处被屈氏韧带固定在腹后壁；盲肠移到右下方固定在后腹壁。脐环的肌纤维继续收缩，通常至出生时关闭。

1. 先天性空回肠闭锁 先天性肠闭锁（intestinal atresia）是导致 SBS 最常见的病因之一。据报道，在美国和加拿大，由肠闭锁导致的 SBS 均占总例数的 30%；而在法国，该比例高达 39%。肠闭锁在新生儿中的患病率接近 1/5 000 ~ 1/1 000。大多数空回肠闭锁是由于胎儿在局限的宫内血管受损，导致发育中的肠管缺血坏死，继而被重吸收。缺血还会对其余的肠管结构与功能产生不利影响，使术后剩余肠道的代偿能力和消化吸收功能受损。

肠闭锁的临床表现及影像学特征取决于闭锁的位置及程度。产前有羊水过多的病史，超声监测可发现扩张梗阻的胎儿肠道。出生后可表现为胆汁性呕吐、腹胀、无胎粪排出。严重的腹胀可使腹壁静脉显露，并导致膈肌上抬，引起呼吸窘迫。腹部摄片的表现与闭锁位置有关，越靠近远端，扩张的肠襻与气液平面会越多，高位空肠闭锁则仅呈现上腹部少许气液平面而大部分腹腔无任何气体呈现。部分病例在平片上可见钙化斑，说明曾因宫内肠穿孔而出现胎粪性腹膜炎。绝大多数空回肠闭锁的新生儿合并小结肠，与肠液无法到达结肠有关，钡剂灌肠可助诊。10%～18%的空回肠闭锁患儿合并肠旋转不良，部分病例还可能合并胎粪性腹膜炎、胎粪性肠梗阻、全结肠无神经节细胞症等。

空–回肠闭锁可分为4型，分型对预后与治疗有重要意义。Ⅰ型：膜状闭锁。肠腔被一隔膜阻塞，肠壁及肠系膜保持连续性、完整性。Ⅱ型：闭锁两端的肠管均呈盲袋，两端间有纤维索带相连，肠系膜保持连续性。Ⅲa型：闭锁两端均呈盲袋，两盲端间肠系膜呈V形缺损。Ⅲb型：苹果皮样闭锁。闭锁部位于空肠近端，闭锁两盲端分离。因缺乏肠系膜固定，小肠肠管环绕血管支形如一串削下的苹果皮，易发生肠扭转。整个小肠长度明显短缩，极易形成SBS。Ⅳ型：多发性闭锁。小肠多处闭锁，可呈Ⅰ、Ⅱ、Ⅲa型同时并存，闭锁部位、多少可多种多样。小肠长度亦经常明显短缩。6%～12%的空回肠闭锁病例存在多发闭锁，5%合并结肠闭锁。

多数空回肠闭锁节段是单一、局限的，通过简单的肠切除、端端吻合手术治疗，预后较好，其中，中段小肠切除的病例预后要优于回盲瓣切除的患儿。若胎儿在宫内发生血管损伤，如肠系膜上动脉阻塞，会导致大部分肠管被吸收、闭锁。大约10%的肠闭锁病例可发现缺乏背侧肠系膜的固定，即苹果皮样闭锁（Ⅲb型），往往出生时肠管长度即较短。多发性肠闭锁由于切除的肠段多，术后也易出现SBS。因此，Ⅲb型和Ⅳ型肠闭锁是导致小儿SBS的重要原因。

有学者提出复杂性空肠闭锁治疗困难、预后较差，研究观察了91例小肠闭锁的患儿，有11例是复杂性空肠闭锁，其中4例发生了SBS。这些复杂性空肠闭锁包括高位空肠闭锁伴远端肠段缺失、高位空肠闭锁伴远端多发肠闭锁、空肠闭锁伴远端"苹果皮样改变"、空肠闭锁伴结肠闭锁、空回肠闭锁伴远端肠扭转。此外，一些手术因素，如过度的肠管切除、肠道缺血损伤或术后并发症（如狭窄、吻合口瘘、粘连性肠梗阻）等，均可导致SBS。选择合适的术式，尽可能最大限度地减少肠管损失、保留肠管长度可以改善大多数新生儿的预后。

2. 肠旋转不良与中肠扭转 肠旋转不良（malrotation）是先天性的中肠异位。正常情况下，胃肠道起始部与肠系膜上动脉关系密切，胃在其上部或前方，十二指肠第二部位于右侧，第三部位于下方，第四部位于左侧。妊娠第5～10周是肠管延长、旋转和固定的重要发育阶段。位于腹腔外脱出的肠管返回腹腔时需沿肠系膜上动脉完成逆时针旋转，小肠最先进入腹腔，并推动十二指肠远端（第四部）穿过中线朝向左上腹部，其空肠曲处被屈氏韧带固定在腹后壁，完成这段小肠的完全旋转；盲肠和升结肠最后进入腹腔，位于左侧腹，而后从肠系膜前方或上方跨过，最终移到右下方固定在后腹壁。如果在出生时尚未完成旋转，就会导致肠旋转不良，以下是常见的异常表现：十二指肠空肠曲位于中线右侧、背侧肠系膜附着狭窄、Ladd 索带。腹裂、脐膨出和先天性膈疝患儿可伴有肠旋转不良。肠旋转不良可合并其他先天性畸形（如心脏畸形、肠闭锁、肛门直肠畸形、内脏转位、无脾、多脾等）。近年来有非典型旋转不良的概念，是指屈氏韧带在中线的左侧，或者是通过上消化道对比造影发现其位于胃出口的下方。

肠旋转不良可有多种临床表现，从慢性腹痛至急性中肠扭转、缺血性肠坏死。间歇性和部分中肠扭转会导致淋巴管和静脉的梗阻，多出现于 2 岁以上的儿童，可表现为慢性呕吐、间歇性腹痛、腹泻、呕血和便秘。部分病例无典型症状，仅在影像学检查或术中偶然发现。45%～65% 的肠旋转不良患儿将发生中肠扭转（midgut volvulus，MGV）。以狭窄的肠系膜根部为蒂，可使中肠发生顺时针方向扭转、肠梗阻和肠系膜血管闭塞；肠系膜过长或者肠管间的点状粘连都可以成为扭转的中轴。大多数中肠扭转在出生后 1 个月内出现，需要警惕的是急性中肠扭转的最初临床表现是健康婴儿突然发作胆汁性呕吐，伴腹胀、血便。

影像学检查对于确定胃、十二指肠、屈氏韧带及回盲部的位置关系非常重要。腹部平片往往难以作出诊断，但出现"双泡征"时可提示急性十二指肠梗阻；合并中肠扭转的平片可表现为胃和近端十二指肠扩张，远端肠管缺乏气体。超声检查可监测肠系膜上血管的血流情况。上消化道造影是观察十二指肠空肠轮廓的首选检查方法。屈氏韧带位于中线右侧或者缺失是典型肠旋转不良的表现，而位于中线或者位于左侧和胃出口水平的下方是非典型肠旋转不良的表现。盲肠正常应位于右下腹，若位于其他位置均为异常。Z 形十二指肠空肠襻（即远端十二指肠到空肠呈锐角往返）是不完全肠旋转不良的影像学诊断标志。合并中肠扭转时，上消化道造影除了发现十二指肠空肠曲位于左椎弓根右侧和/或幽门下方、十二指肠向尾部和前方走行的表现，还可观察到造影剂逐渐变细或者"螺钉"样表现。腹部超声也有一定的诊断价值，可显示肠系膜上静脉位于肠系膜上动脉的左侧。

中肠扭转可导致完全性肠梗阻，若未及时手术解除，将迅速出现肠管缺血、腹壁紧张、腹胀、低血容量、休克等，危及生命。若坏死肠段广泛，术后将导致 SBS，据报道多于 75% 的肠扭转坏死患儿合并 SBS，是导致婴儿肠衰竭常见的四大病因之一。当出现多处肠管缺血表现时，对于肠管坏死或坏死边缘的处理需警惕，应尽量保留肠管的长度，以满足患儿的生存需求，尤其应慎重处理末端回肠和回盲瓣，此外应避免对缺血肠段进行吻合。有研究表明，保留回盲瓣者仅需要 10～30 cm 小肠即可代偿，而无回盲瓣者则需要 30～50 cm 小肠才能成功脱离肠外营养。少数肠旋转不良的患儿本身正常的肠管较短，即使没有发生中肠扭转、广泛肠段缺血坏死，亦会合并先天性 SBS。初诊是肠扭转的患儿比例占 SBS 需长期肠外营养患儿总数的 10%～24%。

3. 先天性无神经节细胞症　先天性无神经节细胞症（congenital intestinal aganglionosis）以部分肠段的神经节细胞完全缺如为特征，可累及远端直肠及不同长度的连续近端肠管。在活产儿中的发病率大约是 1/5 000，男性多于女性。神经节细胞的缺如是由于神经嵴细胞迁移障碍造成的，迁徙停滞越早，无神经节细胞肠管节段越长。研究发现，消化道神经系统发育关键信号的编码基因，如 RET 和 EDNRB 信号通路等的突变与先天性无神经节细胞症相关，但超过半数的病例未发现已知基因的突变。

该病 80% 仅累及直肠与乙状结肠（短段型），但大约有 5% 的病变节段包含全部结肠（全结肠型，total colonic aganglionosis），甚至可累及小肠，罕见者可波及全消化道。确诊需依据手术活检，术前诊断较为困难。

全消化道型无神经节细胞症（total intestinal aganglionosis，TIA）或近全消化道型无神经节细胞症（near total intestinal aganglionosis，NTIA；subtotal intestinal aganglionosis，sub-TIA）非常罕见，不足 1%，生后不久即出现腹胀、胆汁样呕吐和胎粪排出延迟；持续肠梗阻、营养不良、反复感染，预后极差，随着肠外营养、新式手术与小肠移植的开展，近年来生存率有所提高。由于无神经节细胞节段累及广泛，通常需要行高位空肠造口手术，导致 1型 SBS。有学者提出对造口的近端空肠实施扩大肌切除术 – 肌切开术（extended myectomy-myotomy，EMM），可改善造口近端肠管的功能，对于改善预后有一定益处。EMM 手术由Ziegler 教授提出，手术范围包含从移行段开始至造口共 30 cm 的空肠。Kimura 等学者报道空肠造口联合 EMM 治疗 TIA、NTIA 儿童 3 例，保留近端小肠 30～35 cm，可耐受一定量的肠内营养，已随访至 10 月龄至 10 岁。但也有报道术后并发症较多，可合并黏膜穿孔导致的脓肿形成、肠瘘，且随访效果并不十分理想。随着小肠移植术的开展，EMM 术式已逐渐被废弃。

有 Meta 分析报道了 1985—2009 年期间 68 例 TIA、NTIA 患者的治疗与预后 25 例（36.8%）单行空肠造口术，仅 4 例存活；20 例（29.4%）行 EMM 合并空肠造口术式，12 例存活；12 例（17.6%）接受了小肠移植，有 7 例存活。考虑 TIA、NTIA 患者的预后较差，因此，建议尽早应就诊于有经验的肠衰竭诊治中心，优化肠内、肠外营养方案，改善营养状况，尽量避免反复多次的腹部手术，为小肠移植保留机会。

4. 腹裂 腹裂（gastroschisis）是常见的先天性腹壁缺陷之一，其脐带正常完整，表现为肠管等腹腔、盆腔器官（肝、胃、膀胱、输卵管、卵巢等）从缺损的腹壁脱出，缺损直径<4 cm，通常位于正常脐带的右侧，这可能是因为右脐静脉在孕 4 周时被吸收，脐右侧相对薄弱所致。典型的膨出物包括整个中肠，无囊膜覆盖，出生当时肠管外观通常正常，但生后 20 分钟后出现肠壁增厚、水肿、表面粗糙，且表面覆盖一层纤维素膜。腹裂一般发生在受孕后前 4 周，由第二脐静脉退化处的缺陷所致。腹裂的发生率是 2/10 000～5/10 000活产儿，并以每两年 6% 的速率增长。腹裂的手术目标是还纳脱出的器官并避免过高的腹腔内压力，当压力过高而还纳困难时，可采用人工 Silo 袋保护脱出的肠管并利用重力逐渐还纳。由腹裂导致的 SBS 不在少数，来自不同国家的研究数据提示占儿童 SBS 总数的12.5%～17%。

影响腹裂患儿预后的主要因素是本身肠管的长度与功能，此外，中心静脉与肠外营养的并发症亦有重要影响。其总体预后较好，长期存活率90%~95%，多数仅需要短暂的肠外营养，但部分复杂性腹裂的病例（17.29%）由于合并肠闭锁、肠穿孔、肠扭转、肠坏死，开始肠内营养的时间较晚，需要长期的肠外营养[平均（90.7±9.0）天]，多次腹部手术（2~5天）、脓毒血症的发生率增加，住院时间更长，死亡率高达10%~16.67%。如存在肠动力障碍者，亦可能使得术后肠内营养不能顺利开展，依赖肠外营养。

"消失的"腹裂（vanishing gastroschisis）或称"关闭的"腹裂（closing gastroschisis）是一种少见复杂性腹裂，产前检查诊断腹裂，但在出生时腹壁缺损已关闭，导致原本脱出的腹壁外肠管绞窄、坏死、继而被丢弃在宫内。有研究表明，"消失的"腹裂大约占腹裂总数的7%，占复杂性腹裂例数的32%。多数病例出生时仍能发现脐带附近存在明显的肠管残端。这类腹裂的共同点是合并严重的肠管丢失，通常从十二指肠或空肠延伸至远端结肠，仅遗留近端少量肠管与远端的小结肠，中间可有纤维索带连接，预后较差。病变机制可能与腹壁自发关闭过程有关，也有学者提出是由脱出的肠管扭转造成的。因此，有一种观点是：若出现腹裂关闭的征象（持续或进展的腹内肠管扩张和蠕动增强），为了拯救更多的肠管，应考虑提前分娩（≥32周龄）。然而，早产的风险可能带来其他并发症，所以需要包括妇产科、新生儿、儿外科在内的多学科团队共同做出两难的决定。

5. 先天性短肠综合征　先天性短肠综合征（congenital short bowel syndrome，CSBS）是一种罕见的遗传性疾病，由 Hamilton 于1969年首次报道。CSBS 在出生时即存在小肠长度明显缩短，仅50 cm 左右（正常足月儿长达250 cm），多数合并肠旋转不良，也可能合并肠闭锁、幽门狭窄、右位心、阑尾发育异常等先天性畸形，部分病例发现结肠亦有缩短。合并肥厚性幽门狭窄可能是剩余肠管尝试减慢胃排空和增加吸收能力的生理代偿性结果。CSBS 的病因尚有争议，有学者认为可能与小肠延长、旋转过程中的空间受限或缺血性损伤有关，近年来发现 CLMP 基因突变相关的常染色体隐性遗传及 FLNA 基因突变相关的 X- 连锁形式 CSBS。然而，CLMP 与 FLNA 是如何影响肠管延长的机制尚未阐明。根据文献报道，有2例 CSBS 存在染色体异常，（47, XX, 4, + r（4）（p16→q22.3），+ del（4）（pter→q22.3:））和（46, XX, t（2, 11）（q32.2, p12）），但从功能上不能解释 CSBS 的病因。

CLMP 基因敲除斑马鱼模型的研究发现，身长总体减短、小肠明显缩短；组织学形态发现中肠杯状细胞的缺如。FLNA 基因敲除小鼠模型发生致死性改变、血管发育异常，但未发现肠管延长的缺陷。其他与肠管缩短有关的一些基因敲除小鼠模型包括 Fgf9-/-、Shh-/-、Ihh-/-、Notch-/-、Wnt5a-/-、Ror2-/-、Sfrp1-/-Sfrp2-/-Sfrp5-/-、Hlx-/-，这些基因编码的蛋白在相关正常胚胎发育、高度保守的信号通路中发挥关键作用，但并未证实与 CSBS 的发病机制有关联。有学者猜测，CLMP、FLNA 可能在这些信号通路的网络中起着调控或被调控的作用。

CSBS 患儿通常存在肠蠕动异常，机制尚不明了。多数 CSBS 病例的肠道组织镜下观察正常，但部分病例发现组织学异常，包括神经元数量增多、神经元核染色质聚集、嗜银性神经节细胞缺如或减少、肠神经元发育异常、小肠平滑肌结构异常，但这些病理变化是否与

CSBS 患儿肠蠕动减缓有关尚无定论。

由于有效消化吸收面积减少、吸收不良、肠动力障碍等问题，可表现为呕吐、腹泻、生长迟缓。可通过影像学发现肠管长度异常，但多数最终需要手术探查确诊 CSBS。现有报道中 37 例 CSBS 的小肠长度范围为 20～237 cm，平均 57 cm，其中 36 例合并肠旋转不良。目前还无法通过组织学方法明确 CSBS 患儿剩余小肠的精准部位。可能所有小肠整体上均缩短，但不能排除仅有部分小肠受累的可能性。若是如此，由于小肠的不同部位功能不同，对于 CSBS 预后有重要影响，因此，识别剩余小肠的部位非常重要。

（二）新生儿坏死性小肠结肠炎与短肠综合征

新生儿坏死性小肠结肠炎（necrotizing enterocolitis，NEC）是导致新生儿尤其是早产儿 SBS 最重要的原因，占 14%～43%，也是新生儿重症监护室中发病与死亡的主要原因，是新生儿最常见的外科急症。目前认为，NEC 是多种致病因素发展的最终结果，主要与三个因素有关：肠道功能不成熟，肠道喂养不当，细菌移位，这些因素共同作用加重炎症反应，导致肠道缺血性坏死，但确切的病因与发病机制尚不清楚。NEC 的发病率在各国差异较大，在极低出生体重新生儿中为 1%～28%。

与 NEC 发病较明确的因素是低出生体重早产儿，随着出生体重增加，发病率明显下降。据报道：出生体重 501～750 g 的早产儿 NEC 发病率为 14%，751～1 000 g 为 9%，1 001～1 250 g 为 5%，1 251～1 500 g 则下降至 3%。胎龄与 NEC 的发病年龄亦有一定相关性，足月新生儿虽然发病率低，但其发病年龄却比早产儿明显提早。与 NEC 发病相关的其他因素还包括喂养方式、喂养配方、药物等。以往认为快速喂养方式可能是导致 NEC 的发病原因，然而近些年研究发现禁止早产儿/低出生体重儿肠道喂养，其 NEC 的发生率没有明显下降。另外许多研究观察到，禁食反而有害于胃肠道的正常成熟，导致肠道萎缩，吸收功能降低和增加肠腔内细菌透过黏膜发生移位。因此，目前对于早产/低出生体重儿的早期肠内营养推荐微量喂养（minimal enteral feeding，MEF）的方式，即每天≤24 ml/kg 的奶量，维持较长时间（1 周以上）以促进胃肠道成熟，减少黏膜萎缩。然而，有相关的系统综述研究表明，对于胎龄<32 周或出生体重<1 500 g 的早产儿来说，现有的临床研究数据并未显示 12～24 ml/（kg·d）的早期微量喂养（出生后 96 小时内开始，持续至少至生后一周）在减少早产儿和极低出生体重儿 NEC 风险方面存在显著的益处。加奶速度通常是在 10～35 ml/（kg·d）不等。虽然有一些研究认为较慢的加奶速度可预防 VLBW 发生 NEC。然而，亦有研究表明，与 30～35 ml/（kg·d）的较快速度相比，以 15～20 ml/（kg·d）的速度加量并不显著减少 NEC 的发生率或病死率，却增加了住院天数与足量肠内喂养的时间。抑制胃酸分泌的药物，如 H_2 受体拮抗剂（雷尼替丁、西咪替丁、法莫替丁等）、质子泵抑制剂等提高胃内 pH 值，不利于病原微生物灭活和抗原结构水解，增加早产儿对 NEC 的易患性，因此，要尽量减少使用抑制胃酸分泌的药物，也不常规推荐幽门后喂养。母乳喂养可降低 NEC 的危险，是明确的保护因素，应鼓励提倡母乳喂养。

NEC 可累及单段或多段不连续的肠管，最常累及的位置为末端回肠，其次是结肠，大小肠共同受累的病例不在少数。NEC 早期症状往往为非特异性，如体温不稳、反复呼吸暂停、低血糖、反应低下等。胃肠道相关的主要表现为喂养不耐受、腹胀、胃潴留、腹泻、胆汁性呕吐和血便等，可迅速进展为脓毒血症、肠穿孔、休克，甚至死亡。X 线可表现为：肠梗阻征象（非特异性肠管扩张）、肠壁积气（线状或囊状）、门静脉积气、气腹、腹腔游离液体和持续性扩张、固定的肠襻。早期大多数 NEC 患儿表现为多发性肠襻积气、气液平面。Duke 腹部 X 线评分量表（DASS 0 ~ 10 分），将腹部 X 线表现进一步细化和量化，有助于判断 NEC 的严重程度，评分越高病情越严重，为评估肠坏死和手术指征提供了参考依据。超声检查无放射性，更为安全，对发现肠道血供情况、游离气体、腹腔积液有参考意义。

根据病史因素、临床表现和 X 线征象，NEC 可分为 3 期（Bell 分期）。Ⅰ 期（怀疑期），全身症状和体征表现为体温不稳定、呼吸暂停、精神萎靡、心动过缓等，胃肠道症状和体征为纳差、胃潴留增加、轻度腹部膨胀，呕吐胆汁或咖啡样物，粪便潜血阳性，腹部 X 线可有肠充气或正常，轻度肠梗阻；Ⅱ 期为确诊期，除 Ⅰ 期的症状与体征外，还出现肠鸣音消失、明显腹胀、持续粪便隐血阳性或肉眼血便、黑便，腹部 X 线表现为肠管显著扩张、肠壁囊样积气、固定肠襻、门静脉积气；Ⅲ 期为严重期，出现低血压、重度呼吸暂停、腹膜炎体征、腹部压痛明显、甚至出现 DIC、肠穿孔，可出现腹水、气腹。在此基础上，Wals 和 Kliegman 于 1986 年进行了修改，增加了全身症状、肠道和影像学变化，将分期改为 Ⅰ A、Ⅰ B、Ⅱ A、Ⅱ B、Ⅲ A、Ⅲ B 期。

急救治疗包括禁食、全肠外营养、胃肠减压、液体复苏、广谱抗生素等。Bell 分期 Ⅱ 期无外科干预指征的 NEC 患儿应至少肠道休息 7 ~ 14 天，予以肠外营养。虽然应尽量以保守治疗为主，但是，较严重的病例仍需手术治疗。肠穿孔引起的气腹症是 NEC 手术的唯一绝对指征，但较为理想的手术时机是肠管出现坏死但尚未发生穿孔时。临床上尚没有提示肠坏死的良好指标，因此，目前认为手术的相对指征包括腹腔穿刺阳性、可触及的腹部肿块、腹壁红斑、门静脉积气、固定肠襻及积极药物治疗后临床症状进一步恶化。腹腔穿刺抽出超过0.5 ml 棕色或黄色液体，内含革兰氏染色的细菌，则定义为腹腔穿刺阳性，是诊断肠坏死的特异性指标。外科干预的目标是切除坏死肠管及尽可能保留肠管的长度。目前对于首选腹腔引流术或剖腹探查术仍有较大争议，随机研究未显示两种术式在死亡率及肠外营养使用时间上的差异。小肠造口是 NEC 较常见的术式之一，部分患儿因造口部位相对较高（空肠近端造口），当小肠造口距屈氏韧带的距离 ≤60 cm 时视为高位造口，术后大量肠液经造口丢失，造成水、电解质紊乱、生长发育迟缓并且长期依赖肠外营养，其表现与 SBS 患儿相同，但由于造口远端剩余小肠和结肠仍可以加以利用，经营养支持与造口关闭手术治疗后往往预后较好，可脱离肠外营养，因此，在造口关闭前阶段可称为暂时性 SBS。

NEC 术后可导致吸收不良，相关因素包括肠管长度缩短、可吸收黏膜面积下降、消化酶缺乏、肠管蠕动功能异常、胃酸分泌过多、肠道细菌过度生长、维生素 B_{12} 和胆盐缺乏。一项来自加拿大的回顾性 Cohort 临床研究表明，NEC 引起肠衰竭的预测因素包括：出生体重低、胎龄小、手术干预和革兰氏阴性细菌感染。此外，手术干预的 NEC 早产儿发生胆汁淤积的可能性比非手术干预的明显增加（33.3% vs 13.5%）。E. A. Sparks 对 2002—2014 年 109 例肠康复治疗儿童的回顾性研究表明，NEC 导致的 SBS 比其他原发病导致的 SBS 更早获得代偿。Kaplan-Meier 生存曲线分析提示：64.9% 的 NEC 可实现肠道代偿而脱离肠外营养，而其他原发病此比例为 29.2%。即使长达 2 年肠外营养后，能达到肠道代偿而脱离肠外营养的 NEC 儿童依然高达 45.5%，而其他原发病为 12.0%；在肠外营养 4 年后，原发病为 NEC 的儿童有 35.7% 可达到肠道代偿、脱离肠外营养，而其他原发病仅为 6.3%。可见继发于 NEC 的 SBS 预后相比其他病因更好。

总而言之，不同原发病的特点与新生儿 SBS 肠道功能及预后息息相关。认识原发病的发病机制、剩余肠道部位与功能对于 SBS 的治疗有重要意义。外科医师手术过程中应根据疾病特点，尽量保留肠管的长度及回盲瓣，避免过度的手术切除。

二、小儿短肠综合征相关问题

（一）小儿短肠综合征的分期及其营养管理

随着对 SBS 病理生理和代偿机制研究的不断深入，临床营养支持技术的不断提高，尤其是肠外营养（parenteral nutrition，PN）支持的成功实施与不断完善，使该病的治疗和预后有了很大的改观。小儿处在不同的生长阶段，因其生长速率不同，肠道获得代偿所需的持续时期差别很大，根据手术时的年龄、原发疾病，以及剩余小肠的长度与部位、是否保留回盲瓣及结肠等因素来决定。随着术后时间推移，SBS 患儿剩余小肠发生代偿也可划分为急性期、代偿期和稳定期三个时期。但各阶段的持续时间、临床特点及营养支持方案会有别于成人，且存在明显的个体差异。

1. 急性期（第一阶段） 患儿在广泛小肠切除后早期，肠道无法适应肠段突然过短和吸收面积骤然减少，通常出现严重腹泻、水和电解质大量丢失、胃酸高分泌及高胃泌素血症营养状况迅速恶化，此期易出现电解质紊乱、脱水、感染及血糖波动。因此，术后需频繁监测患儿血电解质水平并进行营养评估。急性期主要目标是维持患儿内环境稳态。

小肠切除后，肠抑胃肽减少，以及回肠末端和结肠正常的肠道激素分泌的反馈抑制丧失，继而导致胃泌素水平增高而使胃酸分泌亢进，加重脂肪泻。酸性环境下胰酶活性降低、抑制肠腔内胆盐结合，从而影响营养素吸收，加重营养不良；并可进一步损害远端小肠上皮细胞，刺激肠道蠕动，加重腹泻。肠道切除超过 2/3 的患儿上述不良症状更明显，胃酸分泌量与小肠切除长度成正比，术后需立即静脉应用：①质子泵抑制剂：有利于改善小肠消化和吸收营养素的能力，减轻腹泻，并预防急性消化性溃疡导致的出血，对高位小肠造口处的皮肤（常因漏出的酸性消化液对局部皮肤的腐蚀引起糜烂）起到一定保护作用；② H_2 受体阻滞剂抑制胃酸分泌；③生长抑素可减少胃酸分泌、造口出量及腹泻程度。

此阶段应以短期禁食过渡到微量肠道喂养和 PN 支持为主，根据剩余肠段长度，是否保留回盲瓣及腹泻严重程度来决 PN 支持时间，通常可持续至术后 3～4 周。一般情况下，在肠切除术后 2～3 天，当 SBS 患儿血流动学和代谢状态稳定、电解质紊乱纠正后即开始 PN 支持。PN 开始应选择连续性方式输注。SBS 患儿对液体需求量大且 PN 应用时间长，依靠外周静脉通路很难满足长期大剂量肠外营养需要，因此在治疗早期开始即应通过经外周中心静脉通路或深静脉通路进行 PN 支持。PN 期间需做好导管护理，密切关注患儿体温及感染指标，预防导管相关性感染的发生。一旦发生，可做导管尖端培养及药敏试验，在使用相应抗生素仍无法解决的情况下，可考虑拔除静脉置管。

PN 成分及用量由年龄、体重及血生化指标水平（包括肝肾功能、电解质等）决定。PN 可为 SBS 患儿同时提供宏量营养素（糖类、氨基酸、脂肪）和微量营养素（维生素、微量元素），以供给充足的能量和营养素，促进生长发育，防止体重显著下降，并建立正氮平衡。新生儿、婴幼儿和儿童等不同年龄段对 PN 的需求不同，因此，需要营养支持团队（nutrition support team，NST）制订具体性、个体化营养方案；PN 使用过程中定期检测肝肾功能、血脂和电解质等生化指标及营养相关指标。

婴幼儿 PN 中葡萄糖剂量应从 5～7 mg/（kg·min）开始，逐渐以 1～3 mg/（kg·min）增加，直至达到目标量 12～14 mg/（kg·min），这样可促使内源性胰岛素释放逐步增加，避免发生高血糖和尿糖。氨基酸剂量应从 1.5～2 g/（kg·d）开始，逐步在 2～3 天达到目标剂量；若条件许可，最好选择有保肝作用的氨基酸。目前 PN 配方中脂肪乳剂有大豆油脂肪乳剂、橄榄油脂肪乳剂和鱼油脂肪乳剂。长期 PN 会增加 SBS 患儿胆汁淤积、脂肪肝、肝硬化等风险。研究发现限制大豆油脂肪乳用量 [<0.5 g/（kg·d）] 可有效延缓甚至防止胆汁淤积的发生。大豆油脂肪乳含有的 ω-6 多不饱和脂肪酸具有促炎作用，因此降低豆油脂肪乳的用量可防止肝损害。含橄榄油脂肪乳剂 PN 对婴幼儿来说是安全、可耐受的。橄榄油脂肪乳剂亚油酸含量低，可有效避免 ω-6 多不饱和脂肪酸导致的某些副作用；并且，橄榄油脂肪乳剂可降低总胆固醇和低密度脂蛋白水平。近年发现鱼油脂肪乳剂富含 ω-3 脂肪酸有潜在的抗炎作用，可保护肝脏。鱼油脂肪乳使用剂量 1 g/（kg·d）可逆转高胆红素血症，目前 SBS 患儿尚无必需脂肪酸缺乏等副作用。

水和电解质紊乱在 SBS 患儿中较为普遍。高位空肠造瘘、回肠造瘘或结肠功能较差的患儿经胃肠道丢失大量的水分和电解质。通常临床上通过检测血钠水平补充合适的剂量，也可以测定尿钠水平，如超过 30 mmol/L，提示 PN 需积极补充足够的钠。长期钠丢失对新生儿有不良影响，并可影响生长。因此，评估小便和大便中钠、钾的丢失，监测血钠、血钾水平有助于调整 PN 配方电解质量，维持 SBS 患儿电解质平衡。

丢失增加（如高位空肠造瘘术后锌丢失较多）、肠道吸收部位缺失（末端回肠切除导致维生素 B_{12} 和脂溶性维生素吸收障碍）致使微量营养素缺乏增加。这些营养素缺乏有时无临床表现，因此需要密切监测血清水平，及时调整 PN 配方。SBS 患儿还常因空肠上段小肠被切除后，导致铁的吸收减少，加上临床频繁抽血检验，PN 配方铁元素的补充不足等因素易导致铁缺乏。

由于长期 PN 易出现肝损和导管感染等并发症、对剩余肠道的代偿能力明显低于肠内营养（enteral nutrition，EN），因此即使在急性期仍需尽早开始 EN 或经口喂养。肠切除术后开始肠内喂养的最佳时间尚无统一定论，迄今尚无关于 SBS 患儿肠道营养的开始时间及配方类型的临床研究。但尽早开始小剂量肠道喂养对刺激 SBS 新生儿吸吮及吞咽反射至关重要。条件允许情况下，母乳仍是 SBS 婴儿 EN 的首选，母乳对于患儿来说更易耐受，且含大量核苷酸、免疫球蛋白 A 及白细胞，可增加患儿免疫；表皮生长因子、核酸、长链脂肪酸、谷氨酸及其他氨基酸，可促进患儿肠道代偿成熟。对于人工喂养时的配方奶的选择目前仍存在争议，要考虑患儿年龄、剩余肠段的解剖功能及消化吸收能力。低出生体重儿（<2.5 kg）和极低出生体重儿（<1.5 kg）推荐早产儿配方奶。该配方含大量蛋白和能量，可刺激肠道生长。但在术后早期，尤其是腹泻严重时，因 SBS 婴幼儿的过短肠腔与营养素接触时间短，导致消化吸收严重不良时，建议选择水解蛋白或深度水解蛋白配方比整蛋白配方更适合作为氮源的来源。开始 EN 应从小剂量（如新生儿及婴儿可 1 ml/h）逐渐增加（如每周 2 次）以使肠道逐渐适应至最大 EN 量。最小肠内喂养量为 12 ml/（kg·d）至 25 ml/（kg·d）。一些有关新生儿临床对照研究发现：小剂量肠内喂养可缩短完全达到肠内营养需要量时间，并缩短住院时间。年长的患儿推荐首选标准聚合物配方奶，若无法耐受，可选择低聚合物或短肽配方（参照成人部分）。因要素配方渗透压较高，口服或过快管饲可能会发生渗透性腹泻，因此临床很少选择，建议采用微泵缓慢输注的管饲会提高肠道的耐受性。此阶段通常为几周或几月。

2. 代偿期（第二阶段） 代偿期是在肠切除术后小肠和结肠出现吸收面积增加、肠壁结构改变和/或胃肠道转运速度减慢的基础上，肠道功能代偿适应性地改善，这个过程可持续数月或数年（一般 1～2 年）。机体也逐渐适应肠黏膜吸收面积明显减少所带来的变化，且结肠功能代偿对水和电解质吸收增加，使腹泻和造瘘口出量逐渐改善，但营养物质吸收不良的表现却趋向明显。因此，除腹泻外，SBS 患儿仍有体重下降、低蛋白血症和营养素缺乏等营养不良表现。该阶段是一个缓慢、持续的过程，以保证剩余肠段有效吸收更多的营养物质。

该阶段肠内联合肠外营养，是由 PN 向 EN 过渡的关键期，能量供应早期仍以 PN 为主，逐渐提高 EN 应用比例，逐步减少 PN 比例，当 EN 可满足 SBS 患儿正常生长发育需要时方可停 PN，最后能量、宏量营养素、微量营养素等全部由 EN 提供，某些吸收不良的维生素和矿物质可通过肌注补充。代偿期主要目标为促进剩余肠道的最大代偿能力。但应注意肠道耐受性，识别喂养不耐受，定期评估营养状况。由于 SBS 患儿肠道吸收情况不尽相同，当肠内供给的能量营养素不能完全被吸收时，逐步撤离 PN 过程中不可按增加的 EN 能量进行等量减少。只有当通过全肠内营养供能时能维持体重并有促进体格发育的趋势时，方能暂停 PN 观察，必要时可以给予间隙 PN 支持。

该阶段 PN 可由家庭肠外营养（home parenteral nutrition，HPN）实现据报道，超过 73% 的 SBS 相关性肠衰竭儿童可通过肠道代偿和/或肠康复逆转，并脱离家庭肠内营养；2～3 年复发率低于 10%。HPN 可在白天或夜晚输注。白天输注的优点是更安全；夜晚输注可保证患儿白天正常活动；但需要使用有报警系统的输注泵以防空气进入输注装置。有些患儿无法耐受高渗透浓度、大剂量输注 PN，每天需要持续输注大部分时间。HPN 目前在国内条件有限，尚未开展。

经胃肠道营养是最符合生理、最安全的方式。但 SBS 儿童的最佳喂养方式经口或喂养管、持续或间歇性管饲喂养仍存在争议。口服喂养的优势包括维持婴儿患者的吸吮和吞咽功能、刺激胃肠道释放激素以促进肠道代偿，例如口服喂养可促进唾液腺释放表皮生长因子（epidermal growth factor，EGF）、增加胃肠道营养因子分泌。对 SBS 儿童来说，完全经口进食可提高生活质量。许多 SBS 婴幼儿有不同程度排斥经口进食，与长期住院未进行经口摄食的满意刺激有关。

若患儿肠道功能无法耐受口服喂养，可考虑鼻胃管、鼻空肠管、经皮胃造口或肠造口等管饲喂养，根据 EN 喂养时间，选择不同的管饲方式，管饲超过 3 个月者，建议予以经皮胃造口或肠造口。

持续性管饲喂养是通过营养泵持续向患儿喂养管内泵入营养物质，每小时输注剂量根据满足每天总能量的推荐需要量来计算。该方式可保持转运载体蛋白饱和状态，从而最大化利用剩余肠道的吸收面积，改善肠道营养素吸收、增加体重；通过增加黏膜接触时间及降低肠腔食物转运时间来提高喂养耐受情况、减少呕吐、促进肠道的生长和代偿；同时也可有效避免营养物导致的胃肠张力过高，减少了患儿发生渗透性腹泻的风险，更好地维护胃肠黏膜功能，降低患儿喂养不耐受的发生率，是增加 EN 供给量较为有效的方法。间歇性管饲喂养是在较短时间内利用重力作用将营养物注入营养管内，是最符合消化道生理的 EN 供应方式。该方式有助于促进肠道动力和代偿，且存在肠道休息时间段，可减少高胰岛素血症的发生，能诱发胃肠激素周期性释放，较快地促进肠道的成熟与生长。但其肠道耐受性低于持续性管饲喂养的 SBS 患儿。通常只有当每日所需能量的一半由 EN 提供（剩下一半由 PN 提供）时，可将连续性输注方式转变为间歇输注方式。间歇性输注联合连续性喂养可作为替代方式促进胃肠道生理反应，白天间歇性喂养而夜间持续性喂养。同时肠道黏膜可最大限度接触 EN，而无高渗透浓度影响。

此期的 EN 应包含更完善的营养素，如整蛋白、复合碳水化合物和长链脂肪酸，根据个体化剩余肠道功能的耐受性来调整 EN 成分。同时要给予患儿小剂量经口喂养，即使是与营养无关的微量喂养，也可以刺激口腔运动技巧的发育。婴幼儿在关键期错失发育机会，当重新开始经口喂养时常常发生拒绝喂养和讨厌口服的情况，有时可引起一些抵抗反应，如恶心、哽咽或呕吐。因此，为了在长期管饲过程中保持口腔运动功能，在可能的情况下坚持提供经口摄入很重要。

可通过呕吐（> 3 次 /d 或 > 每天 EN 摄入量 20% 则是不耐受）情况，粪便量和性状、pH 及还原糖含量，以及肠道扩张评估来了解增加 EN 后的耐受性。只要体重增加、水和电解质平衡、无明显糖吸收不良（通过检测粪便 pH 和还原物）、粪便量及形状尚可，就应当逐渐增加肠内喂养量；随着小儿的成长，最后可过渡到相应年龄的正常膳食，甚至可提供高蛋白、高碳水化合物和适量脂肪的高营养饮食。通常粪便出量不应超过 2/3 的喂养量，推荐根据粪便出量、粪便 pH 及还原糖量调整剂量。Vanderhoof 和 Young 提出当 EN 以 1 ml/（h·d）的速度增加时，患儿肠道基本可耐受。许多因素可影响 SBS 患儿粪便出量：剩余肠道长度、剩余肠道部位（肠道切除部位越近，丢失的水分及钠越多）、黏膜或管腔内变化（剩余酶活性、吸收力及细菌过度生长）、结肠是否保留（结肠可吸收大量水分、钠、长链甘油三酯及多肽）。有专家推荐粪便出量可接受最大极限为 40～50 ml/（kg·d）。在增加速度或浓度过程中发生喂养不耐受，应当重新减量至先前可耐受的速度或浓度。一旦重新耐受，可再次尝试加量。

　　动力相关性呕吐和／或高渗性腹泻是 SBS 患儿喂养成功的障碍。当患儿存在脂肪泻时，需控制脂肪含量，当肠道不能耐受太多脂肪时，可导致钙、锌、铁、镁等元素丢失和高草酸盐尿症，极易继发肾盂和输尿管结石。一旦肠内营养达到最大值，需注意已经存在或新出现的并发症；小肠细菌过度生长是较常见的并发症，其原因可能是由于 SBS 患儿肠道在解剖和生理学上的改变，以及一些药物治疗的影响，为小肠内细菌种类和数量的过度增长提供了条件，进一步加重小肠对营养素吸收不良所致的不耐受。肠内喂养是促进肠道代偿最重要的因素，然而避免过度喂养也同样重要。过度喂养可引起能量、宏量营养素、水分及电解质等多度丢失，加重水分、矿物质、营养素吸收不良，并导致严重肛周皮肤损伤。无回盲瓣和／或结肠、粪便量多、肛周潮湿的 SBS 患儿应考虑到胆盐吸收不良。

　　代偿期需定期对 SBS 患儿进行体格测量，检测相关生化指标（电解质、白蛋白、维生素和微量元素等）评估营养状况，指导调整营养方案。因肠腔中的钙和未吸收的脂肪酸结合后随粪便排出体外，钙与草酸盐结合减少，使结肠对草酸盐的吸收增加，导致肾草酸盐结石形成，故 SBS 患儿需定期行尿液和肾脏 B 超等检查，尽早发现并纠治相关并发症。在严密监测保证患儿正常生长发育的前提下进行 PN 减量，当 EN 支持可满足正常生长需要时可停用 PN。接着可依据患儿年龄、肠切除术类型、剩余功能肠道长度及患儿一般身体状况决定固体食物类型的过渡。一般婴幼儿及年小儿童可耐受高蛋白质和高脂肪饮食。若结肠完整，可在饮食中添加膳食纤维。

　　3. 稳定期（第三阶段）　稳定期的大多数 SBS 患儿可通过代偿肠道获得足够能量和营养素，可满足生长发育需要并促进神经系统发育。不同患儿临床病原和／或切除肠段，以及并发症的不同，因此达到稳定期所需的时间不同，多在肠切除术后 2 年以上，剩余小肠的代偿功能为 90%～95%，已接近代偿极限，经口喂养基本可满足生长发育需要。但 SBS 患儿在该期肠道吸收面积仍低于正常同龄儿，因此需注意避免脱水、电解质紊乱、酸碱失衡、微量元素和维生素缺乏。部分超短型 SBS 患儿仍需定期给予 PN 补充支持，当患儿体重下降或不增，或每天腹泻量＞600 g，或实验室生化指标低于正常时，应考虑长期间歇性 PN 支持。PN 可 2～3 次／周，条件允许也可采用 HPN。

　　该阶段患儿尽管仍存在肠道吸收功能差，但可脱离 PN，EN 达到最大给予量和吸收量，肠道可完全耐受；而后逐渐增加经口摄入量与种类。完全 EN 是指不需要 PN 即可维持患儿正常生长的充足能量摄入。该能力由以下几个因素决定：①剩余小肠长度；②小肠和结肠的连续性；③保留回盲瓣；④对摄食过量不同程度的反应能力；⑤是否存在吻合口瘘。

现有报道中，小儿 SBS 保留回盲瓣者，剩余小肠长度最短仅 10 cm；无回盲瓣者，最短为 15~38 cm，最终可获得肠道代偿。一般情况下，若剩余小肠长度超过 30 cm，患儿肠道出现适应代偿，1 年后可脱离 PN，完全经口营养。

临床医师需要特别关注脱离 PN 的 SBS 患儿营养素尤其是微量营养素和维生素的监控。小肠不同部位吸收不同营养素，因此 SBS 患儿易发生微量营养素和维生素缺乏。例如，切除十二指肠的患儿有发生铁和叶酸缺乏的风险，切除回肠有发生维生素 B_{12} 缺乏和胆汁酸吸收不良的风险。而胆汁酸缺乏容易导致脂溶性维生素（维生素 A、D、E、K）缺乏。小肠广泛切除可发生糖和蛋白质吸收不良。Yang 等研究发现，停用 PN 完全 EN 支持后，维生素 D 缺乏发生率由 20% 增加至 68%，锌缺乏的发生率由 31% 增加至 67%。

膳食纤维在结肠细菌酵解作用下可产生短链脂肪酸，为机体提供额外能量并提高结肠吸收水分的能力。结肠完整且有回盲瓣的 SBS 患儿补充膳食纤维有助于改善腹泻。

稳定期同样需对患儿加强定期随访，监测体重变化、清蛋白、血红蛋白和其他营养素等生化指标来评估生长发育和营养状况，以减 SBS 远期并发症为主要目标。

综上所述，SBS 患儿在不同时期营养支持的侧重点不同。肠切除术后，待患儿血流动力学和电解质稳定后，予 PN 支持。PN 开始以连续性方式输注，一旦患儿可经口或其他方式（营养管管饲）摄入肠内营养，PN 可转变为间歇性输注。尽早开放 EN 和 / 或经口喂养是促进剩余肠道代偿，逐步脱离 PN，实现完全 EN 甚至完全经口饮食的关键。

三、小儿短肠综合征肠外营养中脂肪乳剂的应用进展

肠外营养是 SBS 患儿早期的主要能量来源，脂肪乳剂是肠外营养中不可缺少的组成部分。肠外营养中的脂肪乳剂的作用是预防必需脂肪酸缺乏，提供非蛋白能量。脂肪乳剂提供两种必需脂肪酸——亚油酸和亚麻酸。亚油酸及亚麻酸是前列腺素和类二十烷酸的前体物质，在许多生化过程中有重要作用。肠外营养的重要并发症之一是肠外营养相关肝损害，被认为与脂肪乳剂有关。因此，我们从脂肪乳剂的质和量两方面来进行探讨。

（一）肠外营养脂肪乳剂的种类及其人体代谢特点

脂肪乳剂油的来源有豆油、红花油、橄榄油、椰子油及鱼油，可制成以下几种临床上常用的脂肪乳剂：长链脂肪乳（100% 大豆油或豆油红花油混合），中长链脂肪乳（50% 大豆油，50% 椰子油），长链脂肪乳注射液（克林诺，20% 大豆油，80% 橄榄油），多种油脂肪乳（SMOF，30% 大豆油，30% 中链甘油三酯，25% 橄榄油，15% 鱼油），ω-3 多不饱和脂肪酸（100% 鱼油）。其中美国 FDA 批准临床使用的是大豆油和 / 或大豆油红花油混合来源的长链脂肪乳剂。不同脂肪乳剂由于来源不同，长链多不饱和脂肪酸的组成也不同，其他差异包括是否含植物固醇、α- 维生素 E 含量等。大豆油和 / 或大豆油红花混合来源的长

链脂肪乳含丰富的 ω-6 脂肪酸和较多的植物甾醇。橄榄油富含 ω-9 单不饱和脂肪酸（油酸）和 α- 维生素 E。鱼油含丰富的 ω-3 脂肪酸，即二十二碳六烯酸（DHA）和二十碳五烯酸（EPA），不含植物甾醇。常见脂肪乳剂特点及比较如表 16-2。

表 16-2　市场常见静脉用脂肪乳剂的油源和脂肪酸组分

	英脱利匹特（Intralipid）	Liposyn II	克林诺（Clinoleic）	斯莫脂肪输液（SMOFlipid）	ω-3 鱼油脂肪乳注射液（Omegaven）	中链 / 长链脂肪乳剂（MCT/LCT）
油源 /g						
豆油	10	5	2	3	0	5
红花油	0	5	0	0	0	0
MCT	0	0	0	3	0	5
橄榄油	0	0	8	2.5	0	0
鱼油	0	0	0	1.5	10	0
α- 维生素 E	38	未报告	32	200	150～296	未报告
植物甾醇 /（mg/L）	348±33	383	327±8	47.6	0	未报告
脂肪酸组成 /g						
亚油酸	5	6.5	0.9	2.9	0.1～0.7	2.66
α- 亚麻酸	0.9	0.4	0.1	0.3	<0.2	0.1
EPA	0	0	0	0.3	1.28～2.82	0
DHA	0	0	0	0.05	1.44～3.09	0
油酸	2.6	1.8	2.8	2.8	0.6～1.3	1.16
软脂酸	1.0	0.9	0.7	0.9	0.25～1	0.55
硬脂酸	0.35	0.34	0.2	0.3	0.05～0.4	0.2
花生四烯酸	0	0	0.03	0.05	0.1～0.4	0

在体内 ω-6 脂肪酸的下游产物是白细胞三烯（B_4，C_4，E_4）、前列腺素（E_2，I_2）、血栓烷 A_2，这些产物由环氧合酶（COX）和 5- 脂氧合酶介导生成，属于促炎因子，可促进肝脏炎症。体外实验和动物实验均发现大豆油脂肪乳剂可引起肝损伤。ω-3 脂肪酸，如二十二碳六烯酸（DHA）和二十碳五烯酸（EPA）的代谢产物为白细胞三烯（B_5，C_5，D_5）、前列腺素（E_3，I_3）、血栓烷 A_3，这些产物亦由环氧合酶（COX）和 5- 脂氧合酶介导生成，可抑制炎症反应。

植物固醇有肝毒性，是由于植物固醇可抑制胆固醇和胆汁酸合成代谢过程的酶，从而降低植物固醇及胆红素的排泄，导致植物固醇及胆红素在肝中累积引起肝损伤，在肠外营养相关肝疾病的发生发展中起作用。

维生素E具有抗氧化作用，其中α-维生素E活性最高。存在脂肪异常沉积的肝细胞经过氧化应激的打击后出现损伤和凋亡。因此，抗氧化治疗可作为PNALD治疗的选择之一。动物实验已发现维生素E可保护受损肝细胞。

（二）临床常用的脂肪乳剂

1. 长链脂肪乳剂 长链脂肪乳剂是由100%大豆油或大豆油红花油混合而成，第一个安全有效的脂肪乳剂是1961年以大豆油为油的来源制成的脂肪乳剂。它含超过60%的多不饱和脂肪酸，是必需脂肪酸（亚油酸、亚麻酸）的可靠来源。现在大豆油仍然是市场上不同脂肪乳剂的主要脂肪来源。但是1970年起，研究发现大豆油脂肪乳剂对免疫细胞有不利影响，进而抑制免疫功能；在PNALD的发生发展中起作用。大豆油脂肪乳剂的这些不利作用可能与以下因素有关：其脂肪酸组成主要是ω-6脂肪酸，ω-6脂肪酸与ω-3脂肪酸比例为5.5：1，ω-6脂肪酸的下游代谢产物是促炎细胞因子，引起肝炎性损伤，参与肝脂肪变性的发展，而肝脂肪变性是PNALD早期特点之一。另外，也有证据显示，ω-6脂肪酸通过前列腺素介导的机制减慢胆汁流速；与其他脂肪乳剂相比含较多植物固醇，植物固醇的肝毒性造成肝损伤，目前被认为是肠外营养胆汁淤积发展的主要因素；本身不含α-维生素E，研究发现长期使用大豆油脂肪乳剂可减少血浆α-维生素E水平，使抗氧化能力降低，进而引起肝细胞氧化应激损伤。目前长链脂肪乳已很少用于婴幼儿。

2. 中长链脂肪乳剂 含50%长链脂肪乳剂和50%中链脂肪乳剂，降低了ω-6脂肪酸含量，是基于豆油和中链脂肪酸的新型脂肪乳。与来源于豆油或红花油的长链甘油三酯相比，中链甘油三酯更容易被代谢，快速提供能量，同时在血浆内清除快，不会沉积于肝。与传统长链脂肪乳相比，中长链脂肪乳剂可改善免疫反应、节约肠外营养中蛋白质的量。

3. 橄榄油 脂肪乳剂油的来源为20%大豆油和80%橄榄油。橄榄油富含ω-9单不饱和脂肪酸（油酸）和α-维生素E，同时也含足够的ω-6必需脂肪酸，可能保护免疫功能并使患儿免受脂质过氧化和氧化应激损伤。目前有比较橄榄油脂肪乳剂与传统豆油脂肪乳剂短期用于新生儿的相关研究，未发现橄榄油有副作用，但是没有长期用于PNALD的研究数据。

4. SMOF 脂肪乳剂油的来源为30%豆油、30%中链甘油三酯、25%橄榄油、15%鱼油。其α-维生素E含量较高。这种新型的脂肪乳剂减少了ω-6脂肪酸量，同时增加了ω-3脂肪酸量，使得ω-6与ω-3的比例降至2.5：1。SMOF用于婴儿及儿童的相关研究证明了其有效性和安全性。SMOF可降低升高了的转氨酶，这可能与大豆油含量低及由此出现的植物固醇量低有关。较高的α-维生素E含量与肝的脂质过氧化损伤减轻有关。

5. 鱼油 脂肪乳剂油的来源为100%鱼油。鱼油富含DHA和EPA，两者均为ω-3脂肪酸，有潜在抗炎作用，这种潜在的抗炎作用部分是由于它们对花生四烯酸途径的干扰和下游抗炎细胞因子的生成。抗炎细胞因子对肝具有保护作用。鱼油也富含α-维生素E。必需脂肪酸含量较低。动物实验发现鱼油脂肪乳剂可预防肝脂肪变性、胆汁淤积，也可减轻脂肪肝改变。临床研究发现短期内将鱼油作为单一脂肪来源治疗PNALD有效。临床研究中发现鱼油脂肪乳剂不仅改善 PNALD 胆汁淤积，也可改善脂肪酸谱，如血浆 ω-3 脂肪酸增加、ω-6 脂肪酸、甘油三酯和极低密度脂蛋白下降。这可能与鱼油脂肪乳无植物固醇、ω-6 多不饱和脂肪酸含量低、ω-3 脂肪酸的药理作用和其下游产物、肠内营养耐受性增加或上述所有因素综合有关。目前，关于鱼油脂肪乳剂逆转胆汁淤积的临床研究没有评估血浆 α- 维生素 E、植物固醇水平，也未评估脂质过氧化指数和必需脂肪酸量，停止或减少脂肪摄入亦可逆转胆汁淤积。同时由于担心鱼油作为单一脂肪乳来源可能出现必需脂肪酸缺乏、高甘油三酯血症、凝血异常或生长迟滞等问题，曾不推荐将鱼油作为单一脂肪乳来源。但是，从 2005 年第一例将鱼油作为单一脂肪来源应用于临床到现在，相关研究均未发现有上述副作用，所以目前认为鱼油是预防和治疗肠外营养相关肝疾病的新策略。但仍然需要更多的研究进一步阐明鱼油的安全性、副作用及长期使用的最佳剂量。

关于脂肪乳剂用量，一般推荐剂量是低于 2.5 g/（kg·d）。超过 1 g/（kg·d）与肠外营养相关肝疾病的发展有关，1 g/（kg·d）或低于此剂量可预防肠外营养相关肝疾病。如果给予脂肪乳剂量过低，婴儿几天内、儿童几周内可出现必需脂肪酸缺乏的生化改变。成人必需脂肪酸储存量较大，必需脂肪酸缺乏的临床表现如皮肤干燥、脱发、皮炎很少发生。早产儿需要由必需脂肪酸提供至少 4% 的总能量来预防生长迟滞和脑发育不足。新生儿和早产儿相关酶通路发育尚不完善，不能有效地将亚油酸和亚麻酸转化为有活性的 DHA 和花生四烯酸。因此，必须提供这些下游脂肪酸来保证依赖肠外营养患儿的适当生长发育。

四、小儿短肠综合征常用药物

小儿 SBS 的药物治疗主要是为了抑制胃酸分泌、促进肠道代偿、防治和 / 或减轻相关并发症。

（一）抑制胃酸的药物治疗

肠切除术后缩胆囊素和促胰液素分泌减少，胃泌素反馈性升高，导致胃酸分泌过多，过多的胃酸引起化学性损伤近端小肠，导致近端小肠吸收能力下降。此外，胰酶和胆汁酸盐在 pH 7~8 的环境中发挥最大作用，胃酸过多可降低肠腔内 pH，减弱消化酶对碳水化合物和蛋白质的消化及脂肪的分解，引起消化不良。可选用质子泵抑制剂（PPIs）和组胺 H_2 受体拮抗剂，PPIs 通常比 H_2 受体拮抗剂更有效。生长抑素类药物可以抑制多种促进消化液分泌的物质，减少水和电解质的丢失，但由于其影响小肠代偿过程、抑制胰酶分泌和胆囊收缩，易出现胆结石，且存在价格昂贵、易快速耐受、皮下注射依从性差等原因，应谨慎使用，不作为一线药物，仅用于大量肠液丢失、吸收不良且对其他药物没有反应的患儿。

（二）促进肠道代偿的药物治疗

1. 重组人生长激素（rhGH）和谷氨酰胺 重组人生长激素用于治疗成人 SBS 时副作用发生率高，因此其使用有争议。婴儿或儿童 SBS 的相关研究极少。一项研究包括 8 例患儿，均为新生儿 SBS 患儿，依赖肠外营养，从肠外营养中获得超过 50% 的蛋白质需要量，使用重组人生长激素 0.6 IU/（kg·d），持续治疗 3 个月，在治疗期间 8 例患儿均脱离了肠外营养，但 1 年后仅有 2 例患儿无须肠外营养。谷氨酰胺单独用于小儿 SBS 作用不明显，与生长激素合用是否有作用呢？研究发现，给予肠外营养依赖的儿童（新生儿 SBS）生长激素 0.14 mg/（kg·d），同时补充谷氨酰胺，持续治疗 3 个月，肠外营养的需要量减少，但体成分和肠黏膜仅有轻度变化。另一项研究包括 2 例患儿（均为女孩，新生儿 SBS），自 6 岁半时开始皮下注射生长激素每周 0.3 mg/kg，同时补充谷氨酰胺，2 例患儿均脱离了肠外营养。后一项研究表明晚期给予生长激素和谷氨酰胺可改善 SBS 患儿的生长参数。早期同时给予生长激素和谷氨酰胺可能对未来治疗有益。

2. 胰高血糖素样肽 2（GLP-2） GLP-2 可能是治疗早期小儿 SBS 合理的药物，尤其是回肠切除者。回肠 L- 细胞接触肠腔内营养物质后分泌 GLP-2。GLP-2 可抑制肠道蠕动、减少胃酸分泌、刺激肠黏膜增生。切除末段回肠和结肠者出现功能性 SBS，表现为严重吸收不良。GLP-2 治疗成人 SBS 可减少肠外营养依赖。另一项研究显示 GLP-2 治疗后（400 μg，皮下注射，每日 2 次，持续 35 天）可改善肠道吸收，体重增加。一项关于婴儿 GLP-2 水平与肠道长度、营养素吸收、预后的关系的研究显示，GLP-2 水平与剩余小肠长度、营养素的吸收有关。但是 GLP-2 轴及 GLP-2 的可能治疗机制并不明确，需要进一步研究。

3. 表皮生长因子 表皮生长因子可维持上皮组织并调控肠道代偿。在动物实验中，给予切除大部分小肠的 SD 大鼠补充表皮生长因子和铃蟾肽，比较两者的作用，结果显示两者协同促进剩余小肠的代偿。另一项小样本临床研究显示，5 例 SBS 患儿（肠管长度小于相应年龄预期肠管长度的 25%）接受表皮生长因子和铃蟾肽混合物治疗，100 μg/（kg·d），持续 6 周后，患儿碳水化合物的吸收明显好转，肠内喂养耐受性也增加。但是表皮生长因子与肠道通透性、体重增加速度、肝功能改变无关。

4. 胰岛素 胰岛素可影响肠道结构和吸收功能。在大鼠实验中发现静脉使用胰岛素在肠道代偿、细胞增殖、凋亡方面有作用。

总之，使用以上激素来促进 SBS 的肠道恢复是很有希望的方法，但是相关研究太少。需要进一步的研究来探索治疗策略，包括激素种类、治疗时机及持续时间。

（三）相关并发症的药物治疗

1. 肠外营养相关并发症的药物治疗 肠外营养是 SBS 患儿重要治疗方法之一，长期肠外营养主要有导管相关并发症和肠外营养相关肝损害两个并发症。

（1）导管相关并发症：中央静脉导管并发症中最常见的是导管相关感染。SBS 患儿，尤其是存在造口和粪便量多者，更易发生导管相关感染，主要是革兰氏阴性菌感染。细菌形成菌膜定植在导管壁上，导致反复血行感染。预防方法包括置管时注意无菌操作及封管疗法。乙醇或抗生素（如万古霉素）封管后药物可缓慢进入中央静脉导管并停留一段时间，进而预防和 / 或破坏菌膜杀死细菌。近期一篇综述支持乙醇封管，指出乙醇封管可显著降低导管相关血行感染发生率，但另一篇报道指出乙醇封管增加血栓形成风险。因此，乙醇或抗生素封管尚未成为标准治疗。

（2）肠外营养相关肝损害：长期肠外营养的婴儿中 40%～60% 发生肠外营养相关肝损害。肠外营养相关肝损害与死亡率密切相关。药物治疗手段有限且疗效不确切。熊脱氧胆酸也许能增加胆汁流速，减少胆囊内胆汁淤积，预防肠外营养相关肝损害。熊脱氧胆酸也可能降低血清胆红素及转氨酶水平，但是否能改善 PNALD 的远期预后并不明确。最近数据表明，减少 ω-6 脂肪酸和 / 或使用 ω-3 脂肪酸也许能预防和逆转肠外营养相关肝损害，但需要进一步的研究。

2. 肠道细菌过度生长的药物治疗　细菌过度生长是 SBS 常见并发症，其有害之处在于：分解胆汁酸盐导致脂肪泻；竞争性代谢肠内营养物质；合成毒性代谢产物，如 D- 乳酸；可能易位引起败血症；入侵并损伤黏膜层。细菌过度生长通常是厌氧菌或革兰氏阴性菌。当患儿体重下降、体重不增或需要更高的热量来维持体重时需警惕细菌过度生长。有必要进行循环或持续的抗生素治疗，原则上要根据细菌培养结果选择抗生素，但一般很难明确具体是哪种细菌引起黏膜损伤，所以经验性用药可能是最好的方法。抗生素治疗需十分谨慎，因为结肠菌群可产生短链脂肪酸为人体所利用，其应用可能对结肠菌群造成不利影响。给予益生菌可能有益，但其在 SBS 患儿治疗中的有效性尚未得到证实，如使用亦须谨慎，因为外源性菌群可增加原已存在的肠道细菌过度生长。当出现阴离子间隙增大的酸中毒时需警惕乳酸酸中毒。细菌产生的 D- 乳酸不能被人体的乳酸脱氢酶代谢，并且能通过血 - 脑屏障。大量 D- 乳酸吸收入血导致代谢性酸中毒及其他一系列症状，包括头痛、疲倦、行为异常、视物模糊、共济失调、眼球震颤。乳酸酸中毒的预防包括减少糖类的摄入，饮食治疗无效时需使用非吸收性抗生素。

3. 小肠溃疡的药物治疗　脱离肠外营养较长时间后可观察到小肠溃疡，通常距离吻合口较近，可能是小肠生态失调所致。小肠溃疡可引起慢性出血，导致缺铁性贫血，需要补充铁剂甚至输血。急性出血亦会发生。治疗比较困难，需要尽量清洁肠道，给予益生菌并尝试经口补充 ω-3 脂肪酸，可能有效。

4. 营养素缺乏的药物治疗　患儿脱离肠外营养后易发生营养素缺乏。定期监测钙、镁、锌离子及脂溶性维生素水平，及时补充。

五、小儿短肠综合征的随访

在 SBS 患者的随访过程中，除需对常见并发症进行定期监测与处理，儿科患者还应特别重视营养状况和生长发育的评估。

目前，国内尚未常规开展家庭肠外营养（home parenteral nutrition，HPN）支持，绝大多数短肠患儿在出院时病情趋于稳定，且大多已停用 PN，单纯依靠口服和 / 或肠内营养。因此，在出院随访初期，制订个体化的营养干预计划十分重要，其中也应包括对其营养和生长发育状况的定期评估。

（一）营养状况监测

出院后的患者应定期至营养专科或儿童肠衰竭专科门诊随访。营养状况的监测也应由专业人员完成，通过对饮食情况、用药、体格检查与测量、实验室检查等并结合患者病史综合进行。随访的内容主要包括以下方面。

1. 饮食摄入和排便情况　询问和评估患儿近期的饮食（包括口服和肠内营养）摄入情况。如果条件许可，应鼓励家属在出院后常规记录患儿的饮食和排便情况。婴儿患者需了解其营养制剂的选择（如母乳还是配方奶/配方奶的类型、是否混合使用、是否添加辅食和其他营养补充剂等）、喂养方法（如母乳亲喂/奶瓶喂养/管饲等）、单次奶量、喂养频率与间隔时间、喂养总量等。较大的幼儿和儿童患者则需询问其食物种类、质地、给予途径和摄入总量等。了解饮食摄入情况后，可根据食物成分计算患儿的能量和营养素摄入量，参照其实际体重和理想体重计算每千克体重的能量和营养素摄入量。此外，还应了解患儿出院后的排便次数和性状、有无腹胀、呕吐等肠道不耐受及有无脱水症状等。

2. 人体测量　主要包括身高/身长、体重、婴幼儿头围，并依据生长曲线评估患儿的生长指标变化和生长速度。2岁以内的早产儿应参照校正年龄来评估其测量值。小婴儿还应观察其囟门是否闭合及出牙的情况。有条件的机构还可测量中上臂围和三头肌皮褶厚度，或通过这些指标分析患儿的机体成分组成，也可以直接采用生物电阻抗法的人体成分测定仪直接进行检测，但目前临床应用并不普及。

3. 实验室检查　定期进行针对性的检查有助于早期发现部分短肠所致的相关并发症。检查指标的选择应当根据患儿原发疾病、剩余肠管的部位与长度、治疗情况等有的放矢地进行选择。常见的检查指标包括血常规、电解质系列（钠、钾、氯、钙、镁、磷）、肝肾功能、微量元素、25-羟维生素 D_3；必要时监测铁蛋白、叶酸、维生素 B_{12} 等。结肠保留的患儿，如肠道内未吸收的脂肪酸与钙大量结合，可导致草酸盐在结肠中重吸收增多，进而导致草酸盐肾结石发生率增加，建议定期通过 B 超进行监测。另外，SBS 患者是骨质疏松和骨折的高危人群，可以通过双能 X 线法（DEXA）或超声定期监测患儿的骨密度状况。

4. 发育评估　发育状况评估是婴幼儿患者营养监测的重要内容之一。随访时应充分了解并观察患儿的动作发育及心理发育情况，必要时可选择相应的量表进行评估。例如 2～30 月龄的患儿，可选择 Bayley 量表评估其智力和运动发育情况。较大儿童可询问其学习和体育活动的表现。

（二）短肠综合征患儿的远期结局

1. "肠道自主"与存活率　所谓肠道自主（enteral autonomy）是指患儿可以脱离肠外营养，完全通过肠道内营养满足营养需求。研究显示，剩余小肠的长度与部位、是否保留回盲瓣及结肠、是否早产，以及原发疾病的种类等因素是短肠患儿能否脱离肠外营养的决定因素。近年来，随着肠康复综合救治技术的提高，SBS 患儿的并发症发生率和死亡率较之前已有显著降低。来自美国波士顿儿童医院的研究显示，自该院1999年设立肠衰竭诊治中心后，重度SBS（PN不少于90天）患儿的存活率从67%提高至87%，存活患儿中约75%完全脱离PN。

法国巴黎Necher-EnfantsMalades医院的Colomb等对1980年1月至1999年12月间接受家庭肠外营养的302例患儿进行了回顾性分析。其中有141例为SBS患儿，剩余小肠为（53±3）cm（3~86 cm），51%（72/141）保留回盲瓣。大部分患儿为新生儿短肠病患，原发疾病包括肠闭锁（24%）、肠扭转（20%）、腹裂（16%）、坏死性小肠结肠炎（16%）等。这些患儿HPN的持续时间为（3.0±0.4）年，10例死亡，存活的131例患儿中85例（65%）脱离肠外营养，另有8例接受了肝和/或小肠移植。其后，Nader等对该中心2000—2013年间接受家庭肠外营养的患儿再次进行了回顾性分析。研究纳入148例SBS患儿，基线资料与之前的研究对象相似。患儿HPN的持续时间为（1.9±0.4）年，除2例死亡外其余均存活，约62%（91/148）的患儿成功脱离肠外营养，另有10例接受了小肠移植。与Colomb等的研究相比，随着时间的推移，患儿的死亡率有所下降，但脱离PN的比例并无改变。

另一项源自美国国家儿童健康与人类发展研究所（National Institute of Child Health and Human Development）新生儿研究网络的多中心研究显示，2002年1月至2005年6月间出生的12 316例极低出生体重儿（出生体重不超过1 500 g，VLBWI）中，89例（0.7%）发生SBS，其中18例在最初住院期间死亡。61例超低体重出生儿（出生体重400~1 000 g，ELBWI），13例在最初住院期间死亡，另有5例死于出院后，存活的患儿中约74%（32/43）在出院时停用PN。Cole等在随访时发现，42例ELBWISBS患者在校正年龄18~22月龄时仍有14例接受管饲肠内营养。

2. 生长发育状况　SBS患儿是营养不良的高发人群，低体重、消瘦或生长迟缓在SBS儿童中均不少见。上述关于极低出生体重儿的随访研究中，31/42例ELBWISBS患者在随访时身高、体重、头围中至少一项低于第十百分位（P_{10}），有14例儿童三项指标均低于P_{10}。

Colomb等的研究显示，1980—1999年接受HPN的SBS患儿中仅25%可正常生长。来自该中心2000—2013年的研究结果则有所改善，数据显示停用HPN和仍然接受HPN的患儿其年龄别体重Z值（WAZ）分别为−0.49±1.1和−0.48±1.1，且前者在停用PN 6个月后的WAZ值并未明显下降（−0.71±0.9）。Raphael等对51例SBS患儿婴儿期的体重和身长数据进行了连续记录和分析，研究结果显示患儿在WAZ值与年龄别身长Z值（LAZ）在一年内呈U形变化，在6月龄达到低点（均值分别为−2.38和−2.18）。多元回归分析显示，NEC和≥2次的中心导管相关血源感染均与WAZ和LAZ的下降独立相关。

Olieman等对40例出生于1975—2002年的婴儿期患者进行随访，9例已进入成年期的患者在随访时的BMI均值为19.9（17~26）kg/m²，另31例儿童年龄别体重和年龄别身高的数值平均值为正常偏低，但分别有53%的儿童和78%的成人身高落后于其对应的理想身高范围。Goulet等的研究对象是1975—1991年出生的87例儿童SBS患者，结果显示其最终身高并未与目标身高有明显不同，小肠大部分切除但保留回盲瓣或者PN时间短的患者，预后较好。但 Goulet 所用的计算公式得出的目标身高比 Olieman 的结果要矮 4.5 cm，也可以部分解释两者研究结果的差异。我们团队曾对脱离肠外营养 > 2 年的短肠患儿进行随访，结果发现 14 例患儿中 2 例存在营养不良，1 例肥胖，但有 10 例患儿的身高别体重低于 P_{50}。目前关于儿童短肠的远期随访研究较少，研究结果并不完全一致，究其原因可能与样本量、病例选择、随访年龄及营养不良的诊断标准不同等有关。

Olieman 等在随访研究中采用双能 X 线吸收法检测体成分和骨密度，结果发现 31 例儿童患者中瘦体组织含量显著低于参考值，另有 5 例男童的体脂含量低于 10%，提示存在营养不良；此外，儿童患者的骨矿物质含量及腰椎部位的骨密度（BMD）测量值显著低于参考值。来自辛辛那提儿童医院 Ubesie 等的研究数据显示，10 例儿童、青少年肠衰竭患者双能 X 线吸收法测定显示骨密度偏低。骨密度或骨矿物质含量的低下不仅与身高偏矮相关，更是骨折的高危因素。此外，微量元素缺乏在 SBS 患儿中也并不少见。Yang 等研究发现，波士顿儿童医院收治的 30 例肠衰竭患儿在脱离肠外营养后，分别有 70% 和 77% 的患儿至少存在一种维生素或一种微量元素缺乏，最为常见的是维生素 D（68%）、锌（67%）和铁（37%）缺乏。Ubesie 等发现 39.8%（49/123）的儿童、青少年肠衰竭患者至少有一次检出血 25（OH）D_3 浓度偏低。Olieman 的随访还发现 SBS 患者的排便频率高于正常对照组，其中 35% 的患者粪便性状不正常，而且他们发生肠痉挛和胃肠胀气的频率更高。这些结果提示，短肠患儿可能在较长的随访时间内仍然存在不同程度的吸收不良和 / 或摄入不足。

还有部分研究者关注短肠患儿的神经发育与认知功能。So 等发现 88%（29/33）的肠衰竭患儿存在大动作发育异常，但是患儿中 27 例为早产儿，且 6%～21% 的研究对象存在不同的神经系统合并疾病，因此检测结果的异常不能完全归因于肠衰竭。西雅图儿童医院 Chelsley 等对 15 例肠衰竭患儿进行了 Bayley 测试，受试者平均年龄为 17 个月，其中 13 例在受试时仍接受肠外营养。结果显示，12 例患儿的测试结果在正常范围内，而其余 3 例均合并其他疾病或高危因素，比如严重早产或脑瘫。我们研究团队对 8 例脱离肠外营养 2 年以上的 SBS 患儿进行了智力测试，结果均在正常范围，但有 2 例言语智商和操作智商的结果差别较大。另一个小样本的研究显示，SBS 患儿在语言、注意力、记忆力或者解决问题等测试结果与对照组上没有显著性差异，但在视觉空间能力和非优势手的表现欠佳，提示这些可能会对患儿的学习能力和生活质量造成一定的影响，因此作者建议对于具有神经心理发育异常高危因素的患儿，应在学龄前评估其发育情况，如果异常即进行针对性的处理。

SBS 的营养干预是一个长期过程，无论是出院还是脱离肠外营养，都不应视为营养治疗的终点。短肠儿童的长期随访十分重要，涉及营养与生长发育、并发症的监测与防治及营养干预方案的个性化调整。

（汤庆娅　蔡威）

参考文献

[1] STONE J R, WILKINS L R. Acute mesenteric ischemia[J]. Techn Vasc Int Radiol, 2015, 18(1): 24-30.

[2] NUZZO A, MAGGIORI L, RONOT M, et al. Predictive Factors of Intestinal Necrosis in Acute Mesenteric Ischemia: Prospective Study from an Intestinal Stroke Center [J]. Am J Gastro, 2017, 112(4): 597-605.

[3] BRANDT L J, BOLEY S J. AGA technical review on intestinal ischemia. American Gastrointestinal Association[J]. Gastroenterology, 2000, 118(5): 954-968.

[4] CHO Y P, JUNG S M, HAN M S, et al. Role of diagnostic laparoscopy in managing acute mesenteric venous thrombosis[J]. Surg Laparosc Endosc Percutan Tech, 2003, 13(3): 215-217.

[5] YANAR H, TAVILOGLU K, ERTEKIN C, et al. Planned second-look laparoscopy in the management of acute mesenteric ischemia[J]. World J Gastroenterol, 2007, 13(24): 3350-3353.

[6] BELLANGER D E, HARGRODER A G, GREENWAY F L. Mesenteric venous thrombosis after laparoscopic sleeve gastrectomy[J]. Surg Obes Relat Dis, 2010, 6(1): 109-111.

[7] BEAULIEU R J, ARNAOUTAKIS K D, ABULARRAGE C J, et al. Comparison of open and endovascular treatment of acute mesenteric ischemia[J]. J Vasc Surg, 2014, 59(1): 159-164.

[8] CLAVIEN P A, DURIG M, HARDER F. Venous mesenteric infarction: a particular entity[J]. Br J Surg, 1988, 75(3): 252-255.

[9] RHEE R Y, GLOVICZKI P. Mesenteric venous thrombosis[J]. Surg Clin North Am, 1997, 77(2): 327-338.

[10] FREEMAN A J, GRAHAM J C. Damage control surgery and angiography in cases of acute mesenteric ischaemia[J]. ANZ J Surg, 2005, 75(5): 308-314.

[11] RESEGOTTI A, ASTEGIANO M, FARINA E C, et al. Side-to-side stapled anastomosis strongly reduces anastomotic leak rates in Crohn's disease surgery[J]. Dis Colon Rectum, 2005, 48(3): 464-468.

[12] YANG J F, WU X J, LI J S, et al. Effect of somatostatin versus octreotide on portal haemodynamics in patients with cirrhosis and portal hypertension[J]. Eur J Gastroenterol Hepatol, 2005, 17(1): 53-57.

[13] 缺血性肠病诊治中国专家建议写作组，中华医学会老年医学分会，《中华老年医学杂志》编辑委员会. 老年人缺血性肠病诊治中国专家建议（2011）[J]. 中华老年医学杂志，2011，30（1）：1-6.

[14] 张纪蔚. 动脉造影在肠系膜缺血性疾病中的应用 [J]. 中国实用外科杂志，2006，26（6）：412-414.

[15] AMITRANO L, GUARDASCIONE M A, SCAGLIONE M, et al. Prognostic factors in noncirrhotic patients with splanchnic vein thromboses[J]. Am J Gastroenterol, 2007, 102(11): 2464-2470.

[16] FERRO C, ROSSI U G, BOVIO G, et al. Transjugular intrahepatic portosystemic shunt, mechanical aspiration thrombectomy, and direct thrombolysis in the treatment of acute portal and superior mesenteric vein thrombosis[J]. Cardiov Int Radiol, 2007, 30(5): 1070-1074.

[17] WANG M Q, LIU F Y, DUAN F, et al. Acute symptomatic mesenteric venous thrombosis: treatment by catheter-directed thrombolysis with transjugular intrahepatic route[J]. Abdominal Imag, 2011, 36(4): 390-398.

[18] TAKAHASHI N, KUROKI K, YANAGA K. Percutaneous transhepatic mechanical thrombectomy for acute mesenteric venous thrombosis[J]. J Endov Ther, 2005, 12(4): 508-511.

[19] KIM H S, PATRA A, KHAN J, et al. Transhepatic catheter-directed thrombectomy and thrombolysis of acute superior mesenteric venous thrombosis[J]. J Vasc Interv Radiol, 2005, 16(12): 1685-1691.

[20] ROSEN M P, SHEIMAN R. Transhepatic mechanical thrombectomy followed by infusion of TPA into the superior mesenteric artery to treat acute mesenteric vein thrombosis[J]. J Vasc Interv Radiol, 2000, 11(2 Pt 1): 195-198.

[21] DA MOTTA LEAL FILHO J M, SANTOS A C, CARNEVALE F C, et al. Infusion of recombinant human tissue plasminogen activator through the superior mesenteric artery in the treatment of acute mesenteric venous thrombosis[J]. Annal Vasc Surg, 2011, 25(6): 840.

[22] HORVATH K, JAMI M, HILL I D, et al. Isocaloric glutamine-free diet and the morphology and function of rat small intestine [J]. JPEN, 1996, 20(2): 128-134.

[23] ZHOU X, LI Y X, LI N, et al. Glutamine enhances the gut-trophic effect of growth hormone in rat after massive small bowel resection[J]. J Surg Res, 2001, 99(1): 47-52.

[24] 姜军, 任建安, 顾军, 等. 含膳食纤维肠内营养在肠外瘘患者的应用 [J]. 肠外与肠内营养, 1999, 6（4）: 192-195.

[25] CASAER M P, MESOTTEN D, HERMANS G, et al. Early versus late parenteral nutrition in critically ill adults[J]. N Engl J Med, 2011, 365(6): 506-517.

[26] PEYRIN B L, HARMSEN W S, TREMAINE W J, et al. Surgery in a population-based cohort of Crohn's disease from Olmsted County, Minnesota (1970-2004)[J]. Am J Gastroenterol, 2012, 107(11): 1693-1701.

[27] BERNELL O, LAPIDUS A, HELLERS G. Risk factors for surgery and postoperative recurrence in Crohn's disease[J]. Ann Surg, 2000, 231(1): 38-45.

[28] FISHBEIN T M. Intestinal transplantation[J]. N Engl J Med, 2009, 361(10): 998-1008.

[29] ABU-ELMAGD K M. Intestinal transplantation for short bowel syndrome and gastrointestinal failure: current consensus, rewarding outcomes, and practical guidelines[J]. Gastroenterology, 2006, 130(2 Suppl 1): S132-S137.

[30] MAN S M, KAAKOUSH N O, MITCHELL H M. The role of bacteria and pattern-recognition receptors in Crohn's disease[J]. Nat Rev Gastroenterol Hepatol, 2011, 8(3): 152-168.

[31] SOKOL H, SEKSIK P, RIGOTTIER G L, et al. Specificities of the fecal microbiota in inflammatory bowel disease[J]. Inflamm Bowel Dis, 2006, 12(2): 106-111.

[32] ZOETENDAL E G, RAJILIC S M, de Vos W M. High-throughput diversity and functionality analysis of the gastrointestinal tract microbiota[J]. Gut, 2008, 57(11): 1605-1615.

[33] OLSON T S, BAMIAS G, NAGANUMA M, et al. Expanded B cell population blocks regulatory T cells and exacerbates ileitis in a murine model of Crohn disease[J]. J Clin Invest, 2004, 114(3): 389-398.

[34] PARKES G C, WHELAN K, LINDSAY J O. Smoking in inflammatory bowel disease: impact on disease

course and insights into the aetiology of its effect[J]. J Crohn Colitis, 2014, 8(8): 717-725.

[35] SCOTT N A, LEINHARDT D J, O'HANRAHAN T, et al. Spectrum of intestinal failure in a specialised unit[J]. Lancet, 1991, 337(8739): 471-473.

[36] GEARRY R B, KAMM M A, HART A L, et al. Predictors for developing intestinal failure in patients with Crohn's disease[J]. J Gastroenterol Hepatol, 2013, 28(5): 801-807.

[37] HUANG W, TANG Y, NONG L, et al. Risk factors for postoperative intra-abdominal septic complications after surgery in Crohn's disease: A meta-analysis of observational studies[J]. J Crohns Colitis, 2015, 9(3): 293-301.

[38] HODGES P, GEE M, GRACE M, et al. Protein-energy intake and malnutrition in Crohn's disease[J]. J Am Diet Assoc, 1984, 84(12): 1460-1464.

[39] WIESE D, LASHNER B, SEIDNER D. Measurement of nutrition status in Crohn's disease patients receiving infliximab therapy[J]. Nutr Clin Pract, 2008, 23(5): 551-556.

[40] ROCHA R, SANTANA G O, ALMEIDA N, et al. Analysis of fat and muscle mass in patients with inflammatory bowel disease during remission and active phase[J]. Br J Nutr, 2009, 101(5): 676-679.

[41] BANNERJEE K, CAMACHO HC, BABINSKA K, et al. Anti-inflammatory and growth-stimulating effects precede nutritional restitution during enteral feeding in Crohn disease[J]. J Pediatr Gastroenterol Nutr, 2004, 38(3): 270-275.

[42] HEUSCHKEL R B, MENACHE C C, MEGERIAN J T, et al. Enteral nutrition and corticosteroids in the treatment of acute Crohn's disease in children[J]. J Pediatr Gastroenterol Nutr, 2000, 31(1): 8-15.

[43] HUBBARD V S, HALL W H. Gastrointestinal surgery for severe obesity[J]. Obes Surg, 1991, 1(3): 257-265.

[44] 中华医学会外科学分会内分泌外科学组，中华医学会外科学分会腹腔镜与内镜外科学组，中华医学会外科学分会胃肠外科学组，等. 中国肥胖病外科治疗指南（2007）[J]. 中国实用外科杂志，2007，27（10）：759-762.

[45] 中国医师协会外科医师分会肥胖和糖尿病外科医师委员会. 中国肥胖和2型糖尿病外科治疗指南（2014）[J]. 中国实用外科杂志，2014，34（11）：1005.

[46] 中国医师协会外科医师分会肥胖和糖尿病外科医师委员会. 上海市2型糖尿病外科手术管理规范（2014试用版）[J]. 中国实用外科杂志，2014，34（11）：1005.

[47] MASON E E, ITO C. Gastric bypass in obesity[J]. Surg Clin North Am, 1967, 47: 1345-1351.

[48] WITTGROVE A C, CLARK G W, TREMBLAY L J. Laparoscopic gastric bypass, Roux-en-Y: Preliminary report of five cases[J]. Obes Surg, 1994, 4: 353-357.

[49] ABU-ELMAGD K M, COSTA G, MCMICHAEL D, et al. Autologous Reconstruction and Visceral Transplantation for Management of Patients With Gut Failure After Bariatric Surgery: 20 Years of Experience[J]. Annal Surg, 2015, 262(4): 586.

[50] ABDAL R S, DEEN O J, CORRIGAN M L, et al. Bariatric surgery complications leading to small bowel transplant: a report of 4 cases[J]. JPEN, 2014, 38(4): 513-517.

[51] CORCOS O, CAZALSHATEM D, DURAND F, et al. Intestinal failure after bariatric surgery[J]. Lancet, 2013, 382(9893): 742.

[52] 黎介寿. 对肠功能障碍的再认识 [J]. 肠外与肠内营养，2008，15（6）：321-322.

[53] 张弘玮，张频，狄建忠. 减重代谢手术并发症的处理 [J]. 国际外科学杂志，2016，43（11）：778-781.

[54] 张晓倩，刘少壮，胡三元. 减重手术后肠道的适应性改变 [J]. 腹腔镜外科杂志，2015，20（8）：631.

[55] MUST A, SPADANO J, COAKLEY E H, et al. The disease burden associated with overweight and obesity [J]. JAMA, 1999, 282(16): 1523-1529.

[56] REINHARD M M D, PH D, OLIVER Renz M D. An Unusual Complication of Gastric Bypass: Perforated Duodenal Ulcer[J]. Obes Surg, 2007, 17(5): 701-703.

[57] HWANG R F, SWARTZ D E, FELIX E L. Causes of small bowel obstruction after laparoscopic gastric bypass[J]. Surg Endos, 2004, 18(11): 1631.

[58] MCBRIDE C L, PETERSEN A, SUDAN D, et al. Short bowel syndrome following bariatric surgical procedures[J]. Am J Surg, 2006, 192(6): 828-832.

[59] HARAKEH A B. Complications of laparoscopic Roux-en-Y gastric bypass[J]. Surg Clin North Am, 2011, 91(6): 1225-1237.

[60] JOLY F, DRAY X, CORCOS O, et al. Tube feeding improves intestinal absorption in short bowel syndrome patients [J]. Gastroenterology, 2009, 136(3): 824-831.

[61] BUCHWALD H, ESTOK R, FAHRBACH K, et al. Trends in mortality in bariatric surgery: a systematic review and meta-analysis[J]. Surgery, 2007, 142(4): 621-635.

[62] LANCASTER R T, HUTTER M M. Bands and bypasses: 30-day morbidity and mortality of bariatric surgical procedures as assessed by prospective, multi-center, risk-adjusted ACS-NSQIP data [J]. Surg Endos, 2008, 22(12): 2554-2563.

[63] 颜伟慧，戴丽娜，陶怡菁，等. 新生儿暂时性短肠综合征治疗体会 [J]. 中华小儿外科杂志，2016，37（11）：6-10.

[64] 中华医学会小儿外科学分会新生儿学组. 新生儿坏死性小肠结肠炎小肠造瘘术后临床治疗专家共识 [J]. 中华小儿外科杂志，2016，37（8）：563-567.

[65] 汤庆娅，蔡威. 新生儿短肠综合征的处理策略 [J]. 临床外科杂志，2007，5（5）：309-311.

附录 1　中国短肠综合征诊疗共识
（2016 年版，南京）

短肠综合征（short bowel syndrome，SBS）的治疗包括肠外/肠内营养支持治疗、改善症状与促进肠道适应的药物治疗、增加肠道有效吸收面积和针对 SBS 并发症的手术治疗，以及出现严重肠外营养支持并发症时的小肠移植。面对个体差异巨大的 SBS 患者，临床医师对于如何制订合理有效的个体化治疗方案往往存在很多困惑。为了使每个 SBS 患者得到规范的诊断与治疗，2015 年 11 月 27 日在南京成立了中国短肠综合征治疗协作组，依据国内外 SBS 治疗进展，由南京军区南京总医院（现为中国人民解放军东部战区总医院）短肠综合征治疗中心撰写《中国短肠综合征诊疗共识》，经中国短肠综合征治疗协作组全体成员共同审阅、讨论、修改。同时建议由上海交通大学医学院附属新华医院增加儿童 SBS 诊疗相关部分，供广大临床医师决策时参考。

一、定义

SBS 是指各种原因引起广泛小肠切除或旷置后，肠道有效吸收面积显著减少，残存的功能性肠管不能维持患者的营养或儿童生长需求，并出现以腹泻、酸碱/水/电解质紊乱，以及各种营养物质吸收及代谢障碍为主的症候群。疾病的轻重程度及预后取决于原发病、剩余小肠的长度、部位、是否保留回盲瓣与结肠，以及肠适应过程是否良好等。

二、流行病学及原发病

国内发病率根据中国短肠综合征治疗协作组参与中心的数据统计有逐年上升的趋势，但并无全国范围内确切的发病率统计数据。成人 SBS 的常见原发病因有肠系膜血管疾病、克罗恩病、放射性肠炎、外伤和肠瘘等[1, 2]。婴幼儿最常见的病因包括坏死性小肠结肠炎、腹裂、肠闭锁和先天性肠旋转不良等先天性疾病[1]。

三、诊断

SBS 诊断主要依据既往病史与患者主诉，临床表现、影像学及内镜检查结果可作为重要的补充材料。

（一）病史与主诉

既往病史对 SBS 诊断极为重要，通过手术记录除了可准确了解肠切除范围与部位外，还可明确导致肠管广泛切除的直接病因。值得注意的是各临床中心肠管测量方法不同等多种因素，测得剩余小肠长度可能存在较大差异，对于手术记录中描述的小肠长度也不可盲目信任，还需通过影像学及内镜检查予以确认。为了减少因测量方法不同而产生的误差，中国短肠综合征治疗协作组推荐统一采用小肠系膜缘软尺测量方法。此外，充分了解患者病史长短、性格、职业、受教育程度、经济状况等，也将有助于临床医师做出准确诊断及制订个体化治疗方案。

（二）临床表现

腹泻、脱水、体重减轻、微量元素缺乏等是 SBS 患者主要的早期临床表现，以上临床表现很大程度上与切除肠段的长度和部位有关[3]。剩余小肠肠道适应后，小肠可出现长度延长、肠腔膨胀、隐窝加深、微绒毛高度增加、黏膜皱襞增厚、肠上皮增生等，这些改变使得小肠吸收面积增加，增强肠道吸收营养和水分的能力[4]。回肠对水分、电解质及各类营养物质的吸收能力均优于空肠，又具有吸收胆盐和维生素 B_{12} 的作用，并且肠道蠕动相对缓慢，可减缓肠内容物通过[5]。因此，空肠切除后，剩余的回肠可以部分代偿空肠的功能，但回肠切除后，空肠难以弥补回肠的功能。回盲瓣是结肠和小肠之间的生理屏障，回盲瓣缺失使得肠内容物通过时间缩短，还可引起结肠细菌病理性移居至小肠，加重吸收不良和腹泻。

（三）辅助检查

1. **X 线** 初步评估小肠长度，发现肠梗阻、肠蠕动功能障碍及肠管扩张。

2. **消化道造影** 可以准确测量长度<75 cm 的小肠长度及肠腔直径。

3. **CT 肠道成像** 准确测量 SBS 患者小肠长度、肠腔直径及肠道病变。

4. **MRI 肠道成像** 与 CT 相比，MRI 肠道成像在诊断肠道病变方面更有优势。

5. **内镜** 小肠镜与结肠镜可粗略测定小肠长度、肠道是否存在溃疡和其他病变、确定是否存在回盲瓣、吻合口有无狭窄等。放大肠镜有助于判定肠黏膜适应情况及肠道是否存在缺血，同时评估肠黏膜绒毛形态学[6]。

6. **超声** 胆汁淤积与胆囊及泌尿系结石是 SBS 常见并发症，超声检查能准确诊断胆囊结石与泌尿系结石；由于 SBS 患者泌尿系结石以草酸盐结石为主，X 线下不显影，腹部平片、CT、MRI 等检查均易漏诊，因此超声检查意义更为重要。

7. **骨密度** 较长骨平片更能准确反映骨质脱钙，有效指导维生素 D 补充及预防骨折的发生。

8. **实验室检查** 应包括血常规、肝肾功能、电解质、血浆蛋白质、脂肪酸、维生素及微量元素浓度监测。

四、SBS 分型

（一）根据剩余肠道部位分型

根据 SBS 患者分型特点、结合南京军区南京总医院（现为中国人民解放军东部战区总医院）356 例 SBS 患者研究结果，将 SBS 分为Ⅲ型五类，空结肠吻合型、空回肠吻合型可根据剩余小肠是空肠还是回肠为主分为 2 个亚型（附图 1-1）[7]。SBS 分型有助于指导临床治疗及进行预后判定。

Ⅰ型 SBS 是病情最严重的一种类型，普遍存在腹泻、脱水、体重减轻、维生素和微量元素缺乏等典型 SBS 临床表现，难以摆脱对肠外营养的依赖。

Ⅱ型 SBS 主要表现为渐进的营养不良，残留的部分结肠可产生高浓度的胰高血糖素样

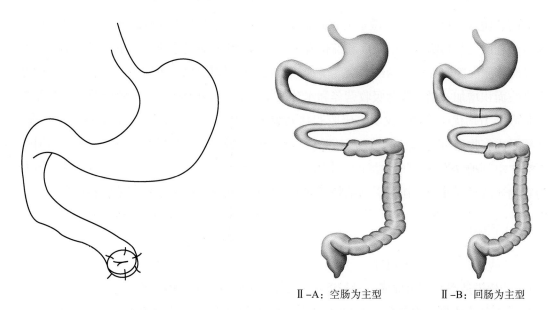

Ⅱ-A：空肠为主型　　　　Ⅱ-B：回肠为主型

Ⅰ型：空肠造口型　　　　　　　Ⅱ型：小肠结肠吻合型

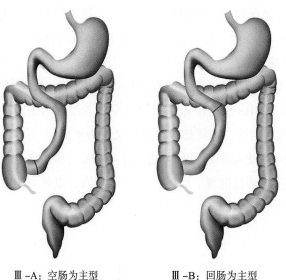

Ⅲ-A：空肠为主型　　　　Ⅲ-B：回肠为主型

Ⅲ型：小肠小肠吻合型

附图 1-1　根据剩余肠道部位的短肠综合征分型

肽 –2（glucagon like peptide 2，GLP–2）和 YY 肽（peptide YY，PYY）能提高肠适应程度，延长胃排空和肠内容物通过时间，增强空 / 回肠的吸收能力。这些改变可增加小肠的有效吸收面积，增强其吸收营养和水分的作用[8]。但由于此型 SBS 患者存在部分结肠，会增加对草酸盐的吸收，易出现泌尿系草酸盐结石等并发症。

Ⅲ 型 SBS 由于回盲瓣的存在通常预后较好。待剩余肠道充分适应后，大多不需要长期依赖肠外营养。回肠对水、电解质、营养物质、胆盐及维生素的吸收功能，以及 GLP–2 与 PYY 等促进肠道适应的激素分泌功能均显著优于空肠，因此，以回肠为主的 Ⅱ–B 及 Ⅲ–B 型 SBS 患者的预后通常较好[5]。

（二）根据剩余肠道长度分型

剩余小肠多长诊断为 SBS 仍有争议。为了诊断与治疗上的方便，南京军区南京总医院（现为中国人民解放军东部战区总医院）将 SBS 分为 SBS 与超短肠综合征（extra short bowel syndrome，ESBS）。成人 SBS：有回盲瓣，小肠长度≤100 cm，无回盲瓣，小肠长度≤150 cm；成人 SSBS 有回盲瓣，小肠长度≤35 cm，无回盲瓣，小肠长度≤75 cm。儿童 SBS：小肠长度≤38 cm。儿童 ESBS：小肠长度≤15 cm。ESBS 是小肠移植的适应证，而一般 SBS 通过药物治疗、营养支持和非移植的外科手术，可以脱离长期依赖肠外营养支持[9]。

（三）根据病程分期

SBS 患者根据病程可分为 3 个阶段，即急性期、代偿期和恢复期[10]。

1. 急性期　术后 2 个月左右，SBS 患者剩余肠道还未出现肠适应，每日肠液排泄量可达 5～10 L，容易出现水 / 电解质 / 酸碱紊乱、感染和血糖波动。此阶段治疗应以维持患者内环境稳定为主，肠外营养（PN）是其主要治疗，但应预防肠外营养导致的肝损害，后者影响 SBS 长期生存。待肠液排泄量减少后，可开始尝试肠内营养支持治疗。

2. 代偿期　术后 2 个月至 2 年。患者已出现肠道适应，腹泻量明显减少，可根据患者具体分型情况制订合理的营养支持方案，根据患者情况积极开展肠康复治疗。

3. 恢复期　术后 2 年以后。患者已完成肠道适应，如仍无法摆脱肠外营养支持，应以预防 SBS 并发症为治疗重点，同时根据患者肠管扩张程度选择性开展非移植手术治疗，以求增加肠道有效吸收面积。

提出上述分期已经 30 余年，近年来随着 SBS 治疗的进步，不再严格拘泥时间分期，术后 2 周即开始肠康复治疗（急性期）。

五、治疗（附图 1-2）

（一）维持水和电解质平衡

SBS 患者每天需要的液体应当按少量多次的原则经口摄入，严重脱水 SBS 患者口服补

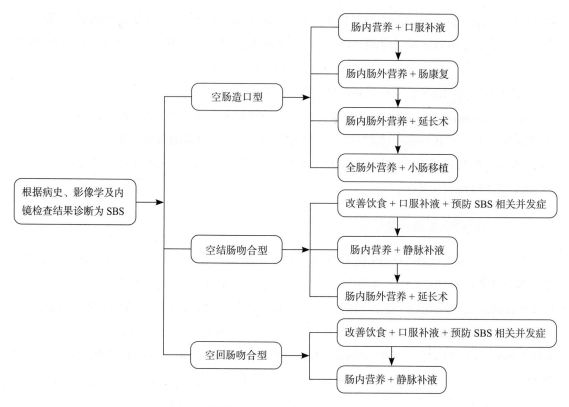

附图 1-2 短肠综合征的治疗

液往往很困难，既要避免摄入高渗液体，也要限制低渗液体摄入，二者都可以加重机体水分丢失[3]。与低渗液体和纯水相比，口服补液盐易于被肠道吸收。存在严重吸收不良的 SBS 患者，为吸收更多的氯化钠，会代偿性出现高醛固酮血症。如果口服补液不能满足机体需求，特别是Ⅰ型及部分Ⅱ型 SBS 患者需要静脉补液。SBS 患者应避免饮用有利尿作用的酒精、咖啡等，以免加重水分与电解质的丢失。

如果在剩余肠道出现肠适应前没能维持水和电解质平衡，SBS 患者会出现严重电解质紊乱与酸碱失衡，并可能伴有难以纠正的低镁血症。纠正水钠失衡可以改善继发性高醛固酮血症、口服氧化酶胶囊、避免食物中过量脂肪的摄入都是纠正低镁血症的有效方法。此外，通过口服 1-α 胆钙化醇来调节维生素 D 水平，以及周期性静脉注射镁离子，也可以将血镁水平恢复正常[3]。

（二）药物治疗

1. 延缓肠内容物通过的药物　洛哌丁胺通过与肠道阿片类受体结合，降低肠道环行肌和纵行肌的张力，从而发挥止泻作用；也可以减少胃酸、胆汁和胰液的分泌，从而减少消化液量；还可以通过增加肛门括约肌的张力，降低严重腹泻的 SBS 患者大便失禁的发生率；此外，由于洛哌丁胺不能通过血 – 脑屏障，不具备其他止泻药的中枢性作用，较其他药物更为安全，通常剂量为每日 6 ~ 24 mg。复方地芬诺酯也通过与阿片类受体结合从而减缓肠道蠕动，用于治疗多种原因导致的腹泻。但该药可以通过血－脑屏障，并具有意识混乱、嗜睡、谵妄和头晕等中枢副作用。相比于复方地芬诺酯，洛哌丁胺的副作用较少且价格便宜，因此洛哌丁胺是目前控制 SBS 患者腹泻的首选用药[7]。

2. 减少胃肠道分泌药物 正常人体消化道每天共分泌各种消化液大约 8 L。其中，唾液腺和胃每天大约分泌 5 L 液体；胆道和胰腺约有 1 L；而小肠分泌的肠液约有 2 L。再加上每天经口进食约有 2 L 液体，消化道的各种液体总量可达到 10 L 之多。质子泵抑制剂（PPIs）和组胺 H_2 受体拮抗剂可以减少 SBS 患者消化液丢失，PPIs 比 H_2 受体拮抗剂更有效。奥曲肽可以有效抑制全消化道多种消化液的分泌，可皮下注射或者静脉使用[8]。

（三）营养支持

1. 肠内／肠外营养支持 根据剩余肠道部位、功能与距肠切除手术时间长短的不同，SBS 患者可出现不同程度的营养不良表现，均需要给予不同形式的营养支持治疗。由于各型 SBS 患者肠道吸收功能不同，营养支持的方式也不尽相同（附表 1-1），临床实际应用中还需根据 SBS 患者的自身特点制订个体化营养支持方案。Ⅲ型患者保留有部分回肠及完整的结肠，在度过 SBS 急性期后，随着肠适应的出现此类患者基本上可逐步摆脱肠外营养。部分空结肠吻合型患者也可以通过改善饮食方案、控制水和电解质平衡等措施维持正常营养状态。当上述两种治疗方案均无法维持患者体重时，才需要间歇性给予短期肠外营养支持。如此型患者经口服饮食所吸收能量达不到机体每日所需能量的 1/3 时，则需考虑长期应用肠外营养支持治疗。与Ⅱ型患者不同，Ⅰ型患者由于仅剩余部分空肠，无论治疗周期长短，其肠适应情况不会有明显改善，大部分患者均无法摆脱肠外营养支持。SBS 患者需营养支持时应优先选择肠内营养支持，如患者剩余小肠过短，通过药物积极控制腹泻及肠康复治疗的同时，也应尝试给予部分肠内营养，能量及蛋白质不足部分再由肠外营养支持补充。SBS 急性期时患者腹泻明显，水、电解质及营养物质大量丢失，剩余肠道尚未出现肠适应，如此时即开始肠内营养支持，可能会加重患者腹泻和营养不良。SBS 急性期时应以肠外营养支持为主，以维持患者内环境及营养状态稳定为目标，待每日腹泻量或造口液量少于 2.5 L 时，再开始尝试肠内营养支持[11-12]。

附表 1-1 　不同类型的 SBS 患者营养支持推荐方案

剩余空肠长度 /cm	Ⅰ 型	Ⅱ 型
0 ~ 50	肠外营养支持	肠外营养支持
51 ~ 100	肠外营养支持	肠内营养支持
101 ~ 150	肠内营养支持 + 口服补液	无须营养支持
150 ~ 200	口服补液	无须营养支持

2. 优化饮食方案　优化饮食方案以改善水和电解质平衡与营养状态为主要目标，对于 SBS 患者非常重要。对于空结肠吻合型与空回肠吻合型 SBS 患者而言，推荐的饮食方案是少食多餐，能量以碳水化合物（占 40%~60%）和蛋白质（占 20%~30%）为主，限制单糖的摄入。过多摄入单糖可以使肠腔处于高渗状态，从而加重腹泻。液体和固体食物应该分开摄入。鼓励患者高能量饮食，这一点非常重要，可以维持在肠道吸收不良状态下的能量供给。饮食疗法和营养支持与 SBS 类型相关（附表 1-2）。关于是否需要限制脂肪摄入的问题一直存有争议。通常情况下，如果患者保留有结肠，如 II 型与 III 型患者需限制脂肪摄入，I 型患者则不必限制脂肪摄入。对于回肠切除的患者，限制脂肪摄入是一个最好的选择，因为减少脂肪摄入可以减轻腹泻症状。在理想情况下，减少脂肪摄入可以减少未吸收脂肪与钙、镁、锌的结合。即便是对于保留有结肠的患者，摄入脂肪仍然有其内在意义。脂肪可以提供更多的能量，使食物更加可口，降低渗透浓度等。不限制脂肪摄入，可以降低发生必须脂肪酸缺乏的风险[3]。

附表 1-2　不同类型的 SBS 患者饮食改善推荐方案

项目	I 型	II 型
草酸盐限制	否	是
乳酸限制	否	是
脂肪限制	以可耐受为准	低或正常
可溶性纤维	可以考虑	重要
电解质	口服补液盐溶液与静脉电解质补充	口服补液盐溶液
发酵低聚二糖 - 单糖和多元醇	没有益处	可以考虑

（四）肠康复治疗

尽管肠外营养支持治疗技术已经取得了巨大进步进步，延长了 SBS 患者的生存时间、改善了生活质量，但伴随肠外营养的一系列并发症不可避免，且花费昂贵。肠康复治疗可以促进 SBS 患者剩余肠道的代偿和适应，增加水和电解质和营养物质的吸收，以重新恢复肠道的自主性，最终达到逐步减少甚至摆脱肠外营养支持依赖的目的。国内最早于 1997 年开始了应用膳食纤维、生长激素、谷氨酰胺等促进 SBS 患者肠道康复，并在治疗过程中对治疗方案不断进行改进，形成了一套行之有效的治疗方案[6]。美国 FDA 已批准将重组人生长激素用于 SBS 患者的治疗，但同时指出，生长激素的使用应该个体化应用于高碳水化合物 - 低脂饮食、肠内及肠外营养、水和各种营养素联合治疗的患者。使用方式为每日剂量 0.1 mg/kg，不超过 8 mg/d，经皮下注射。FDA 仅批准不超过 4 周的治疗，超过 4 周的应用尚有待进一步研究。

谷氨酰胺是人体内含量最丰富的非必需氨基酸，同时也是肠上皮细胞的主要能量来源，并能促进黏膜愈合。谷氨酰胺可以通过促进肠上皮细胞增殖、增加微绒毛长度进而促进肠适应。单用生长激素和 / 或联合谷氨酰胺治疗只能引起体重和机体组成成分的暂时性改变。一旦停用，其促进营养素和液体吸收的作用将得不到维持，且对于总的临床预后几乎没有确切的效果。综上所述，联合应用重组人生长激素和谷氨酰胺治疗 SBS 受到限制，推荐在其他治疗方案无效的情况下使用[13]。

替度鲁肽 [0.05 mg/（kg·d）] 同样被美国 FDA 批准用于改善成年 SBS 患者肠道吸收功能，但剂量增加到 0.1 mg/（kg·d）时，肠康复作用反而不存在。需要注意胰高血糖素样肽 -2 可以促进肠上皮细胞的增生，可能具有潜在的促进肿瘤增殖的作用[14]。欧美多个临床中心目前推荐 SBS 患者长期使用替度鲁肽，但国内尚无任何临床应用经验。

（五）非移植外科手术

对于剩余小肠肠管明显扩张（肠管直径≥4 cm）的 SBS 患者，连续横向肠成形术（serial transverse enteroplasty procedure，STEP）可显著延长剩余小肠长度、增加 SBS 剩余小肠吸收面积、改善对水和电解质及各类营养物质的吸收能力，截至 2010 年 1 月全球已有 111 例 SBS 患者接受 STEP 治疗[15]。与小肠移植手术例数减少的趋势相反，近年来 STEP 手术在全球各大 SBS 治疗中心开展例数逐年递增，并已成为 SBS 患者治疗的主要方法之一。南京军区南京总医院（现为中国人民解放军东部战区总医院）2014 年于国内首次报道 STEP 手术治疗 SBS 患者，目前共完成 10 例患者，效果良好[16]。

（六）小肠移植

由于小肠移植术后严重并发症的控制至今未得到明显改善，全球范围内小肠移植手术例数已明显减少[17]。但当 SBS 患者出现肝衰竭等严重肠外营养支持并发症时，小肠移植仍是 SBS 患者唯一可选择的治疗方案（附表 1-3）。

附表 1-3　小肠移植适应证

（1）无法耐受肠外营养
即将发生的或已经发生的肝损害
≥2 个部位的中心静脉血栓
每年 2 次或 2 次以上全身脓毒症，特别是出现休克或真菌血症需要住院治疗
经常出现脱水
（2）死亡风险很高
（3）严重的短肠综合征（胃切除术，十二指肠切除术后，剩余小肠<20 cm）
（4）频繁住院，依赖麻醉剂，假性肠梗阻
（5）不愿接受长期 HPN

六、随访

剩余肠道产生肠适应后，部分 SBS 患者病情相对稳定，可定期门诊随访。随访内容应包括病史询问、体格检查、影像学检查（肝胆及泌尿系超声、骨密度等）和相关实验室检查

（肝肾功能及各类营养学指标）。如 SBS 患者无法摆脱肠外营养支持，目前在国内还很难有效开展长期家庭肠外营养支持，建议此类患者应住院接受规范营养支持及相关药物治疗。

参考文献

[1] Buchman A L. Etiology and initial management of short bowel syndrome[J]. Gastroenterology, 2006, 130(2 Suppl 1): S5-S15.

[2] KONG W, WANG J, NI X, et al. Transition of decade in short bowel syndrome in China: Yesterday, today, and tomorrow[J]. Transplant Proc, 2015, 47(6): 1983-1987.

[3] NIGHTINGALE J, WOODWARD J M. Guidelines for management of patients with a short bowel[J]. Gut, 2006, 55: 1-12.

[4] TAPPENDEN K A. Intestinal adaptation following resection[J]. JPEN, 2014, 38(1 Suppl): 23S-31S.

[5] TAPPENDEN K A. Pathophysiology of short bowel syndrome: considerations of resected and residual anatomy[J]. JPEN, 2014, 38(1 Suppl): 14S-22S.

[6] GUO M, LI Y, LI J. Role of growthhormone, glutamine and enteral nutrition in pediatric short bowel syndrome: a pilot follow-up study[J]. Eur J Pediatr Surg, 2012, 22(2): 121-126.

[7] KONG W, WANG J, YING R, et al. A potential anatomic subtype of short bowel syndrome: a matched case-control study[J]. BMC Gastroenterol, 2016, 16: 12-20.

[8] KUMPF V J. Pharmacologic management of diarrhea in patients with short bowel syndrome[J]. JPEN, 2014, 38(1 Suppl): 38S-44S.

[9] 李幼生，李宁，李元新，等. 短肠综合征肠道再手术分析 [J]. 中国实用外科杂志，2011，31（9）：820-822.

[10] SCOLAPIO J S, FLEMING C R. Short bowel syndrome[J]. Gastroenterol Clin North Am, 1998, 27(2): 467-479.

[11] BECHTOLD M L, MCCLAVE S A, PALMER L B, et al. The pharmacologic treatment of short bowel syndrome: new tricks and novel agents[J]. Curr Gastroenterol Rep, 2014, 16(7): 392.

[12] PIRONI L, ARENDS J, BOZZETTI F, et al. ESPEN guidelines on chronic intestinal failure in adults[J]. Clin Nutr, 2016, 35(2): 247-307.

[13] WALES P W, NASR A, DE SILVA N, et al. Human growth hormone and glutamine for patients with short bowel syndrome[J]. Cochrane Database Syst Rev, 2010, 16(6): CD006321.

[14] JEPPESEN P B, GILROY R, PERTKIEWICZ M, et al. Randomised placebo-controlled trial of teduglutide in reducing parenteral nutrition and/or intravenous fluid requirements in patients with short bowel syndrome[J]. Gut, 2011, 60(7): 902-914.

[15] JONES B A, HULL M A, POTANOS K M, et al. Report of 111 consecutive patients enrolled in the International Serial Transverse Enteroplasty (STEP) Data Registry: a retrospective observational study[J]. J Am Coll Surg, 2013, 216(3): 438-446.

[16] 张少一，王剑，毛琦，等. 连续横向肠成形术（STEP）——外科治疗短肠综合征的新方法 [J]. 中华胃肠外科杂志，2014，17（3）：284-286.

[17] GRANT D, ABU-ELMAGD K, MAZARIEGOS G, et al. Intestinal transplant registry report: global activity and trends[J]. Am J Transplant, 2015, 15(1): 210-219.

附：儿科部分

短肠综合征（short bowel syndrome，SBS）的全球发病率尚无确切资料。据报道，加拿大新生儿 SBS 的发病率在活产儿中估计是十万分之 24.5[1]，英国 SBS 年发病率估计为百万分之 2~3，其中半数是儿童[2]，我国的儿科 SBS 发病率未见报道。随着国内医疗水平与经济水平的提高，临床上儿科 SBS 的病例数日益增多。为了提高这些患儿的生存率，积极促进剩余小肠的代偿，进一步开展相关问题的临床研究，规范化的诊疗流程非常关键，因此，经借鉴国际相关指南及国内专家讨论等形成了中国小儿短肠综合征诊治专家共识。

一、定义

本共识参照多方观点[2-5]，将儿科 SBS 定义为：由于小肠大部分切除、旷置或先天性短肠等，导致小肠吸收能力受限，无法满足患儿正常生长发育的需求，需要肠外营养（parenteral nutrition，PN）支持 42 天以上者。由于不同年龄、不同原发病、不同部位剩余肠道之间消化吸收功能差异较大，仅凭长度定义 SBS 并不合理，因此，近年来，逐渐倾向于根据剩余小肠是否能满足肠内营养物质消化吸收来定义，而不再单纯依据长度进行定义[1-4]。

二、诊断与分类

SBS 临床上可表现为严重腹泻、水和电解质紊乱、体重丢失和生长迟滞。根据病史、PN 使用时间并不难诊断。由于 SBS 患者的生存率和生存质量取决于剩余小肠的代偿程度，而剩余小肠的代偿与其年龄、剩余小肠长度、部位、是否保留回盲瓣和结肠，以及进食状况等因素有关，因此，应识别导致短肠的原发疾病、了解剩余解剖结构、营养状况，以此预测患儿肠康复潜能。

1. 导致儿科 SBS 的原因　导致儿科 SBS 的原因不同，剩余肠道的功能与预后亦存在差别，如腹裂与肠闭锁患儿剩余肠道的功能与代偿能力往往受损[2]，因此，应注意识别原发疾病。临床上导致婴幼儿 SBS 常见的原发病如下：肠闭锁、坏死性小肠结肠炎、肠扭转。其他还包括：腹裂、全消化道型无神经节细胞症、先天性短肠等。儿童以肠扭转为主。

2. 按剩余小肠解剖结构分型　儿科 SBS 分为Ⅲ型（考虑到小儿本身小肠不长，细分亚型意义不大）：Ⅰ型为小肠造口型；Ⅱ型为小肠结肠吻合型（无回盲瓣）；Ⅲ型为小肠小肠吻合型（保留回盲瓣）。示意图参见总论部分。

三、治疗

以肠康复治疗为核心，即促进肠内自主营养，允许脱离 PN 的过程，通常由饮食、药物及手术等多学科共同完成。治疗的基本原则：①供给充足的营养以实现正常的生长发育；②促进剩余肠道代偿；③避免与肠切除和应用肠外营养相关的并发症。剩余小肠得到代偿是指在脱离 PN 后，其肠道消化和吸收营养的能力可保证小儿正常生长和维持水、电解质平衡。

（一）评估

（1）消化道功能评估：通过影像学方法评估剩余小肠长度，观察肠内营养（enteral nutrition，EN）的耐受情况评估消化吸收功能。

（2）营养状况评估：连续地精确测量体重、身高 / 身长和头围变化极为重要。但是，在脱水、水肿等情况下，建议监测中上臂围和三头肌皮褶厚度。

（二）分阶段治疗

（1）第一阶段：急性期。

此阶段以 PN 为主，尽早开始 EN，首要目标是稳定液体电解质平衡。在病情允许情况下，应尽早给予营养支持。EN 以微量喂养开始，逐渐缓慢加量。术后早期往往伴随高胃泌素血症，需要进行抑酸治疗。肠道丢失量应额外补充液体和电解质溶液。

（2）第二阶段：代偿期。

该阶段应逐渐提高 EN 应用比例，逐步撤离 PN，主要目标为促进剩余肠道的最大代偿能力。但应注意肠道耐受性，识别喂养不耐受，定期评估营养状况。由于 SBS 患儿肠道吸收情况不尽相同，当肠内供给热量不能完全吸收时，逐步撤离 PN 过程中不可按增加的 EN 热量等量减少。代偿期可持续数月或数年，直至剩余肠道达到最大代偿能力。

（3）第三阶段：稳定期。

剩余肠道的代偿能力已接近极限，以撤离 PN 为起始点，由 EN 提供全部热量所需，逐渐增加经口摄入量与种类。现有报道中，小儿 SBS 最终能获得肠道代偿，保留回盲瓣者中，剩余小肠长度最短仅 10 cm；无回盲瓣者中，最短为 15～38 cm[6]。加强定期随访，监测营养指标，主要目标为减少 SBS 远期并发症的发生。

（三）营养治疗

（1）肠外营养：推荐经外周静脉穿刺的中心静脉导管（PICC）或深静脉置管（CVC）途径。需长期 PN 者建议予以非单一大豆油来源的脂肪乳剂。根据相关文献[7-11]推荐：当肝功能受损时，建议采用含鱼油的脂肪乳剂。营养液应含有各种维生素和微量元素，以及钠、钾、氯、钙、镁、磷、铁等。对于回肠末端切除的患者，应特别注意补充维生素 B_{12} 和脂溶性维生素（A、D、E、K）。

热量需求：新生儿参考《中国新生儿营养支持临床应用指南 2013 版》[12]，婴、幼儿参见《中国儿科肠内肠外营养支持临床应用指南 2010 版》[13]。当肠内营养（enteral nutrition，EN）摄入不足，予以部分 PN 时，理论上应补充的热量计算公式为：PN 所需热量 =（1–EN 摄入热量 / EN 推荐热量）× PN 推荐热量。然而，由于 SBS 患儿 EN 吸收的热量较正常肠功能的婴儿要低，且个体差异大，因此，PN 的实际供给量需要高于计算值，以保证良好的体重增长为目标。

PN 各成分推荐量、常见并发症和监测详见《中国新生儿营养支持临床应用指南 2013 版》[12] 和《中国儿科肠内肠外营养支持临床应用指南 2010 版》[13]。

（2）肠内营养：肠内营养是 SBS 治疗的重点，合理的 EN 可促进肠康复，尽早脱离 PN，缩短住院时间。肠切除术后确认不存在禁忌证情况下，应尽早开始 EN，推荐微量喂养，婴儿喂养量为 12～25 ml/（kg·d），持续 5～10 天，以充分利用剩余的肠道，促进其代偿[2]。SBS 治疗早期，采用持续滴注并以 1 ml/（h·d）的速度增加可改善对 EN 的耐受，减少渗透性腹泻。当持续滴注的 EN 热量达到 50% 所需能量的情况下，可考虑过渡至间歇喂养，包括尽早开始少量经口喂养[2]。完全管饲者也应辅以非营养性吸吮。管饲超过 3 个月者，应予以经皮胃造瘘。

婴儿 SBS 患者应鼓励母乳喂养。当母乳不可用或母乳不耐受时，可根据胃肠道耐受情况，合理选择要素配方、半要素配方或整蛋白配方[2]。固体食物添加取决于年龄、肠切除术式、保留功能肠段的长度及患儿健康状况。6 月龄（早产儿根据校正月龄）可考虑开始添加固体食物，为防止腹泻建议每次少量给予[2]。

EN 过程中，需每天记录呕吐、腹胀、排便量、粪便 pH 及还原糖测定。及时识别喂养不耐受：①呕吐（超过每天 3 次或者超过每日肠内摄入量的 20% 称为过量，表示不耐受）；②每日排出粪便或造瘘量超过 50 ml/（kg·d），或出现便血、脱水、体重降低的情况，应及时减少 EN 量与输注速度[2]。

有研究指出，膳食纤维可改善 EN 的耐受性，在结肠存在的情况下可考虑使用，但应注意粪便或造瘘口排出量[2]。

（四）儿科常用药物

（1）抑制消化液分泌：SBS 常伴随高胃泌素血症，小肠液丢失量大，需要进行抑酸治疗。可选用质子泵抑制剂（PPIs）和组胺 H_2 受体拮抗剂，PPIs 通常比 H_2 受体拮抗剂更有效。生长抑素类药物，可以抑制多种促进消化液分泌的物质，减少水和电解质的丢失，但由于其影响小肠代偿过程、抑制胰酶分泌和胆囊收缩，易出现胆结石[14]，且存在价格昂贵、易快速耐受、皮下注射依从性差等原因，因此，应谨慎使用，不作为一线药物，仅用于大量肠液丢失、吸收不良且对其他药物没有反应的患儿。

（2）抗生素：由于小肠细菌过度生长（small intestinal bacterial overgrowth，SIBO）是 SBS 常见的并发症之一，可使胆盐解离，引起脂肪泻，导致黏膜炎症，不仅引起喂养不耐受，而且增加肝脏并发症、感染的概率，影响预后，因此，需引起相当的重视[15, 16]。出现 SIBO 症状时，可予以口服抗生素治疗。

（3）抗腹泻药物：可考虑使用消旋卡多曲与蒙脱石散抗腹泻治疗。在无腹胀、麻痹性肠梗阻的情况下，5 岁以上儿童可考虑使用洛哌丁胺。

（4）其他：实验研究表明，生长激素（growth hormone，GH）和谷氨酰胺可增强肠道代偿能力[17, 18]，但对于临床预后没有确切的疗效[19-23]。目前在婴幼儿中应用的研究少见报道，结果亦不一致[24-28]。因此，在循证依据尚不足的情况下，不推荐常规应用。

（五）I型SBS的特殊处理

I型SBS患儿易导致缺钠，会导致体重增长停滞、代谢性酸中毒、肠道吸收碳水化合物和液体障碍，因此，应充分重视钠丢失问题[14]。即使血钠水平保持正常，当尿钠水平<10 mmol/L，提示机体出现总体钠缺乏，应及时加强补钠治疗[29]。

I型SBS且行双腔造口的患儿可考虑肠液回输，即将从近端造口排出的肠液经远端造口重新输入，以充分利用远端旷置的肠管，促进肠黏膜增殖和代偿、避免萎缩[30]。

I型SBS可通过关瘘手术改善预后，关瘘前需注意对远端肠道情况进行评估。根据病情，可选择直接行肠端-端吻合术、Bishop-Koop术或Santulli术关瘘。关瘘时机因原发病不同而存在差异，应力求个体化。目前对于NEC的关瘘时机，国内专家共识建议：造口后6~12周，患儿体重在3~4 kg。

（六）非移植手术与小肠移植

纵向小肠延长术（longitudinal intestinal lengthening and tailoring，LILT）指征：肠腔扩张（直径>3 cm）至少达20 cm，剩余小肠至少40 cm[31, 32]。连续横向肠成形术（serial transverse enteroplasty，STEP）要求肠腔扩张直径>4 cm，对剩余小肠长度则没有严格要求[31, 32]。小肠移植术的适应证参见总论部分。根据国内外报道，目前手术治疗尚无理想的远期预后，且技术难度较高，需谨慎实施。

四、并发症与随访

SBS治疗与随访过程中，需密切监测相关并发症（附表1-4），最重要的2个并发症为导管相关并发症和肠外营养相关性肝病。若出现相应症状或依赖PN时间超过3个月，应尽早转诊至有经验的治疗中心。

附表1-4 SBS相关并发症

中心静脉导管相关并发症	静脉栓塞
	导管相关血流感染
肠外营养相关性肝病	胆汁淤积
	脂肪性肝炎
	纤维化/肝硬化
	肝衰竭
	胆石症
	胆囊炎

代谢性并发症	水和电解质失衡
	微量元素缺乏 / 中毒
	D– 乳酸性酸中毒
代谢性骨病	
肾脏并发症	肾结石
	高草酸尿症
小肠细菌过度增殖	
胃肠道	消化性溃疡

建议营养专科门诊随访，进行营养评估和生长发育监测，包括身高 / 身长、体重、头围、中上臂围及皮褶厚度等；并检测总蛋白、前白蛋白、C 反应蛋白、血红蛋白、电解质、微量元素、25– 羟维生素 D；必要时监测铁蛋白、视黄醇结合蛋白、叶酸、维生素 B_{12} 等。

参考文献

[1] WALES P W, CHRISTISON-LAGAY E R. Short bowel syndrome: epidemiology and etiology[J]. Semin Pediat Surg, 2010, 19(1): 3-9.

[2] OLIEMAN J F, PENNING C, IJSSELSTIJN H, et al. Enteral nutrition in children with short-bowel syndrome: current evidence and recommendations for the clinician[J]. J Am Dietet Assoc, 2010, 110(3): 420-426.

[3] O'KEEFE S J, BUCHMAN A L, FISHBEIN TM, et al. Short bowel syndrome and intestinal failure: consensus definitions and overview[J]. Clin Gastroenterol Hepatol, 2006, 4(1): 6-10.

[4] D'ANTIGA L, GOULET O. Intestinal failure in children: the European view[J]. J Pediatr Gastroenterol Nutr, 2013, 56(2): 118-126.

[5] WALES P W, DE SILVA N, KIM JH, LECCE L, Sandhu A, Moore AM. Neonatal short bowel syndrome: a cohort study[J]. J Pediatr Surg, 2005, 40(5): 755-762.

[6] QUIROS-TEJEIRA R E, AMENT M E, REYEN L, et al. Long-term parenteral nutritional support and intestinal adaptation in children with short bowel syndrome: a 25-year experience[J]. J Pediatr, 2004, 145(2): 157-163.

[7] DE MEIJER V E, GURA K M, MEISEL J A. Parenteral fish oil monotherapy in the management of patients with parenteral nutrition-associated liver disease[J]. Arch Surg, 2010, 145(6): 547-551.

[8] DE MEIJER V E, GURA K M, LE H D, et al. Fish oil-based lipid emulsions prevent and reverse parenteral nutrition-associated liver disease: the Boston experience[J]. J Parent Enter Nutr, 2009, 33(5): 541-547.

[9]   DIAMOND I R, STERESCU A, PENCHARZ P B, et al. Changing the paradigm: omegaven for the treatment of liver failure in pediatric short bowel syndrome[J]. J Pediatr Gastroenterol Nutr, 2009, 48(2): 209-215.

[10] GURA K M, LEE S, VALIM C, et al. Safety and efficacy of a fish-oil-based fat emulsion in the treatment of parenteral nutrition-associated liver disease[J]. Pediatrics, 2008, 121(3): 678-686.

[11] Puder M, Valim C, Meisel J A, et al. Parenteral fish oil improves outcomes in patients with parenteral nutrition-associated liver injury[J]. Ann Surg, 2009, 250(3): 395-402.

[12] 中华医学会肠外肠内营养学分会儿科学组，中华医学会儿科学分会新生儿学组，中华医学会小儿外科学分会新生儿外科学组. 中国新生儿营养支持临床应用指南 [J]. 中华小儿外科杂志，2013，34（10）：782-787.

[13] 中华医学会肠外肠内营养学分会儿科协作组. 中国儿科肠内肠外营养支持临床应用指南 [J]. 中华儿科杂志，2010，48（6）：436-441.

[14] MILLER M, BURJONRAPPA S. A review of enteral strategies in infant short bowel syndrome: evidence-based or NICU culture? [J]. J Pediatr Surg, 2013, 48(5): 1099-1112.

[15] O'KEEFE S J. Bacterial overgrowth and liver complications in short bowel intestinal failure patients[J]. Gastroenterology, 2006, 130(2 Suppl 1): 67-69.

[16] GOULET O. 3.9 Malabsorptive disorders and short bowel syndrome[J]. World Rev Nutr Dietet, 2015, 113: 182-189.

[17] TIAN J, HAO L, CHANDRA P, et al. Dietary glutamine and oral antibiotics each improve indexes of gut barrier function in rat short bowel syndrome[J]. Am J Physiol Gastroint Liver Physiol, 2009, 296(2): 348-355.

[18] WIREN M, ADRIAN T E, ARNELO U, et al. Early gastrointestinal regulatory peptide response to intestinal resection in the rat is stimulated by enteral glutamine supplementation[J]. Digest Surg, 1999, 16(3): 197-203.

[19] WALES P W, NASR A, DE SILVA N. Human growth hormone and glutamine for patients with short bowel syndrome[J]. Cochrane Database Syst Rev, 2010, 6: CD006321.

[20] DUGGAN C, STARK A R, AUESTAD N, et al. Glutamine supplementation in infants with gastrointestinal disease: a randomized, placebo-controlled pilot trial[J]. Nutrition, 2004, 20(9): 752-756.

[21] ONG E G, EATON S, WADE A M, et al. Randomized clinical trial of glutamine-supplemented versus standard parenteral nutrition in infants with surgical gastrointestinal disease[J]. Br J Surg, 2012, 99(7): 929-938.

[22] ALBERS M J, STEYERBERG E W, HAZEBROEK F W, et al. Glutamine supplementation of parenteral nutrition does not improve intestinal permeability, nitrogen balance, or outcome in newborns and infants undergoing digestive-tract surgery: results from a double-blind, randomized, controlled trial[J]. Ann Surg, 2005, 241(4): 599-606.

[23] WAGNER J V, MOE-BYRNE T, GROVER Z. Glutamine supplementation for young infants with severe gastrointestinal disease[J]. Cochrane Database Syst Rev, 2012, 7: CD005947.

[24] GUO M, LI Y, LI J. Role of growth hormone, glutamine and enteral nutrition in pediatric short bowel

syndrome: a pilot follow-up study[J]. Eur J Pediatr Surg, 2012, 22(2): 121-126.

[25] PERETTI N, LORAS-DUCLAUX I, KASSAI B, et al. Growth hormone to improve short bowel syndrome intestinal autonomy: a pediatric randomized open-label clinical trial[J]. J Parent Enter Nutr, 2011, 35(6): 723-731.

[26] GOULET O, DABBAS-TYAN M, TALBOTEC C, et al. Effect of recombinant human growth hormone on intestinal absorption and body composition in children with short bowel syndrome[J]. J Parent Enter Nutr, 2010, 34(5): 513-520.

[27] LADD A P, GROSFELD J L, PESCOVITZ O H. The effect of growth hormone supplementation on late nutritional independence in pediatric patients with short bowel syndrome[J]. J Pediatr Surg, 2005, 40(2): 442-445.

[28] SOCHA J, KSIAZYK J, FOGEL W A. Is growth hormone a feasible adjuvant in the treatment of children after small bowel resection? [J]. Clin Nutr, 1996, 15(4): 185-188.

[29] O'NEIL M, TEITELBAUM D H, HARRIS M B. Total body sodium depletion and poor weight gain in children and young adults with an ileostomy: a case series[J]. Nutr Clin Pract, 2014, 29(3): 397-401.

[30] KOIKE Y, UCHIDA K, NAGANO Y, et al. Enteral refeeding is useful for promoting growth in neonates with enterostomy before stoma closure[J]. J Pediatr Surg, 2016, 51(3): 390-394.

[31] FRONGIA G, KESSLER M, WEIH S, et al. Comparison of LILT and STEP procedures in children with short bowel syndrome - a systematic review of the literature[J]. J Pediatr Surg, 2013, 48(8): 1794-1805.

[32] REGE A. The Surgical Approach to Short Bowel Syndrome-Autologous Reconstruction versus Transplantation[J]. Viszeralmedizin, 2014, 30(3): 179-189.

中国短肠综合征治疗协作组（以下排名按姓氏拼音排序）
蔡 威 陈 凛 陈知水 迟 强 樊海宁 李元新 王旭东 魏 来 伍晓汀
徐鹏远 尹 路 张小桥 赵青川 周岩冰
执笔：毛 琦 李幼生 黎介寿

附录 2　常见食物成分表（100 g 食物）

名称	可食部分 /%	能量 /kcal	水分 /g	蛋白质 /g	脂肪 /g	膳食纤维 /g	碳水化合物 /g	维生素 A（视黄醇当量）/μg	维生素 B₁ /mg	维生素 B₂ /mg	烟酸 /mg	维生素 E /mg	钠 /mg	钙 /mg	铁 /mg
稻米（大米）	100	346	13.3	7.4	0.8	0.7	77.2	0	0.11	0.05	1.9	0.46	3.8	13	2.3
高粱米	100	351	10.3	10.4	3.1	4.3	70.4	0	0.29	0.1	1.6	1.88	6.3	22	6.3
挂面（标准粉）	100	344	12.4	10.1	0.7	1.6	74.4	0	0.19	0.04	2.5	1.11	15	14	3.5
挂面（精白粉）	100	347	12.7	9.6	0.6	0.3	75.7	0	0.2	0.04	2.4	0.88	110.6	21	3.2
黑米（紫，稻米）	100	333	14.3	9.4	2.5	3.9	68.3	0	0.33	0.13	7.9	0.22	7.1	12	1.6
花卷	100	217	45.7	6.4	1	0	45.6	0	0.02	0.02	1.1	0	95	19	0.4
馒头（蒸，标准粉）	100	233	40.5	7.8	1	1.5	48.3	0	0.05	0.07	0	0.86	165.2	18	1.9
面条（标准粉）（切面）	100	280	29.7	8.5	1.6	1.5	58	0	0.35	0.1	3.1	0.47	3.4	13	2.6
米饭（蒸，粳米）	100	117	70.6	2.6	0.3	0.2	26	0	0	0.03	2	0	3.3	7	2.2
米粥（粳米）	100	46	88.6	1.1	0.3	0.1	9.8	0	0	0.03	0.2	0	2.8	7	0.1

名称	可食部分/%	能量/kcal	水分/g	蛋白质/g	脂肪/g	膳食纤维/g	碳水化合物/g	维生素A（视黄醇当量）/μg	维生素B₁/mg	维生素B₂/mg	烟酸/mg	维生素E/mg	钠/mg	钙/mg	铁/mg
糯米（优糯米）	100	344	14.2	9	1	0.6	74.7	0	0.1	0.03	1.9	0.93	1.2	8	0.8
糯米（紫、血糯米）	100	343	13.8	8.3	1.7	1.4	73.7	0	0.31	0.12	4.2	1.36	4	13	3.9
荞麦	100	324	13	9.3	2.3	6.5	66.5	3	0.28	0.16	2.2	4.4	4.7	47	6.2
小麦粉（特二粉）	100	349	12	10.4	1.1	1.6	74.3	0	0.15	0.11	2	1.25	1.5	30	3
小麦粉（标准粉）	100	344	12.7	11.2	1.5	2.1	71.5	0	0.28	0.08	2	1.8	3.1	31	3.5
小麦粉（特一粉）	100	350	12.7	10.3	1.1	0.6	74.6	0	0.17	0.06	2	0.73	2.7	27	2.7
小麦胚粉	100	392	4.3	36.4	10.1	5.6	38.9	0	3.5	0.79	3.7	23.2	4.6	85	0.6
小米	100	358	11.6	9	3.1	1.6	73.5	17	0.33	0.1	1.5	3.63	4.3	41	5.1
小米粥	100	46	89.3	1.4	0.7	0	8.4	0	0.02	0.07	0.9	0.26	4.1	10	1
燕麦片	100	367	9.2	15	6.7	5.3	61.6	0	0.3	0.13	1.2	3.07	3.7	186	7
薏米	100	357	11.2	12.8	3.3	2	69.1	0	0.22	0.15	2	2.08	3.6	42	3.6
玉米（鲜）	46	106	71.3	4	1.2	2.9	19.9	0	0.16	0.11	1.8	0.46	1.1	0	1.1
扁豆	100	326	9.9	25.3	0.4	6.5	55.4	5	0.26	0.45	2.6	1.86	2.3	137	19.2
豆腐	100	81	82.8	8.1	3.7	0.4	3.8	0	0.04	0.03	0.2	2.71	7.2	164	1.9
豆腐（内酯豆腐）	100	49	89.2	5	1.9	0.4	2.9	0	0.06	0.03	0.3	3.26	6.4	17	0.8

名称	可食部分 /%	能量 /kcal	水分 /g	蛋白质 /g	脂肪 /g	膳食纤维 /g	碳水化合物 /g	维生素A（视黄醇当量）/μg	维生素B₁ /mg	维生素B₂ /mg	烟酸 /mg	维生素E /mg	钠 /mg	钙 /mg	铁 /mg
豆腐（南豆腐）	100	57	87.9	6.2	2.5	0.2	2.4	0	0.02	0.04	1	3.62	3.1	116	1.5
豆腐（北）	100	98	80	12.2	4.8	0.5	1.5	5	0.05	0.03	0.3	6.7	7.3	138	2.5
豆腐干	100	140	65.2	16.2	3.6	0.8	10.7	0	0.03	0.07	0.3	0	76.5	308	4.9
豆腐花	100	401	1.6	10	2.6	0	84.3	42	0.02	0.03	0.4	5	0	175	3.3
豆腐皮	100	409	16.5	44.6	17.4	0.2	18.6	0	0.31	0.11	1.5	20.63	9.4	116	30.8
豆腐丝	100	201	58.4	21.5	10.5	1.1	5.1	5	0.04	0.12	0.5	9.76	20.6	204	9.1
豆浆	100	13	96.4	1.8	0.7	1.1	0	15	0.02	0.02	0.1	0.8	3	10	0.5
豆浆粉	100	422	1.5	19.7	9.4	2.2	64.6	0	0.07	0.05	0.7	17.99	26.4	101	3.7
豆奶	100	30	94	2.4	1.5	0	1.8	0	0.02	0.06	0.3	4.5	3.2	23	0.6
豆沙	100	243	39.2	5.5	1.9	1.7	51	0	0.03	0.05	0.3	4.37	23.5	42	8
腐竹	100	459	7.9	44.6	21.7	1	21.3	0	0.13	0.07	0.8	27.84	26.5	77	16.5
腐竹皮	100	489	8.2	56.6	26.3	0	6.5	0	0.13	0.04	0	18	119	48	11.2
黄豆（大豆）	100	359	10.2	35.1	16	15.5	18.6	37	0.41	0.2	2.1	18.9	2.2	191	8.2
豇豆	100	322	10.9	19.3	1.2	7.1	58.5	10	0.16	0.08	1.9	8.61	6.8	40	7.1
绿豆	100	316	12.3	21.6	0.8	6.4	55.6	22	0.25	0.11	2	10.95	3.2	81	6.5
千张（百叶）	100	260	52	24.5	16	1	4.5	5	0.04	0.05	0.2	23.38	20.6	313	6.4
青豆（青大豆）	100	373	9.5	34.6	16	12.6	22.7	132	0.41	0.18	3	10.09	1.8	200	8.4

名称	可食部分/%	能量/kcal	水分/g	蛋白质/g	脂肪/g	膳食纤维/g	碳水化合物/g	维生素A（视黄醇当量）/μg	维生素B$_1$/mg	维生素B$_2$/mg	烟酸/mg	维生素E/mg	钠/mg	钙/mg	铁/mg
素鸡	100	192	64.3	16.5	12.5	0.9	3.3	10	0.02	0.03	0.4	17.8	373.8	319	5.3
刀豆	92	35	89	3.1	0.2	1.8	5.3	37	0.05	0.07	1	0.31	5.9	48	3.2
豆角	96	30	90	2.5	0.2	2.1	4.6	33	0.05	0.07	0.9	2.24	3.4	29	1.5
黄豆芽	100	44	88.8	4.5	1.6	1.5	3	5	0.04	0.07	0.6	0.8	7.2	21	0.9
绿豆芽	100	18	94.6	2.1	0.1	0.8	2.1	3	0.05	0.06	0.5	0.19	4.4	9	0.6
百合	82	162	56.7	3.2	0.1	1.7	37.1	0	0.02	0.04	0.7	0	6.7	11	1
荸荠（马蹄，地栗）	78	59	83.6	1.2	0.2	1.1	13.1	3	0.02	0.02	0.7	0.65	15.7	4	0.6
茨菇	89	94	73.6	4.6	0.2	1.4	18.5	0	0.14	0.07	1.6	2.16	39.1	14	2.2
甘薯（红心）	90	99	73.4	1.1	0.2	1.6	23.1	125	0.04	0.04	0.6	0.28	28.5	23	0.5
甘薯（白心）	86	104	72.6	1.4	0.2	1	24.2	37	0.07	0.04	0.6	0.43	58.2	24	0.8
胡萝卜（红）	96	37	89.2	1	0.2	1.1	7.7	688	0.04	0.03	0.6	0.41	71.4	32	1
胡萝卜（黄）	97	43	87.4	1.4	0.2	1.3	8.9	668	0.04	0.04	0.2	0	25.1	32	0.5
茭笋	77	25	91.1	1.7	0.2	2	4.2	0	0.05	0.04	0.8	0.42	39.8	2	0.5
姜	95	41	87	1.3	0.6	2.7	7.6	28	0.02	0.03	0.8	0	14.9	27	1.4
芋头（芋艿，毛芋）	84	79	78.6	2.2	0.2	1	17.1	27	0.06	0.05	0.7	0.45	33.1	36	1
竹笋	63	19	92.8	2.6	0.2	1.8	1.8	0	0.08	0.08	0.6	0.05	0.4	9	0.5

名称	可食部分/%	能量/kcal	水分/g	蛋白质/g	脂肪/g	膳食纤维/g	碳水化合物/g	维生素A（视黄醇当量）/μg	维生素B$_1$/mg	维生素B$_2$/mg	烟酸/mg	维生素E/mg	钠/mg	钙/mg	铁/mg
白菜（大白菜）	92	21	93.6	1.7	0.2	0.6	3.1	42	0.06	0.07	0.8	0.92	89.3	69	0.5
白菜苔（菜苔，菜心）	84	25	91.3	2.8	0.5	1.7	2.3	160	0.05	0.08	1.2	0.52	26	96	2.8
菠菜（赤根菜）	89	24	91.2	2.6	0.3	1.7	2.8	487	0.04	0.11	0.6	1.74	85.2	66	2.9
菠菜（脱水）	100	283	9.2	6.4	0.6	12.7	63	598	0.2	0.18	3.9	7.73	242	411	25.9
菜花（花椰菜）	82	24	92.4	2.1	0.2	1.2	3.4	5	0.03	0.08	0.6	0.43	31.6	23	1.1
牛肉（肥，瘦）	100	190	68.1	18.1	13.4	0	0	9	0.03	0.11	7.4	0.22	57.4	8	3.2
牛肉（五花，肋条）	100	123	75.1	18.6	5.4	0	0	7	0.06	0.13	3.1	0.37	66.6	19	2.7
羊肉（肥，瘦）	90	198	66.9	19	14.1	0	0	22	0.05	0.14	4.5	0.26	80.6	6	2.3
猪肉（肥，瘦）	100	395	46.8	13.2	37	0	2.4	0	0.22	0.16	3.5	0.49	59.4	6	1.6
鸡	66	167	69	19.3	9.4	0	1.3	48	0.05	0.09	5.6	0.67	63.3	9	1.4
鸭	68	240	63.9	15.5	19.7	0	0.2	52	0.08	0.22	4.2	0.27	69	6	2.2
牛乳	100	54	89.8	3	3.2	0	3.4	24	0.03	0.14	0.1	0.21	37.2	104	0.3
酸奶	100	72	84.7	2.5	2.7	0	9.3	26	0.03	0.15	0.2	0.12	39.8	118	0.4
鸡蛋（白皮）	87	138	75.8	12.7	9	0	1.5	310	0.09	0.31	0.2	1.23	94.7	48	2
鸡蛋（红皮）	88	156	73.8	12.8	11.1	0	1.3	194	0.13	0.32	0.2	2.29	125.7	44	2.3
对虾	61	93	76.5	18.6	0.8	0	2.8	15	0.01	0.07	1.7	0.62	165.2	62	1.5

名称	可食部分/%	能量/kcal	水分/g	蛋白质/g	脂肪/g	膳食纤维/g	碳水化合物/g	维生素A（视黄醇当量）/μg	维生素B$_1$/mg	维生素B$_2$/mg	烟酸/mg	维生素E/mg	钠/mg	钙/mg	铁/mg
海虾	51	79	79.3	16.8	0.6	0	1.5	0	0.01	0.05	1.9	2.79	302.2	146	3
波萝豆	100	392	4.1	10.4	2.1	0.1	82.8	0	0	0.04	0.1	0.41	30	19	9
蚕豆（烤）	100	372	4.3	27	2	2.2	61.6	18	0.22	0.12	4.8	5.16	10.9	229	5.3
萝卜	94	20	93.9	0.8	0.1	0.6	4	3	0.03	0.06	0.6	1	60	56	0.3
马铃薯	94	76	79.8	2	0.2	0.7	16.5	5	0.08	0.04	1.1	0.34	2.7	8	0.8
藕（莲藕）	88	70	80.5	1.9	0.2	1.2	15.2	3	0.09	0.03	0.3	0.73	44.2	39	1.4
藕粉	100	372	6.4	0.2	0	0.1	92.9	0	0	0.01	0.4	0	10.8	8	41.8
藕粉（桂花藕粉）	100	344	13.6	0.4	0.1	0	85.3	0	0	0.01	0.2	0	6.5	36	20.8
苤蓝（玉蔓菁）	78	30	90.8	1.3	0.2	1.3	5.7	3	0.04	0.02	0.5	0.13	29.8	25	0.3
山药（薯蓣）	83	56	84.8	1.9	0.2	0.8	11.6	7	0.05	0.02	0.3	0.24	18.6	16	0.3
山药（干）	100	324	15	9.4	1	1.4	69.4	0	0.25	0.28	0	0.44	104.2	62	0.4
甜萝卜（甜菜头，糖萝卜）	90	75	74.8	1	0.1	5.9	17.6	0	0.05	0.04	0.2	1.85	20.8	56	0.9
芹菜（白茎，旱芹，药芹）	66	14	94.2	0.8	0.1	1.4	2.5	10	0.01	0.08	0.4	2.21	73.8	48	0.8
莴苣笋（莴苣）	62	14	95.5	1	0.1	0.6	2.2	25	0.02	0.02	0.5	0.19	36.5	23	0.9
莴苣叶（莴笋叶）	89	18	94.2	1.4	0.2	1	2.6	147	0.06	0.1	0.4	0.58	39.1	34	1.5

名称	可食部分/%	能量/kcal	水分/g	蛋白质/g	脂肪/g	膳食纤维/g	碳水化合物/g	维生素A（视黄醇当量）/μg	维生素B₁/mg	维生素B₂/mg	烟酸/mg	维生素E/mg	钠/mg	钙/mg	铁/mg
苋菜（青，绿苋菜）	74	25	90.2	2.8	0.3	2.2	2.8	352	0.03	0.12	0.8	0.36	32.4	187	5.4
苋菜（紫苋，红苋菜）	73	31	88.8	2.8	0.4	1.8	4.1	248	0.03	0.1	0.6	1.54	42.3	178	2.9
香椿（香椿头）	76	47	85.2	1.7	0.4	1.8	9.1	117	0.07	0.12	0.9	0.99	4.6	96	3.9
小白菜（青菜，白菜）	81	15	94.5	1.5	0.3	1.1	1.6	280	0.02	0.09	0.7	0.7	73.5	90	1.9
小葱	73	24	92.7	1.6	0.4	1.4	3.5	140	0.05	0.06	0.4	0.59	10.4	72	1.3
西蓝花（绿菜花）	83	33	90.3	4.1	0.6	1.6	2.7	1202	0.09	0.13	0.9	0.91	18.8	67	1
油菜	87	23	92.9	1.8	0.5	1.1	2.7	103	0.04	0.11	0.7	0.88	55.8	108	1.2
圆白菜（甘蓝，卷心菜）	86	22	93.2	1.5	0.2	1	3.6	12	0.03	0.03	0.4	0.5	27.2	49	0.6
芫荽（香菜，香荽）	81	31	90.5	1.8	0.4	1.2	5	193	0.04	0.14	2.2	0.8	48.5	101	2.9
菜瓜（生瓜，白瓜）	88	18	95	0.6	0.2	0.4	3.5	3	0.02	0.01	0.2	0.03	1.6	20	0.5
冬瓜	80	11	96.6	0.4	0.2	0.7	1.9	13	0.01	0.01	0.3	0.08	1.8	19	0.2
方瓜	82	13	95.8	0.8	0	0.6	2.5	23	0.01	0.01	0.6	0.37	4.4	40	0.2
佛手瓜（棒瓜，菜肴梨）	100	16	94.3	1.2	0.1	1.2	2.6	3	0.01	0.01	0.1	0	1	17	0.1

名称	可食部分/%	能量/kcal	水分/g	蛋白质/g	脂肪/g	膳食纤维/g	碳水化合物/g	维生素A（视黄醇当量）/μg	维生素BB_1/mg	维生素B_2/mg	烟酸/mg	维生素E/mg	钠/mg	钙/mg	铁/mg
哈密瓜	71	34	91	0.5	0.1	0.2	7.7	153	0	0.01	0	0	26.7	4	0
黄瓜（胡瓜）	92	15	95.8	0.8	0.2	0.5	2.4	15	0.02	0.03	0.2	0.46	4.9	24	0.5
木瓜	86	27	92.2	0.4	0.1	0.8	6.2	145	0.01	0.02	0.3	0.3	28	17	0.2
南瓜	85	22	93.5	0.7	0.1	0.8	4.5	148	0.03	0.04	0.4	0.36	0.8	16	0.4
蛇瓜（蛇豆，大豆角）	89	15	94.1	1.5	0.1	2	1.7	3	0.1	0.03	0.1	0	2.2	191	1.2
丝瓜	83	20	94.3	1	0.2	0.6	3.6	15	0.02	0.04	0.4	0.22	2.6	14	0.4
笋瓜（生瓜）	91	12	96.1	0.5	0	0.7	2.4	17	0.04	0.02	0	0.29	0	14	0.6
甜瓜（香瓜）	78	26	92.9	0.4	0.1	0.4	5.8	5	0.02	0.03	0.3	0.47	8.8	14	0.7
西葫芦	73	18	94.9	0.8	0.2	0.6	3.2	5	0.01	0.03	0.2	0.34	5	15	0.3
籽瓜	46	4	98.7	0.2	0.3	0.5	0.1	0	0	0.03	0.1	0	0	0	0
茄子（长）	96	19	93.1	1	0.1	1.9	3.5	30	0.03	0.03	0.6	0.2	6.4	55	0.4
青椒（灯笼椒，柿子椒，大椒）	82	22	93	1	0.2	1.4	4	57	0.03	0.03	0.9	0.59	3.3	14	0.8
番茄	97	19	94.4	0.9	0.2	0.5	3.5	92	0.03	0.03	0.6	0.57	5	10	0.4
草鱼（白鲩，草包鱼）	58	112	77.3	16.6	5.2	0	0	11	0.04	0.11	2.8	2.03	46	38	0.8
鲳鱼（平鱼，银鲳，刺鲳）	70	142	72.8	18.5	7.8	0	0	24	0.04	0.07	2.1	1.26	62.5	46	1.1

名称	可食部分/%	能量/kcal	水分/g	蛋白质/g	脂肪/g	膳食纤维/g	碳水化合物/g	维生素A（视黄醇当量）/µg	维生素B_1/mg	维生素B_2/mg	烟酸/mg	维生素E/mg	钠/mg	钙/mg	铁/mg
黄鳝（鳝鱼）	67	89	78	18	1.4	0	1.2	50	0.06	0.98	3.7	1.34	70.2	42	2.5
黄鳝丝	88	61	85.2	15.4	0.8	0	0	0	0.04	2.08	1.8	1.1	131	57	2.8
鲈鱼（鲈花）	58	100	77.7	18.6	3.4	0	0	19	0.03	0.17	3.1	0.75	144.1	138	2
河虾	86	84	78.1	16.4	2.4	0	0	48	0.04	0.03	0	5.33	138.8	325	4
江虾（沼虾）	100	87	77	10.3	0.9	0	9.3	102	0.04	0.12	2.2	11.3	0	78	8.8
基围虾	60	101	75.2	18.2	1.4	0	3.9	0	0.02	0.07	2.9	1.69	172	83	2
菜籽油	100	899	0.1	0	99.9	0	0	0	0	0	0	60.89	7	9	3.7
茶油	100	899	0.1	0	99.9	0	0	0	0	0	0	27.9	0.7	5	1.1
大麻油	100	897	0.3	0	99.9	0	0	0	0	0	0	8.55	1.5	15	3.1
豆油	100	899	0.1	0	99.9	0	0	0	0	0	0	93.08	4.9	13	2
花生油	100	899	0.1	0	99.9	0	0	0	0	0	0	42.06	3.5	12	2.9
胡麻油	100	900	0	0	100	0	0	0	0	0	0	389.9	0.6	3	0.2
混合油（菜+棕）	100	895	0	0	99.9	0	1	0	0	0.09	0.1	12.05	10.5	75	4.1
葵花籽油	100	899	0.1	0	99.9	0	0	0	0	0	0	54.6	2.8	2	1
淀粉（蚕豆、大豆）	100	341	14.1	0.5	0	0.5	84.8	0	0.04	0	0	0	18.2	36	2.3
淀粉（马铃薯）	100	337	12	1.2	0.5	1.4	82	0	0.08	0.06	1.1	0	4.7	0	10.7

名称	可食部分 /%	能量 /kcal	水分 /g	蛋白质 /g	脂肪 /g	膳食纤维 /g	碳水化合物 /g	维生素 A（视黄醇当量）/μg	维生素 B₁ /mg	维生素 B₂ /mg	烟酸 /mg	维生素 E /mg	钠 /mg	钙 /mg	铁 /mg
淀粉（团粉，芡粉）	100	346	12.6	1.5	0	0.8	85	0	9.01	0	0.2	0	13.3	34	3.6
淀粉（玉米）	100	345	13.5	1.2	0.1	0.1	84.9	0	0.03	0.04	1.1	0	6.3	18	4
粉皮	100	64	84.3	0.2	0.3	0	15	0	0.03	0.01	0	0	3.9	5	0.5
粉丝	100	335	15	0.8	0.2	1.1	82.6	0	0.03	0.02	0.4	0	9.3	31	6.4
粉条	100	337	14.3	0.5	0.1	0.6	83.6	0	0.01	0	0.1	0	9.6	35	5.2
凉粉	100	37	90.5	0.2	0.3	0.6	8.3	0	0.02	0.01	0.2	0	2.8	9	1.3